Gesund und genussvoll
essen im Alter

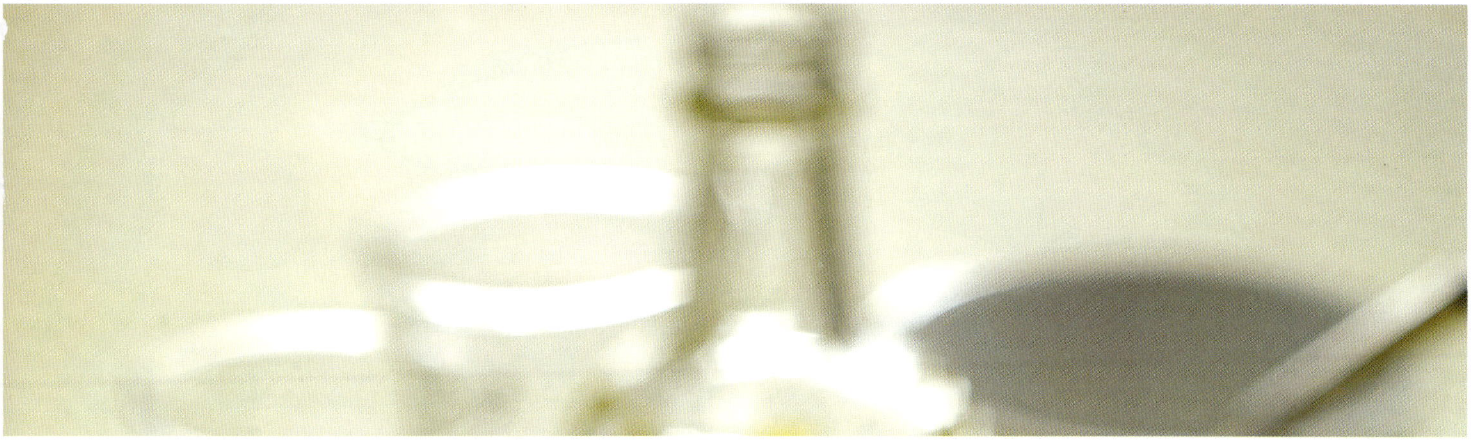

Gesund und genussvoll essen im Alter

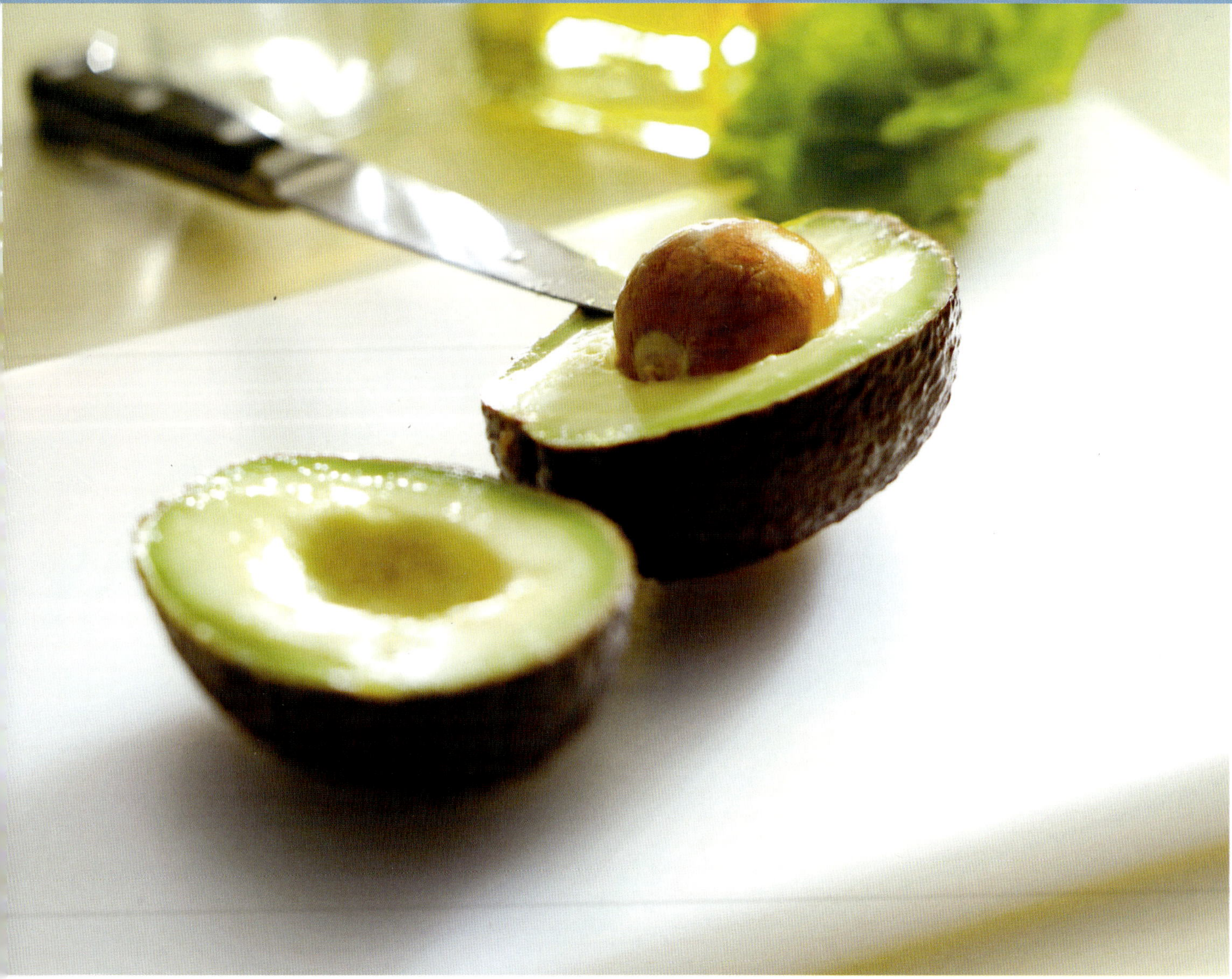

Inhalt

Gebäck und Desserts 207

Abendessen 257

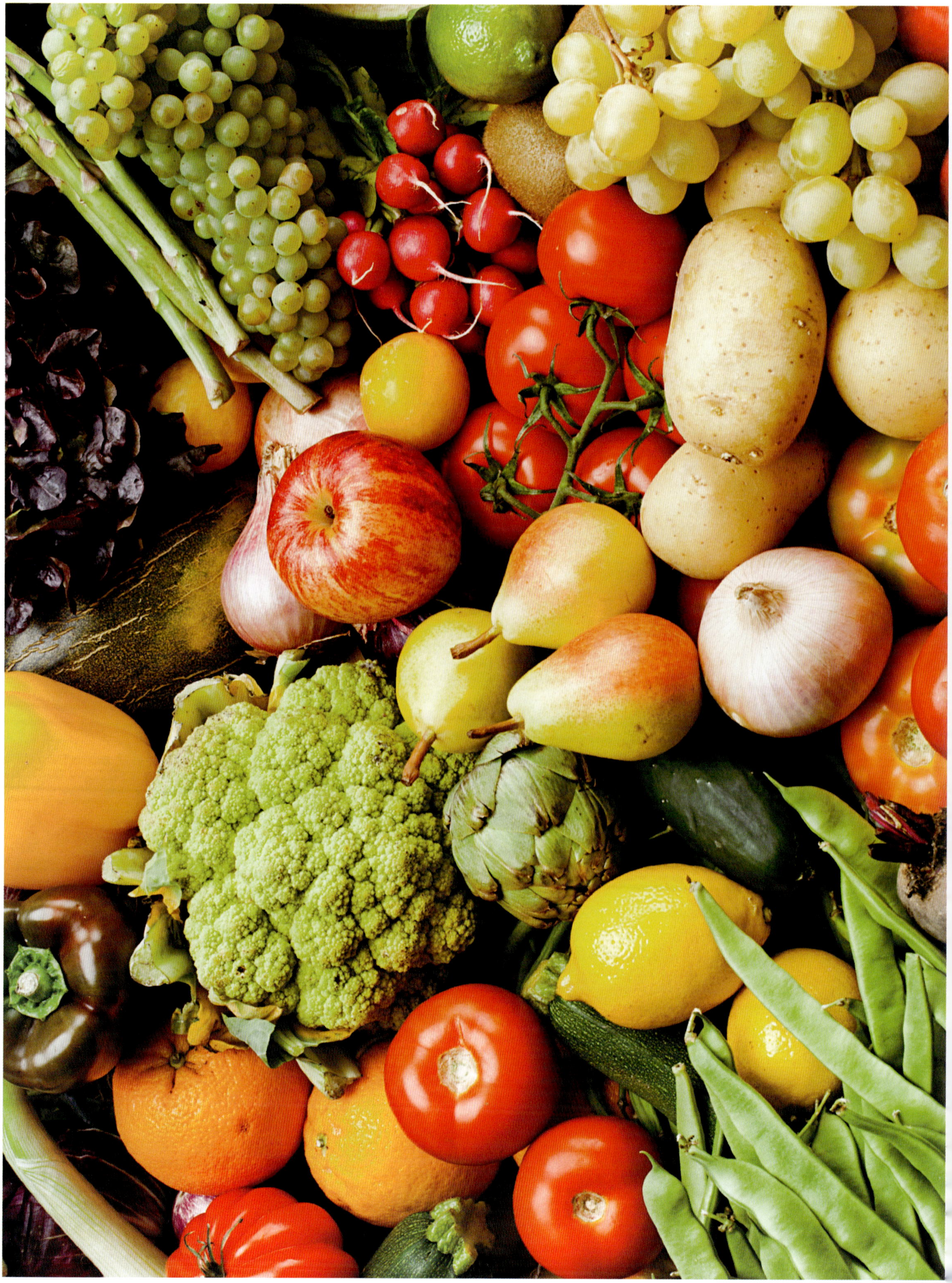

Vorwort

Fit und aktiv bleiben bis ins hohe Alter – wer wünscht sich das nicht? Gesunde Ernährung und ausreichend Bewegung sind zwei wichtige Voraussetzungen dafür, dass dieser Wunsch in Erfüllung gehen kann – beides haben Sie selbst in der Hand.

Dieses Kochbuch unterstützt Sie mit fast 150 leckeren Vitalrezepten dabei, sich gesund zu ernähren: Streuen Sie z. B. einfach knusprige Nüsse oder Hanfsamen über eine Mangold-Hackfleisch-»Lasagne«, bereiten Sie Orangen-Fenchel-Salat einmal mit Arganöl zu, oder braten Sie Zucchinipuffer in Kokosnussöl oder Ghee, dem indischen Butterschmalz. Mixen Sie zwischendurch einen Mango-Lassi oder Granatapfel-Drink, und genießen Sie zum feinen Nusskaffee ein duftiges Aprikosentortelett.

Außerdem erhalten Sie viele Informationen zu ausgewählten Zutaten – beispielsweise, warum die kleinen roten Gojibeeren, das Mehl aus Kastanien oder Traubenkernen sowie bestimmte Fette und Öle besonders gut für Sie sind.

Sie werden staunen, wie viel Spaß es macht, bewährte Gerichte auf neue Art, Ihren Bedürfnissen entsprechend, zuzubereiten. Und wenn Sie den Einkauf zu Fuß getätigt haben, haben Sie schon zwei Grundsteine dafür gelegt, dem hundertsten Geburtstag gesund und glücklich entgegensehen zu können.

Viel Vergnügen beim Ausprobieren der Rezepte und guten Appetit wünscht Ihnen

Die Redaktion

Die kalorienärmsten Gerichte

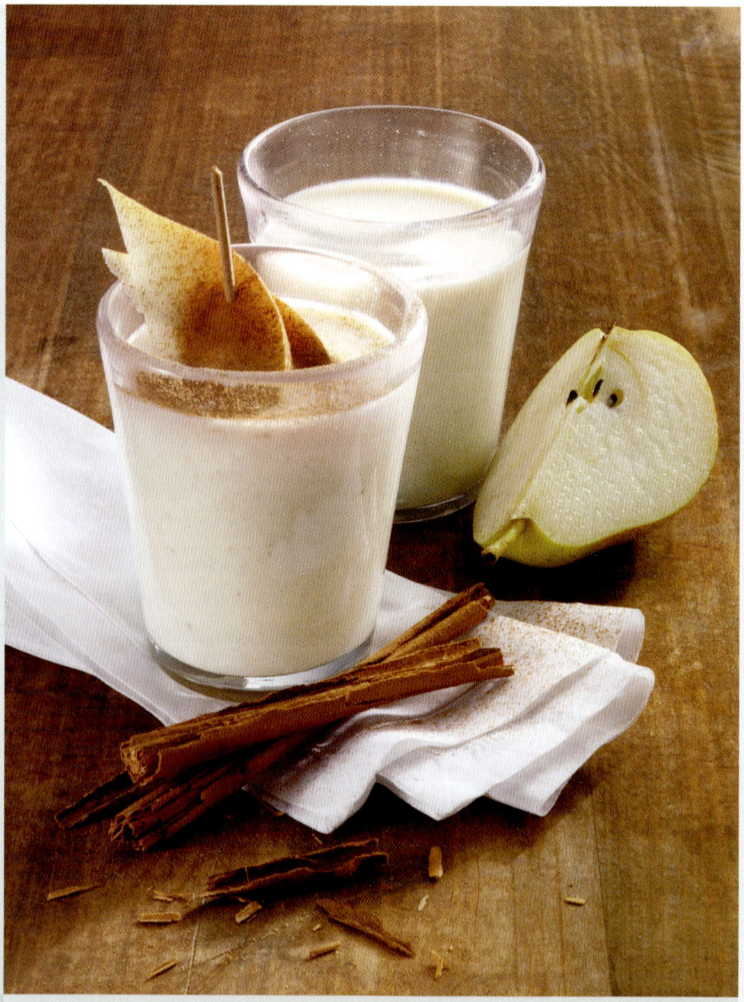

Auch im reiferen Alter sollten wir unser Körpergewicht nicht aus den Augen verlieren, um unsere Gesundheit so lange wie möglich zu erhalten. Eine kalorisch ausgewogene Ernährung voller Vitalstoffe ist jetzt besonders wichtig. Hier finden Sie dazu die besten Rezeptvorschläge.

Wenn Sie dagegen regelmäßig sportlich aktiv sind oder sich in der Rekonvaleszenz befinden, ist es empfehlenswert, nährstoffreiche Gerichte mit mehr Kalorien zu wählen.

10 × Frühstück unter 300 Kilokalorien

10 × Kleine Gerichte unter 300 Kilokalorien

10 × Mittagessen unter 500 Kilokalorien

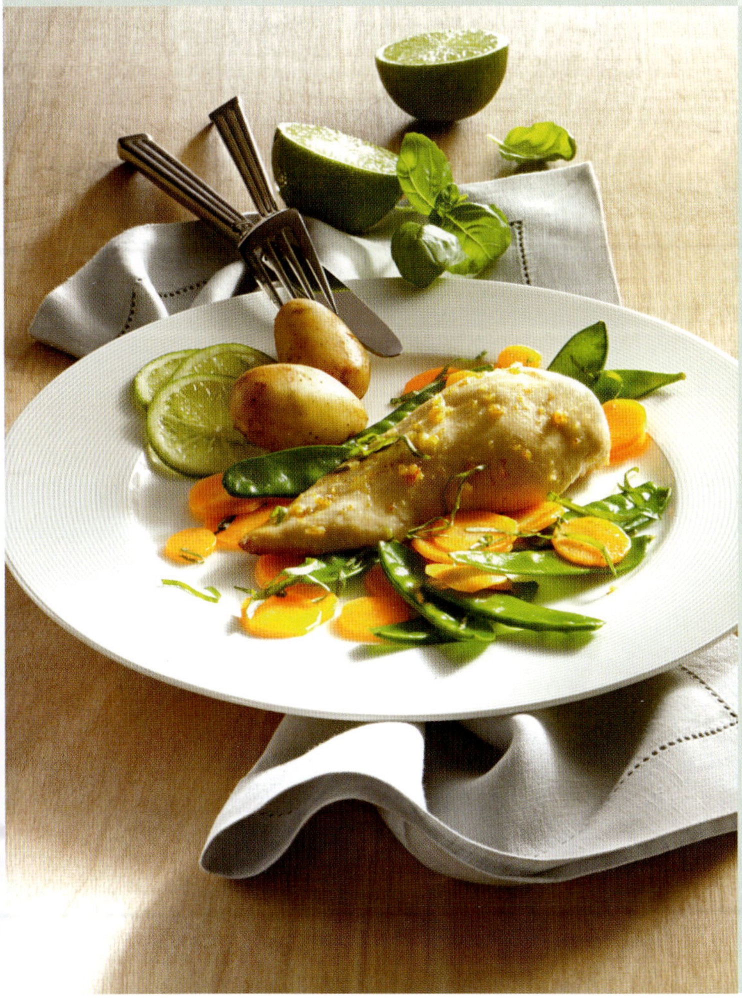

10 × Gebäck und Süßspeisen unter 250 Kilokalorien

10 × Abendessen unter 400 Kilokalorien

Die vitaminreichsten Gerichte

Vitamine sind lebensnotwendig für unsere Gesundheit – und je älter wir werden, desto mehr Aufmerksamkeit sollten wir ihnen widmen und sie in ihrer natürlichen Form zu uns nehmen.

Obst, Gemüse, Kräuter, Pflanzenöle, aber auch mageres Fleisch und Fisch sowie viele andere Lebensmittel bieten Ihnen reichlich Vitamine für ein abwehrstarkes Immunsystem. Mit den hier aufgeführten Rezepten können Sie sich ganz leicht Ihren täglichen Vitaminbedarf sichern.

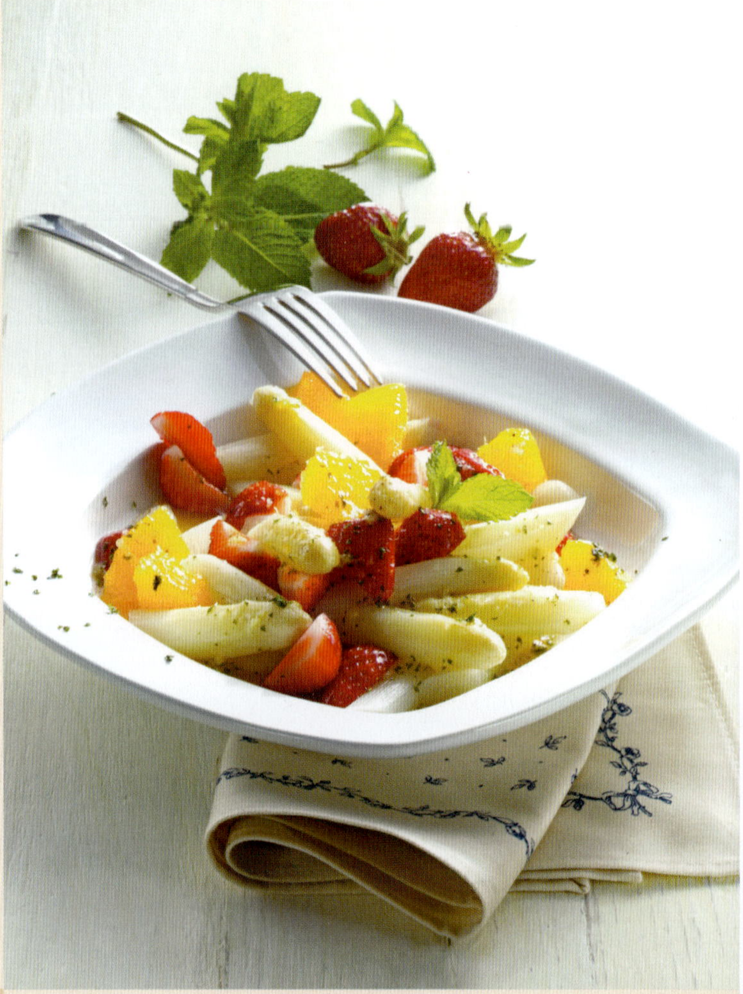

10 × Frühstück mit vielen Vitaminen

10 × Kleine Gerichte mit vielen Vitaminen

10 × Mittagessen mit vielen Vitaminen

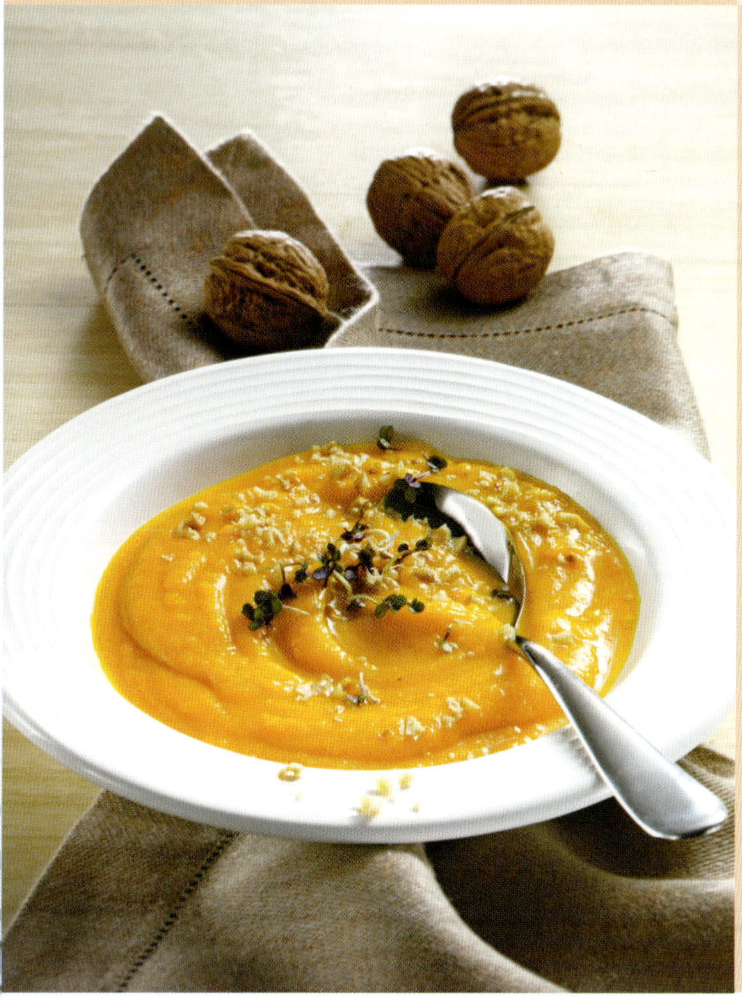

10 × Gebäck und Süßspeisen mit vielen Vitaminen

10 × Abendessen mit vielen Vitaminen

Die mineralstoffreichsten Gerichte

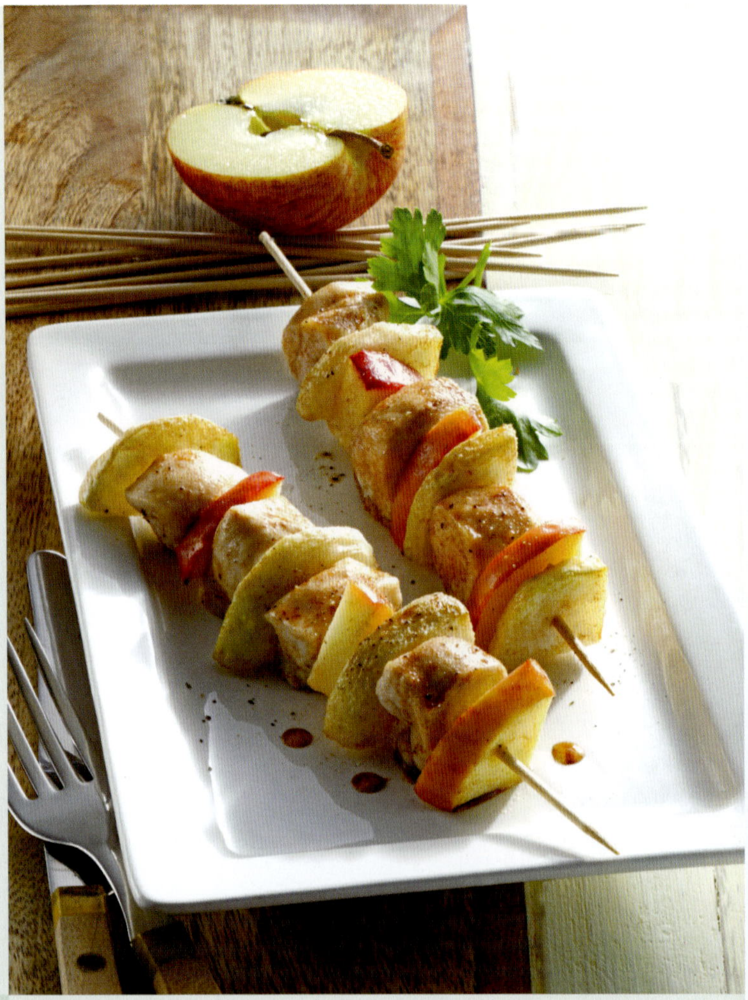

Für starke Knochen, kräftige Muskeln, gesunde Nerven, die Bildung zahlreicher Enzyme und für viele lebenswichtige Stoffwechselaktivitäten benötigen wir täglich ausreichend Mineralstoffe und Spurenelemente.

Von Natur aus stecken sie vor allem in Nüssen, Samen, grünem Gemüse, Hülsenfrüchten sowie magerem Fleisch und Fisch. Die hier zusammengestellten Rezepte versorgen Sie jeden Tag auf besonders schmackhafte Art mit den erforderlichen Mikronährstoffen.

10 × Frühstück mit vielen Mineralstoffen

10 × Kleine Gerichte mit vielen Mineralstoffen

10 × Mittagessen mit vielen Mineralstoffen

10 × Gebäck und Süßspeisen mit vielen Mineralstoffen

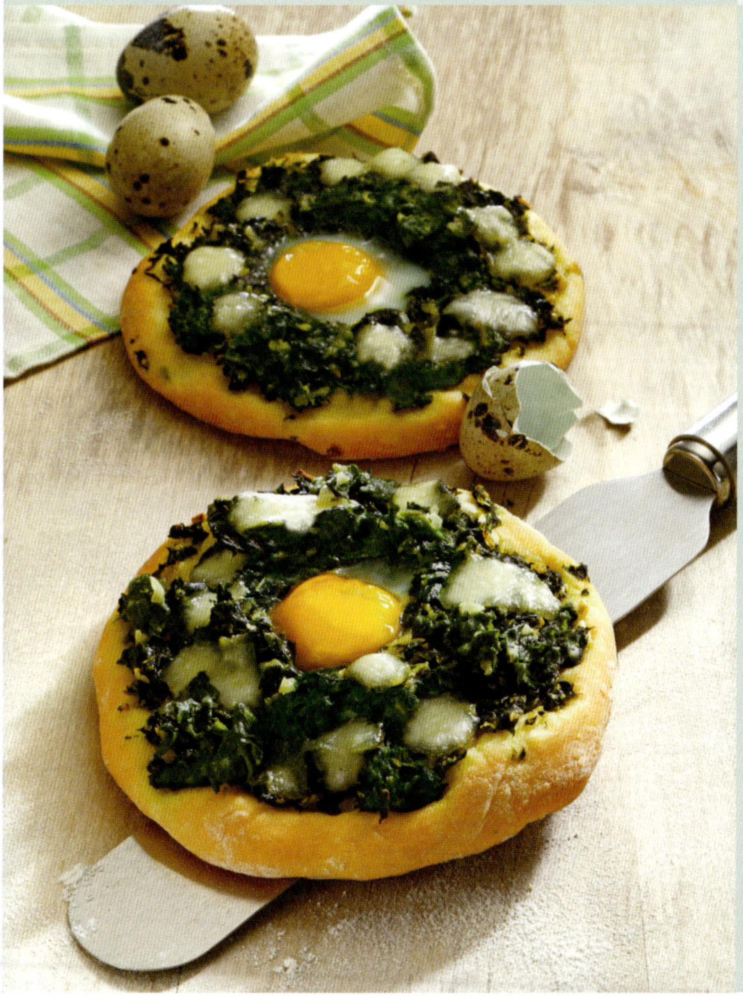

10 × Abendessen mit vielen Mineralstoffen

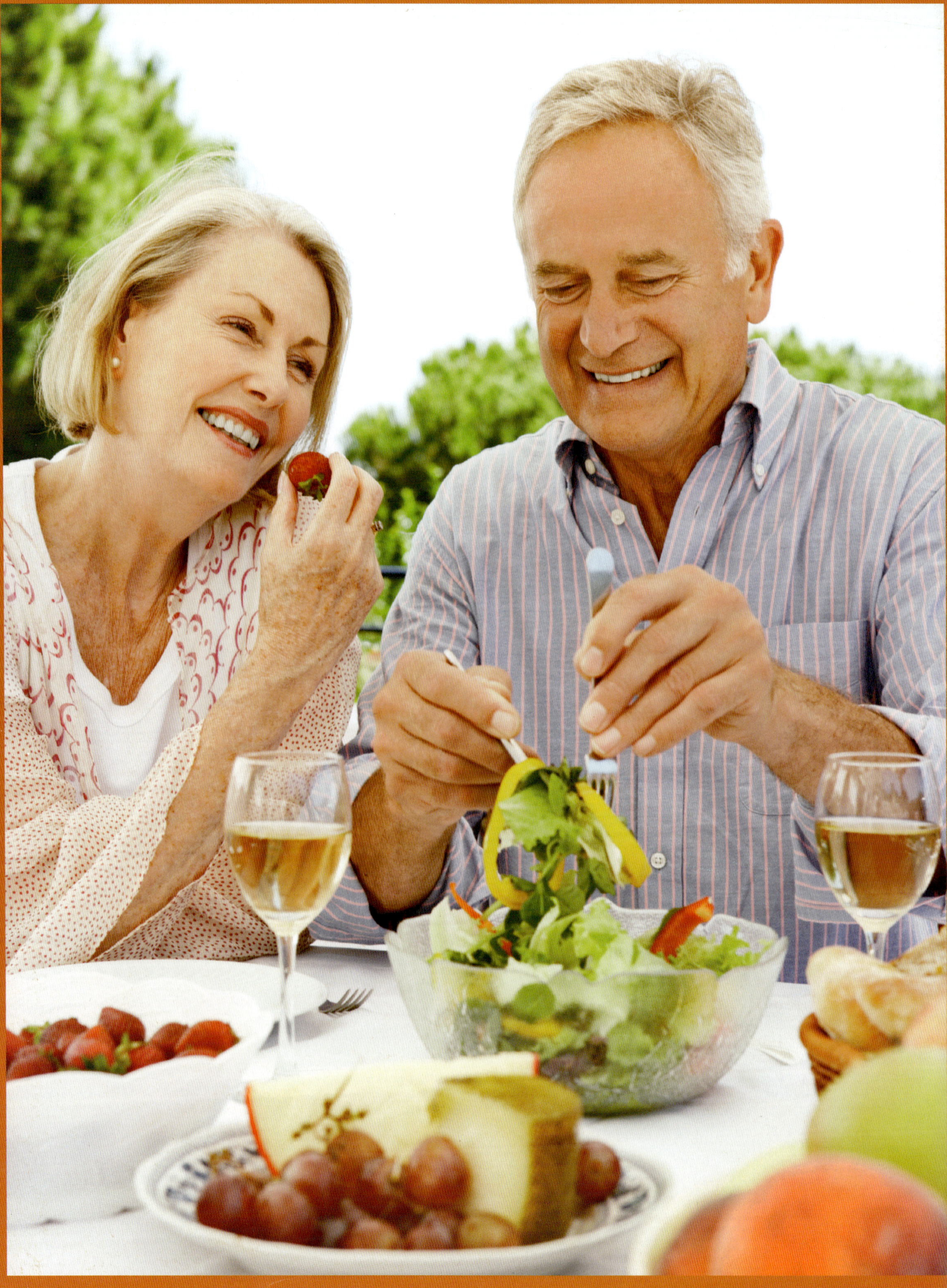

Einleitung

So lange wie möglich gesund und unabhängig bleiben – dieser Wunsch gewinnt mit zunehmendem Alter immer mehr an Bedeutung. Nicht alles lässt sich beeinflussen, doch eine ausgewogene, dem Alter angemessene Ernährung wird Sie dabei unterstützen, auch mit über 60 aktiv und genussvoll leben zu können.

Gute Ernährung als Jungbrunnen?

Was gibt es heute zu essen? Diese spannende Frage beschäftigt Sie vielleicht seit Ihren Kindertagen. Und sicher waren Sie einst glücklich, wenn eine Ihrer Lieblingsspeisen auf den Tisch kam. Stellen Sie sich diese Frage auch heute noch? Mit den Rezepten in diesem Buch können Sie jeden Tag aufs Neue viele köstliche und gesundheitsfördernde Antworten finden.

Dabei beschäftigt Sie möglicherweise eine weitere berechtigte Frage: Sich wohlfühlen, fit und aktiv sein und bleiben bis ins hohe Alter und dabei genussvoll essen – kann das denn wirklich gelingen?

Ja, den ersten Schritt dafür haben Sie bereits getan, denn Sie halten dieses Kochbuch in Ihren Händen. Mit einer vitalstoffreichen und altersgerechten Ernährung können Sie Ihr persönliches Wohlbefinden tatsächlich bis ins hohe Alter verbessern und typische Altersbeschwerden lindern oder erst gar nicht aufkommen lassen. Bei diesen leichten und abwechslungsreichen Gerichten kommen weder die Gesundheit noch der Genuss zu kurz. Die Rezepte sind problemlos nachzukochen, enthalten viele arbeitserleichternde Hinweise und Tipps sowie wichtige Informationen über die verwendeten Lebensmittel und deren spezielle Wirkung auf die Gesundheit. Sie werden neue, interessante Zutaten kennenlernen und erfahren, dass kleine Portionen zu kochen Ihnen genauso gut gelingen wird wie die Zubereitung von großen.

Lassen Sie sich verführen von diesen Vitalrezepten, erhalten Sie Ihre Leistungsfähigkeit, und verbessern Sie Ihre Lebensqualität mithilfe einer belebenden, ausgewogenen und äußerst schmackhaften Ernährung. Viel Vergnügen beim Probieren!

Vitalstoffreiche Zutaten als Basis für köstliche Gerichte tragen, vor allem auch im Alter, zu einer langanhaltenden Gesundheit bei.

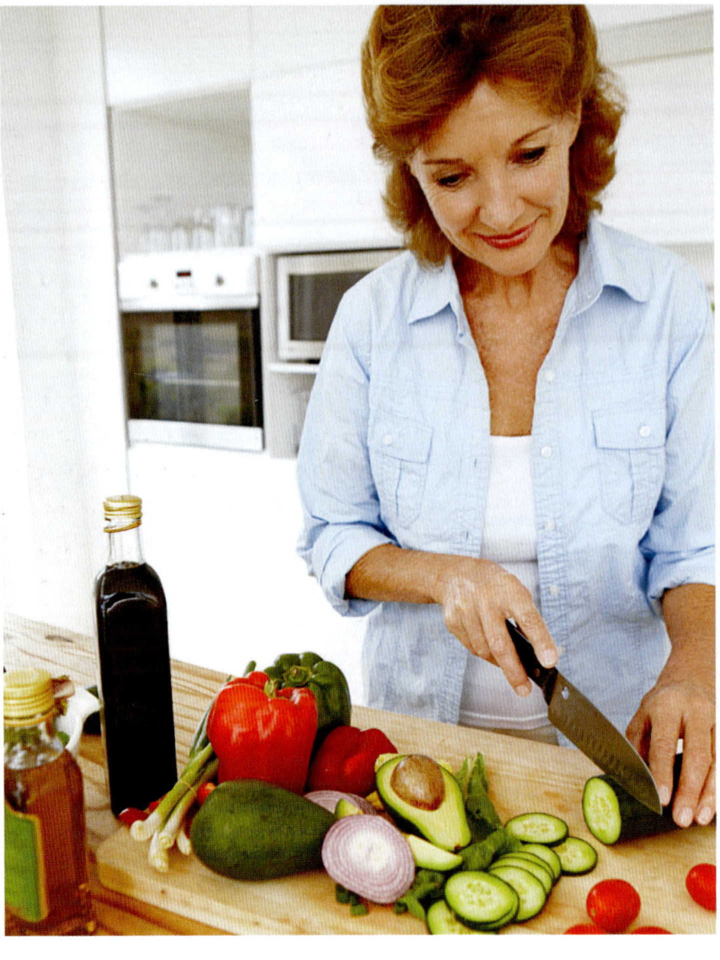

Gesunde Lebens-Mittel oder: Was Essen bedeutet

Von Anfang an spielt Essen für uns eine ganz entscheidende Rolle – und das bleibt auch so bis ans Ende unserer Tage. Essen ist unsere Energiequelle – und dementsprechend notwendig für unsere Existenz. Essen nährt uns, kann gleichzeitig aber noch mehr: Es macht Freude, baut uns auf, tröstet uns und kann uns glücklich machen. Beim Genuss unserer Lieblingsspeisen erfüllen uns Wohlbehagen und Lebensfreude, die uns auch im Alter nicht verlassen sollen. Dafür möchte dieses Kochbuch mit seinen rund **150 köstlichen Vitalgerichten** sorgen. Und nicht nur das. Es liefert zugleich zahlreiche **Anregungen zur Erhaltung Ihrer Gesundheit** – ein in jedem Alter nicht zu unterschätzendes Gut. Sie werden beim Blättern in diesem Kochbuch immer wieder überrascht sein, wenn Sie entdecken, wie viele potente Inhaltsstoffe die Natur in unsere **Lebens-Mittel** gepackt hat. Aber vielleicht sind Sie nach wie vor unsicher, ob an dem gängigen Vorurteil nicht doch etwas dran ist, dass alles, was gut schmeckt, nicht gesund sein könne. Seien Sie beruhigt. Gesundheit und Genuss bilden keinen Gegensatz. Gesunde, leicht bekömmliche und nährstoffreiche Gerichte, die das Wohlbefinden aller, insbesondere aber auch Menschen reiferen Alters, fördern, können ohne großen Aufwand zubereitet werden und schmecken ausgezeichnet. Überzeugen Sie sich einfach selbst davon!

Was wir uns einverleiben

Im Lauf unseres Lebens nehmen wir geschätzte 100 000 Mahlzeiten zu uns, inklusive des Nachmittagskaffees mit kleinem Gebäck. Angenommen, wir verspeisen täglich ungefähr 1 kg feste Nahrung und trinken dazu, wie empfohlen, 2 Liter Flüssigkeit, dann haben wir in 70 Jahren durchschnittlich rund 25 000 kg feste Nahrung und 50 000 Liter Getränke konsumiert. Und um all unsere Speisen zuzubereiten und sie anschließend aufzuessen, benötigen wir insgesamt etwa 16 Jahre unserer Lebenszeit.

Angesichts dieser Dimensionen ist es leicht einzusehen, dass Essen schon rein quantitativ eine überaus wichtige Rolle in unserem Leben spielt. Diese Rolle wird noch bedeutsamer, bezieht man die Faktoren Gesundheit, Wohlbefinden und Lebensqualität mit ein. Aus diesem Grund verwundert es auch nicht, dass die Qualität und die Beschaffenheit der von uns verzehrten Nahrung einen entscheidenden Einfluss auf unsere Gesundheit und unser Wohlbefinden haben.

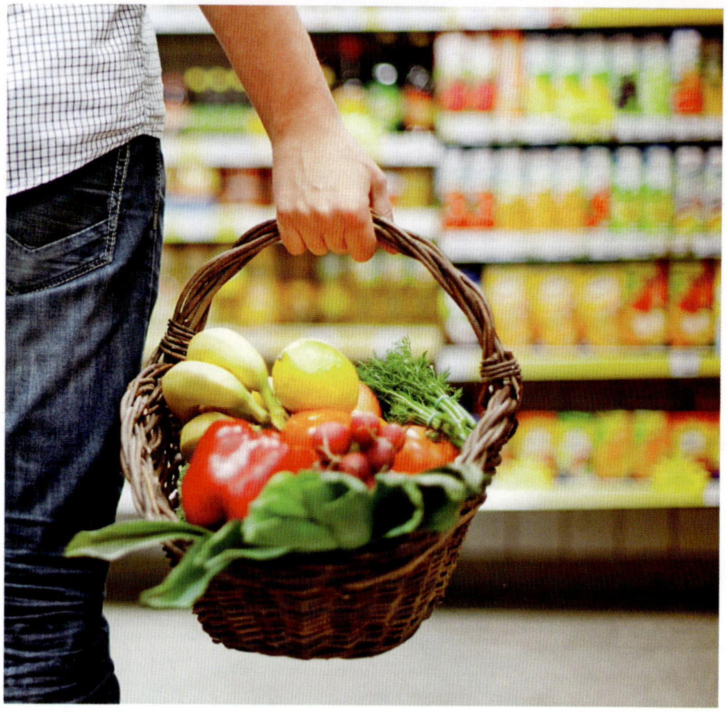

Das Lebensmittelangebot im Supermarkt ist kaum zu überblicken. Am besten wählt man wenig verarbeitete, naturbelassene und frische Produkte – sie weisen den höchsten Gesundheitswert auf.

Die Nahrungsbausteine und ihr Zusammenspiel

Wer die Wahl hat, hat die Qual. Das Angebot an Nahrungsmitteln, das uns in den proper gefüllten Supermarktregalen erwartet, ist überwältigend groß. Wie soll man also wissen, welches die besten Nahrungsmittel sind? Und was heißt überhaupt die besten? Da Essen eine sehr persönliche Angelegenheit ist, fällt es schwer, eine allgemeingültige Aussage darüber zu treffen, welches Nahrungsmittel nun insgesamt das beste, das richtige, das schmackhafteste oder das gesündeste ist. Jeder Gaumen hat andere Vorlieben und andere Gewohnheiten, jeder Körper benötigt individuelle Mengen von den verschiedenen Nährstoffen, und Beschwerden können bei jedem eine andere Ursache haben und dementsprechend mithilfe eines anderen Lebensmittels oder Krauts gelindert werden.

Ein übergeordneter Maßstab lässt sich jedoch an beinahe jedes Lebensmittel anlegen: Je naturbelassener, je frischer, also je weniger verarbeitet ein Nahrungsmittel ist, desto mehr nützliche Inhaltsstoffe kann es jedem von uns liefern. Denn in dem natürlichen Zusammenwirken der einzelnen Substanzen liegt nicht nur ein bestimmter Nährwert, sondern gleichzeitig ein ganz entscheidender Gesundheits- bzw. Vitalwert.

In natürlichen Lebensmitteln kommen die Inhaltsstoffe fast nie in isolierter Form vor, sondern agieren immer im Zusammenspiel mit anderen. Infolgedessen können sie auch nur in der Form, wie die Natur sie uns bietet, aktiviert oder aufgenommen werden. Viele dieser Substanzen sind essenziell, das heißt, für uns lebenswichtig. Sie tragen in ihrem jeweiligen Wirkungsgebiet dazu bei, wie und ob unser Körper funktioniert – aber auch, wie vital, wohl und frisch wir uns fühlen.

Die wichtigsten Kraftstoffe

Damit wir aktiv sein können und uns wohlfühlen, muss unser Körper täglich Energie tanken in Form ganz bestimmter Nahrungsbausteine. Diese umfassen vor allem die **Makronährstoffe** Eiweiße, Fette und Kohlenhydrate. Daneben benötigen wir aber auch die sogenannten **Mikronährstoffe**: Vitamine, Spurenelemente, Mineral- und sekundäre Pflanzenstoffe. Für unseren Körper sind die Nährstoffe der »Sprit«, der die schätzungsweise 70 Billionen Zellen am Laufen hält und erneuert. Diese Nährstoffe bestimmen über Vitalität und Wohlbefinden, Gedächtnis und innere Balance. Werden sie richtig miteinander kombiniert, kann sich ihre Wirksamkeit optimal entfalten. Dabei darf kein einziger Nährstoff fehlen – und sei er noch so winzig. Doch von manchen brauchen wir zur Erhaltung unserer Gesundheit mehrere Gramm, von anderen hingegen reichen schon wenige Mikrogramm täglich.

Wertvolles Eiweiß (Protein) steckt z. B. in Eiern, Milchprodukten, Fisch und Fleisch. Pflanzliche Lebensmittel – vor allem richtig kombiniert – liefern ebenfalls diesen wichtigen Nahrungsbaustein.

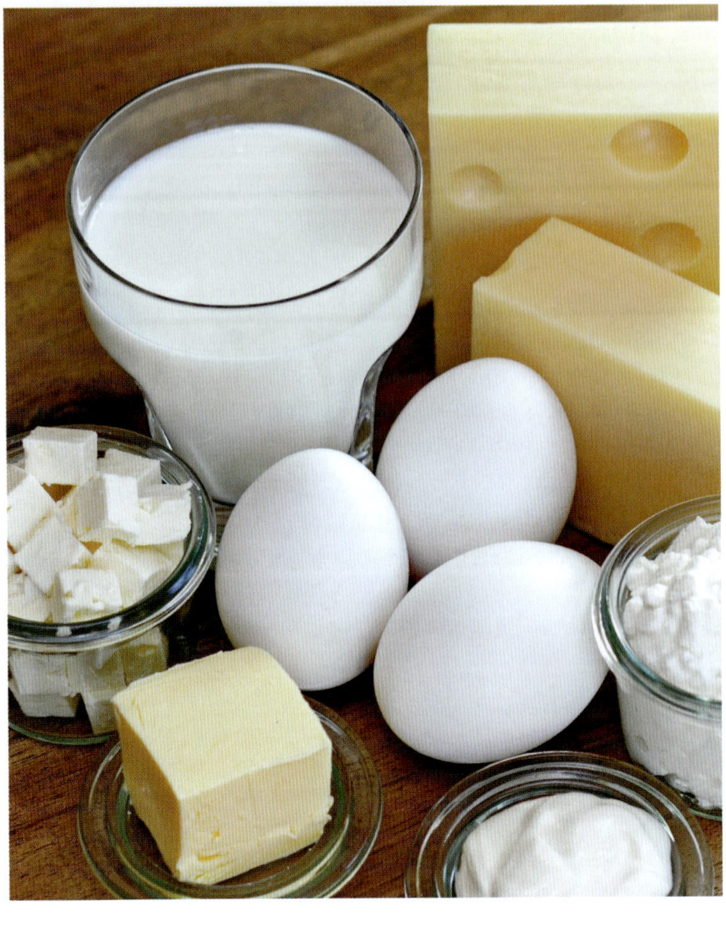

Eiweiß: der Strukturgeber

Protein, also Eiweiß, ist die Grundlage für Leben. Es stellt das Fundament der Zellen dar, ist ein wichtiger Baustein unseres Gehirns, baut Muskeln auf, bildet Hormone und sorgt für genügend Abwehrstoffe. Auch Leistung und Laune nähren sich aus Eiweiß. Sowohl in tierischen (z. B. Fisch, Fleisch, Milch, Milchprodukte, Eier) als auch in pflanzlichen Lebensmitteln (z. B. Sojaprodukte, Hülsenfrüchte, Samen, Nüsse, Kartoffeln) ist Eiweiß enthalten. Da zu viel Eiweiß den Körper jedoch auch belasten kann, ist eine ausgewogene Zufuhr von wertvollem Protein wichtig.

EXPERTEN RATEN: Damit Sie ausreichend mit Eiweiß versorgt sind, sollten Sie 0,9–1,2 g Protein pro Kilogramm Normalgewicht aufnehmen; das entspricht 50–70 g pro Tag.

Wie viel Protein wird benötigt?

Tierisches Protein ähnelt in seinem Aufbau dem menschlichen, weshalb es von unserem Organismus leichter zum Aufbau von Zellen, Knochen und Muskeln genutzt werden kann. Es besitzt somit eine sogenannte hohe **biologische Wertigkeit**. Maßgeblich für die Qualität von Nahrungseiweiß sind die **Aminosäuren**, aus denen es zusammengesetzt ist. Unser Organismus benötigt 21 dieser Protein-Bausteine, wovon er 12 selbst herstellen kann (sie sind entbehrlich/nicht essenziell). Die restlichen müssen aus der Nahrung gewonnen werden (sie sind unentbehrlich/essenziell). Da Eiweiß vom Körper nicht gespeichert werden kann, muss es beispielsweise in Form von Fleisch, Fisch, Eiern, Milch- und Sojaprodukten oder Hülsenfrüchten und Gemüse regelmäßig zugeführt werden.

Wie viel Eiweiß unser Körper insgesamt täglich benötigt, ist unter Fachleuten nicht unumstritten. Doch aktuelle Forschungsergebnisse deuten darauf hin, dass wir vor allem im reiferen Alter darauf achten sollten, genügend hochwertiges Eiweiß aus unterschiedlichen Quellen zu uns zu nehmen.

Biologisch hochwertiges Protein

Besonders wertvolles Eiweiß erhält man z. B. durch die Kombination folgender Lebensmittel:

- **Kartoffeln + Milchprodukte**
- **Kartoffeln + Ei**
- **Hülsenfrüchte + Milchprodukte**
- **Sojaprodukte + Ei**
- **Getreide + Milchprodukte**

Fette: die Geschmacksträger

Lange Zeit waren Fette insgesamt völlig verpönt. Je weniger, desto besser, lautete die Devise der Experten. Doch inzwischen hat man entdeckt, welche nützlichen und lebenswichtigen Eigenschaften die verschiedenen Fette bzw. Fettsäuren besitzen.

Als besondere Vorzeigefette aus der Fett-Familie gelten die mehrfach ungesättigten **Omega-3- und Omega-6-Fettsäuren**. Sie stecken beispielsweise in Seefisch, Leinöl u. a. Pflanzenölen, in Walnüssen und in Milchprodukten und sind ein wichtiger Bestandteil gesunder Zellmembranen in allen Geweben. Eine günstige Wirkung auf Herz und Kreislauf können die **einfach ungesättigten Fettsäuren** z. B. aus Olivenöl oder Avocados haben. Und die **kurzkettigen gesättigten Fettsäuren**, wie sie kaltgepresstes Kokosnussöl liefert, sollen u. a. einen Schutz vor degenerativen Gehirnerkrankungen bieten.

Ungesunde und gesunde Fette

Nach wie vor auf dem Index stehen die sogenannten **Transfettsäuren,** wie man sie z. B. in Kartoffelchips, Schokoriegeln oder Fertiggerichten findet. Sie reichern sich im Körperfett an und erhöhen das Risiko für Arteriosklerose, indem sie den Cholesterinwert negativ beeinflussen. Dasselbe bewirken auch die **langkettigen gesättigten Fettsäuren** aus Fleisch, Wurst oder Käse. Deshalb sollten sie möglichst selten auf unserem Teller landen.

Die Deutsche Gesellschaft für Ernährung (DGE) empfiehlt, 30 % des Gesamtenergiebedarfs durch Fett zu decken. Dabei sollte das Fett aus einem Drittel gesättigter Fettsäuren, einem guten Drittel einfach ungesättigter und der Rest aus mehrfach ungesättigten Fettsäuren bestehen. Als besonders wertvolle Fettquellen gelten (fetter) Fisch, Kokosnussöl, Nüsse und Samen, Olivenöl, Sesamöl, Leinöl, Hanföl, Arganöl, Traubenkernöl und Walnussöl.

OPTIMAL VERSORGT SIND SIE, wenn Sie täglich etwa 1 g Fett pro Kilogramm Normalgewicht aufnehmen; das entspricht 60 – 80 g pro Tag. Davon sollte ein großer Teil aus mehrfach ungesättigten Fettsäuren bestehen.

Was sind essenzielle Fettsäuren?

Da unser Körper die lebensnotwendigen Omega-3- und Omega-6-Fettsäuren nicht oder nur in geringen Mengen herstellen kann, müssen diese Fettsäuren mit der Nahrung aufgenommen werden. Sie sind **essenziell** und bilden zugleich den Ausgangsstoff weiterer lebenswichtiger Substanzen im Körper.

Aufgrund ihrer chemischen Struktur haben die essenziellen Fettsäuren unterschiedliche Wirkungen im Stoffwechsel. Während aus Omega-6-Fettsäuren entzündliche Botenstoffe entstehen, die das Wachstum, die Wundheilung oder die Infektabwehr fördern, können Omega-3-Fettsäuren Entzündungen hemmen und das Herzinfarktrisiko senken, indem sie die Fließeigenschaften des Bluts verbessern und gleichzeitig die Blutfette regulieren.

Für die Gesundheit entscheidend ist die Aufnahme beider Fettsäuren, und zwar im richtigen Verhältnis. So sollten auf dem Speiseplan nicht mehr als fünfmal so viele Omega-6- wie Omega-3-Fettsäuren stehen. In der westlichen Ernährungsweise werden jedoch zumeist zehn- bis zwanzigmal mehr Omega-6-Fettsäuren aus rotem Fleisch, vollfetten Milchprodukten, Getreideprodukten und Pflanzenölen konsumiert. Omega-3-Fettsäuren hingegen finden sich in relevanten Mengen nur in Lebensmitteln, die eher selten auf den Tisch kommen, wie Leinöl, Hanföl, Wild oder fetter Fisch. Da mit fortschreitendem Alter durch die Zunahme entzündlicher Botenstoffe im Körper oft ein chronisches Entzündungsmilieu entsteht, das zur Entwicklung von Alterskrankheiten beiträgt, sollte das Verhältnis von Omega-6- zu Omega-3-Fettsäuren laut Experten idealerweise 2 zu 1, maximal 5 zu 1 betragen.

Kohlenhydrate: die Energiespender

Sie sind die Lieblinge des Körpers unter den Energielieferanten. Kohlenhydrate (oder Saccharide) bringen Nerven- und Muskelzellen schnell in Schwung, und auch das Gehirn greift bevorzugt auf diese Energiequelle zurück (siehe S. 312).

AUSREICHEND ENERGIE erhalten Sie, wenn Sie etwa die Hälfte Ihres Tages-Kalorienbedarfs (siehe S. 25) aus Kohlenhydraten beziehen. Das entspricht 200–250 g Kohlenhydraten, vorzugsweise aus Wurzel- und Knollengemüse sowie Obst, Nüssen, Samen und Vollkorngetreide.

Generell unterscheidet man zwischen **zuckerhaltigen Kohlenhydraten** z. B. aus Zucker, Honig oder Obst, die uns einen schnellen Energiestoß liefern, indem sie den Blutzuckerspiegel rasch ansteigen, aber ebenso schnell wieder sinken lassen, und **stärkehaltigen komplexen Kohlenhydraten** wie aus Wurzel- bzw. Knollengemüse oder Getreide, die vom Körper langsam aufgenommen werden und so anhaltend für Energie sorgen.

Kohlenhydrate aus Getreide

Getreide lässt sich in raffiniertes, stark verarbeitetes und Vollkorngetreide unterteilen. In Vollkorngetreide wie braunem Reis, Vollkornweizen, -hafer, -roggen oder -dinkel stecken neben den komplexen Kohlenhydraten außerdem ausreichend wertvolle Nährstoffe. Es wird langsamer vom Körper verstoffwechselt, sättigt daher anhaltender und hält durch seinen Ballaststoffgehalt den Darm in Schwung. Produkte aus raffiniertem Getreide wie weißer Reis oder Weißmehlbackwaren liefern kaum noch Ballaststoffe und wertvolle Nährstoffe.

Lange Zeit wurde in der Ernährungslehre die Meinung vertreten, dass bis zu 65 % der täglichen Kalorien aus Kohlenhydraten stammen sollten. Das wird heute vielfach kritischer gesehen oder ganz abgelehnt. Vor allem die schnell verdaulichen Kohlenhydrate aus Süßigkeiten, raffiniertem Weißmehl und dessen Produkten sowie Softdrinks liefern zwar Energie im Überschuss, doch dieses Zuviel begünstigt Übergewicht und führt zu einer Insulinresistenz, die weitreichende gesundheitliche Beschwerden mit sich bringt.

Ballaststoffe: die Verdauungshelfer

Ihr Name ist ein wenig irreführend, denn sie sind für den Körper keine Belastung, sondern unverzichtbar. Die Rohfasern von Pflanzen (z. B. Zellulose, Lignin, Pektin oder Inulin) sind Mehrfachzucker, die auf ihrem Weg durch Magen und Darm mehr oder weniger stark abgebaut werden.

Lösliche Ballaststoffe (z. B. Pektin, Inulin) wirken als Quellstoffe. Sie binden Wasser, sorgen für ein wohliges Gefühl im Magen und können Mikroorganismen, Cholesterin und Gallensäure binden. **Unlösliche Ballaststoffe** (z. B. Zellulose, Lignin) wirken als Füllstoffe und regen die Darmbewegung an, dabei werden sie selbst nur teilweise verdaut.

Durch Darmbakterien werden Ballaststoffe zu kurzkettigen Fettsäuren abgebaut, die wiederum ein gutes Darmmilieu für die nützlichen Bakterien schaffen und der Darmschleimhaut als Nährstoff dienen. Eine aktuelle, im Wissenschaftsmagazin *Nature* veröffentlichte Studie belegt den Zusammenhang zwischen einer gesunden Darmflora und der körperlichen und geistigen Leistungsfähigkeit im Alter durch eine ausgewogene Ernährung.

Da sowohl die löslichen als auch die unlöslichen Ballaststoffe für Gesundheit und Wohlbefinden wichtig sind, sollte unsere Nahrung beide enthalten. Besonders Diabetiker profitieren von Ballaststoffen, da diese das zu schnelle Ansteigen des Blutzuckerspiegels nach einer Mahlzeit verhindern.

TÄGLICH 30 G BALLASTSTOFFE sollten Sie mit dem Essen zu sich nehmen, und zwar in einer Mischung aus löslichen (z. B. in Obst, Gemüse und Hafer) und unlöslichen Ballaststoffen (z. B. in allen Vollkornprodukten).

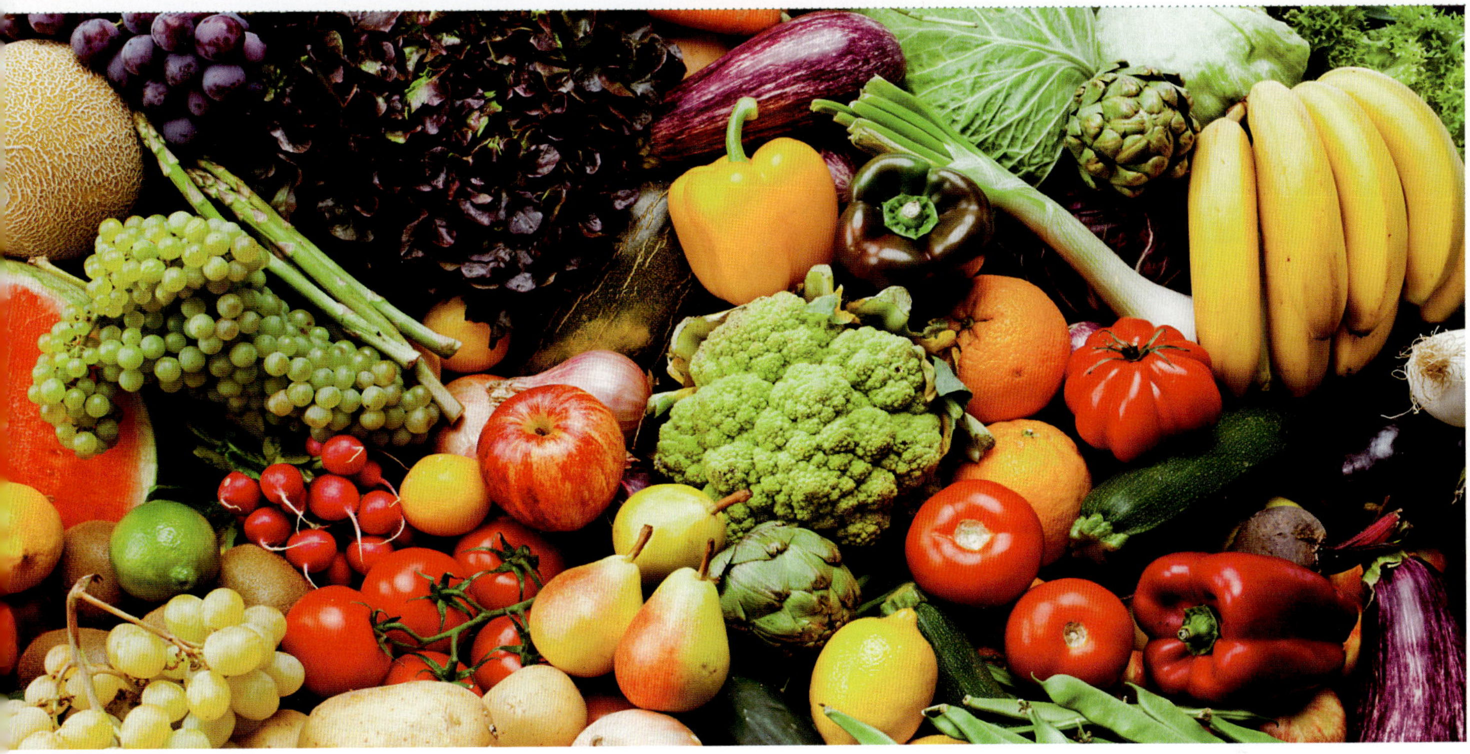

Frisches Obst und Gemüse können dank ihrer wertvollen Inhaltsstoffe die Immunabwehr auf natürliche Weise stärken.

Vitamine: die Abwehrspezialisten

Stress, Umweltgifte und Infektionen belasten den Organismus, greifen die Zellen an und beschleunigen den Alterungsprozess. Doch es gibt ein wirksames Mittel dagegen: 13 Vitamine, wasser- und fettlösliche, die mit ihren unterschiedlichen Eigenschaften den Körper gesund erhalten können.

Allen voran Betacarotin (Provitamin A) sowie die Vitamine C, E und D. Auf jeweils ganz spezielle Weise wirken sie als Schutzschilde gegen die gefürchteten freien Radikale – besonders reaktionsfreudige Sauerstoffmoleküle, die Zellstrukturen, Eiweiß und Erbinformation schädigen können.

Was Vitamine alles bewirken

Vitamin A, das unser Körper als pflanzliches Betacarotin aus Möhren, Paprikaschoten oder Aprikosen aufnimmt, hält z. B. Haut und Schleimhäute gesund und sorgt als Augenvitamin für gutes Sehen.

Vitamin C, das Universaltalent, stärkt das Immunsystem, kurbelt die Fettverbrennung an, kräftigt das Bindegewebe und unterstützt die Eisenaufnahme im Dünndarm. Viel Vitamin C liefern u. a. Zitrusfrüchte, Beeren, aber auch Paprikaschoten.

Auch **Vitamin E** aus Ölen, Nüssen, Eiern und Avocados bringt das Immunsystem auf Trab und vermag Entzündungen zu hemmen.

Nicht nur für stabile Knochen sorgt **Vitamin D**, indem es hilft, den Knochenbaustoff Kalzium aus der Nahrung aufzunehmen, sondern auch für ausreichend Abwehrkräfte. Bis zu 80 % seines Bedarfs an Vitamin D produziert der Mensch unter dem Einfluss von Sonnenlicht auf der Haut selbst. Deshalb sollten Sie sich regelmäßig im Freien aufhalten. Da zur Bildung für Vitamin D auch eine bestimmte Cholesterinform nötig ist, sollten die Blutcholesterinwerte nicht zu sehr abgesenkt werden.

Die Gruppe der **B-Vitamine** ist an Umwandlung von Kohlenhydraten, Fetten und Eiweiß im Körper beteiligt und sorgt dadurch für Energie. Reich an B-Vitaminen sind Fleisch, Eier und Kartoffeln.

DER BEDARF AN VITAMINEN ist bei älteren Menschen genauso hoch wie bei jüngeren, evtl. sogar höher. Wer fünfmal täglich eine Portion Obst und Gemüse isst, nimmt z. B. 200–300 Milligramm Vitamin C zu sich.

Mineralstoffe und Spurenelemente: die Ordnungshüter

Sie kommen in jeder einzelnen Körperzelle vor und machen doch nur knapp 5 % unseres Körpergewichts aus: die Mineralstoffe und Spurenelemente. Sie haben unterschiedlichste und lebenswichtige Aufgaben im Organismus.

Der Mineralstoff **Kalzium** beispielsweise stellt den wichtigsten Baustoff für Knochen und Zähne dar (siehe Kasten).

Kalium ist ein wichtiger Mineralstoff für Herztätigkeit und Muskelaufbau, da es bei der Herstellung von Aminosäuren (Protein) hilft (siehe Kasten).

Eine bedeutende Rolle spielt auch der Mineralstoff **Magnesium**, der rund 300 lebenswichtige Enzyme im Körper aktiviert (siehe Kasten).

Als **Elektrolyte** sorgen Mineralstoffe für die Elektrizität, die die Batterie Mensch immer wieder auflädt. Sie transportieren den Sauerstoff, von dem alles Leben in den Zellen abhängt, wirken als Ordnungshüter und Verdauungshelfer. Zusammen mit den Vitaminen sorgen sie für die Herstellung der sogenannten **Neurotransmitter** (Botenstoffe), die uns erst lebens- und reaktionsfähig machen.

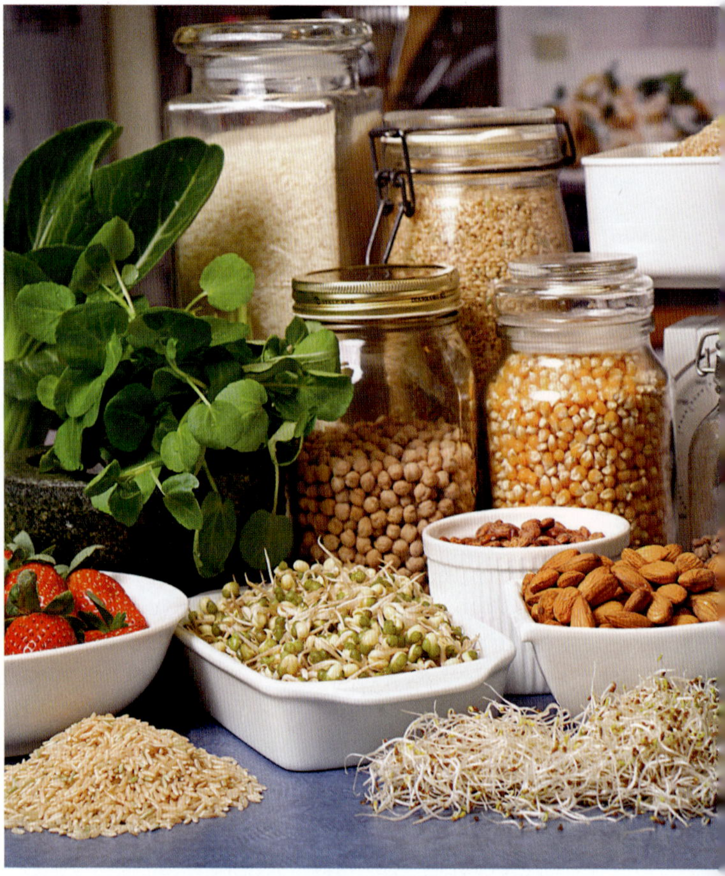

Werden Salate und Suppen z. B. mit leicht gerösteten Nüssen und Samen angerichtet, haben sie noch mehr wertvolle Mineralstoffe und Spurenelemente zu bieten.

Die Spurenelemente

Diese Mineralstoffe werden meist nur in winzigen Mikrogramm-Tagesrationen (in Spuren) gebraucht.

Zu den bekanntesten zählen das blutbildende **Eisen**, das in Fleisch und grünem Blattgemüse steckt; das zellschützende **Selen** aus Vollkorn und Fisch; das Schilddrüsenmineral **Jod** aus Seefisch und das Allround-Element **Zink**, welches das Immunsystem unterstützt und an zahlreichen Stoffwechselvorgängen beteiligt ist. Es findet sich u. a. in Fleisch und Milchprodukten. Gute Quellen für **Mangan** sind Nüsse, Getreide und Hülsenfrüchte. Dieses Spurenelement braucht der Körper, um Bindegewebe und Harnstoff zu bilden. **Chrom** reguliert u. a. den Blutzuckerspiegel und ist in Fleisch, Getreide und Käse zu finden.

TÄGLICHER MINERALSTOFFBEDARF (EINE AUSWAHL)
Kalium (2000 mg) aus Getreide, Obst, Gemüse; **Kalzium** (1000 mg) aus Milch, Milchprodukten, Eigelb, grünem Gemüse; **Magnesium** (Männer: 350 mg/Frauen: 300 mg) aus grünem Gemüse, Hüsenfrüchten; **Phosphor** (700 mg) aus Nüssen, Milchprodukten, Hülsenfrüchten; **Eisen** (10 mg) aus Fleisch und grünem Blattgemüse.

Bioaktivstoffe: die Naturheilmittel

Sie heißen **Polyphenole**, **Glucosinolate**, **Phytoöstrogene**, **Carotinoide**, **Flavonoide** oder **Anthocyane**, gehören zu den sogenannten Bioaktiv- oder sekundären Pflanzenstoffen und können auf den Menschen wie Heilmittel wirken. Von Natur aus produzieren Pflanzen diese Schutz- und Heilstoffe, um sich selbst vor UV-Strahlen, Schädlingen oder Krankheiten zu schützen. Sie dienen auch als Farb- und Duftstoffe und treten als pflanzeneigene Hormone auf. Mithilfe einer ausgewogenen Kost können wir täglich bis zu 1,5 g dieser bioaktiven Pflanzenstoffe zu uns nehmen und von ihrer jeweiligen gesundheitsförderlichen Wirkung profitieren.

Die Bedeutung der Bioaktivstoffe

Die sekundären Pflanzenstoffe, zu denen mehr als 30 000 Substanzen gehören, können u. a. Entzündungen hemmen, das Immunsystem stärken, Herz-Kreislauf-Erkrankungen vorbeugen und sogar die Entstehung von Tumoren verhindern. Welches Gesundheitspotenzial die einzelnen Bioaktivstoffe für den Menschen haben und wie hoch der jeweilige Bedarf an den Stoffen ist, wird gerade erst erforscht.

Als **Carotinoide** färben sie Möhren und Kürbisse orange, Paprikaschoten und Tomaten gelb oder rot, sie wirken antioxidativ und krebsvorbeugend.

Sulfide verleihen Knoblauch und Zwiebeln den typischen Schwefelgeruch. Sie fördern die Verdauung, beugen der Entstehung von Blutgerinnseln vor und regulieren den Cholesterinspiegel.

Flavonoide machen Chilischoten scharf und geben Beeren, Weintrauben und Kirschen ihre jeweilige Farbe. Sie können u. a. das Wachstum von Viren und Bakterien hemmen.

Sesamsamen und Nüsse stecken voller sogenannter **Phytosterine**, Pflanzenfette, die u. a. für die Aufrechterhaltung der Membranstruktur und -funktion der Zellen verantwortlich sind.

Phytoöstrogene aus Vollkorngetreide, Hülsenfrüchten und Leinsamen können vor hormonabhängigen Krebsarten schützen.

Glucosinolate sind infektionshemmende Geschmacksstoffe, die in allen Kohlarten, Radieschen, Kresse und Senf vorkommen.

Kritische Nährstoffe im Alter

Damit die zahlreichen Körperfunktionen optimal und reibungslos ablaufen können, benötigt unser Organismus stets ein ausgewogenes Zusammenspiel aller Nährstoffe, die jeweils in ausreichender Menge zur Verfügung stehen sollten.

Doch aus vielen Gründen nehmen wir einige Vitamine, Mineralstoffe und Spurenelemente häufig nicht in der empfohlenen Menge zu uns, was die Gesundheit sehr beeinträchtigen kann. Warum? Zum einen, weil sich mit zunehmendem Alter der Gesamtenergiebedarf verringert und wir also weniger essen, zum anderen, weil wir keine ausgewogene Kost zu uns nehmen. Dabei bleibt der Nährstoffbedarf im Alter ebenso hoch bzw. ist sogar höher als in jungen Jahren. Bei einem Mangel sollten Sie daher ggf. auch an Nahrungsergänzungsmittel denken.

KRITISCHE NÄHRSTOFFE benötigen besondere Aufmerksamkeit. Achten Sie auf eine ausreichende Versorgung.

Nährstoff	Aufgaben im Körper	Mangelerscheinungen
Vitamin D	Knochenbildung, Kalziumstoffwechsel	Entkalkung, Knochenerweichung
Folsäure	Zellteilung, Zellneubildung, Nervengewebe, Eiweißstoffwechsel	Störung des Blutbilds und der Blutbildung (Anämie)
Vitamin B_{12} (Cobalamin)	Abbau einzelner Fettsäuren, Blutbildung	Blutarmut (perniziöse Anämie)
Kalzium	Zahn- und Knochenstabilität, Blutgerinnung, Reizweiterleitung im Nervensystem	Osteoporose, Übererregbarkeit von Muskeln und Nerven (Krämpfe)
Magnesium	Aktivierung von Enzymen, Erregbarkeit der Muskulatur, Knochenmineralisierung	Funktionsstörungen der Herz- und Skelettmuskulatur (Krämpfe)
Eisen	Baustein des roten Blutfarbstoffs, Sauerstofftransport, Blutbildung, Bestandteil von Enzymen	Abgeschlagenheit, Erschöpfung, Blutarmut, gestörte Wärmeregulation, Infektanfälligkeit
Jod	Beeinflusst als Bestandteil der Schilddrüse die Wärmeregulation	Vergrößerung der Schilddrüse (Kropf)
Zink	Aktivator zahlreicher Enzyme und Hormone	Appetitlosigkeit, Beeinträchtigung des Geschmacksempfindens, der Infektabwehr und der Wundheilung, entzündliche Hautveränderungen

Quelle: „Die Nährstoffe", Deutsche Gesellschaft für Ernährung e. V., Bonn 2009, 2. Auflage

Vital bleiben – gesund in die Jahre kommen

Was bedeutet eigentlich Altern? Dieses normale biologische Geschehen beginnt im Grunde schon gleich nach der Geburt. Es ist jedoch nicht nur ein biologischer, sondern auch ein psychischer und sozialer Prozess, der alle Aspekte des Daseins beeinflusst.

Umweltfaktoren wie Lebensstil und bestimmte Lebensereignisse können neben den Erbanlagen den jeweiligen Alterungsprozess beschleunigen oder auch verlangsamen. So lässt sich das Phänomen erklären, dass zwei Menschen aus demselben Jahrgang auf ganz unterschiedliche Weise altern. Daher kann man auch zwischen dem biografischen Alter laut Kalender und dem biologischen Alter unterscheiden. Letzteres definiert sich über den Gesundheitszustand und die Belastbarkeit eines Menschen. Das biografische Alter ist für uns unumkehrbar, auf das biologische Alter jedoch können wir mithilfe eines entsprechenden Lebensstils und einer optimalen Ernährung Einfluss nehmen.

Die eigenen Schutzmechanismen unterstützen

Von Anfang an ist unser Körper permanenten Angriffen auf seine Gesundheit ausgesetzt. Doch er besitzt auch mannigfache Schutzmechanismen, um sich dagegen zu wehren, Schäden zu reparieren und z. B. defekte Zellen zu ersetzen. Auf diese Weise könnten unsere Körperstrukturen und -funktionen (theoretisch) während unseres gesamten Lebens fast unendlich lang bewahrt werden.

Doch in unserem genetischen Plan ist nach den neuesten wisssenschaftlichen Erkenntnissen derzeit nur eine begrenzte Lebenszeit vorgesehen. Heute liegt die maximale Lebensspanne bei 120–140 Jahren. Abgesehen von unseren Genen hängt es wesentlich von unserer Lebensführung ab, in welcher Weise und wie schnell der Alterungsprozess fortschreitet. Die Ernährung spielt dabei natürlich eine ganz entscheidende Rolle. Ist sie ausgewogen und optimal auf unsere individuellen Bedürfnisse abgestimmt, gelingt es unserem Körper leichter, das harmonische Zusammenspiel aller Zellen zu erhalten. Einem vitalen und gesunden Altern steht dann kaum etwas im Wege.

Wie sich unser Körper verändert

Altern ist ein natürlicher Vorgang, der nicht zwangsläufig von Krankheiten begleitet sein muss. Viele Leiden oder Beschwerden haben häufig nichts mit der Anzahl der hinter uns liegenden Jahre zu tun, wie vielfach angenommen wird, sondern entstehen durch eine anhaltende ungesunde Lebensführung.

Nicht zu leugnen ist jedoch, dass sich natürlicherweise gewisse Veränderungen einstellen, wenn ein Organismus altert. So reduziert sich die körperliche Betätigung, der Wassergehalt, die Knochen- und Muskelmasse nehmen ab, auch der Stoffwechsel verlangsamt sich, während der Körperfettgehalt zunimmt. Folgende Probleme können durch den natürlichen Alterungsprozess auftreten:

- Die Sauerstoffversorgung der Zellen lässt nach.
- Eine geschwächte Bauchspeicheldrüse kann den Blutzucker nicht mehr optimal regulieren (Diabetes mellitus).
- Leber- und Nierenfunktionen lassen nach.
- Die Knochendichte verringert sich (Osteoporose).
- Vitamine und Mineralstoffe werden schlechter resorbiert (Mangelernährung).
- Der Energiebedarf wird geringer (Übergewicht).
- Probleme bei der Fortbewegung treten auf (Immobilität).
- Die Verdauungstätigkeit verringert sich (Verstopfung).
- Fett-, Cholesterin- und Harnsäuregehalt im Blut steigen an.
- Zahnprobleme und Kauschwierigkeiten treten auf.
- Der Hormonspiegel fällt ab (Vitalitätsverlust).
- Durst und Hunger lassen nach.

Der Energiebedarf sinkt

Zwischen dem 25. und dem 75. Lebensjahr reduziert sich der tägliche **Grundumsatz** (das ist die Energie, die ein Mensch in Ruhe zur Aufrechterhaltung seiner Körperfunktionen pro Tag benötigt) bei Männern um etwa 400 kcal und bei Frauen um etwa 200 kcal. Und da man sich im Alter meist zudem weniger bewegt, sinkt auch der **Leistungsumsatz**. Der tägliche Kalorienbedarf nimmt also insgesamt immer weiter ab (siehe Tabelle unten).

Doch auch im Alter sollten wir unser normales bzw. Wohlfühlgewicht anstreben oder am besten halten. Ein normales Körpergewicht entlastet den Stoffwechsel und schont die Gelenke. Herz und Kreislauf profitieren ebenfalls davon, was uns letztlich mehr Vitalität und Lebensfreude beschert.

ABNAHME DES KALORIENBEDARFS im Alter

Altersgruppe	Kalorienbedarf	Frauen / Männer*
bis 33 Jahre	100 %	ca. 2000 kcal / ca. 2400 kcal
33–55 Jahre	- 10 %	ca. 1800 kcal / ca. 2160 kcal
55–75 Jahre	- 15 %	ca. 1680 kcal / ca. 1830 kcal
ab 75 Jahre	- 10 %	ca. 1520 kcal / ca. 1630 kcal

Quelle: Institut für Ernährungsinformation, Freudenstadt.
* Die angegebenen Kalorienmengen beziehen sich auf normalgewichtige Personen mit durchschnittlicher Größe und überwiegend sitzender Tätigkeit.

Sich auf die neue Situation einstellen

Kommen wir in ein fortgeschrittenes Alter, brauchen wir also eine kalorienärmere Kost als früher, die aber eine höhere Nährstoffdichte aufweist, damit unser Körper rundum gut versorgt ist und gesund bleiben kann. Essen ist Lebenslust, und das soll auch so bleiben. Damit uns aber eine veränderte Verdauung, andere Geschmacksempfindungen, Zahnschwierigkeiten oder Medikamente nicht den Appetit verderben, müssen wir uns auf die körperlichen Veränderungen einstellen.

Regelmäßige Zahnarztbesuche können helfen, Gebiss- oder Kauprobleme zu beseitigen. Und die

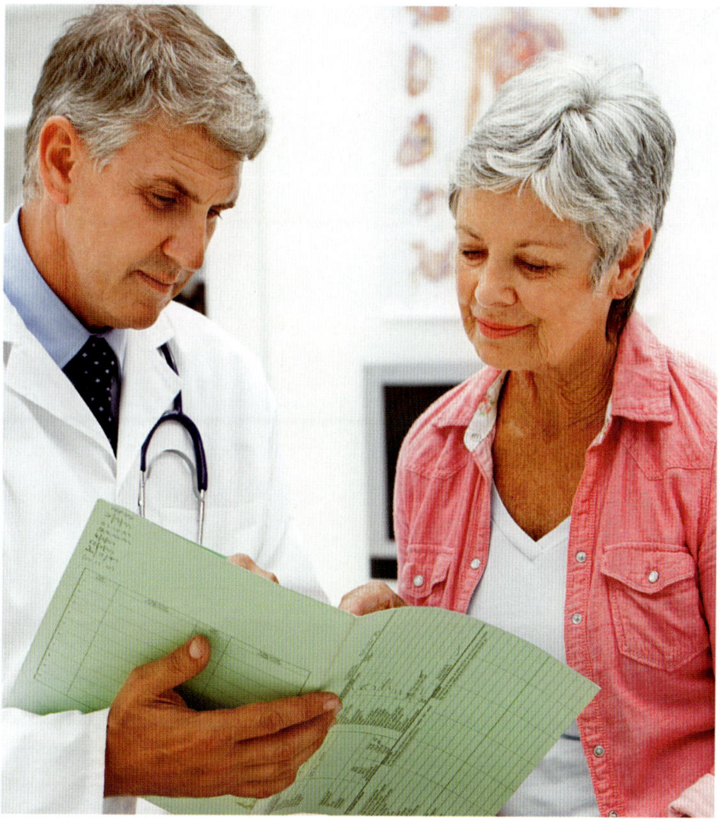

Neben der Einnahme von Medikamenten kann auch das Fehlen von Enzymen den Appetit hemmen. Eventuelle Verdauungsprobleme sollte man möglichst mit dem Hausarzt besprechen.

abnehmende Verdauungstätigkeit, bedingt durch zu wenig Magensäure und das Fehlen des für die Eiweißspaltung wichtigen Enzyms Pepsin, kann mit geeigneten Maßnahmen unterstützt werden.

Sprechen Sie mit Ihrem Hausarzt, falls Medikamente durch ihre Nebenwirkungen Ihren Appetit schmälern sollten. Möglicherweise gibt es alternative Arzneimittel oder auch Heilkräuter, die das Problem ausgleichen können. Zuweilen verliert der Magen seine frühere Elastizität, und die Hormone, die Hunger- und Sättigungsgefühle steuern, signalisieren bereits „satt", obwohl der Energiebedarf noch gar nicht gedeckt ist. Hier können **kleinere**

ERHÖHEN SIE IHREN KALORIENBEDARF mit folgenden Aktivitäten: Bereits rund 100 kcal verbrennen Sie, wenn Sie 10 Minuten lang Treppen steigen, 10–15 Minuten schwimmen, Rad fahren oder joggen, 15 Minuten Schnee schaufeln, 20 Minuten tanzen oder 1 Stunde am Computer Texte schreiben.

appetitanregende, vitalisierende Zwischenmahlzeiten wie grüne Smoothies (flüssige Frucht- und Gemüsepürees), Vitamin-Drinks oder Snacks helfen, die Energie- und Nährstoffzufuhr zu sichern. Rezepte dazu finden Sie in diesem Buch.

Sich regen bringt Segen

Soziale und psychosoziale Faktoren wie Lebens- und Wohnsituation, Einkommen, soziales Umfeld und Mobilität haben neben einer altersgerechten und individuell angepassten Ernährung einen weiteren wichtigen Einfluss auf die körperliche und geistige Leistungsfähigkeit im Alter.

Selbst wer kein Freund einer organisierten sportlichen Betätigung ist, findet im Alltag Gelegenheiten, sich zu bewegen und seine Muskeln zu stärken. Bleibt der Anteil an aktivem (Muskeln) zu passivem Körpergewebe (Fett) im Alter erhalten, sinkt auch der Grundumsatz des Stoffwechsels nicht zu schnell ab. **Deshalb der Ratschlag**: Steigen Sie Treppen, statt den Lift zu nehmen. Überwinden Sie mit dem Fahrrad oder zu Fuß regelmäßig kleinere Strecken, und lassen Sie das Auto möglichst oft stehen.

ES IST NIEMALS ZU SPÄT, mit körperlichem Training zu beginnen. Die WHO (Weltgesundheitsorganisation) empfiehlt: Auch ältere Menschen sollten nach Möglichkeit jeden Tag mindestens 30 Minuten eine mäßige körperliche Belastung auf sich nehmen.

Falls Sie zu Übergewicht neigen, können Sie Bewegungsarten nachgehen, die Knochen und Gelenke entlasten wie Fahrradfahren, Walken oder Schwimmen. Dabei gilt die Grundregel: Langsam anfangen und sich nicht zu viel auf einmal zumuten. Also zunächst lieber etwas weniger trainieren, dafür stets drei- bis fünfmal pro Woche.

Denn um unsere körperliche, aber auch geistige Leistungsfähigkeit langfristig zu erhalten, müssen wir stets für regelmäßige Bewegung sorgen. Sobald wir uns von Aktivitäten, die Kraft, Geschicklichkeit und Beweglichkeit erfordern, zurückziehen, wird es immer schwieriger, diese auch im reiferen Alter noch auszuführen. Zusätzlich steigt das Risiko für Verletzungen und Erkrankungen.

Neuere Forschungen haben außerdem ergeben, dass auch Menschen über 60 Jahren durch Krafttraining eine Leistungssteigerung und Verbesserung ihrer Körperkoordination erreichen können. Und dass man sich durch sportliche Betätigungen wie Wandern, Laufen, Gehen sowie durch ein Training der körperlichen Reaktionsfähigkeit am besten vor Knochenschwund schützt – vermutlich wissen Sie das aber bereits. Was Ihnen vielleicht noch nicht bekannt ist: Durch Bewegung lässt sich auch ein geistiger Verfall vermeiden, wie neue Studien aufzeigen. Und nur 15 Minuten leichte körperliche Aktivität täglich kann bereits das Risiko eines vorzeitigen Todes um bis zu 14 % verringern.

Die Abwehrkräfte ankurbeln

Regelmäßige Bewegung hilft auch dem Immunsystem auf die Sprünge: Je mehr der Stoffwechsel und die Durchblutung angeregt werden, desto aktiver wird es. Dabei spielt auch der Abbau bzw. die Vermeidung von Stress eine große Rolle. Das lässt sich sowohl mit sportlicher Betätigung als auch mit Entspannungsübungen wie Yoga oder Autogenem Training gut erreichen.

Sind Sie entspannt, dann arbeitet Ihre Immunabwehr wesentlich besser als unter Anspannung und Stress. Weiter hilft ein erholsamer und zeitlich ausreichender Schlaf den Abwehrkräften, stabil zu bleiben. Gerade im Schlaf arbeiten die Antikörper besonders intensiv, und es werden die entscheidenden Reparaturarbeiten in Ihrem Körper ausgeführt.

Die wesentlichste Voraussetzung für ein intaktes Immunsystem ist jedoch eine ausgewogene Ernährung mit einem Gleichgewicht an Vitaminen und Mineralstoffen: eine Mischkost aus Obst, Gemüse, Getreide, Milch und Milchprodukten, Fisch, Fleisch. Auch Wasser vermag in zweifacher Hinsicht die Abwehrkräfte zu stärken: Über das Trinken kurbelt es von innen den Stoffwechsel an und wirkt positiv auf die Sauerstoffversorgung des Körpers und die Durchblutung. Von außen kann es in Form von regelmäßigen Wechselduschen den Körper gegen Temperaturunterschiede abhärten und ihn damit gegen die unterschiedlichen Witterungsbedingun-

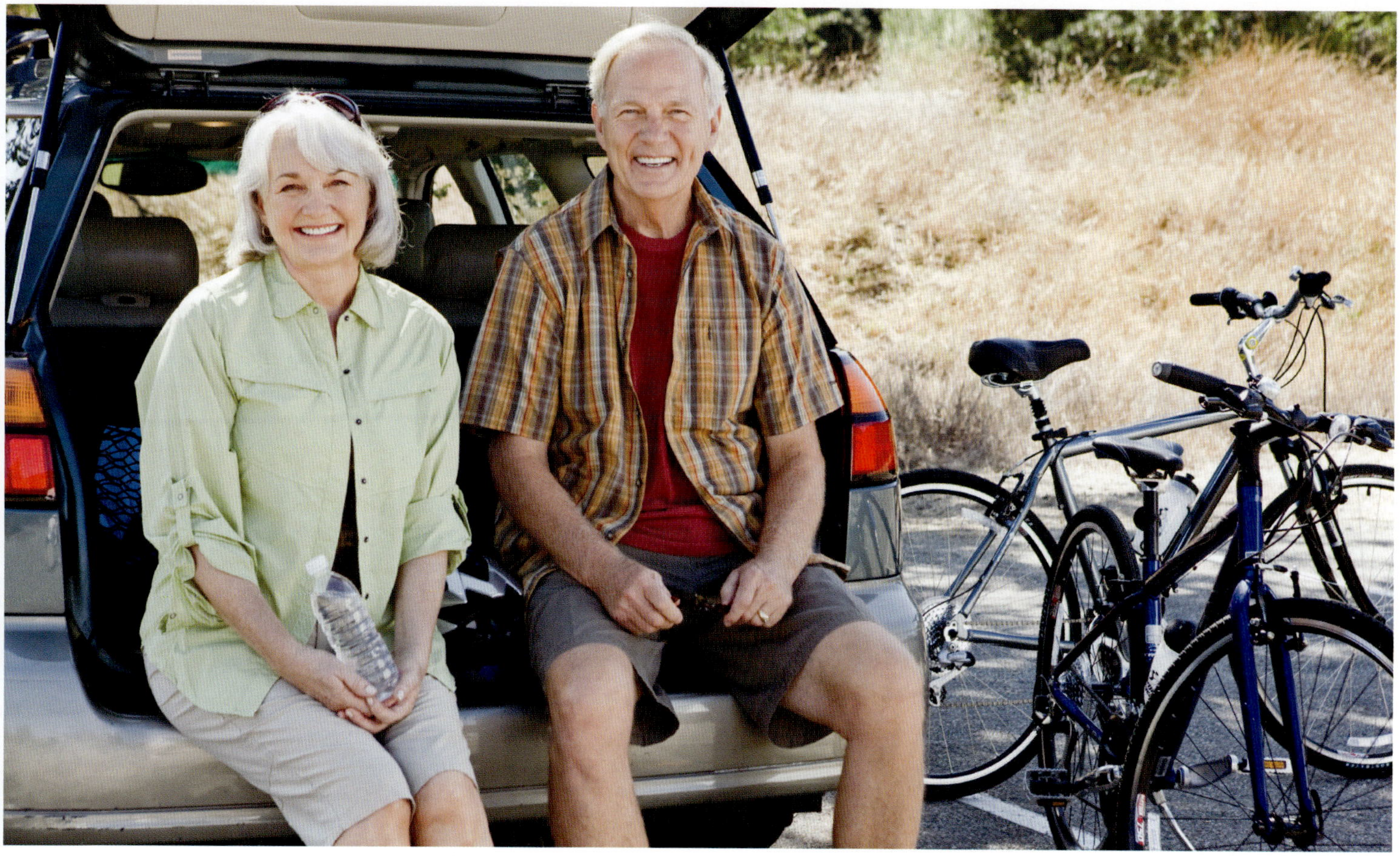

Gemeinsame Aktivitäten wie Walken oder Radfahren machen Spaß, fördern die sozialen und kommunikativen Fähigkeiten und halten (nicht nur) im Alter fit.

gen schützen. Falls Sie sich fit genug fühlen und Ihr Hausarzt nichts dagegen hat, wären regelmäßige Saunagänge zusätzlich ein äußerst effektives Training für Ihr Immunsystem.

Gemeinsam statt einsam

Allein Sport zu treiben macht manchem vielleicht Spaß, in der Regel bereitet es aber noch mehr Vergnügen, mit anderen zusammen einer sportlichen Aktivität nachzugehen. Sport bietet eine sehr gute Gelegenheit, in Kontakt mit Gleichgesinnten zu kommen und nicht zu vereinsamen. Und es lohnt sich, hier nach günstigen Angeboten Ausschau zu halten. Denn: Werden kommunikative und soziale Fähigkeiten nicht mehr benutzt, verkümmern sie und gehen irgendwann verloren. Hier können gemeinsames Walken, Schwimm- oder Sportkurse ein großartiges Übungsfeld bieten.

Laut einer forsa-Umfrage freuen sich die meisten der Generation 60+ auf ihren Ruhestand. Endlich eröffnet sich ein zeitlicher Freiraum für die bisher vielleicht vernachlässigten Hobbys, für die Familie oder sogar für ganz neue Aufgaben wie z. B. dafür, einen Universitätsabschluss nachzuholen.

Da bleibt sicherlich auch noch Zeit, sich um eine ausgewogene und gesunde Ernährung zu kümmern oder im Kochen gar ein neues anregendes Hobby zu finden. Und das nicht nur für sich selbst, sondern auch für Gäste, die Sie mit neuen schmackhaften und gleichzeitig die Gesundheit unterstützenden Gerichten überraschen können.

Vorsicht Medikamente!

Sollten Sie Medikamente einnehmen müssen, dann achten Sie sorgfältig auf die Angaben des Beipackzettels. Viele Arzneimittel können bei Dauereinnahme oder hoher Dosis die Gesundheit gefährden, indem sie beispielsweise eine Fehlernährung provozieren. So können Rheumamittel unter anderem zu chronischen Entzündungen des Magen-

Darm-Trakts führen. Und sogenannte Diuretika – Entwässerungstabletten, die wegen Herzschwäche oder Bluthochdruck verordnet werden – können einen lebensbedrohlichen Flüssigkeitsmangel oder gar Elektrolytstörungen nach sich ziehen. Appetitlosigkeit und Geschmacksbeeinträchtigungen können ebenfalls als Folge einer Medikamenteneinnahme auftreten. Diese Nebenwirkungen lassen sich aber in Absprache mit Ihrem Arzt reduzieren, indem Sie vielleicht eine geringere Dosierung wählen, das Mittel zu einer anderen Zeit oder gleichzeitig mit anderen Mitteln schlucken.

WER RICHTIG ISST, hat als „Best Ager" mehr Spaß am Leben, weil er gesünder, leistungsfähiger und damit fröhlicher bleibt. Denn Wohlbefinden, Vitalität und Selbstständigkeit sind wesentliche Voraussetzungen für die persönliche Lebensqualität bis ins hohe Alter.

Was den Appetit anregt

Viele Faktoren können unser Essverhalten bestimmen. So verderben nicht nur die Einnahme von Medikamenten oder Probleme beim Kauen oder Schlucken den Appetit, sondern vielleicht auch ein Umzug in eine andere Wohnung, eine andere Stadt oder Trauer um einen Angehörigen. Und durch einen nachlassenden Geschmacks- und Geruchssinn mögen Ihnen die Speisen, die Sie früher einmal geliebt haben, jetzt fad und geschmacklos vorkommen. In diesem Fall hilft es oft, sich wirklich Zeit für ein schönes Essen zu nehmen, farblich ansprechende Mahlzeiten zu kochen, mit aromatischen Kräutern und Gewürzen zu würzen und auf regelmäßige Mahlzeiten zu achten. Das gibt dem Tag zugleich Struktur und Sinn.

Verwöhnen Sie sich und Ihren Partner, hin und wieder vielleicht auch liebe Gäste, indem Sie ein Gericht neu ausprobieren. Ein schön gedeckter Tisch mit Blumen und Kerzen, ein appetitlich angerichtetes Essen, eine angenehme Umgebung – das alles verlockt und verhilft Ihnen wieder zu einem gesunden Appetit.

Lebenselixier Wasser

Wie oben schon aufgeführt, sinkt mit den Jahren der Wassergehalt im Körper, und das Durstgefühl lässt zugleich immer mehr nach. Doch jeder Mensch braucht täglich mindestens eineinhalb bis zwei Liter Flüssigkeit. Warum Wasser für unseren Organismus so wichtig ist, wird deutlich, wenn man bedenkt, dass der menschliche Körper zu etwa zwei Dritteln aus Wasser besteht. Alle unsere Körperzellen – z. B. Lymphe, Muskeln, Sehnen, Knochen und Knorpel – enthalten Wasser. Unser Blut besteht sogar zu 80 % daraus. Wasser fungiert als Lösungs- und Transportmittel, reguliert den Wärmehaushalt und ist verantwortlich für die Ausschwemmung von Giftstoffen über den Harnweg. Führen wir zu wenig Flüssigkeit zu, entsteht im Körper eine Wasserknappheit, die Ursache für die unterschiedlichsten Gesundheitsstörungen sein kann. Es ist also lebenswichtig für uns, genug zu trinken – selbst wenn wir keinen Durst verspüren. Dabei ist Wasser der allerbeste Durstlöscher, um die etwa zweieinhalb Liter Flüssigkeit zu ersetzen, die unser Körper mit dem Stuhl, über die Atmung, die Haut und den Urin täglich ausscheidet.

So stillen Sie Ihren Durst

Am besten, Sie platzieren Ihre Tagesration an Getränken immer so, dass Sie sie nicht vergessen können. Auch Suppen, Brühen, Säfte oder wasserreiche Obstsorten helfen, den täglichen Flüssigkeitsbedarf zu decken. Alkoholische Getränke tragen jedoch nicht zur Wasseraufnahme bei, im Gegenteil, sie haben eine entwässernde Wirkung und steigern sogar noch den Flüssigkeitsbedarf des Körpers.

Zwischen den Mahlzeiten trinken

Wenn Sie zu jeder Mahlzeit ein Glas Wasser, Tee oder Schorle zu sich nehmen, und zwar, bevor der Durst kommt, sind Sie auf der sicheren Seite. Doch falls Sie unter zu wenig Magensäure leiden, könnte Ihre Verdauung durch die Verdünnung beeinträchtigt werden. Dann sollten Sie möglichst zwischen den Mahlzeiten ein Getränk zu sich nehmen – lassen Sie sich dafür von den Rezepten am Ende jedes Kapitels in diesem Buch anregen.

Gesundheit aus dem Kochtopf

„Der Mensch ist, was er isst", in diesem oft zitierten Satz des Philosophen Ludwig Feuerbach steckt eine große Portion Wahrheit. Jeder hat es also selbst in der Hand, was er isst und dadurch ist.

Der Vorteil vom Selbstkochen ist: Sie können selbst bestimmen, was auf Ihrem Teller landet. Da die gesunde Küche naturgemäß ein paar wichtige Grundlagen voraussetzt, seien diese hier erwähnt, auch wenn Sie sie vielleicht schon kennen.

Saisonal kochen und richtig lagern

Immer wieder bestätigt sich die Erkenntnis, dass die Natur das meiste sehr klug eingerichtet hat. Übertragen auf unsere Nahrung heißt das: Am gesündesten sind in der Regel die frischen Lebensmittel, kaum verarbeitet und so genossen, wie die Natur sie uns anbietet. Also auch zu den Zeiten, in denen die einzelnen Obst- und Gemüsesorten reifen.

Natürlich können wir heute fast alles zu jeder Jahreszeit bekommen. Dennoch kann man sich bei der Auswahl der Lebensmittel mehr oder weniger nach der Saison richten. Auf diese Weise kommen oft genau die Lebensmittel auf den Teller, die unserer Gesundheit in der jeweiligen Jahreszeit besonders nützlich sind. Dazu fällt der Einkauf vielfach noch preisgünstiger aus.

Apfel oder lieber Ananas?

Abgesehen von der Ökobilanz sollten Sie Gemüse und Obst am besten aus der Region wählen, um einen allzu langen vitaminraubenden Transport zu vermeiden. Kaufen Sie kleinere Mengen an Obst und Gemüse und lagern Sie diese zu Hause dunkel und kühl, denn viele Vitamine sind licht-, luft- oder hitzeempfindlich. So verringert sich z. B. der Vitamin-C-Anteil im Spinat in ungekühltem Zustand in zwei Tagen um nahezu 80 %, während der Verlust

Mit Neugier einkaufen und in Ruhe Zutaten auswählen macht Spaß und ist die beste Voraussetzung für das Gelingen eines Gerichts.

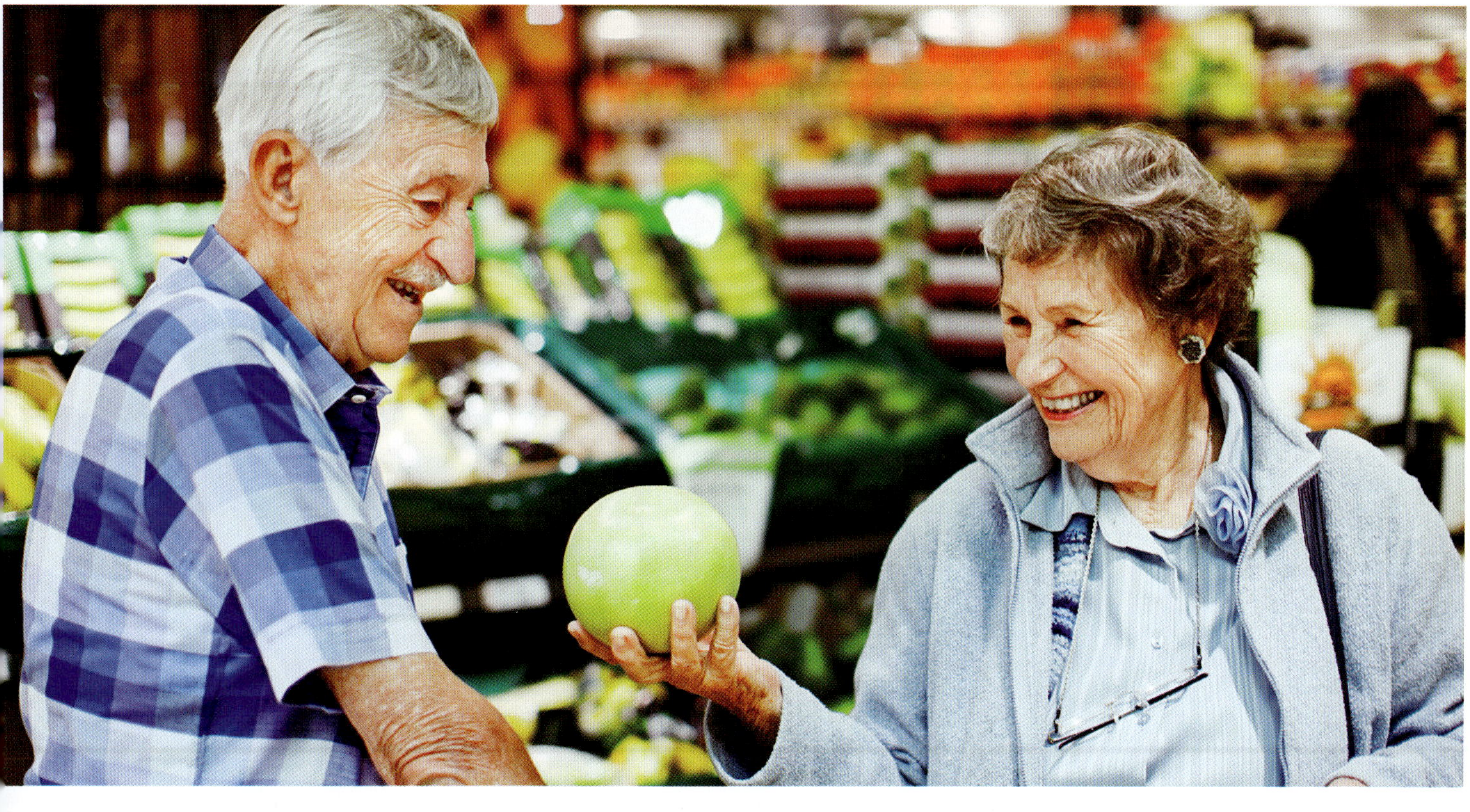

im Kühlschrank nur 30 % beträgt. Des Weiteren ist es empfehlenswert, kaltgepresste organische Öle in lichtundurchlässigen Verpackungen zu wählen. Denn die meisten pflanzlichen Öle aus dem Supermarkt sind Licht, Luft und Hitze ausgesetzt und können dadurch ranzig und ungesund werden.

Schonend vor- und zubereiten

Von unbehandeltem Obst und Gemüse sollten Sie so wenig wie möglich wegschneiden, da in der Schale oft der größte Anteil an Mineralstoffen und Vitaminen steckt. Da viele von diesen Nährstoffen wasserlöslich sind, sollten Sie Obst und Gemüse auch nicht zu ausgiebig waschen und das zerkleinerte Gemüse danach möglichst bald verwenden.

Aufgrund der Hitzeempfindlichkeit sollte frische Pflanzenkost generell nur kurz gegart werden, damit der natürliche Geschmack erhalten bleibt und sich keine schädlichen Verbindungen bilden können. Achten Sie einfach darauf, dass Ihr Gemüse immer noch etwas Biss hat. In einem Dampfkochtopf oder einem Kochtopf mit Dämpfeinsatz lassen sich Zutaten garen, ohne dass sie mit dem Kochwasser in Berührung kommen. Auf diese Weise bleiben mehr Nährstoffe erhalten. Wenn Sie Gemüse oder Obst im Wasser garen, verwenden Sie das Kochwasser weiter (z. B. für eine Sauce), auch so kommen Ihnen die Nährstoffe zugute.

Vermeiden Sie insgesamt zu langes Kochen und wenn möglich auch zu langes Warmhalten oder zu häufiges Aufwärmen, dadurch geht ein erheblicher Anteil lebensnotwendiger Vitalstoffe verloren.

Zuweilen hilfreich: Tiefkühlkost

Sollte Ihnen das Einkaufen oder Selbstkochen aus vielerlei Gründen zu beschwerlich sein, dann können Sie auch im Tiefkühlgerät frische Zutaten lagern. Oder Sie lassen sich tiefgefrorene Lebensmittel von einem Tiefkühlkost-Hersteller liefern.

Obst und Gemüse, das schonend tiefgekühlt wurde, hat noch viele Vitamine und Mineralstoffe zu bieten und eignet sich gut zum Nachkochen der Gerichte aus diesem Buch. Ideal für den Tiefkühlvorrat sind z. B. Blattspinat, Erbsen oder Blumenkohl sowie verschiedene Beeren, Fisch und Meeresfrüchte, Hähnchenbrust, Hackfleisch und Steaks.

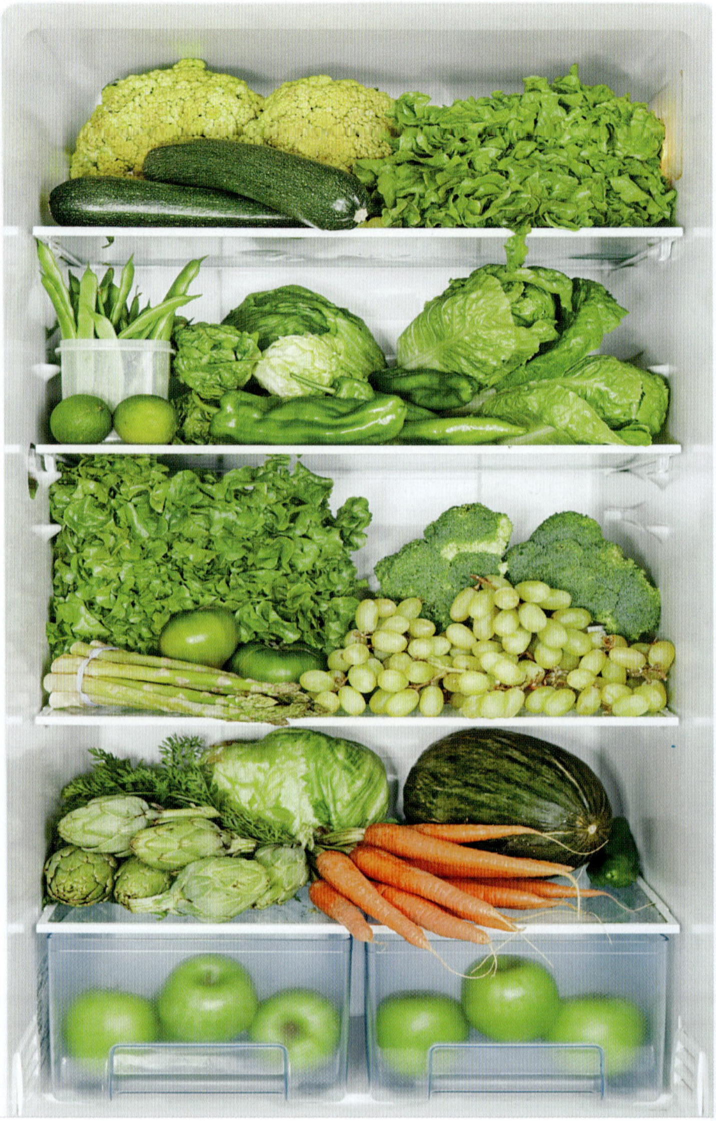

Frisches Obst und Gemüse müssen nicht täglich eingekauft werden, vieles hält sich auch mehrere Tage im Kühlschrank.

Ohne Fett geht es nicht

Die Auswahl und die Menge des Fetts sind für das gesunde Kochen ebenfalls entscheidend – nicht nur im Hinblick auf die Kalorienanzahl, sondern auch auf die Verträglichkeit der Speisen. In beschichteten Pfannen ist es möglich, mit wenig oder sogar ganz ohne Fett zu braten. Allerdings sind Fette auch wichtige Geschmacksträger, daher ist es ratsam, vor allem nur sehr fetthaltige Lebensmittel ohne Zugabe von Fett zu braten.

Wie hoch welches Speiseöl oder Fett beim Braten erhitzt werden sollte, wird über den sogenannten **Rauchpunkt** definiert. Er gibt an, von welcher Temperatur an ein Fett bzw. Öl beim Erhitzen Rauch entwickelt. Die Höhe wird u.a. durch den Anteil an freien Fettsäuren im Fett bzw. Öl bestimmt. Je höher der Rauchpunkt ist, desto besser ist das Öl zum Braten geeignet. Folgende Fette und Ölen werden z.B. in diesem Buch verwendet:

Zum mäßigen Erhitzen geeignet

- **Bio-Kokosnussöl**: Rauchpunkt 194 °C (enthält kurz- und mittelkettige Fettsäuren: MCT-Fette)
- **Butter**: Rauchpunkt 175 °C (enthält mittel- und kurzkettige gesättigte Fettsäuen)
- **Ghee** (geklärte Butter): Rauchpunkt 205 °C (enthält überwiegend gesättigte kurzkettige und einfach ungesättigte Fettsäuren)
- **Kalt gepresstes Olivenöl**: Rauchpunkt 130–175 °C (enthält v.a. einfach ungesättigte Ölsäure)
- **Sesamöl** (geröstet): Rauchpunkt 177 °C (enthält u.a. ungesättigte Fettsäuren, 40 % Linolsäuren)
- **Sojaöl**: Rauchpunkt 234 °C (enthält viele ungesättigte Fettsäuren)

Für Salatdressings geeignet

- **Arganöl**: Rauchpunkt 180 °C (enthält 80 % ungesättigte Fettsäuren)
- **Hanföl**: Rauchpunkt 160 °C (hoher Anteil an einfach und mehrfach ungesättigten Fettsäuren)
- **Kalt gepresstes Olivenöl**: Rauchpunkt 130–175 °C (v.a. einfach ungesättigte Ölsäure)
- **Walnussöl**: Rauchpunkt 130 °C (enthält ca. 70 % mehrfach ungesättigte Fettsäuren)

Da rauchendes Öl ungesund ist, sollten Sie beim Erhitzen stets unter dem Rauchpunkt des verwendeten Fetts/Öls bleiben. **Gesundes gesättigtes Fett** (z.B. Kokosnussöl) kann erhitzt werden, sogar mehrmals, ohne dass seine guten Eigenschaften verloren gehen. Auch **überwiegend einfach ungesättigte Fette** wie Olivenöl können zum Braten verwendet werden, allerdings nur einmal und keinesfalls mit zu hohen Temperaturen. **Überwiegend mehrfach ungesättigte Fette** dagegen (z.B. Arganöl, Hanföl u.a.) können beim Backen, Braten oder

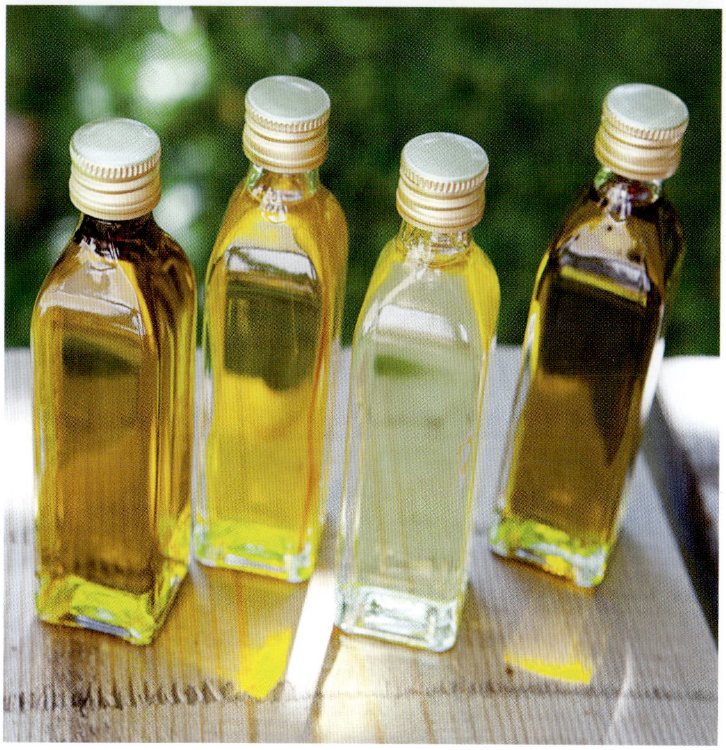

Während ein mildes Olivenöl zu fast allen Gerichten passt, eignen sich Hanf- oder Arganöl besonders für Salatdressings.

Frittieren sehr schädliche Abfallprodukte bilden und sollten aus diesem Grund nur zum Anrühren von Salatdressings dienen.

Körpersignale beachten

Vielleicht haben Sie sich bereits gewundert oder festgestellt, dass Sie bestimmte Gerichte nicht mehr so richtig vertragen können, und dass sich nach einer Mahlzeit ein unangenehmes Gefühl oder Unwohlsein bei Ihnen eingestellt hat. In diesem Fall sollten Sie auf die Signale Ihres Körpers genau hören und beobachten, ob das verspürte Symptom ein Einzelfall war, oder ob Sie es immer wieder wahrnehmen.

Testen Sie neue Lebensmittel, und tauschen Sie gewohnte Zutaten einmal gegen Alternativen aus, die Ihnen besser bekommen. Es gibt zu etlichen Zutaten gesündere Alternativen, die ebenfalls sehr gut schmecken und sich leicht zubereiten lassen. Möglicherweise ist es auch ratsam, das Unwohlsein nach dem Essen von Ihrem Arzt abklären zu lassen. Denn eine neue Unverträglichkeit oder Allergie gegenüber einem Lebensmittel könnte sich so zeigen.

Unverträglichkeiten und Allergien

Man sollte sich vor Augen führen, dass der Mensch erst vor ungefähr 12 000 Jahren damit begann, sich landwirtschaftlich zu betätigen und Getreide- und Milchprodukte zu konsumieren. Die menschlichen Gene konnten sich laut neuester Forschung in dieser für die Evolution sehr kurzen Zeit noch nicht wirklich an diese zwei neuen Nährmittelgruppen gewöhnen – möglicherweise einer von vielen Gründen für zahlreiche heute auftretende Unverträglichkeiten, Allergien und Krankheiten.

Selbst im fortgeschrittenen Alter können sich diese Unverträglichkeiten neu einstellen und zu Krankheiten entwickeln, da die Verdauungstätigkeit insgesamt abnimmt. So sinkt bei vielen Menschen, wenn nicht schon in der frühen Kindheit, dafür meist in späterem Alter die Tätigkeit des Enzyms Laktase ab, das zur Verdauung von Milchzucker (Laktose) nötig ist. Dadurch entsteht eine sogenannte Laktoseintoleranz, bei der die Verdauung von Milch und Milchprodukten gar nicht oder nur sehr eingeschränkt möglich ist.

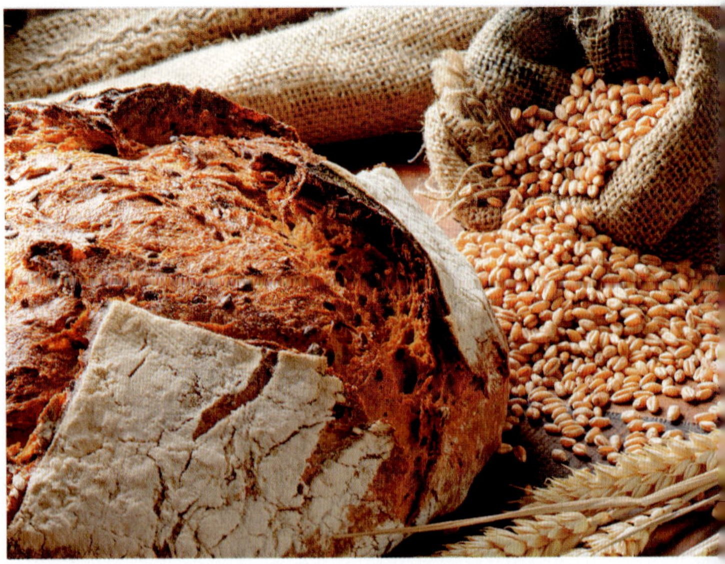

Getreide ist weltweit ein Grundnahrungsmittel. Doch immer mehr Menschen vertragen es immer weniger.

Neue Erkenntnisse über Getreide

Ähnliches trifft auf Getreide zu, das weltweit bei immer mehr Menschen das Krankheitsbild der Zöliakie (bzw. Sprue, chronische Erkrankung des Dünndarms) mit Blähungen, Übelkeit und Durchfall auslöst. Bei dieser Erkrankung wird glutenhaltiges Getreide wie Weizen, Roggen, Gerste oder Dinkel nicht vertragen. Wissenschaftliche Forschungen legen inzwischen nahe, dass Zöliakie und Glutenempfindlichkeit bzw. -unverträglichkeit nur die Spitze des Eisbergs von chronisch entzündlichen und degenerativen Wohlstandskrankheiten sein könnten, die durch eine sehr getreidehaltige Ernährung, insbesondere durch sogenannten Brotweizen, hervorgerufen werden.

Was in einem Getreidekorn steckt

Getreide wird zwar allgemein als gesundes Grundnahrungsmittel verehrt, neuerdings aber wird immer mehr erkannt, welche gesundheitlichen Probleme der Verzehr selbst von Vollkorngetreide auslösen kann. Einen der Gründe hierfür sehen Experten in der Tatsache, dass das Getreidekorn generell zahlreiche Substanzen ausgebildet hat, um die Fortpflanzung seiner Spezies zu gewährleisten: giftige Lektine (darunter Gluten) und weitere Phytochemikalien, die den Getreidepflanzen helfen, sich gegen Schädlinge oder den Raub ihrer Samen zur Wehr zu setzen.

Diese Stoffe können uns Menschen schaden, selbst wenn sie durch Erhitzen (Backen) oder Fermentation (Sauerteig) teilweise reduziert werden und wir nach dem Konsum von Getreide (Backwaren) zunächst keine offensichtlichen und erkennbaren Beschwerden, Unverträglichkeiten oder Allergien zeigen. Da insbesondere moderner Brotweizen (*Triticum aestivum*) über 23 000 einzigartige Proteine aufweist, ist es nicht verwunderlich, dass die Forschung gerade erst beginnt, die komplexe Problematik dieser Getreidepflanze und ihre Wirkungen auf unseren Organismus aufzudecken.

Das Gluten-Problem

Rund 300 000 Deutsche müssen auf glutenhaltige Lebensmittel verzichten, weltweit jeder 270. Mensch. Dabei ist meist nur jedem Zehnten seine Erkrankung bekannt, da die Symptome so vielseitig, oft untypisch und nur schwer diagnostizierbar sind.

Gluten, ein sogenanntes Klebereiweiß, besteht zu 90 % aus Proteinen. Es steckt in Weizen-, Roggen-, Gerste-, Hafer- und Dinkelmehl und sorgt zusammen mit Wasser für das Teiggerüst von Brot und Gebäck. Ebenso findet es sich auch als Hilfsmittel und Trägerstoff für Aromen in den unterschiedlichsten Nahrungsmitteln, wie z. B. in Kroketten, Wurstwaren, Eiscreme, Süßigkeiten, Ketchup, Saucen, Malzbier, Bonbons und Schokolade.

Wer den Verdacht hegt, auf Gluten empfindlich zu reagieren, sollte glutenhaltige Nahrungsmittel meiden und sein Brot oder Gebäck möglichst mit glutenfreien Mehlen selbst backen.

Kartoffeln oder Nudeln?

Wenn Sie die Wahl haben zwischen Nudeln und Kartoffeln, was landet dann auf Ihrem Teller? Ein kleiner Vergleich zwischen diesen beiden beliebten Sättigungsbeilagen mag Ihnen zeigen, wovon Ihre Gesundheit mehr profitiert:

Während 100 g Kartoffeln 74 kcal liefern plus Ballaststoffe, Vitamin C, Folsäure und Kalium, bringen 100 g gekochte Nudeln 160 kcal auf den Teller. Dabei können nur Vollkornnudeln beim Magnesium- und Eisengehalt mit den Knollen mithalten. Nudeln machen Sie zwar vielleicht satt, haben aber weit weniger Nährstoffe zu bieten als Kartoffeln.

Abgesehen von einer möglichen und unentdeckten Glutenunverträglichkeit ist es nach derzeitigen Erkenntnissen insgesamt empfehlenswert, so wenig Teigwaren, Brot oder Gebäck wie möglich zu konsumieren. Warum?

Was Nährstoffdichte bedeutet

Getreide ist einerseits nachweislich sehr schwer verdaulich, denn auch der hohe Anteil an Stärke kann zu vielerlei gesundheitlichen Irritationen führen. Andererseits kann Brot (ganz gleich welche Sorte) bei Weitem nicht so viele Vitalstoffe liefern wie Obst, Gemüse oder Nüsse (siehe auch Vergleich unten). Denn sobald Sie sich mit Brot oder anderen Teigwaren satt essen, nehmen Sie weniger Obst, Salate, Gemüse oder Nüsse zu sich und dadurch weniger lebendige Enzyme, Mineralien und Vitamine.

Falls Sie aber auf Brot und Gebäck nicht verzichten möchten, können Sie es auch selbst herstellen. Sie finden in diesem Buch Rezepte für vitalstoffreiche Fladen, Brot und Gebäck aus alternativen (teilweise glutenfreien) Mehlsorten.

SO VIELE NÄHRSTOFFE PRO 100 KALORIEN liefern Weizenmischbrot, Brokkoli (roh), Apfel (roh und ungeschält) und Mandeln. Ein Vergleich:

Nährstoffe	Weizenmischbrot*1	Brokkoli*2	Apfel*3	Mandeln*4
Energie	100 kcal	100 kcal	100 kcal	100 kcal
Eiweiß	3 g	12,7 g	0,6 g	3,3 g
Fett	0,5 g	0,8 g	1,1 g	9,4 g
Kohlenhydrate	21,3 g	9,6 g	21,1 g	0,6 g
Ballaststoffe	2 g	11,5 g	3,7 g	2,3 g
Kalzium	16 mg	223 mg	13 mg	43,7 mg
Magnesium	18 mg	92,3 mg	11,1 mg	29,5 mg
Eisen	0,8 mg	3,1 mg	0,9 mg	0,7 mg
Zink	580 µg	1765 µg	191 µg	377 µg
Selen	0	3,8 µg	2 µg	0,7 µg
Vitamin C	0	442,3 mg	22,2 mg	0
Vitamin B_1	0,1 mg	0,4 mg	0,1 mg	0
Vitamin B_6	0	1,1 mg	0,2 mg	0
Vitamin A	0	562 µg	11 µg	4 µg
Vitamin E	0,25 mg	2,3 mg	0,9 mg	4,4 mg

Quelle: Berechnet nach „Die große GU Nährwert Kalorien Tabelle", 2012/2013. *1 ca. 2 Scheiben; *2 ca. 2 Portionen; *3 1 großer Apfel; *4 ca. 15 Mandeln (17 g).

Weil Ihnen vielleicht Ihre Zähne Probleme machen, verzichten Sie meist auf Obst, Rohkost oder Nüsse? Das muss nicht sein! Schälen Sie Ihr Obst, raspeln Sie Nüsse, oder schneiden Sie rohes Gemüse klein. Trinken Sie frisch gepressten Obstsaft, oder pürieren Sie Früchte, Kräuter oder auch Salat mit dem Stabmixer zu feinen Smoothies! Und wenn Sie gern Müsli essen, können Sie sich einen Porridge mit Milch und Honig oder einen weichen Hirsebrei kochen. Auf diese Weise versorgen Sie sich mit ausreichend Nähr- und Vitalstoffen.

Zucker – ein Energieräuber

Zucker gehört zu den Kohlenhydraten und ist demnach ein wichtiger Energielieferant. Dabei gilt es zwischen dem natürlichen Frucht- oder Traubenzucker aus Obst und dem isolierten Industriezucker zu unterscheiden. Letzterer gilt als Energieräuber, da er aus dem Naturprodukt mit seiner ausgewogenen Mischung aus Enzymen, Mineralstoffen, Ballaststoffen, Fetten und Eiweißen extrahiert und chemisch zu kristallinem Tafelzucker verarbeitet wurde.

Es muss nicht immer Zucker sein – Honig süßt Speisen ebenfalls und steuert gleichzeitig noch wertvolle Nährstoffe bei.

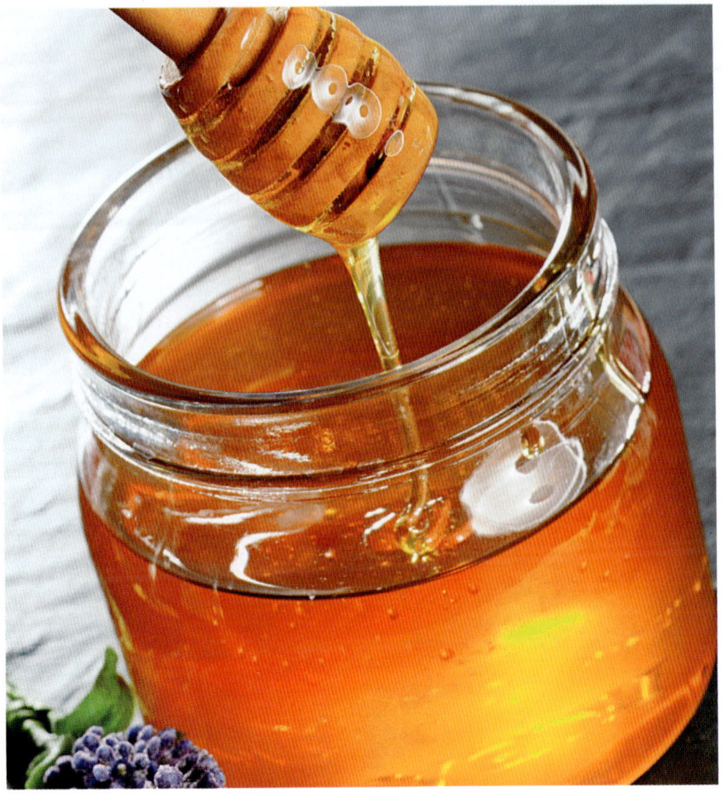

Um aber Energie liefern zu können, braucht raffinierter Zucker genau jene Mineral- und Vitalstoffe aus dem Körper, die er dann aus Knochen und Zähnen und anderem Körpergewebe zieht. Der Verzehr von Industriezucker wird daher für eine Vielzahl von Erkrankungen wie Diabetes, Übergewicht, Karies und Parodontose verantwortlich gemacht. Nicht nur Leber und Bauchspeicheldrüse werden durch zu hohen Zuckerkonsum belastet, sondern auch Magen und Darm, indem sich dort Pilze ansiedeln, die ihrerseits Krankheiten nach sich ziehen können. Außerdem lässt Zucker, pur genossen, den Blutzuckerspiegel rasch ansteigen und schnell wieder absinken, was wiederum hungrig nach Süßem macht.

Zuckerkonsum – ein Risiko

Bedenkenswert sind hierzu auch die Forschungsergebnisse von Dr. Johannes F. Coy. Sie besagen, dass viele Krebszellen das sogenannte TKTL1-Gen in sich tragen und, anders als gesunde Zellen, nicht Sauerstoff für die Energiefreisetzung benötigen, sondern Glukose. Aber anstatt diese zu verbrennen, vergären die Zellen sie zu Milchsäure. Mit deren Hilfe wiederum hemmen diese Zellen aber das Immunsystem, bilden Metastasen und werden resistent gegen Chemotherapie oder Bestrahlung. Ein konsequenter Zucker- und Stärkeentzug kann jedoch diese aggressiven Zellen absterben lassen.

Weiter gelang es der Forschung vor Kurzem, einen Zusammenhang zwischen Insulinsensivität und der Alzheimer-Krankheit festzustellen, was darauf hinweist, dass ein Zuviel an Zucker und Kohlenhydraten diese Alterserkrankung befördern könnte.

Alternative Süßungsmittel

Die kalorienreiche, aber nährstoffarme Zutat Zucker sollten Sie also möglichst meiden oder nur äußerst sparsam verwenden. Am besten ist, sich nach Alternativen umzusehen, seien es **Agaven- oder Ahornsirup**, die sehr gut süßen und dazu noch mineralstoffhaltig sind, oder Honig, der zellschützende Antioxidanzien enthält. **Erythrit(ol)** (z. B. Sucolin®; im Reformhaus erhältlich) ist ein kalorienfreies natürliches Süßungsmittel, das aus fermentiertem Fruchtzucker hergestellt wird, sich sehr gut zum Backen eignet und den Blutzuckerspiegel nicht beeinflusst.

Essen mit Genuss – eine tägliche Freude

In der Regel benötigen ältere gesunde Menschen keine sogenannte Schonkost. Doch neben der individuellen Verträglichkeit von Speisen gibt es einige Kriterien, nach denen sich eine schmackhafte und altersgerechte Ernährung ausrichten sollte, um Leistungsfähigkeit und Gesundheit leichter bewahren zu können.

Die besondere Zusammenstellung der Rezepte in diesem Buch erfolgte einerseits auf der Basis der bereits beschriebenen aktuellen Forschungsergebnisse der Ernährungswissenschaft. Auf der anderen Seite berücksichtigen **alle Gerichte** folgende, auf die speziellen Ernährungsbedürfnisse älterer Menschen abgestimmte Kriterien, denn sie

- sind leicht bekömmlich
- schmecken sehr gut
- lassen sich einfach zubereiten
- sind vielseitig und vitalstoffreich
- sind auf eingeschränkte (Verdauungs-) Funktionen abgestimmt
- fördern Stoffwechsel- und Verdauungsvorgänge
- unterstützen Organfunktionen
- berücksichtigen den geringeren Energiebedarf
- besitzen eine hohe Nährstoffdichte
- stärken die Abwehrkräfte
- unterstützen die körperliche und geistige Leistungsfähigkeit
- sind von höchster Qualität (Bio)
- sind vergleichsweise getreidearm (weizenarm, bzw. glutenfrei)
- enthalten vorwiegend fermentierte Milchprodukte oder Milchalternativen
- bieten hochwertiges Eiweiß
- werden vergleichsweise mit wenig Zucker bzw. Alternativen gesüßt.

FÜNF KLEINERE UND LEICHTERE MAHLZEITEN über den Tag verteilt sind für Menschen reiferen Alters oft wesentlich bekömmlicher als drei große Gerichte.

Falls Sie sich bisher keine großen Gedanken darüber gemacht haben oder machen mussten, was Sie essen – Sie können jederzeit damit beginnen, sich für eine gesunde Ernährungsweise zu entscheiden, die Ihnen schmeckt und zugleich hilft, Ihr Wohlbefinden und Ihre Selbstständigkeit für lange Zeit zu erhalten.

Selbst kreativ werden

Fangen Sie also am besten gleich an, den Kochlöffel zu schwingen und sich Ihre individuellen und für Sie passenden Gerichte zuzubereiten und zu genießen. Dieses Kochbuch hilft Ihnen dabei. Und Sie werden bald feststellen: Kochen ist mehr als nur die Zubereitung von Speisen – Kochen ist ein kreativer Prozess, der Lebensfreude bringt. Dabei zählt nicht nur das Können, sondern auch die Fantasie. Natürlich ist es durchaus angenehm und bequem, sich in einem Restaurant bedienen und bekochen zu lassen, doch etwas selbst herzustellen, es zu probieren oder zu variieren, das verschafft viel mehr Befriedigung. Sie brauchen auch keineswegs zu befürchten, dass Ihnen die vorliegenden Rezepte nicht gelingen könnten. Denn viele Tipps und Tricks geben hilfreiche Anregungen und unterstützen Sie bei der Zubereitung.

Mit Vergnügen einkaufen

Und wenn Sie bereit sind, sich einmal auf neue Dinge oder Situationen einzulassen, unbekannte Gerichte auszuprobieren, den Einkauf beispielsweise als unterhaltsamen Ausflug zum Markt anzusehen oder einfach mal Ihre Gewohnheiten zu brechen, dann können Sie das tägliche Kochen und Essen für sich sehr viel abwechslungsreicher, attraktiver und gesundheitsfördernder gestalten.

Sich inspirieren lassen

Vielleicht finden Sie Interesse und Gefallen an Zutaten, die Sie noch nie probiert haben, mit denen Sie gut experimentieren können und von denen Ihre Gesundheit sehr profitieren kann. Schlendern Sie aufmerksam durch den Supermarkt oder den Bioladen

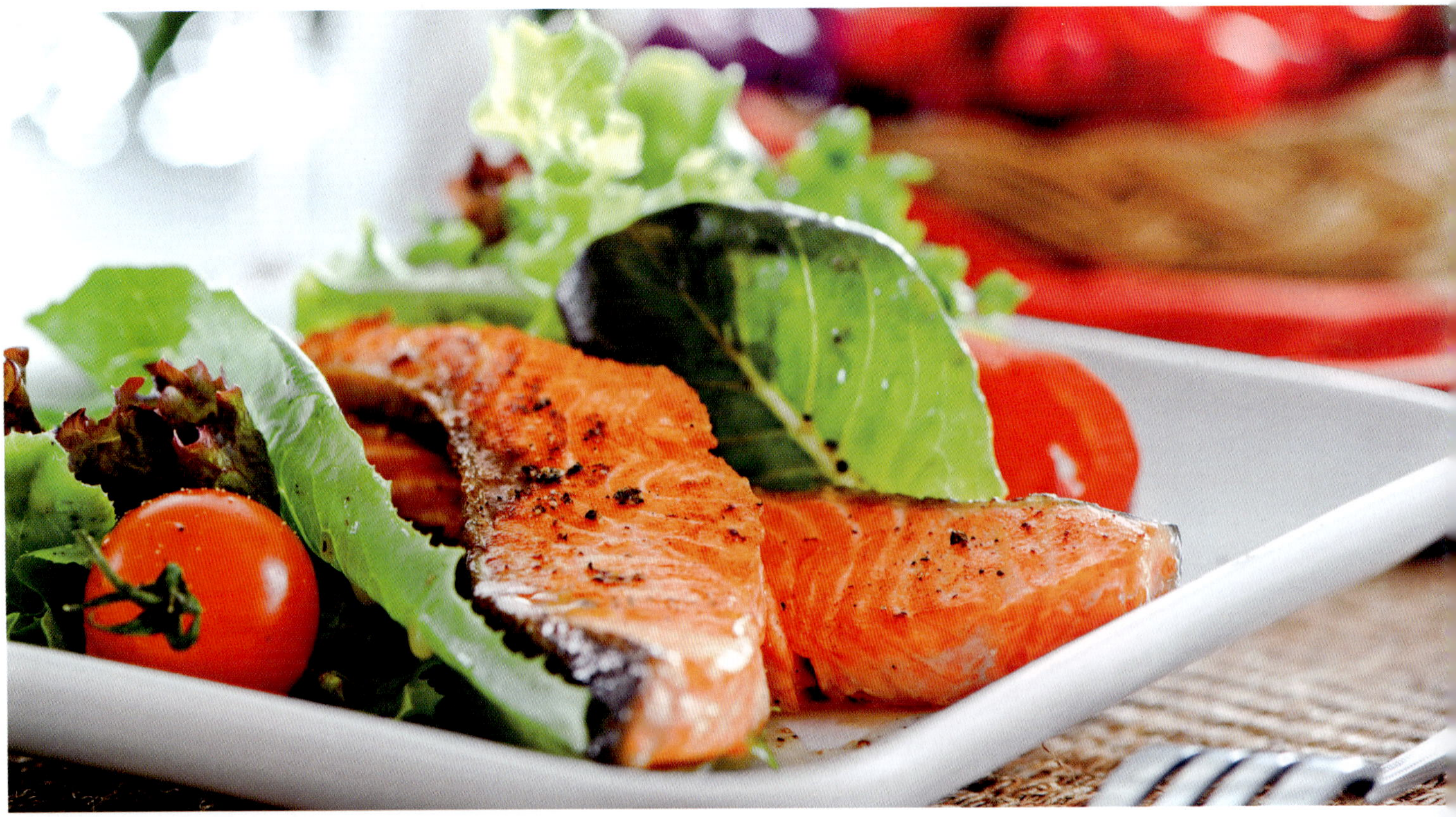

Was gibt es Schöneres, als in einer entspannten Atmosphäre eine selbst zubereitete und leckere Mahlzeit zu genießen, die darüber hinaus noch viele gesunde Inhaltsstoffe enthält.

und sammeln Sie Anregungen, die Sie auch für die Gerichte in diesem Kochbuch brauchen können. Lassen Sie sich von neuen Gewürzen und Kräutern hinreißen. Kosten Sie unbekannte Nüsse, Samen, Beeren oder alternative Mehlsorten. Entdecken Sie neue Frucht- und Gemüsesorten, und integrieren Sie diese in Ihre Kochkunst.

Alte Nahrungsmittel neu entdecken

Ihre ideale Nährstoffdichte und ihre Schmackhaftigkeit verdanken die Gerichte in diesem Buch unter anderem auch Lebensmitteln wie beispielsweise Aronia- oder Gojibeeren, Granatapfelkernen, Pastinaken, Süßkartoffeln, Bio-Kokosnussöl, Hanfsamen, Traubenkern-, Buchweizen- oder Kastanienmehl.

DIE CHANCE, MEHR ALS 90 JAHRE alt zu werden, liegt bei 50%, wenn Sie mit 70 Jahren nicht rauchen, keinen Diabetes haben, normalgewichtig sind, nicht unter Bluthochdruck leiden und sich regelmäßig bewegen.

Die gesundheitsfördernden Eigenschaften dieser und noch weiterer Nahrungsmittel wurden gerade ganz neu entdeckt oder auch nur wiederentdeckt. Durch ihre spezifische Zusammensetzung sind diese Lebensmittel für Menschen reiferen Alters oft äußerst wertvoll, da sie Krankheiten vorbeugen oder alterstypische Beschwerden lindern können. Gleichzeitig werden sie eine attraktive Abwechslung in Ihren Speiseplan bringen. Wagen Sie sich also einfach an diese Zutaten. Ihr Mut wird sich lohnen. Versprochen!

Was heißt genießen?

Das schmackhafteste und gesündeste Essen ist kein Genuss, wenn Sie es in Hetze und nebenbei zu sich nehmen. Zum Genießen brauchen wir genügend Ruhe und Zeit. Und ohne Letzteres können auch keine wirklich leckeren Gerichte zubereitet werden.

- Vielleicht denken Sie hin und wieder an die köstlichen Gerichte, extra für Sie liebevoll gekocht von Mutter oder Großmutter, die Ihre Vorlieben kannten.

- Oder Sie erinnern sich an den Geschmack der herrlichen Festtagsessen in Ihrer Kindheit, die mit viel Aufwand und Vorfreude zubereitet wurden. Lassen Sie ein wenig von dieser Liebe und Freude in die Herstellung Ihrer Mahlzeiten mit einfließen.
- Schalten Sie das Fernsehgerät während des Essens ab, legen Sie die Zeitung zur Seite, essen Sie bewusst, und genießen Sie Happen für Happen, kauen Sie ihn ausgiebig und schmecken Sie ihm nach.
- Lassen Sie den Geruch auf sich wirken, und schenken Sie dem Essen die Aufmerksamkeit, die Sie sonst den ganzen Tag anderen Dingen zukommen lassen. Dadurch kann der Körper die Nahrung besser verwerten und Ihnen infolgedessen auch mehr Vitalität schenken.
- Und nehmen Sie auch während der Mahlzeit die Signale Ihres Körpers wahr: Essen Sie nicht mehr, als es Ihr Hunger verlangt – der Körper benötigt mindestens 20 Minuten, um mitzuteilen, dass er satt ist. Essen Sie also langsam und genussvoll.
- Speisen Sie mit Ihrem Partner oder anderen Menschen zusammen, sorgen Sie für einen schön gedeckten Tisch, wählen Sie angenehme Gesprächsthemen, sodass eine gute, entspannte Atmosphäre herrscht. Auch das gehört mit zum Genuss, der zu Wohlbefinden und Gesundheit führt.

Macht nur Bekanntes glücklich?

Vielleicht kennen Sie die wunderbare Episode aus Marcel Prousts Roman *Auf der Suche nach der verlorenen Zeit.* Marcel, der Protagonist, kommt an einem Wintertag durchgefroren nach Hause. Seine Mutter bietet ihm Lindenblütentee und die als *Petites madeleines* bekannten Sandtörtchen an. Sobald der erste, mit Gebäckkrümeln gemischte Schluck Tee Marcels Gaumen berührt, überkommt ihn ein wundersames Glücksgefühl. Er trinkt einen zweiten und dritten Schluck – und plötzlich steigt aus der Teetasse ein Stück der verlorenen Zeit aus seiner Kindheit in Combray auf, ausgelöst durch die unwillkürliche Erinnerung an den Geschmack des in den Tee getauchten Gebäcks, das ihm einst seine Tante Léonie angeboten hatte.

Sehnen Sie sich auch hin und wieder nach einstigen Gerüchen und Geschmacksnoten, wollen Sie diese wiedererwecken oder noch einmal erleben?

DIE ZEHN GOLDENEN ERNÄHRUNGSREGELN

1 **Essen Sie abwechslungsreich und ausgewogen.**
2 **Trinken Sie ausreichend.**
3 **Essen Sie regelmäßig.**
4 **Bevorzugen Sie kleinere und häufigere Mahlzeiten.**
5 **Wählen Sie gute Qualität.**
6 **Kochen Sie frisch.**
7 **Verwenden Sie mehr Kräuter und Gewürze statt Salz.**
8 **Nehmen Sie möglichst wenig Zucker.**
9 **Essen Sie so wenig Teig- und Backwaren wie möglich.**
10 **Essen Sie bewusst genussvoll.**

Vielleicht haben Sie Lust, sich auf die Suche nach den Rezepten und Gerichten Ihrer Kindheit zu begeben. Und sobald Sie diese gefunden und zubereitet haben, überlegen Sie, ob sie Ihnen noch immer so schmecken wie einst. Möglicherweise hat sich Ihr Geschmack ja ganz verändert. Oder Sie haben Spaß daran, die alten Rezepte mit neuen, gesünderen und für Sie jetzt bekömmlicheren Zutaten auszuprobieren? Nehmen Sie sich Zeit für Experimente, die für ein bis zwei Personen auch meist nicht allzu aufwendig oder teuer sind.

Der Neugier nachgeben

Andere Länder, andere Sitten. Sicher kennen und lieben Sie Gerichte aus der italienischen, französischen, thailändischen oder chinesischen Küche. Einige Varianten davon werden Sie in diesem Kochbuch wiederfinden. Daneben aber auch althergebrachte Rezepte, die eine gewisse Variation erfahren haben, damit sie besonders für Menschen im reiferen Alter besser bekömmlich sind.

Begeben Sie sich mit diesem Kochbuch kulinarisch auf eine kleine Abenteuerreise. Lassen Sie sich von neuen Eindrücken, Düften oder Gerichten inspirieren und verführen, denn auch sie können einen wohltuenden Zauber verbreiten und ein neues glückliches Lebensgefühl hervorrufen. Eines, das sich vielleicht aus der schönen Vergangenheit speist und gleichzeitig wieder ganz neu erfindet – Ihrem Wohlbefinden, Ihrer Gesundheit und Vitalität zuliebe.

Nehmen Sie die hier vorliegenden Rezepte als Grundlage und Anregung, variieren Sie sie und schmecken Sie ihnen nach, oder kreieren Sie neue Lieblingsspeisen. Wer weiß, welche wohligen Glücksgefühle Ihnen dadurch beschert werden, sodass Sie fit und aktiv mindestens 100 Jahre alt werden.

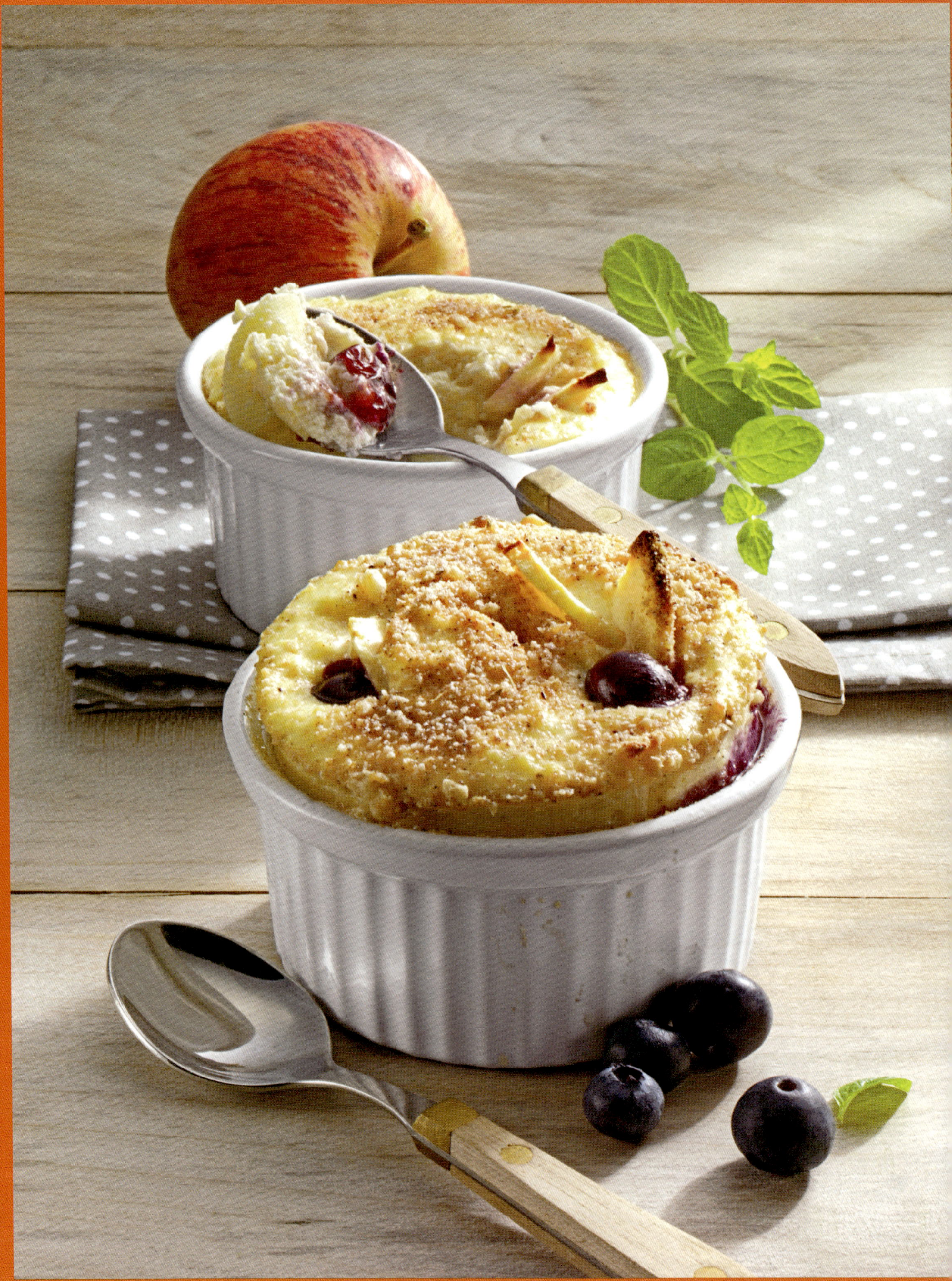

Frühstück

Was darf es denn sein? Ein Quarkmüsli mit Hirse, ein Apfel-Smoothie mit Petersilie, ein Möhrenmuffin oder ein Roastbeefbrot? Freuen Sie sich auf wohlschmeckende und gesunde Morgenmahlzeiten, die Ihnen nicht nur sofort gute Laune, sondern auch reichlich Energie für den ganzen Tag schenken.

Frischkäsebrötchen mit Kiwi und Orange

Mit diesem Frühstück stärken Sie vor allem in der kalten Jahreszeit Ihre Abwehrkräfte gegen unliebsame Erreger, denn Sanddornsaft, Orange und Kiwi sorgen für eine geballte Ladung Vitamin C – genug für den ganzen Tag.

Für 2 Portionen

- 100 g körniger Frischkäse
- 1 EL Sanddornsaft
- 1 Orange
- 1 gelbe Kiwi
- 2 Sonnenblumenbrötchen
- Agavensirup oder Honig zum Beträufeln
- 1–2 EL Sonnenblumenkerne, nach Belieben geröstet (siehe unten rechts)

Zubereitungszeit

10 Minuten

Nährwerte pro Portion

295 kcal; 13 g Eiweiß;
41 g Kohlenhydrate; 7 g Fett;
10 g Ballaststoffe

Alternative

Statt Sonnenblumenkernen gehackte Haselnusskerne oder Mandeln verwenden. Sehr fein schmecken auch Kokosraspel.

1. Den körnigen Frischkäse in einer kleinen Schüssel mit dem Sanddornsaft verrühren.

2. Die Orange mit einem scharfen Messer schälen – es darf noch die weiße Haut daran haften bleiben –, dann das Fruchtfleisch quer in dünne Scheiben schneiden. Die Kiwi schälen und in Scheiben schneiden.

3. Die Sonnenblumenbrötchen aufschneiden und die Hälften mit der Frischkäse-Sandorn-Creme bestreichen.

4. Die Orangenscheiben und die Kiwischeiben überlappend auf der Creme anrichten. Die Obstscheiben mit Agavensirup oder Honig beträufeln und mit den Sonnenblumenkernen bestreuen. Die Brötchenhälften sofort servieren.

GEWUSST WIE Sonnenblumenkerne schmecken geröstet leicht nussig. Rösten Sie kleinere Mengen bei mittlerer Hitze in einer beschichteten Pfanne ohne Fett, größere Mengen dagegen auf einem Backblech etwa 10 Minuten im 100 °C heißen Backofen.

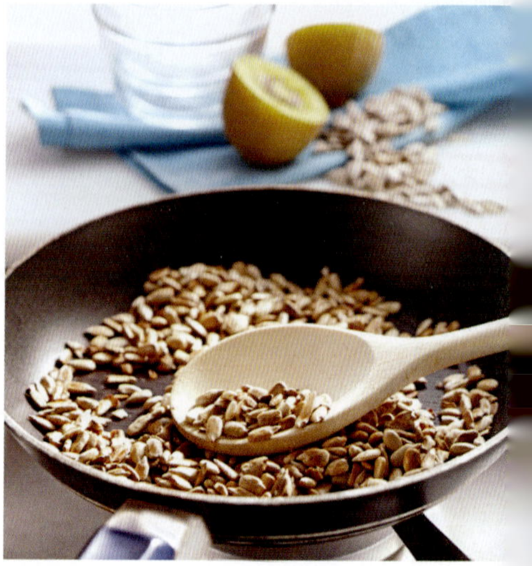

UNTER PELZIGER HAUT VERSTECKT Kiwis zeichnen sich durch einen hohen Gehalt an Vitamin C und E aus. Neben zahlreichen Mineralstoffen und Spurenelementen liefern sie u. a. das eiweißspaltende Enzym Actinidin sowie eine Menge unterschiedlicher Ballaststoffe, die dazu beitragen, den Cholesterinspiegel zu regulieren und die Blutzirkulation zu verbessern.

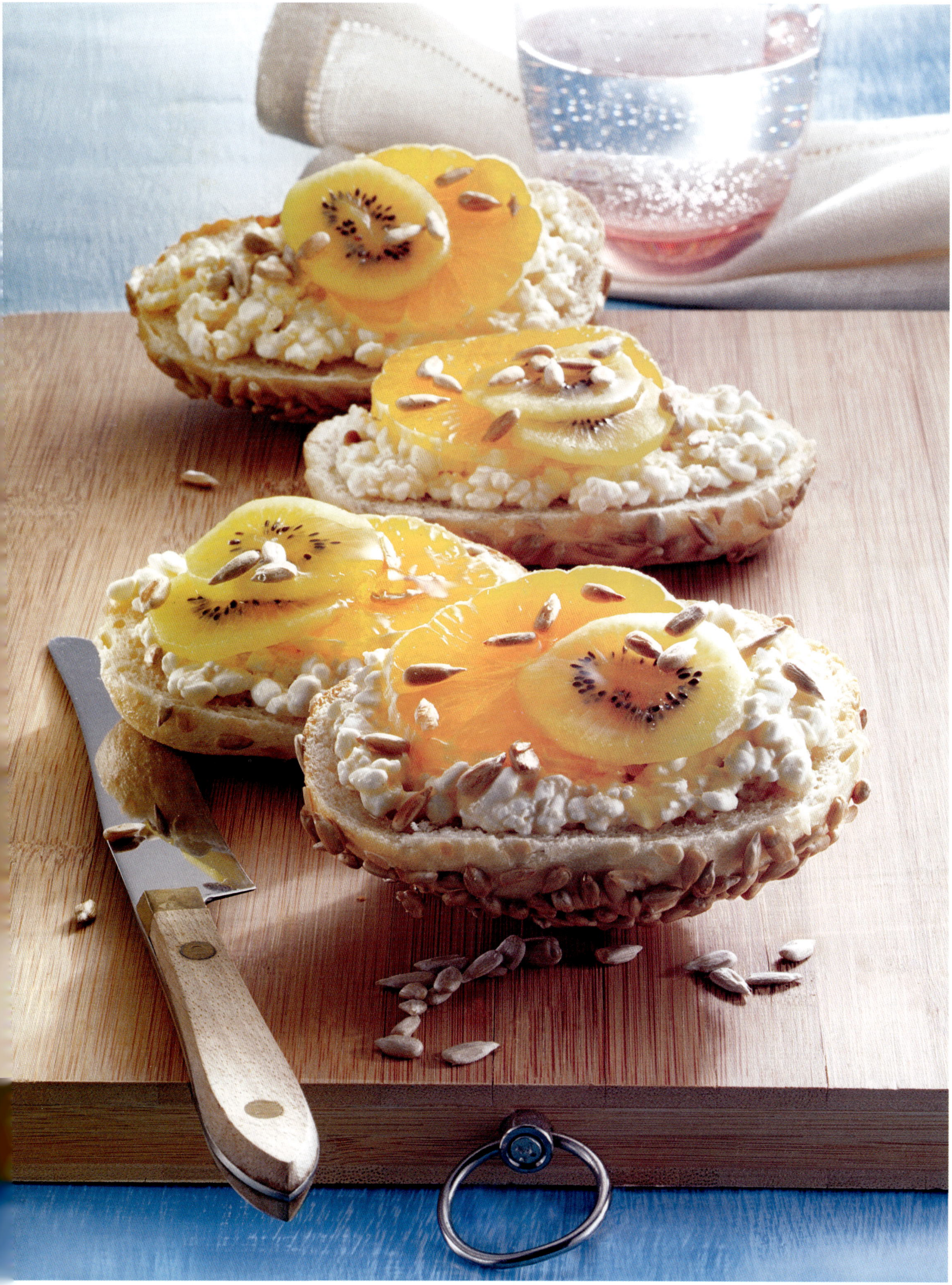

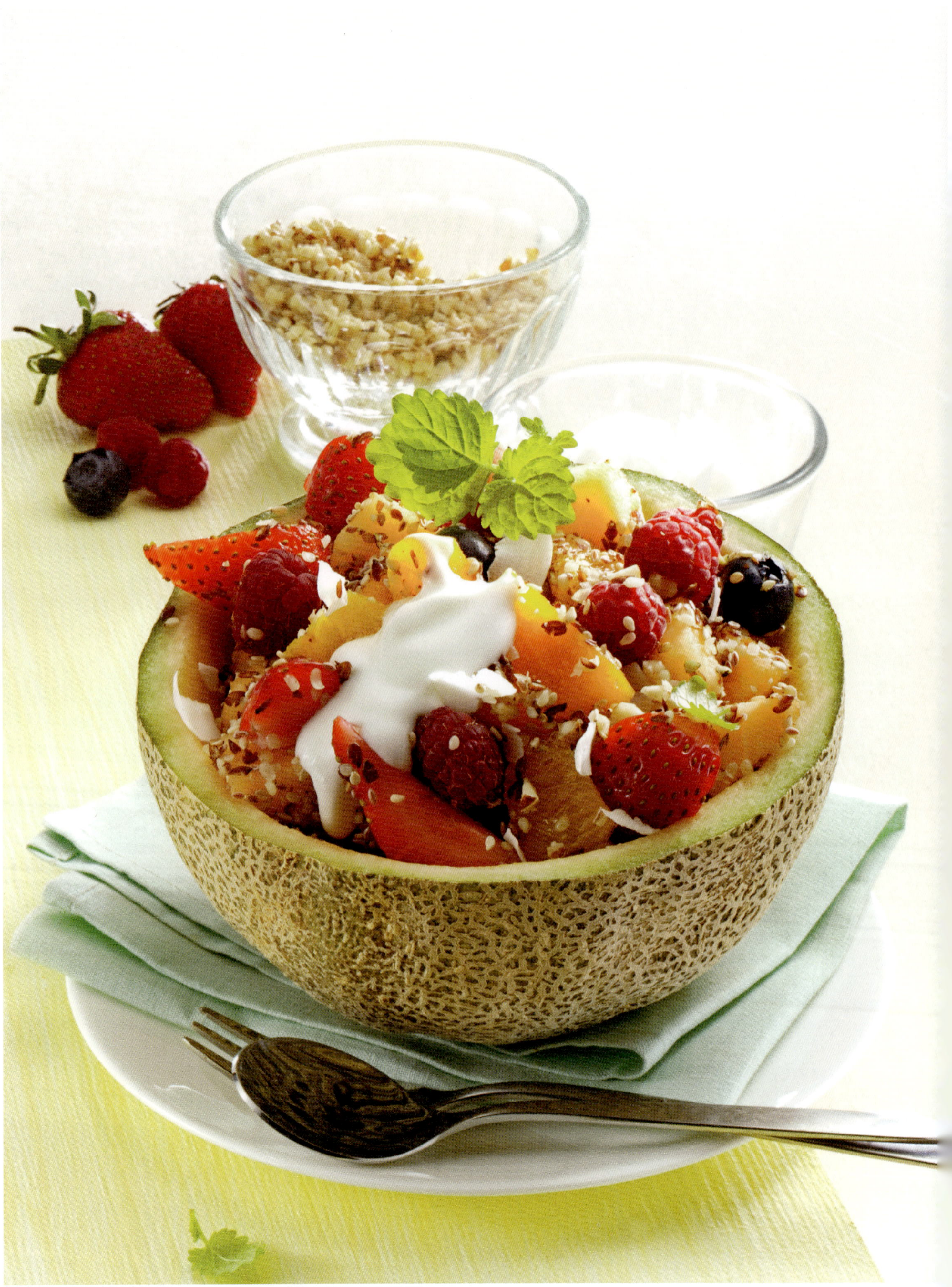

Samen-Nuss-Mix mit Melone

Hier lernen Sie eine außergewöhnliche Müsli-Version kennen, die in einer vitaminreichen, fruchtigen Schale serviert wird und ohne Getreide auskommt. Das besondere Plus: Wertvolles Fett und unverzichtbare Ballaststoffe sind reichlich enthalten.

Für 2 Portionen

- 1 kleine reife Galiamelone
- 1 Kaki
- 1 Orange
- 2 EL frische Beeren oder Rosinen
- je 1 EL geschrotete Leinsamen, ungeschälze Sesamsamen und geschälte Hanfsamen
- 1 TL Flohsamen
- 1 EL Kokosflocken
- 1 EL gehackte Mandeln oder Haselnusskerne
- 1 EL gehackte Walnusskerne
- 2 EL Soja- oder Naturjoghurt

Zubereitungszeit

15 Minuten

Nährwerte pro Portion

385 kcal; 11 g Eiweiß;
45 g Kohlenhydrate; 17 g Fett;
14 g Ballaststoffe

Tipp

Da Samen, insbesondere Flohsamen, viele quellende Ballaststoffe enthalten, sollten Sie tagsüber reichlich trinken, wenn Sie sich dieses Müsli zum Frühstück gegönnt haben.

1. Die Melone halbieren und die Kerne mit einem Löffel herausschaben. Die Melonenhälften so aushöhlen, dass zwei Schalen entstehen. Das Fruchtfleisch in Stückchen schneiden.

2. Die Kaki putzen, schälen und in kleine Stücke schneiden. Die Orange halbieren, die eine Hälfte schälen und das Fruchtfleisch klein schneiden, die andere Hälfte auspressen und den Saft auffangen.

3. Die Beeren oder Rosinen mit Leinsamen, Sesamsamen, Hanfsamen, Flohsamen, Kokosflocken, Mandeln und Walnüssen in einer Schüssel vermischen.

4. Die Fruchtstücke und den Orangensaft zum Samen-Nuss-Mix geben und alles gut vermischen. Den Müsli-Mix in die ausgehöhlten Melonenschalen füllen. Auf jede Portion 1 EL Joghurt geben und die gefüllten Melonenschalen servieren.

GEWUSST WIE Die Melonenhälften können Sie sehr leicht mithilfe eines scharfkantigen Löffels oder mit einem Kugelausstecher aushöhlen.

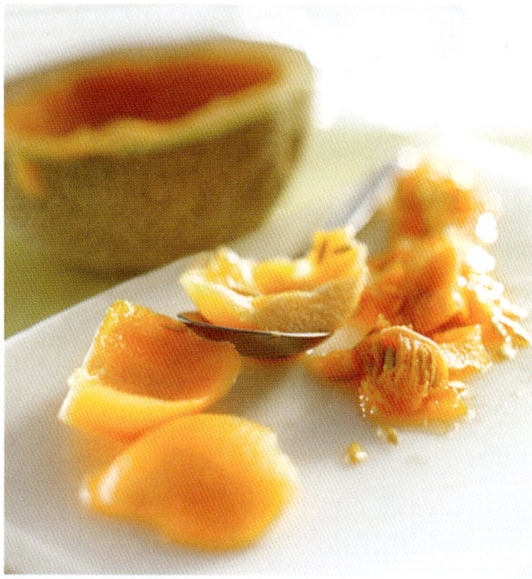

SAFTIGE DURSTLÖSCHER Melonen sind kalorienarm, spenden zellschützendes Betacarotin und Vitamin C, wirken durch ihren Kaliumgehalt anregend auf die Nieren und fördern mit dem Samen-Nuss-Mix sanft die Verdauung.

Griechischer Joghurt mit Datteln

Cremig-süß und doch knusprig – diese Morgenmahlzeit verleiht Ihnen reichlich Energie für den ganzen Tag. Joghurt sorgt für das nötige Eiweiß, Früchte und Nüsse für leistungssteigernde Mineralstoffe und wertvolle Fettsäuren.

Für 2 Portionen

- 150 g griechischer Sahnejoghurt (10 % Fett)
- 150 g Naturjoghurt
- 4 TL Agavensirup oder flüssiger Honig
- 4 Datteln
- 1 frische Feige
- 1 Banane
- 2 TL Pinienkerne
- 2 TL gehackte Walnusskerne
- 2 TL gehackte Cashewkerne

Zubereitungszeit

10 Minuten

Nährwerte pro Portion

415 kcal; 9 g Eiweiß;
49 g Kohlenhydrate; 20 g Fett;
5 g Ballaststoffe

1. Die beiden Joghurtsorten in einer Schüssel glatt rühren. Die Hälfte des Joghurts auf zwei Frühstücksschälchen verteilen. Auf jede Portion 1 TL Agavensirup oder Honig träufeln.

2. Die Datteln und die Feige waschen und trocken tupfen. Die Feige und die Datteln halbieren, die Datteln entsteinen. Anschließend Feige und Datteln in kleinere Stücke schneiden.

3. Die Banane schälen und in dünne Scheiben schneiden. Die zerkleinerte Feige, die Dattelstücke und die Bananenscheiben auf dem Joghurt anrichten. Den restlichen Joghurt auf die Früchte geben.

4. Pinien-, Walnuss- und Cashewkerne mischen. Joghurt und Früchte mit der kernigen Mischung bestreuen, alles mit dem restlichen Agavensirup oder Honig beträufeln; sofort servieren.

DAS SÜSSE BROT AUS DER WÜSTE Die fettarmen, aber nährstoff- und zuckerreichen Datteln liefern einen schnellen Energieschub und dazu viele Antioxidanzien, die möglicherweise die Widerstandskraft des Körpers gegen einige Krebsarten stärken können. Dank der enthaltenen B-Vitamine wirken Datteln nervenberuhigend und blutdrucksenkend.

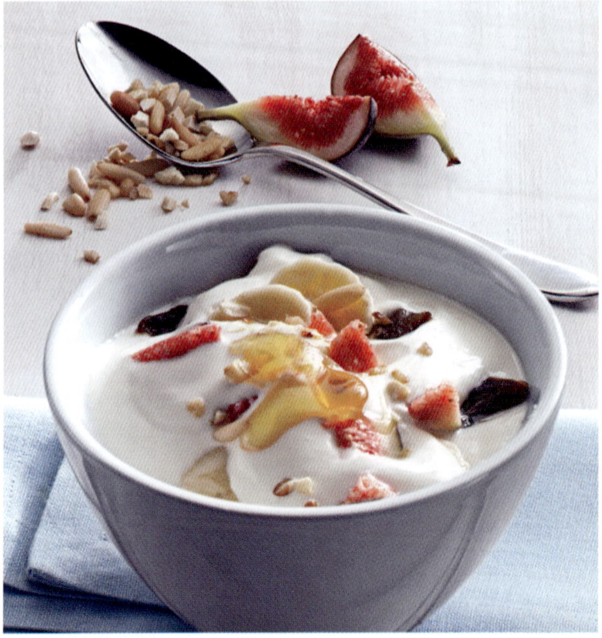

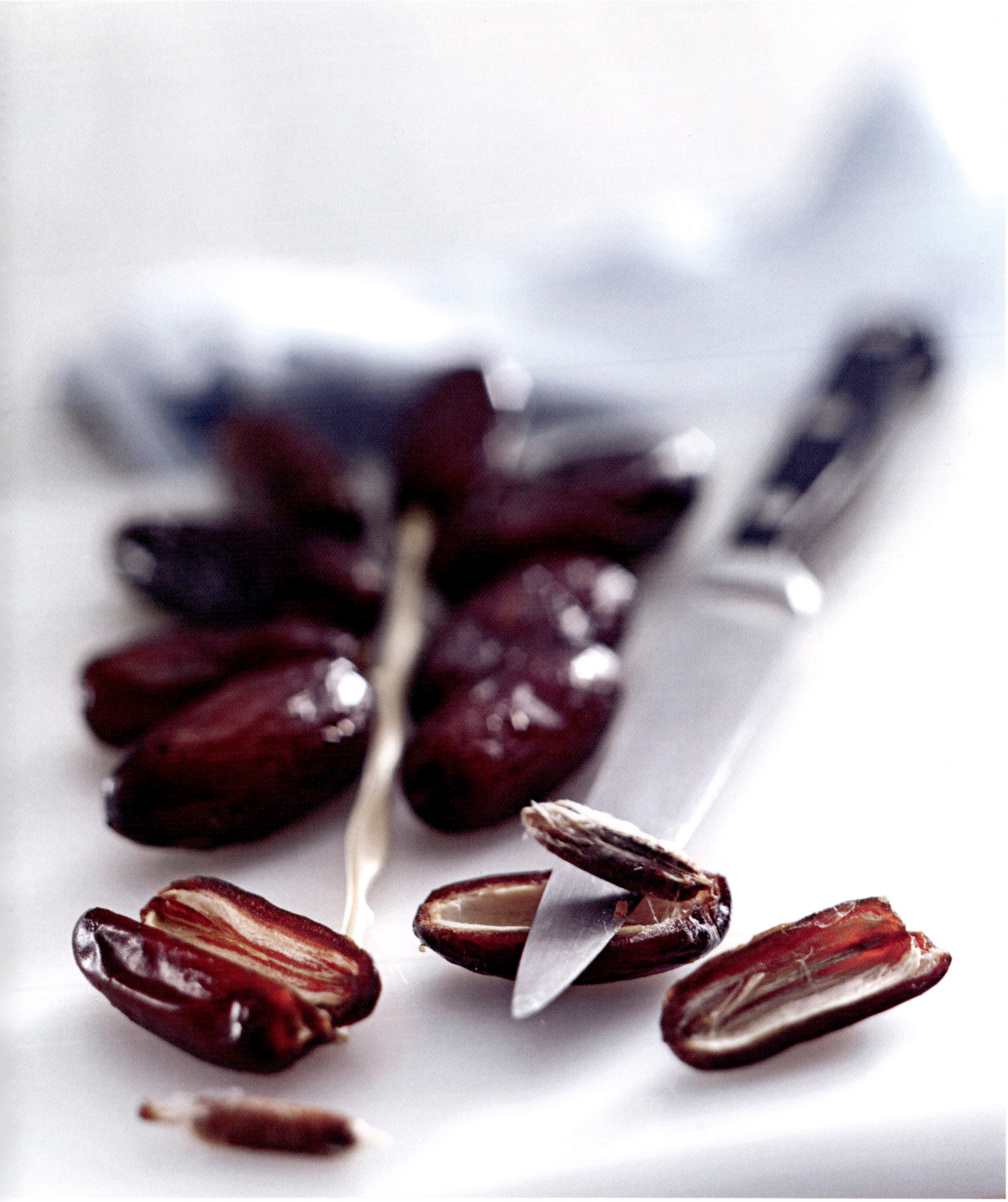

GEWUSST WIE Zum Entsteinen die Datteln mit einem kleinen spitzen Messer der Länge nach aufritzen und die Kerne herausnehmen. Besonders fleischig und süß sind die großen Medjool-Datteln, die bei uns im Winter angeboten werden.

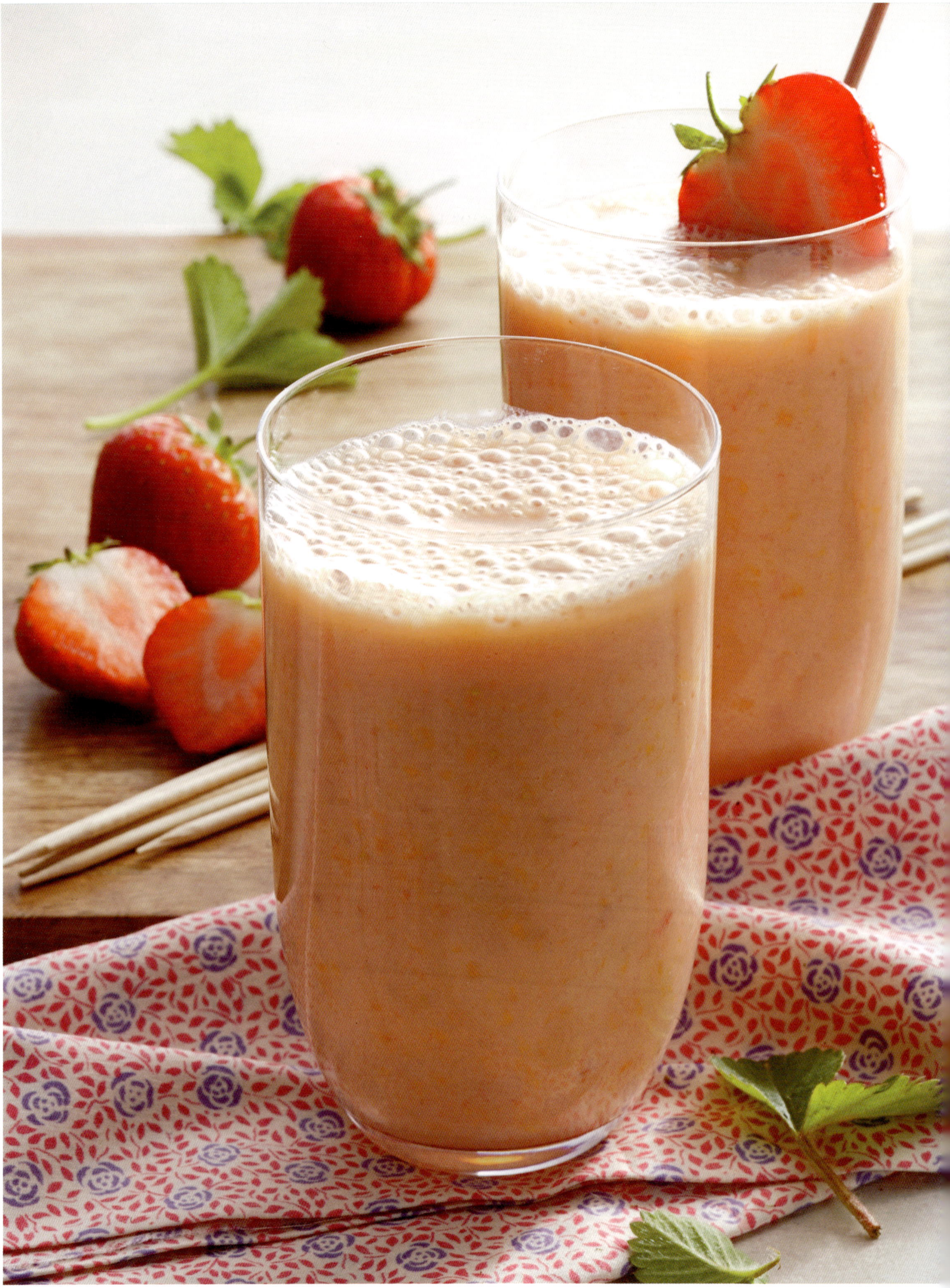

Pfirsich-Smoothie mit Erdbeeren

Tanken Sie mit diesem Morgentrunk eine große Portion Sonne, die in Pfirsichen und Erdbeeren steckt. Beide Obstsorten versorgen Sie mit Vitamin C und füllen Ihre Eisenvorräte wieder auf – keine Chance für schlechte Laune und Müdigkeit.

Für 2 Portionen

- 1 reifer Pfirsich
- 300 g Erdbeeren
- 2 Orangen
- 1 Banane
- 200 g Sojajoghurt

Zubereitungszeit

15 Minuten

Nährwerte pro Portion

255 kcal; 8 g Eiweiß;
44 g Kohlenhydrate; 4 g Fett;
7 g Ballaststoffe

1. Den Pfirsich waschen, trocken tupfen und halbieren. Den Stein entfernen und das Fruchtfleisch zerkleinern.

2. Die Erdbeeren putzen, waschen und trocken tupfen. Die Hälfte der Erdbeeren klein schneiden. Die übrigen Beeren halbieren und auf zwei Holzspieße stecken.

3. Die Orangen halbieren und den Saft auspressen. Die Banane schälen und klein schneiden.

4. Den Sojajoghurt in einen Mixbecher oder in den Mixer geben. Die Pfirsich- und Erdbeerstücke sowie die Bananenscheiben und den Orangensaft hinzufügen und alles mit dem Stabmixer bzw. im Mixer fein pürieren.

5. Den Pfirsich-Smoothie in zwei hohe Gläser füllen, mit den Erdbeerspießen garnieren und servieren.

FRÜCHTE VOM BAUM DER UNSTERBLICHKEIT
Die in reifen Pfirsichen enthaltenen B-Vitamine verleihen die sprichwörtliche Pfirsichhaut. Das in den Früchten günstige Verhältnis von Natrium und Kalium regt die Nieren an, wodurch Herz und Kreislauf entlastet werden.

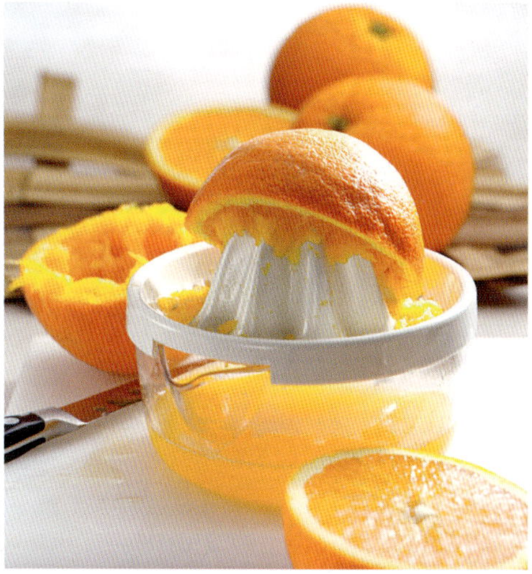

GEWUSST WIE Zum Auspressen bieten sich vor allem saftige Früchte wie Navel- oder Valencia-Orangen an. Durch ihren relativ hohen Fruchtzuckergehalt ist der Saft angenehm süß.

Möhrenmuffins mit Apfel

Ob süß oder pikant, das bestimmen Sie. Die Muffins bieten beide Geschmacksrichtungen und noch viel mehr: Antioxidanzien aus den Möhren sowie die Ballaststoffe aus den Äpfeln – eine Kombination, die Herz-Kreislauf-Beschwerden vorbeugt.

Für 6 Stück

- 30 g Butter
- 200 g Möhren
- 150 g Apfel
- 1 EL Zitronen- oder Orangensaft
- 100 g Dinkelmehl (Type 630) oder Weizenmehl (Type 550)
- 30 g Rohrohrzucker
- ½ TL gemahlener Zimt
- ½ TL Backpulver
- ½ TL Speisenatron
- 1 Prise Salz
- 2 Eier

Außerdem

- 1 Muffinblech und 6 Papierförmchen oder 6 Muffinförmchen aus Silikon

Zubereitungszeit

15 Minuten vorbereiten
plus 30 Minuten backen

Nährwerte pro Stück

165 kcal; 5 g Eiweiß; 20 g Kohlenhydrate; 7 g Fett; 3 g Ballaststoffe

1. Den Backofen auf 180 °C vorheizen. Die Papierförmchen in sechs Vertiefungen des Muffinblechs oder die Muffinförmchen auf ein Backblech setzen.

2. Die Butter in einem Topf bei schwacher Hitze zerlassen und abkühlen lassen.

3. Die Möhren putzen, schälen und auf der Gemüsereibe raspeln. Den Apfel schälen, vierteln, entkernen und ebenfalls raspeln. Den Zitronen- oder Orangensaft darüberträufeln.

4. In einer Schüssel das Mehl mit dem Zucker, dem Zimt, dem Backpulver, dem Natron und dem Salz vermischen.

5. Die Eier in einer zweiten Schüssel verquirlen und die zerlassene Butter darunterschlagen. Die Ei-Butter-Masse zur Mehlmischung geben und kurz unterrühren. Anschließend die Möhren- und die Apfelraspel unter den Teig mischen.

6. Den Teig zwei Drittel hoch in die Muffinmulden oder die Förmchen füllen. Die Muffins im heißen Backofen (Mitte) 20–30 Minuten backen. Aus dem Ofen nehmen und etwa 5 Minuten in den Mulden oder Förmchen abkühlen lassen. Herauslösen und möglichst noch warm servieren.

GEWUSST WIE Die Muffins können Sie abends backen und am nächsten Morgen kalt wie Frühstücksbrötchen genießen: aufschneiden, mit Käse belegen oder mit Butter und Konfitüre bzw. Fruchtaufstrich bestreichen.

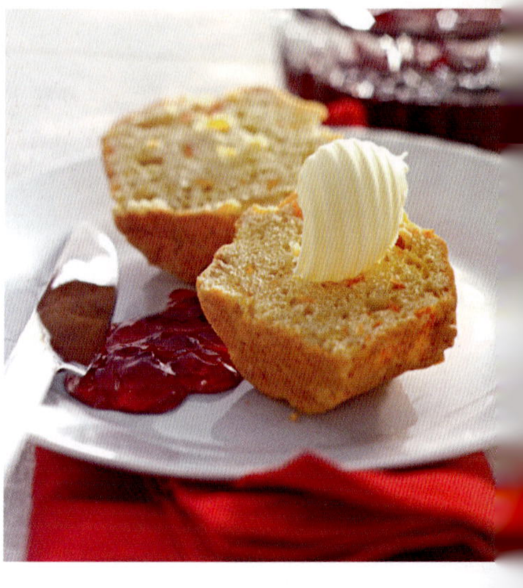

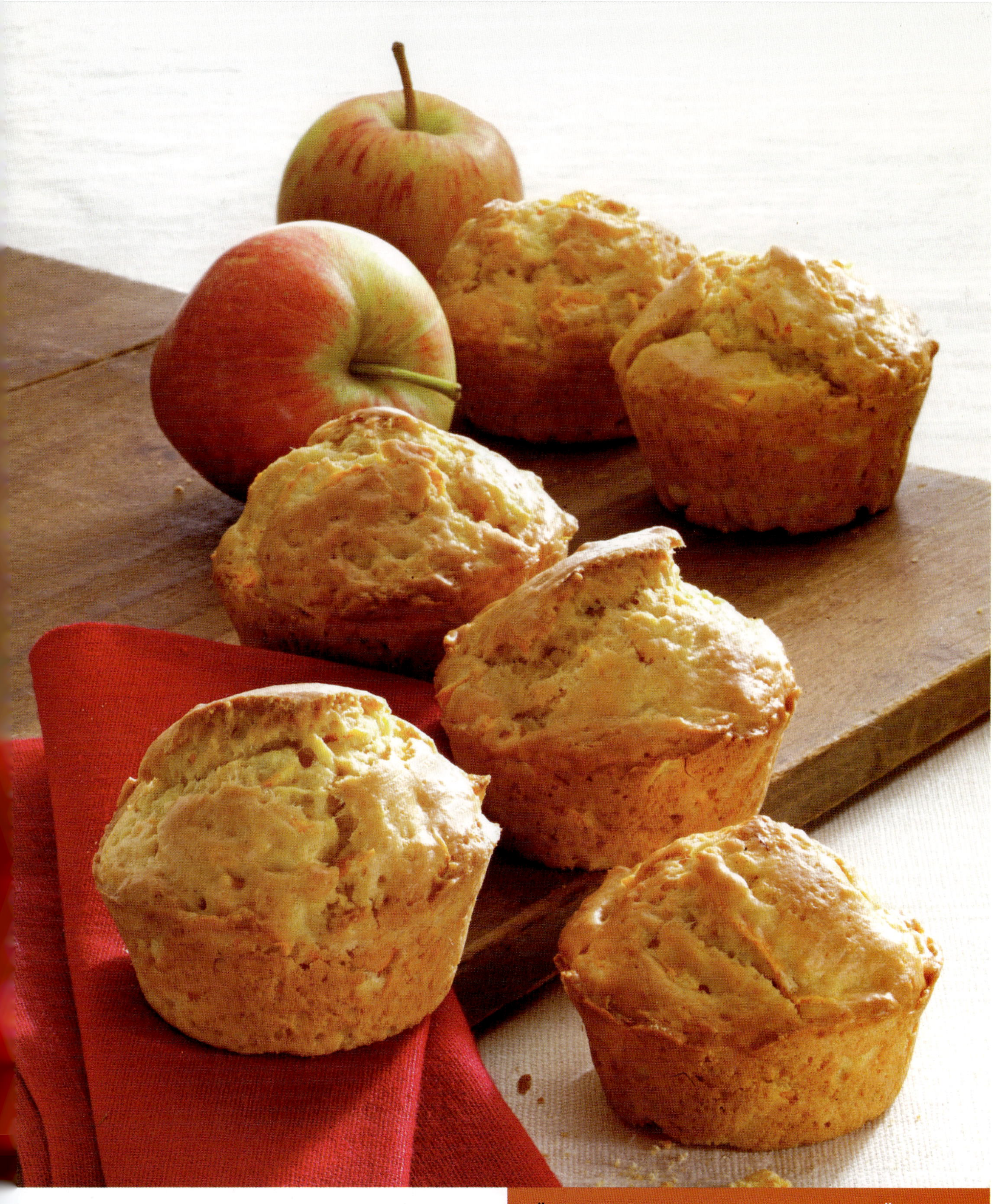

HÄLT DEN ARZT FERN Der Verzehr von zwei Äpfeln pro Tag hilft, den Cholesterinspiegel positiv zu beeinflussen. Dieser Effekt ist u. a. auf den Gehalt an Pektin im Apfel zurückzuführen, einem löslichen Ballaststoff, der auch vor schädlichen Umwelteinflüssen schützen kann.

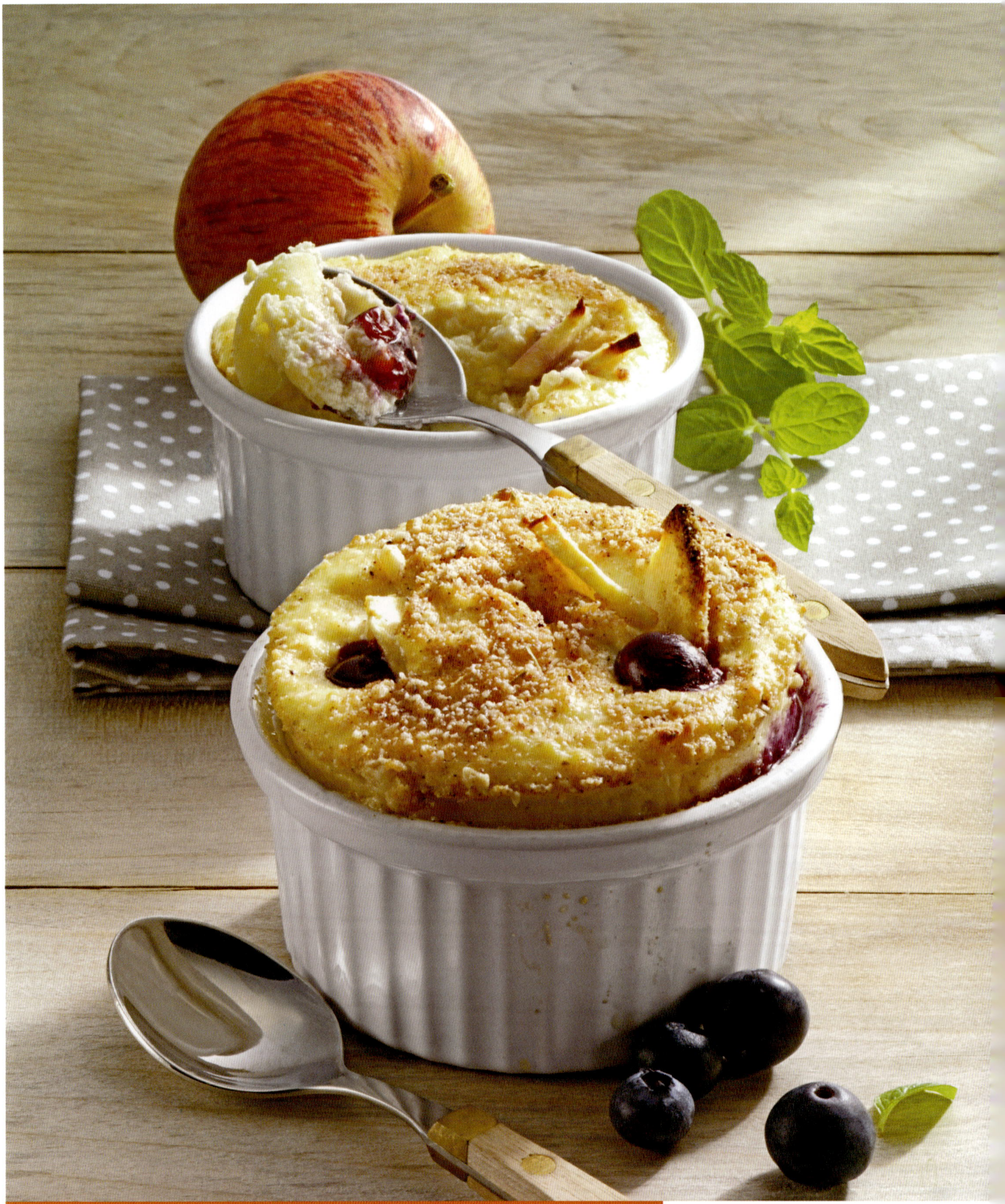

SCHMACKHAFTE SCHÖNMACHER Sowohl als sehr gute Eisenquelle als auch als ergiebige Kieselsäurelieferanten nehmen Hirse und Hirseflocken unter den pflanzlichen Lebensmitteln eine Sonderstellung ein. Während Eisen u. a. zur Bildung der roten Blutkörperchen nötig ist, sorgt Kieselsäure für den Aufbau von Haut, Haaren und Nägeln und hält das Bindegewebe elastisch.

Gebackenes Quarkmüsli mit Hirse

Dieses köstliche Frühstück kann Sie an kalten Tagen wunderbar wärmen. Es spendet mit Kokosmehl und Hirseflocken nicht nur alle essenziellen Aminosäuren, sondern versorgt Sie auch mit Eisen und Silizium für mehr Vitalität und Abwehrkraft.

Für 2 Portionen

- 1 Apfel
- 1 Banane
- 3 EL Heidelbeeren
- 500 g Magerquark
- 100 g saure Sahne
- 2 Eier
- 2 EL Hirseflocken
- 2 EL Kokosmehl (ersatzweise 2 EL Hirseflocken)
- 4 EL gemahlene Mandeln
- 2 EL Agaven- oder Ahornsirup
- 2 Päckchen Vanillezucker
- ½ TL gemahlener Zimt
- ½ TL gemahlener Kardamom
- 2 TL Butter für die Form

Zubereitungszeit

20 Minuten vorbereiten
plus 30 Minuten backen

Nährwerte pro Portion

690 kcal; 49 g Eiweiß;
62 g Kohlenhydrate; 26 g Fett;
7 g Ballaststoffe

1. Den Backofen auf 160 °C vorheizen. Den Apfel schälen, vierteln und entkernen. Die Fruchtviertel quer in dünne Scheiben schneiden. Die Banane schälen und zerkleinern. Die Heidelbeeren waschen und auf Küchenpapier trocken tupfen.

2. In einer Schüssel den Quark und die saure Sahne mit den Eiern, den Hirseflocken, dem Kokosmehl und 2 EL gemahlenen Mandeln vermischen.

3. Das Obst unter die Quarkmischung ziehen. Alles mit dem Agaven- oder Ahornsirup und einem Päckchen Vanillezucker süßen.

4. In einer kleinen Schüssel die restlichen gemahlenen Mandeln (2 EL) mit dem zweiten Päckchen Vanillezucker vermischen. Mandelmischung mit Zimt und Kardamom würzen.

5. Eine kleine Auflaufform oder zwei Souffléförmchen mit Butter ausstreichen und die Obst-Quark-Masse hineinfüllen.

6. Die Mandelmischung über die Masse streuen und die restliche Butter in kleinen Flöckchen daraufsetzen. Das Quarkmüsli im heißen Ofen etwa 30 Minuten backen, bis es oben goldbraun ist.

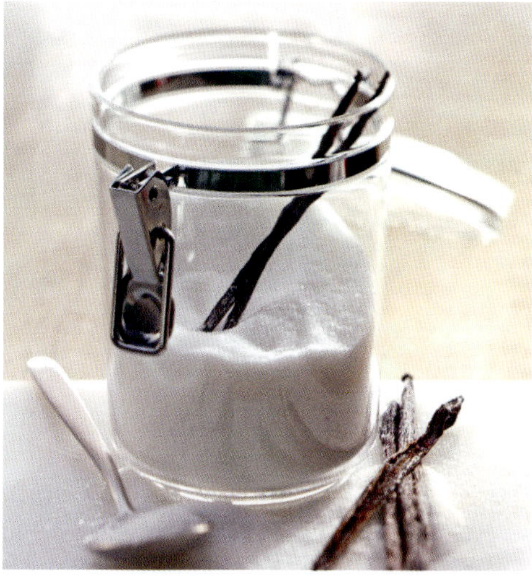

GEWUSST WIE Stecken Sie Vanilleschoten in ein fest verschließbares Glas mit Zucker – die Schoten geben ihr Aroma allmählich an den Zucker ab, und Sie haben Vanillezucker immer griffbereit.

Kokosquark mit Grapefruits

Unternehmen Sie mit diesem exotisch schmeckenden Frühstücksquark eine kleine Reise in die Tropen. Die Kokosnuss kann mit ihren Fettsäuren die Blutfettwerte regulieren, und die Zitrusfrüchte mit ihrem Vitamin C stärken Ihr Immunsystem.

Für 2 Portionen

- 50 g Kokoschips oder Kokosraspel, möglichst aus frischem Kokosnussfleisch
- 2 Grapefruits
- 1 Orange
- 1 Kiwi
- 400 g Speisequark (20 %)
- 2 EL Rohrohrzucker
- 1 Prise gemahlener Zimt

Zubereitungszeit

20 Minuten

Nährwerte pro Portion

525 kcal; 26 g Eiweiß; 54 g Kohlenhydrate; 19 g Fett; 8 g Ballaststoffe

1. Die Kokoschips oder Kokosraspel in einer beschichteten Pfanne ohne Fett bei mittlerer Hitze kurz rösten. Sofort auf einen Teller geben und abkühlen lassen.

2. Die Grapefruits und die Orange schälen und in Spalten teilen. Die Spalten auf einem Schneidbrett mit Rille quer in kleine Stücke schneiden, den dabei austretenden Saft in der Rille auffangen.

3. Den Quark in eine Schüssel geben und mit dem aufgefangenen Fruchtsaft vermischen. Den Zucker und die Hälfte der Kokoschips unterrühren. Die Kiwi schälen, halbieren und in dünne Scheiben schneiden.

4. Den Kokosquark auf zwei Frühstücksschalen verteilen. Die Grapefruit- und Orangenstückchen sowie die Kiwischeiben jeweils darauf anrichten. Mit den übrigen Kokoschips bzw. -raspeln bestreuen und sofort servieren.

KÖSTLICH UND NAHRHAFT Eine Kokosnuss bietet alle Nährstoffe, die der Mensch zum Überleben benötigt. In der Tropenfrucht finden sich außerdem Spurenelemente wie Selen und Zink, B-Vitamine, Vitamin E sowie wertvolle Fettsäuren wie die Capryl- und die Laurinsäure, die antiviral und antimikrobiell wirken.

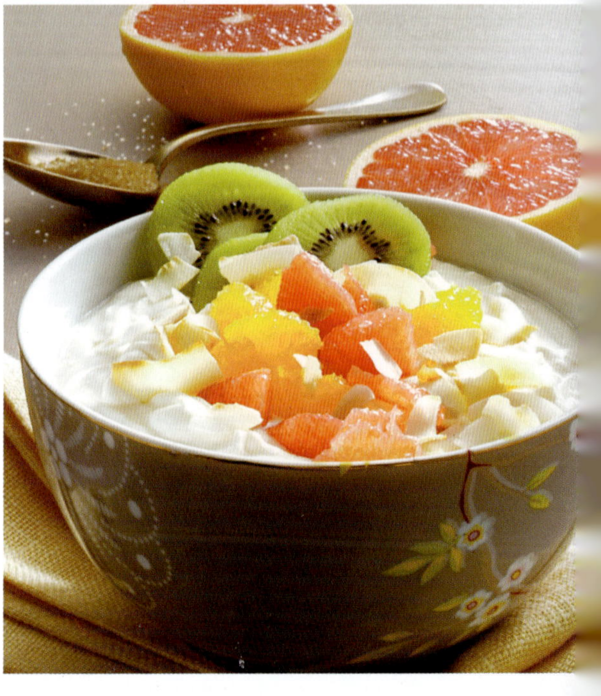

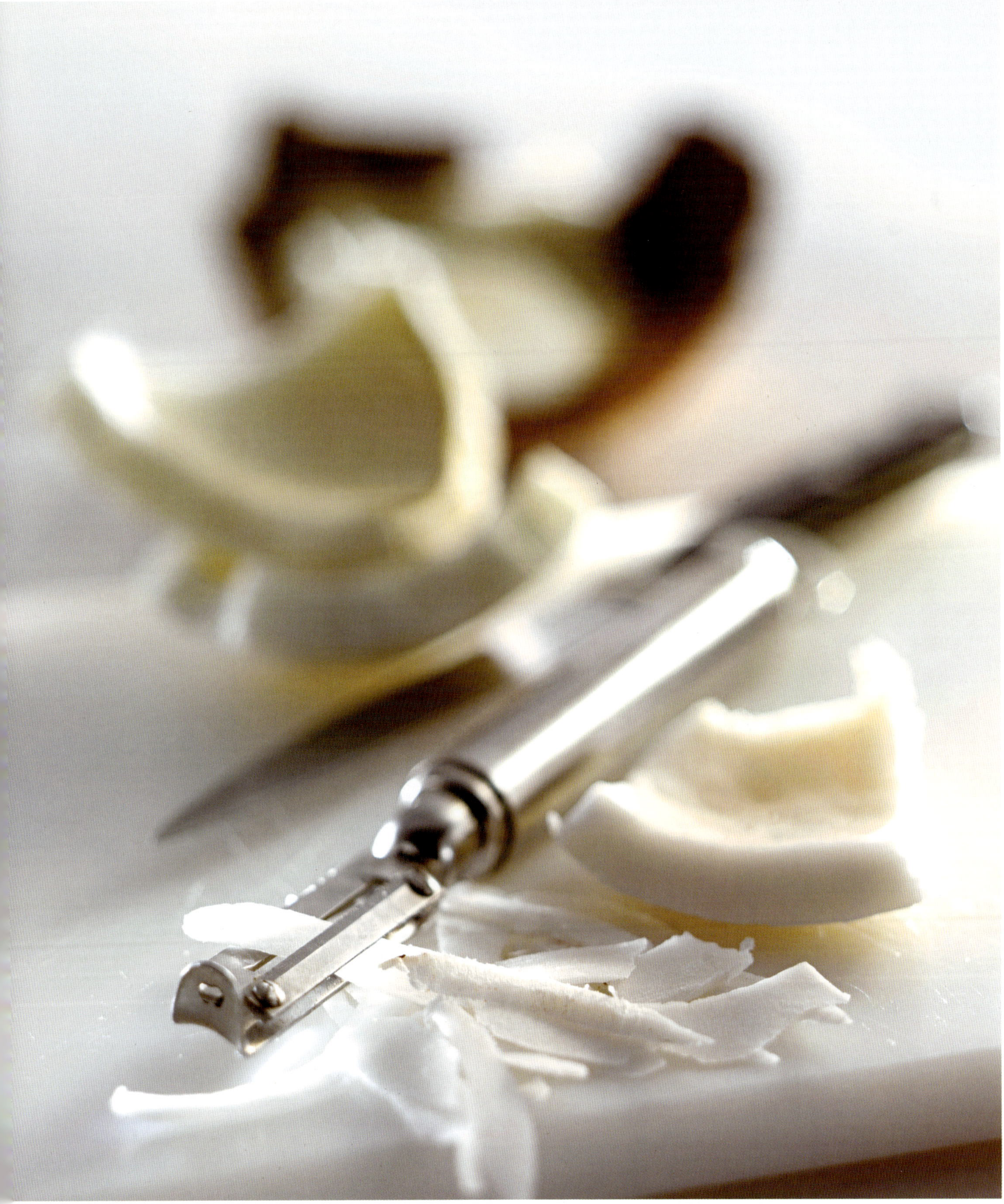

GEWUSST WIE Für Kokosspäne oder -raspel eine Kokosnuss zersägen. Das Kokosnussfleisch mit einem spitzen Messer herausschneiden und mit einem Sparschäler in Späne hobeln oder auf der groben Reibe raspeln.

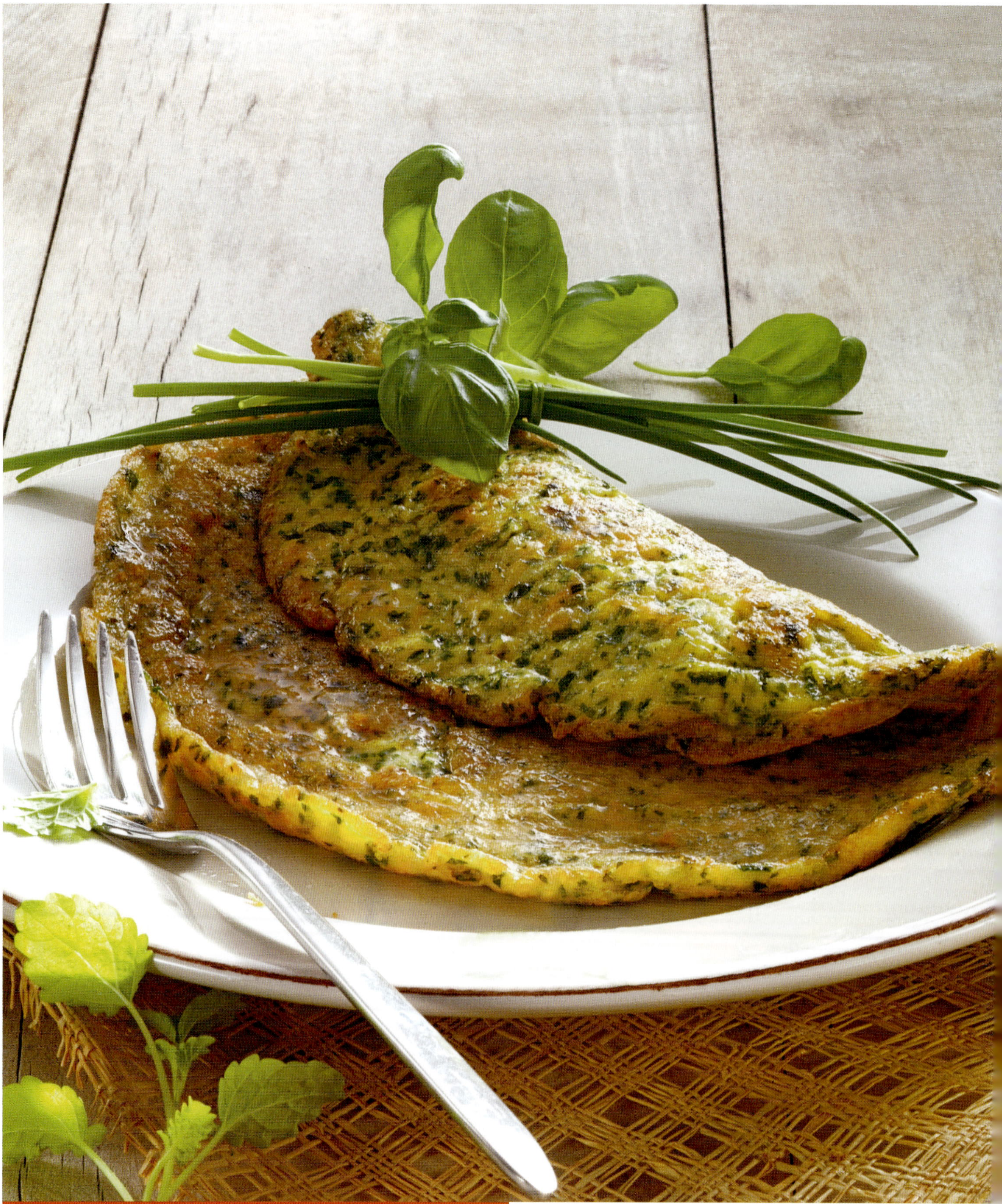

ECHT ODER UNECHT Je härter der Schafskäse, desto höher sein Kalziumgehalt: 100 g Feta weisen 450 mg des Mineralstoffs auf, Hartkäse doppelt so viel. Die Bezeichnung *Feta* garantiert, dass es sich um griechischen Käse aus Schafs- oder Schafs- und Ziegenmilch handelt.

Käse-Omelett mit Kräutern

Dieses locker-leichte Eierfrühstück steckt voller vitalisierender sekundärer Pflanzenstoffe aus den frischen Kräutern, hält den Blutzucker stabil und liefert eine Menge hochwertiges Eiweiß zum Aufbau und zur Reparatur von Zellen bzw. Gewebe.

Für 2 Portionen

- je 4 Stängel Basilikum, Petersilie und Zitronenmelisse
- 4 Halme Schnittlauch
- 6 kleine Eier
- ½ TL Salz
- 40 g Schafskäse (z. B. Etorki), gerieben
- 2 TL Bio-Kokosnussöl oder Butter

Zubereitungszeit

20 Minuten

Nährwerte pro Portion

325 kcal; 24 g Eiweiß; 2,5 g Kohlenhydrate; 25 g Fett; 1 g Ballaststoffe

1. Die Kräuter waschen und trocken schwenken. Die groben Stiele entfernen, feine Stiele und Blätter mit dem Wiegemesser fein zerkleinern. Schnittlauch in Röllchen schneiden.

2. Die Eier in eine Schüssel aufschlagen und mit Salz und 4 EL Wasser verquirlen. Den geriebenen Käse und die Kräuter unter die Eiermasse mischen.

3. Die Hälfte des Kokosnussöls in einer Pfanne bei mittlerer Hitze heiß werden lassen. Die Hälfte der Omelettmasse hineingießen und etwas anbacken lassen; die Pfanne dabei leicht hin und her schwenken, damit sich die Masse gut in der Pfanne verteilt.

4. Sobald nur noch die Oberfläche feucht ist, das Omelett mit dem Pfannenwender zur Hälfte zusammenklappen und die untere Seite goldbraun fertig backen.

5. Das Omelett auf einen angewärmten Teller stürzen und sofort servieren. Aus dem übrigen Teig ein zweites Omelett zubereiten.

GEWUSST WIE Besonders locker wird das Omelett, wenn Sie das Eiweiß mit einer Prise Salz steif schlagen und den Eischnee dann unter das mit Wasser verquirlte Eigelb ziehen.

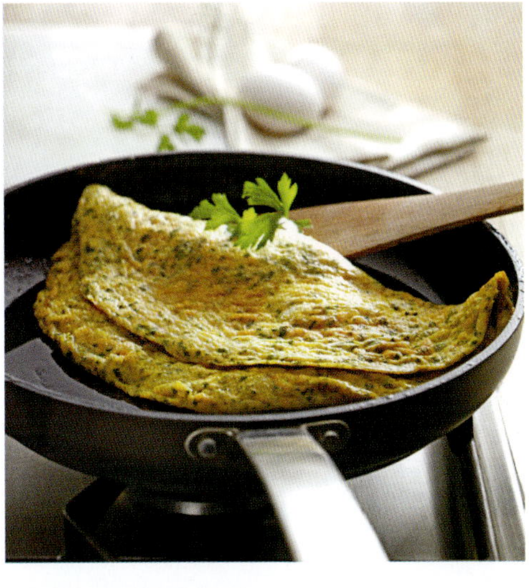

Apfel-Smoothie mit Petersilie

Mit diesem Vital- und Entgiftungstrunk starten Sie prächtig ins Frühjahr. Die kaliumhaltigen Löwenzahn- und Petersilienblätter wirken entwässernd und blutreinigend, und das Vitamin C aus den Äpfeln fördert die Eisenaufnahme aus dem Spinat.

Für 2 Portionen

- 3 Stängel Minze
- 1 Bund Petersilie
- 6 junge Spinat- oder Löwenzahnblätter
- 2 kleine Äpfel
- 250 ml Apfelsaft
- 2 EL Honig oder Agavensirup
- 1 EL Zitronensaft

Zubereitungszeit

10 Minuten vorbereiten

Nährwerte pro Portion

170 kcal; 1,7 g Eiweiß; 37 g Kohlenhydrate; 1 g Fett; 3,5 g Ballaststoffe

Tipp

Falls Sie frische Kräuter nicht sofort verwenden, können Sie diese zum Aufbewahren trocknen oder klein schneiden und einfrieren.

1. Die Minze, die Petersilie und die Spinat- oder Löwenzahnblätter waschen und trocken schwenken, eventuell vorhandene harte Stiele entfernen. Ein paar Minzeblättchen zum Garnieren beiseitelegen.

2. Die Äpfel vierteln und entkernen, die Stielansätze entfernen. Das Fruchtfleisch in kleine Stücke schneiden und mit Apfelsaft, Honig oder Agavensirup, Zitronensaft und Kräutern in einen hohen Rührbecher oder den Mixer geben und mit dem Stabmixer bzw. im Mixer fein pürieren.

3. Den Smoothie auf zwei Gläser verteilen, mit den beiseitegelegten Minzeblättchen garnieren und sofort trinken. Falls etwas übrig bleibt, den Rest in ein verschließbares Smoothie-Glas füllen und im Kühlschrank aufbewahren.

FRISCH VON DER WIESE Nicht nur als Salat, sondern auch in einem Getränk können junge Löwenzahnblätter gute Dienste leisten, denn sie helfen bei Verdauungsbeschwerden, Appetitlosigkeit und sogar gegen Rheuma.

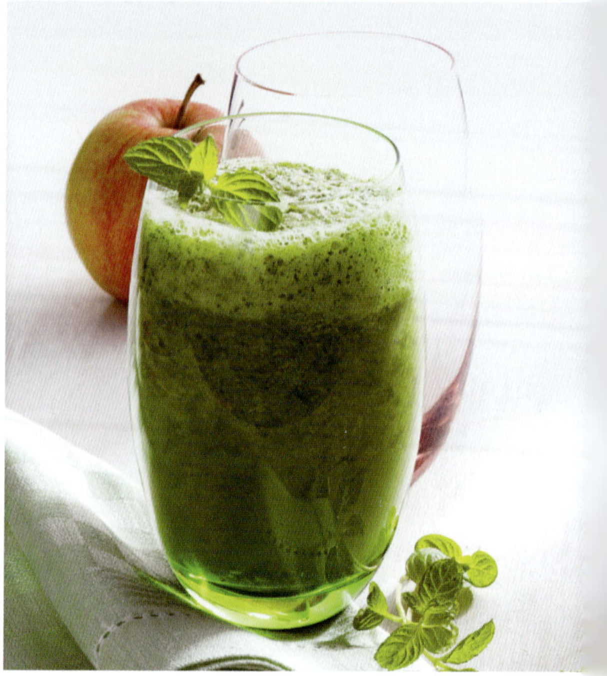

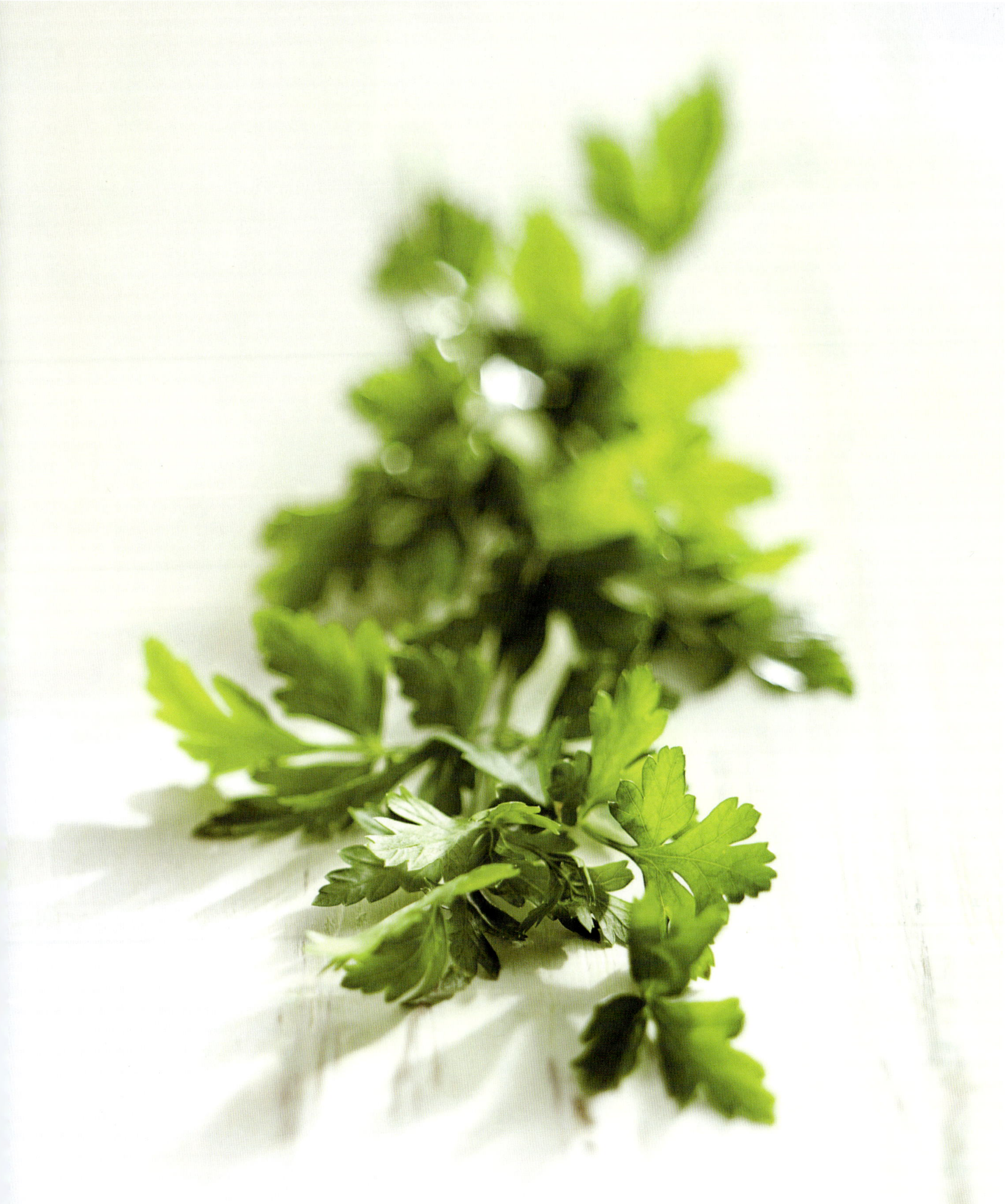

GEWUSST WIE Am vitalstoffreichsten und vom Geschmack her am intensivsten ist frisch geerntete Petersilie. Das beliebte Küchenkraut eignet sich aber auch gut zum Trocknen. Hierbei gehen jedoch viele wertvolle Inhaltsstoffe verloren – Einfrieren ist deshalb die bessere Wahl, um Petersilie haltbar zu machen und aufzubewahren.

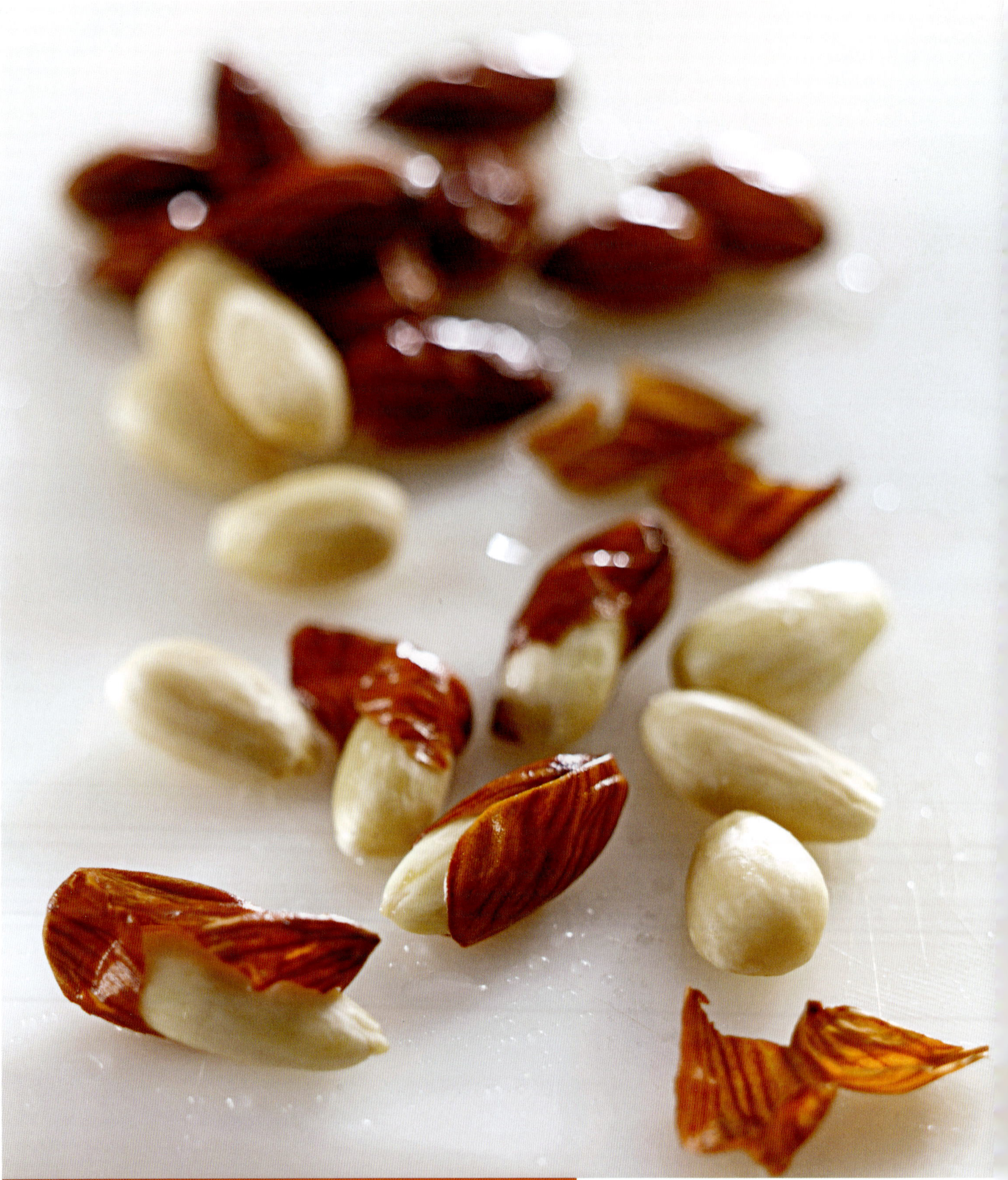

WEIT MEHR ALS EINE BACKZUTAT Zahlreiche Studien belegen, dass durch den Verzehr von Mandeln das Risiko für Herzkrankheiten gesenkt werden kann. Denn sie beeinflussen nicht nur den Cholesterin-, sondern auch den Insulinspiegel positiv. Darüber hinaus geben sie nur langsam ihr Fett ins Blut ab, wodurch der für das Herz gefährliche Triglyceridspiegel gesenkt wird.

Mandelbrot mit Blütenhonig

Sie lieben den sonntäglichen Hefezopf, sollten aber möglichst auf herkömmliches Gebäck verzichten? Hier ist eine weizenmehl- und somit glutenfreie Alternative, die nicht nur ausgezeichnet schmeckt, sondern durch die Mandeln auch Ihre Herzgesundheit fördert.

Für 1 Kastenform (etwa 30 × 8 cm)

- 500 g fein gemahlene geschälte Mandeln
- 1 TL Backpulver
- ½ TL Salz
- 4 große Eier
- 1 EL flüssiger Blütenhonig
- 1 TL Obstessig
- 1 TL Butter für die Form
- Butter und Blütenhonig zum Bestreichen (nach Belieben)

Zubereitungszeit

10 Minuten vorbereiten
plus 45 Minuten backen

Nährwerte pro Scheibe (bei 18)

190 kcal; 7 g Eiweiß;
2 g Kohlenhydrate; 17 g Fett;
4 g Ballaststoffe

1. Den Backofen auf 150 °C vorheizen. In einer Schüssel die Mandeln mit dem Backpulver und dem Salz vermischen.

2. In einer zweiten Schüssel die Eier verquirlen. Honig und Obstessig unterrühren. Die flüssige Mischung unter die Mandelmischung rühren, bis ein glatter Teig entstanden ist.

3. Die Kastenform gründlich mit Butter ausstreichen, den Teig hineinfüllen und glatt streichen. Das Mandelbrot im heißen Ofen (Mitte) in etwa 45 Minuten goldbraun backen.

4. Die Form aus dem Ofen nehmen und das Brot darin etwas abkühlen lassen. Anschließend aus der Form lösen und in etwa 18 Scheiben schneiden. Diese nach Belieben mit Butter und Blütenhonig bestreichen und servieren.

GEWUSST WIE Wenn Sie keine gemahlenen geschälten Mandeln bekommen oder verwenden möchten, können Sie ungeschälte mit kochendem Wasser überbrühen, abgießen und kurz abkühlen lassen. Aus den dünnen braunen Schalen drücken und in der Küchenmaschine ganz fein mahlen.

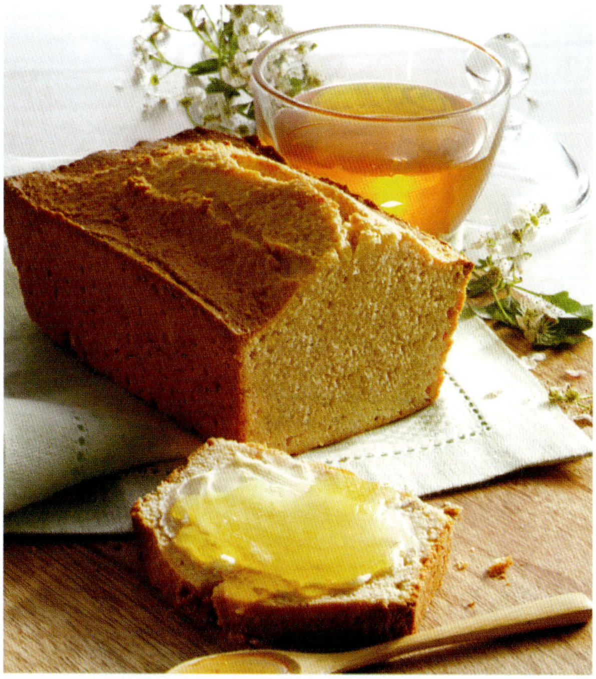

Brombeerjoghurt mit Knusperflocken

Ideal als spätsommerliches Frühstück: Wenn Sie diese ballaststoffreiche Beerenköstlichkeit genießen, unterstützen Sie nicht nur Ihr Immunsystem und regulieren Ihren Cholesterinspiegel, sondern beugen gleichzeitig auch Eisenmangel vor.

Für 2 Portionen

- 50 g Haferflocken (Großblatt) oder Dinkelflocken
- 50 g Mandelblättchen
- 1 TL Rohrohrzucker
- 100 g Brombeeren
- 300 g Naturjoghurt
- 1 EL Vanillezucker
- ¼ TL gemahlener Kardamom
- 100 g Sahne

Zubereitungszeit

10 Minuten

Nährwerte pro Portion

520 kcal; 15 g Eiweiß; 33 g Kohlenhydrate; 36 g Fett; 8,5 g Ballaststoffe

1. Die Hafer- oder Dinkelflocken und die Mandelblättchen mit dem Rohrohrzucker in einer beschichteten Pfanne ohne Fett bei mittlerer Hitze unter Rühren kurz rösten; beiseitestellen.

2. Die Brombeeren in einem Sieb abbrausen, putzen und auf Küchenpapier abtropfen lassen.

3. Den Joghurt in einer Schüssel mit dem Vanillezucker und dem Kardamom glatt rühren. Die Brombeeren und zwei Drittel der Knusperflocken untermischen.

4. Die Sahne steif schlagen und unter den Brombeerjoghurt ziehen. Den Brombeerjoghurt auf zwei Schälchen verteilen und mit den übrigen Knusperflocken bestreuen.

GEWUSST WIE Die in der Pfanne gerösteten Knusperflocken auf einen Teller geben und abkühlen lassen, damit sie in der heißen Pfanne nicht weiterrösten und verbrennen.

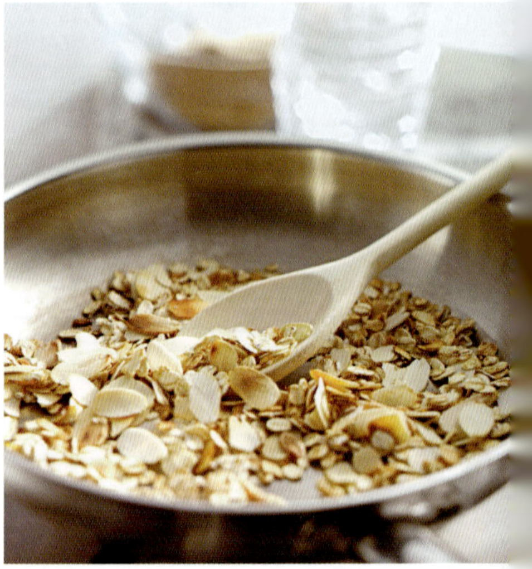

SPITZENREITER IN SACHEN ELLAGSÄURE Brombeeren weisen einen hohen Gehalt dieses sekundären Pflanzenstoffs auf, der krebserregende Stoffe im Darm binden und Bakterien und Viren abwehren kann. Die saftigen Früchte enthalten u. a. Kalzium, Magnesium sowie viel Kalium, das entwässernd wirkt. Deshalb sind sie für Menschen mit Bluthochdruck wertvoll.

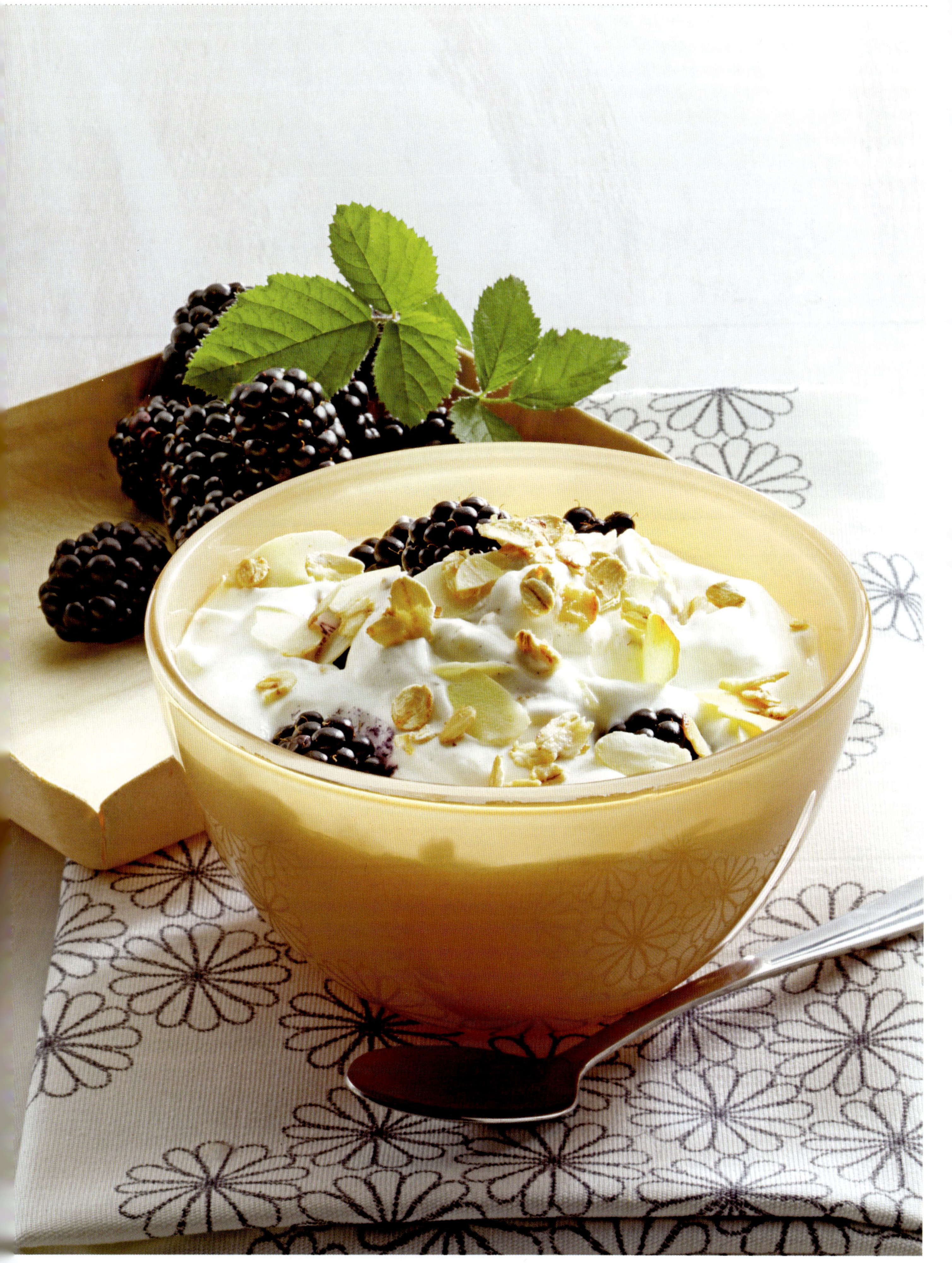

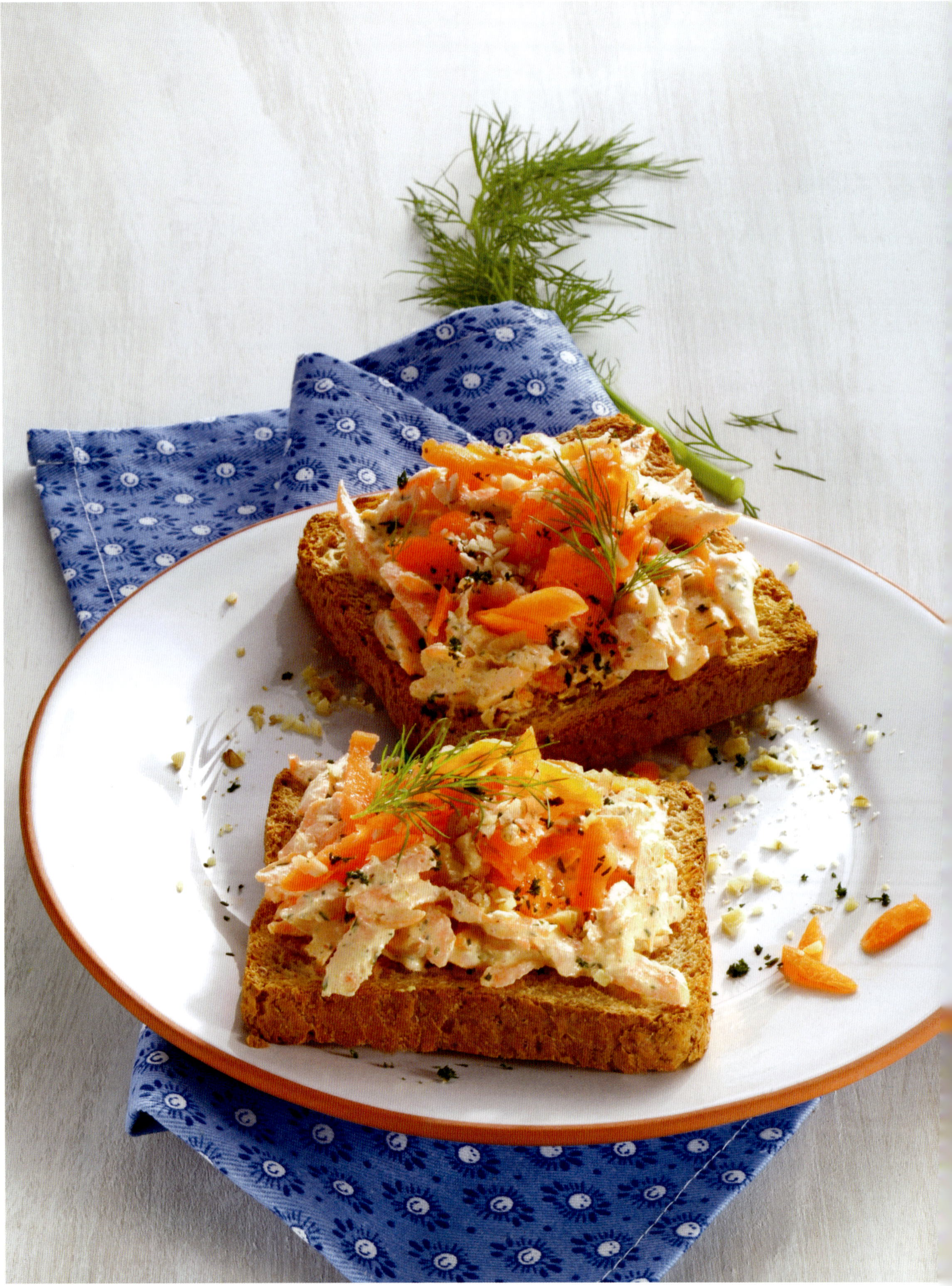

Möhrenschmand mit Vollkorntoast

Frisch und munter werden Sie sich fühlen, nachdem Sie diesen Morgensnack verspeist haben. Die Möhren geben Ihnen nämlich das Beste, was sie aus ihrem „Vitalstoffpaket" anzubieten haben: antioxidatives Betacarotin und reichlich Ballaststoffe.

Für 2 Portionen

- 2 Möhren
- 1 EL Zitronensaft
- 4 Stängel Dill
- 100 g Schmand
- Salz
- Pfeffer aus der Mühle
- ½ TL Currypulver
- 4 Scheiben Vollkorntoast
- 1 EL gehackte Walnusskerne

Zubereitungszeit

10–15 Minuten

Nährwerte pro Portion

280 kcal; 7 g Eiweiß;
29 g Kohlenhydrate; 15 g Fett;
8 g Ballaststoffe

Alternative

Statt Schmand können Sie auch saure Sahne nehmen.

1. Die Möhren putzen, schälen und auf der Gemüsereibe grob raspeln. Den Zitronensaft auf die Möhrenraspel träufeln und untermischen, damit sich die Möhren nicht verfärben.

2. Den Dill waschen und trocken schwenken. Die Spitzen abzupfen und fein hacken.

3. Den Schmand mit der Hälfte der Möhrenraspel und der Hälfte des Dills verrühren. Mit Salz, Pfeffer und Curry würzen.

4. Die Vollkorntoastscheiben rösten und kurz abkühlen lassen. Den Möhrenschmand auf die Brote verteilen und die restlichen Möhrenraspel daraufgeben. Mit dem restlichen Dill und den Walnüssen bestreuen und die Brote sofort servieren.

FÜR SCHÖNE UND GESUNDE HAUT Kein anderes Gemüse enthält mehr Betacarotin als Möhren. Dieser Pflanzenfarbstoff fördert bei Sonne die Bräunung der Haut und schützt vor schädlichen UV-Strahlen sowie anderen aggressiven Stoffen. Weiter wird das Carotinoid mithilfe von Fett (hier aus Schmand) in Vitamin A umgewandelt, das die Sehfunktion stärkt, die Zellen schützt und das Risiko von Arteriosklerose senkt.

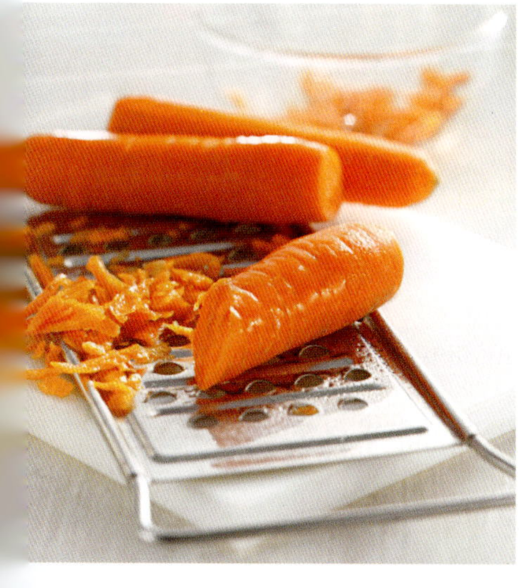

GEWUSST WIE Damit der Körper noch besser an das Betacarotin herankommt, können Sie die Möhrenraspel kurz in ein wenig Fett, z. B. Kokosnussöl oder Butter, andünsten.

Mini-Pfannkuchen mit Ahornsirup

Durch die Nüsse sind sie nährstoffreich, versorgen mit wertvollen Fettsäuren und schmecken einfach ausgezeichnet: die luftig-leichten Pfannküchlein, getränkt mit mineralstoffhaltigem Sirup aus dem Ahornbaum.

Für 2 Portionen

- 50 g gemahlene Mandeln
- 50 g gemahlene Haselnusskerne
- 50 g Maismehl
- 25 g Dinkel-, Weizen- oder Kokosmehl
- 1 TL Backpulver
- ½ TL Salz
- 2 Eier
- 250 g Kefir
- 100 ml kohlensäurehaltiges Mineralwasser
- Butter oder Bio-Kokosnussöl zum Backen
- Ahornsirup zum Beträufeln

Zubereitungszeit

30 Minuten

Nährwerte pro Portion

540 kcal; 20 g Eiweiß; 36 g Kohlenhydrate; 35 g Fett; 6 g Ballaststoffe

Tipp

Ein frisch zubereiteter Obstsalat schmeckt gut zu den Pfannkuchen.

1. In einer Schüssel Mandeln und Nüsse mit den beiden Mehlsorten, dem Backpulver und dem Salz vermischen.

2. Die Eier in einer zweiten Schüssel aufschlagen und mit dem Kefir verquirlen. Die Kefir-Ei-Mischung unter die trockene Nuss-Mehl-Mischung rühren. Das Mineralwasser dazugießen und alles zu einem glatten Pfannkuchenteig verrühren.

Etwas Butter oder Kokosnussöl in einer Pfanne erhitzen. Pro Pfannkuchen eine Schöpfkelle voll Teig in die Pfanne geben und immer zwei Pfannkuchen auf einmal backen. Die beiden Mini-Pfannkuchen bei mittlerer Hitze in 3–4 Minuten goldbraun backen, dann wenden und auf der anderen Seite ebenfalls goldbraun backen.

3. Weitere Mini-Pfannkuchen backen, bis der Teig aufgebraucht ist. Die noch warmen Pfannkuchen mit Ahornsirup übergießen und sofort servieren.

GEWUSST WIE Mit kohlensäurehaltigem Mineralwasser statt mit Milch werden Pfannkuchen lockerer. Der Grund: Die Kohlensäure wirkt wie ein natürliches Backtriebmittel.

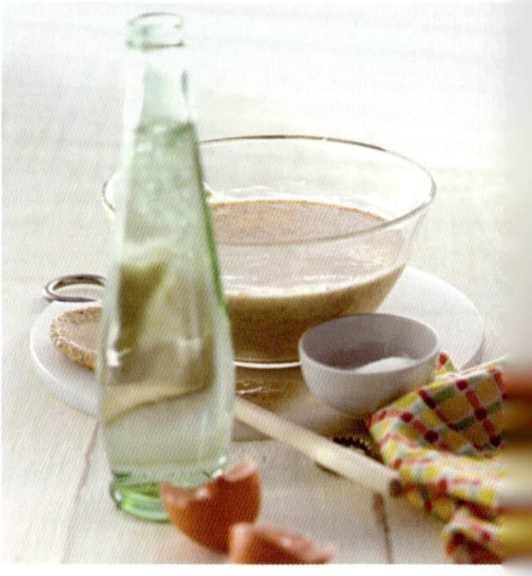

NÜTZLICHE HELFER finden sich in Kefir, dem fermentierten Milchgetränk, in Form von Milchsäure- und Essigsäurebakterien. Diese können für eine gesunde Darmflora sorgen, dadurch das Immunsystem unterstützen und vor Schäden durch Antibiotika bewahren.

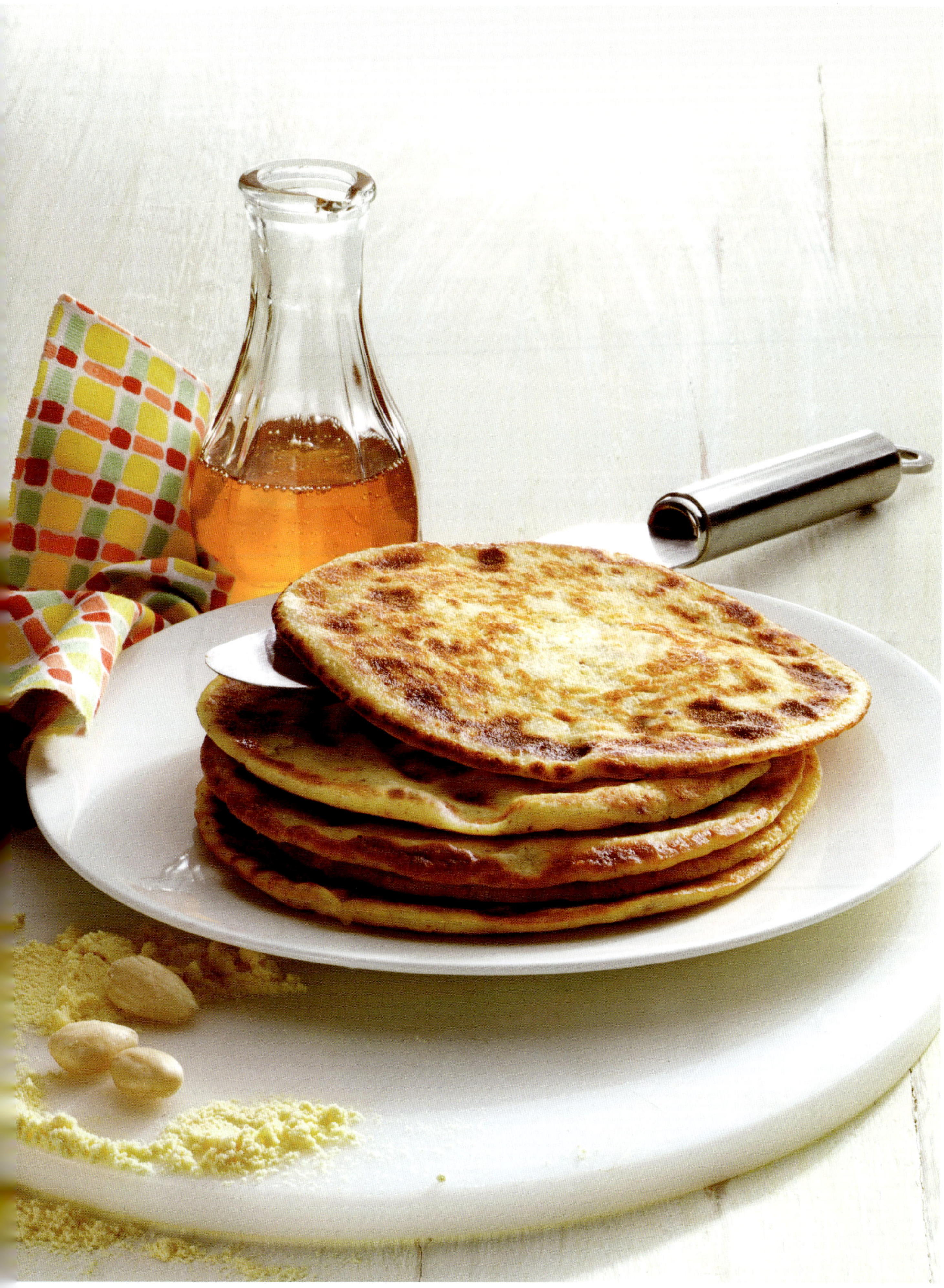

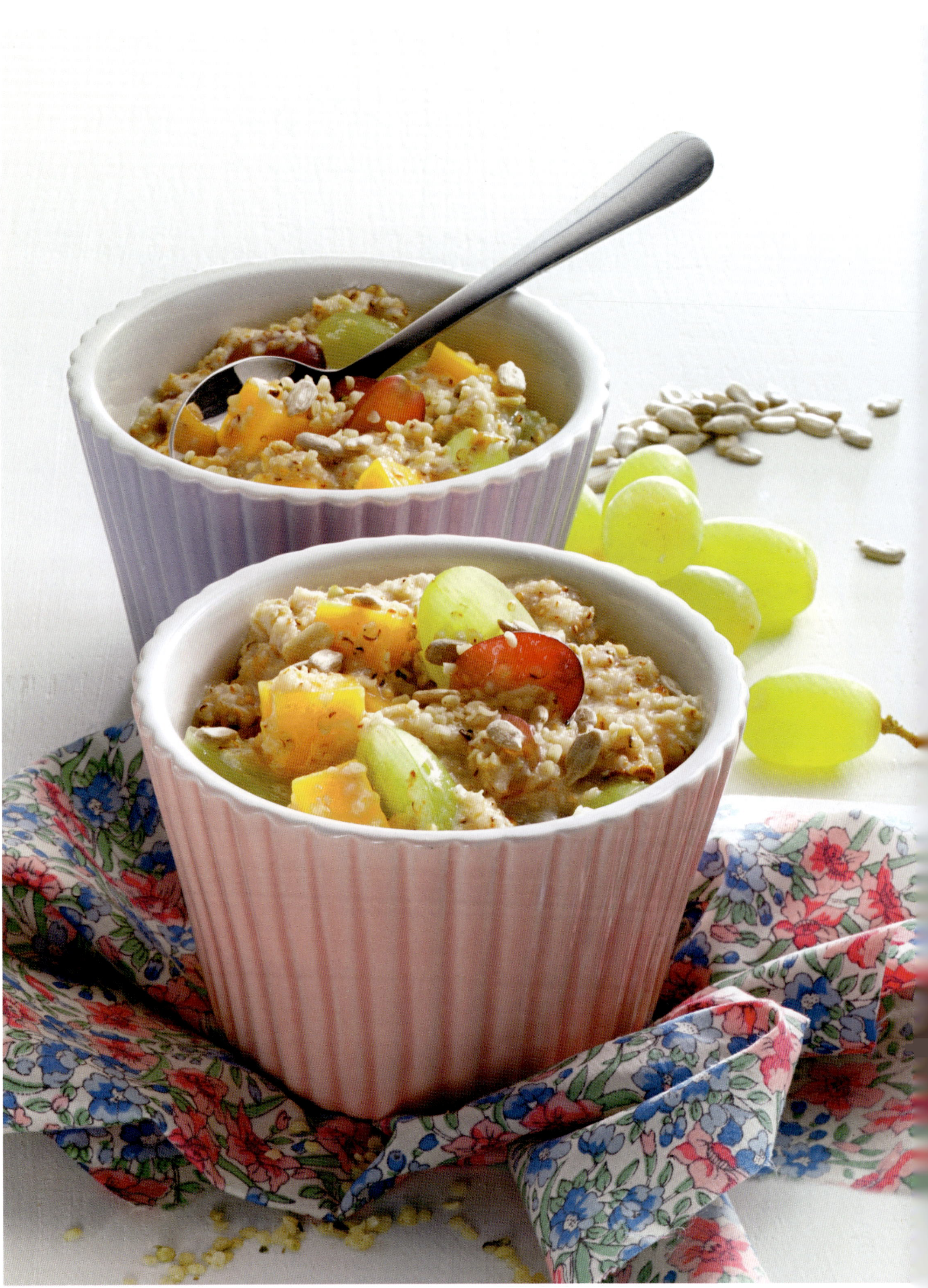

Amaranth-Müsli mit Weintrauben

Genießen Sie die geballte Nährkraft der kleinen Körnchen aus den Anden zusammen mit frischen Weintrauben. Letztere sind durch ihren Zuckergehalt wahre Muntermacher, und der in ihnen enthaltene Farbstoff fördert die Gefäßdurchblutung.

Für 2 Portionen

- 30 g Amaranth (gepufft oder als Flocken)
- 30 g Haferflocken (Großblatt)
- 200 ml Mandel- oder Kokosmilch
- je 100 g helle und dunkle Weintrauben
- 1 Mango oder 1 Birne
- 1 kleine Orange
- 2 EL Sonnenblumenkerne
- 1 EL geschälte Hanfsamen

Zubereitungszeit

15 Minuten

Nährwerte pro Portion

410 kcal; 11 g Eiweiß; 61 g Kohlenhydrate; 13 g Fett; 5,5 g Ballaststoffe

Tipp

Sie können auch Reis-, Dinkel- oder Mehrkornflocken statt der Haferflocken verwenden und Kuh- oder Sojamilch anstelle von Mandel- oder Kokosmilch.

1. Den Amaranth und die Haferflocken in einer beschichteten Pfanne ohne Fett bei mittlerer Hitze kurz rösten. In eine Schüssel umfüllen, mit der Milch übergießen und quellen lassen.

2. Inzwischen die Trauben waschen, halbieren und gegebenenfalls entkernen. Die Mango schälen und das Fruchtfleisch mit einem scharfen Messer vom Stein schneiden. Das Fruchtfleisch würfeln. Die Orange halbieren und den Saft auspressen.

3. Die Trauben, die Mangowürfel und den Orangensaft zur Getreide-Milch-Mischung in die Schüssel geben.

4. Das Amaranth-Müsli auf zwei Frühstücksschalen verteilen. Mit den Sonnenblumenkernen und den Hanfsamen bestreuen und servieren.

GEWUSST WIE Das Fruchtfleisch von Mangos lässt sich mit der Igel-Methode schnell würfeln. Dafür von jeder Seite des Steins eine Fruchthälfte abschneiden. Das Fruchtfleisch in der Schale längs und quer einschneiden, die Schale nach innen stülpen und die Fruchtwürfel abschneiden.

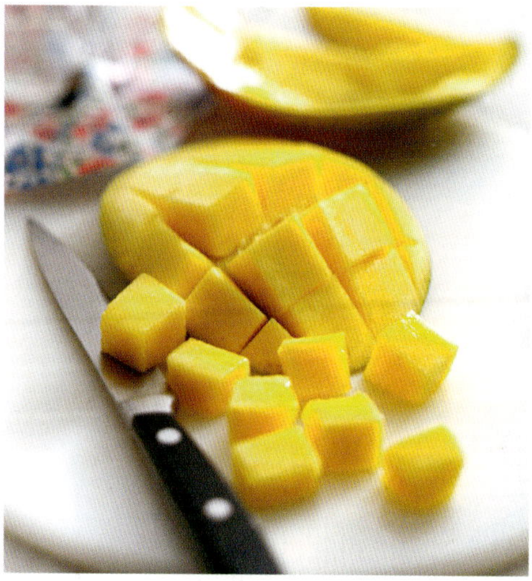

DAS WUNDERKORN DER INKA Amaranth ist ein wahres Vitalstoffpaket, das Menschen reiferen Alters besonders gut tut. Die glutenfreien Amaranthkörner liefern nicht nur wertvolle Linolsäure für die Regulierung des Cholesterinspiegels, sondern auch essenzielle Aminosäuren sowie Kalzium, Eisen, Zink und Magnesium, zudem Lecithin, das für Nerven und Gehirn förderlich ist.

Buttermilchdrink mit Birnen

So leicht kann ein natürliches Energiegetränk sein! Die Buttermilch ist sehr gut bekömmlich, Bananen und Birnen liefern zusammen eine ideale Nährstoffkombination – das beste Fast Food, das sich die Natur ausgedacht hat.

Für 2 Portionen

- 1 reife Banane
- 2 reife Birnen
- 1 Vanilleschote oder ½ TL gemahlene Vanille
- 1 EL Orangensaft
- 1 EL Birnendicksaft
- 200 g Buttermilch
- ¼ TL gemahlener Zimt
- 150 ml Mineralwasser (ohne Kohlensäure)

Zubereitungszeit

10 Minuten

Nährwerte pro Portion

170 kcal; 5 g Eiweiß; 35 g Kohlenhydrate; 1 g Fett; 5 g Ballaststoffe

1. Die Banane schälen und klein schneiden. Die Birnen schälen, vierteln und entkernen. Zwei Birnenviertel für die Dekoration beiseitelegen, die übrigen klein schneiden.

2. Falls eine Vanilleschote verwendet wird, diese längs halbieren und das Mark mit einem spitzen Messer herauskratzen.

3. Die Bananen- und Birnenstücke, das Vanillemark bzw. die gemahlene Vanille, den Orangensaft, den Birnendicksaft, die Buttermilch und eine Messerspitze Zimt in einen hohen Rührbecher oder in den Mixer geben. Alles mit dem Stabmixer bzw. im Mixer fein pürieren.

4. Das Mineralwasser vorsichtig unter die Mischung rühren und den Drink in zwei Gläser füllen. Jede Portion mit einem Birnenviertel garnieren, mit dem restlichen Zimt bestreuen und servieren.

GESUNDBRUNNEN Buttermilch wirkt probiotisch und verdauungsfördernd. Sie spendet außerdem reichlich Eiweiß, Vitamin B_{12} für das Zellwachstum, Kalium für die Herzgesundheit sowie Lecithin für Nerven und Gedächtnis.

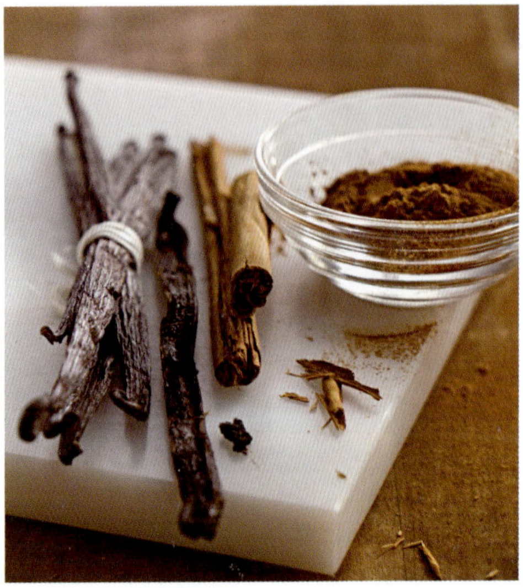

GEWUSST WIE Verwenden Sie möglichst Ceylon-Zimt (Kaneel), der im Gegensatz zu Cassia-Zimt wenig leberbelastendes Cumarin enthält.

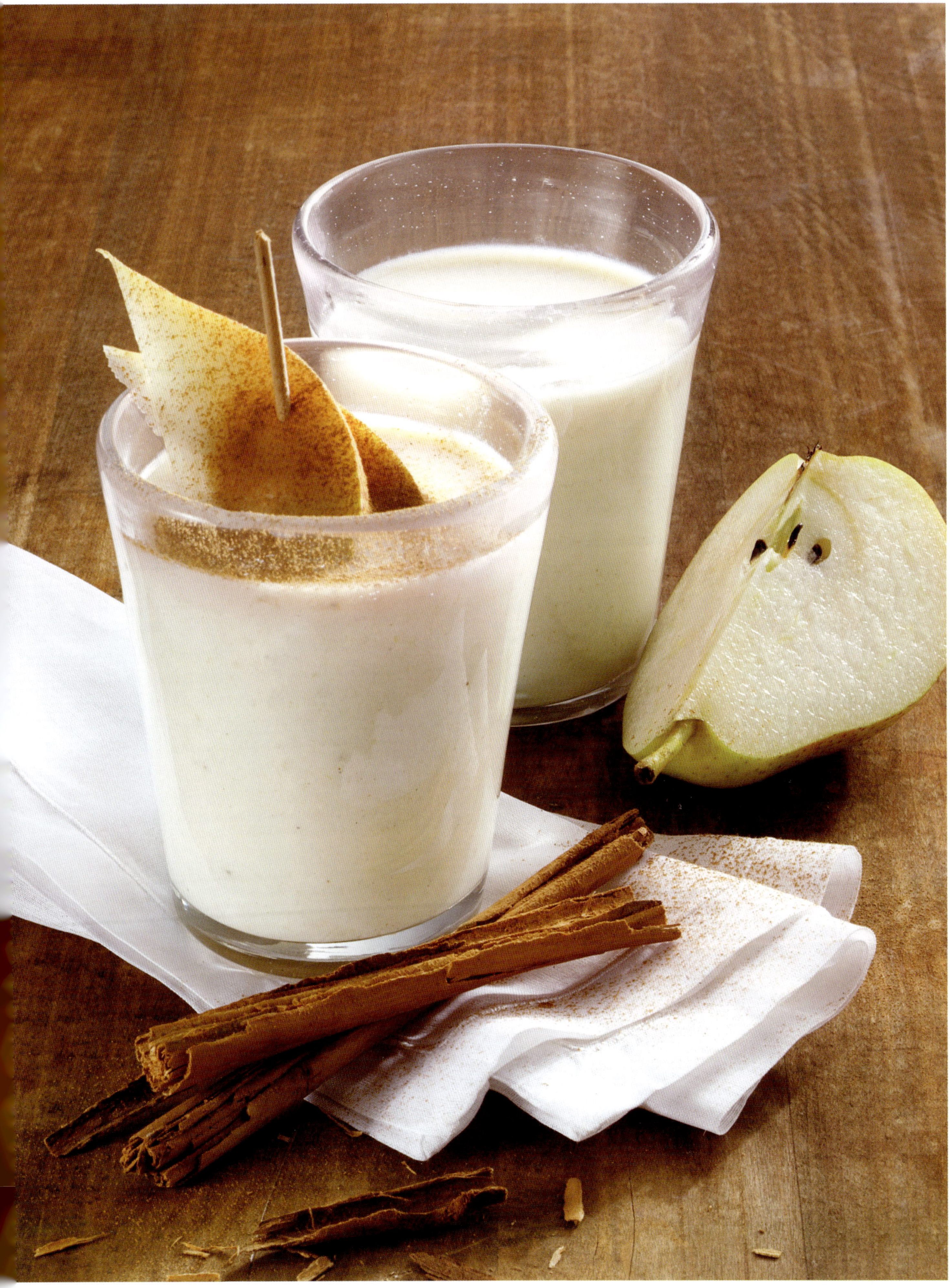

Hirsebrei mit Trockenobst-Kompott

Mit dieser schmackhaften Morgenmahlzeit beugen Sie jedem Leistungstief vor. Komplexe Kohlenhydrate und verdauungsfördernde Ballaststoffe aus den Trockenfrüchten sowie Eisen aus der Hirse sichern lang anhaltende Energie.

Für 2 Portionen

- je 4 getrocknete Aprikosen und Pflaumen (ohne Stein)
- 1 Tasse Speisehirse (120 g)
- ½ TL gemahlener Kardamom
- 1 TL Vanillezucker

Zubereitungszeit

40 MInuten plus einweichen über Nacht

Nährwerte pro Portion

270 kcal; 7 g Eiweiß;
54 g Kohlenhydrate; 2,5 g Fett;
4,5 g Ballaststoffe

Tipp

Um Trockenfrüchte vor dem Verderb zu schützen und die Farbe zu erhalten, werden sie oft geschwefelt. Falls Sie auf Schwefeldioxid empfindlich reagieren, sollten Sie ungeschwefeltes Trockenobst verwenden.

GOLDENE KÖRNCHEN Hirse, das kugelige Spelzgetreide, liefert alle essenziellen Aminosäuren und enthält viel Silizium (Kieselsäure), das die körpereigene Produktion von Kollagen unterstützt und deshalb für die Gesundheit von Haaren, Haut, Zähnen, Augen und Nägeln wichtig ist. Die perfekte Zusammensetzung aus Eisen, Magnesium, B-Vitaminen und langsam verfügbaren Kohlenhydraten macht Hirse zur optimalen Ernährung nicht nur von Sportlern, sondern vor allem auch von Menschen im fortgeschrittenen Lebensalter.

1. Das Trockenobst in kleine Stücke schneiden. In eine Schüssel geben, mit 250 ml Wasser bedecken und über Nacht einweichen (siehe unten).

2. Am nächsten Morgen die Hirse in einem Sieb abspülen, in einen Topf geben und mit 300 ml Wasser einmal aufkochen lassen. Die Herdplatte ausschalten bzw. die Hitze auf die kleinstmöglichste Stufe stellen und die Hirse etwa 30 Minuten zugedeckt quellen lassen.

3. Inzwischen das Trockenobst samt Einweichwasser in einen Topf geben, mit Kardamom würzen und etwa 10 Minuten bei mittlerer Hitze zugedeckt köcheln lassen. Vom Herd nehmen und abkühlen lassen.

4. Die gekochte Hirse auf zwei Müslischalen verteilen. Jeweils die Hälfte des Aprikosen-Pflaumen-Kompotts untermischen. Mit Vanillezucker bestreuen und noch warm servieren.

GEWUSST WIE Damit das Trockenobst weich und saftig wird, muss es über Nacht in Wasser einweichen. Nehmen Sie nur so viel Wasser, dass die oben liegenden Früchte nicht ganz davon bedeckt sind.

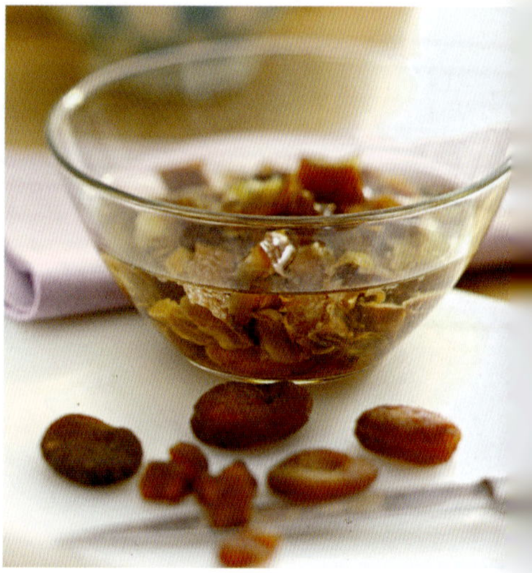

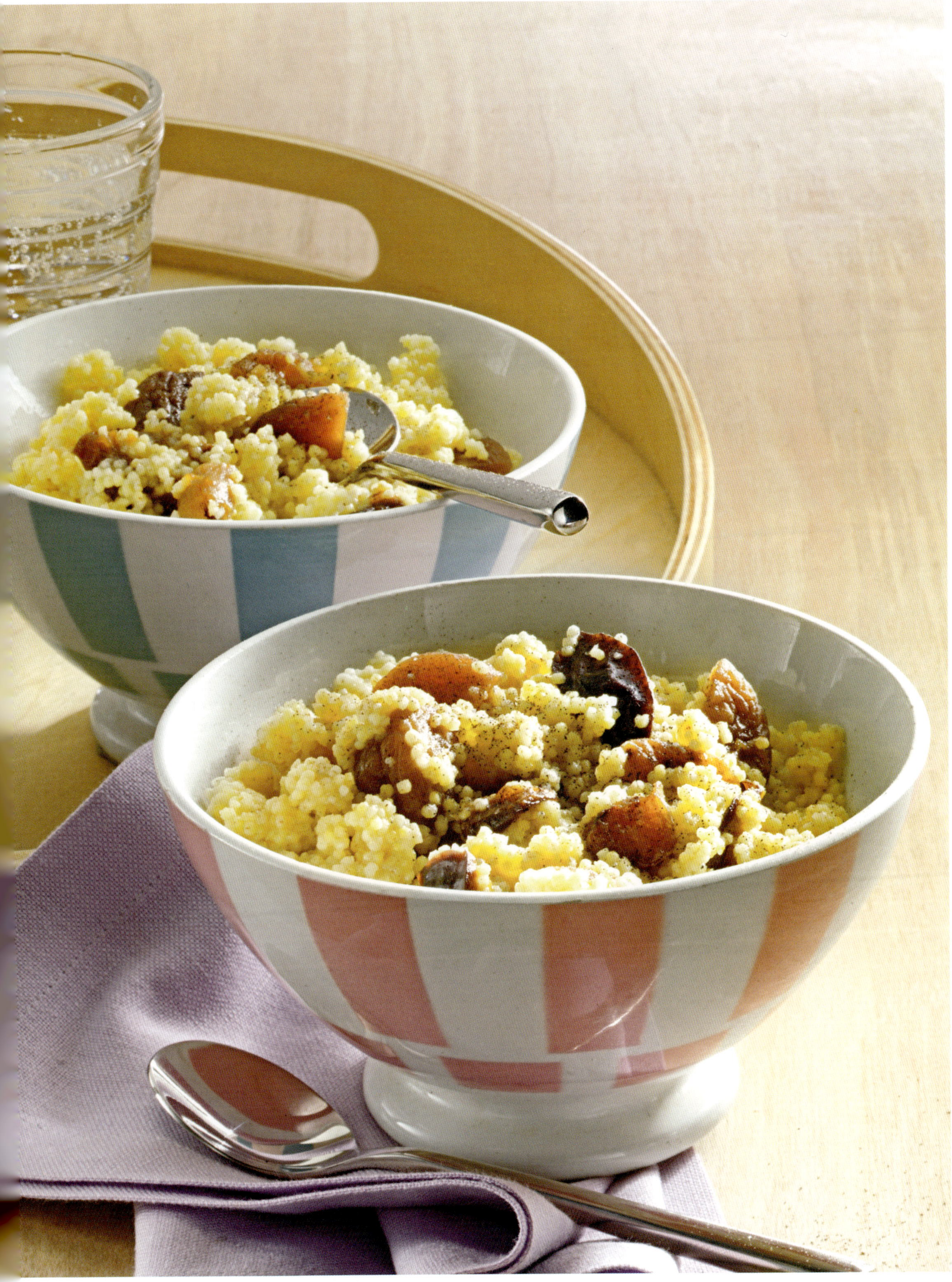

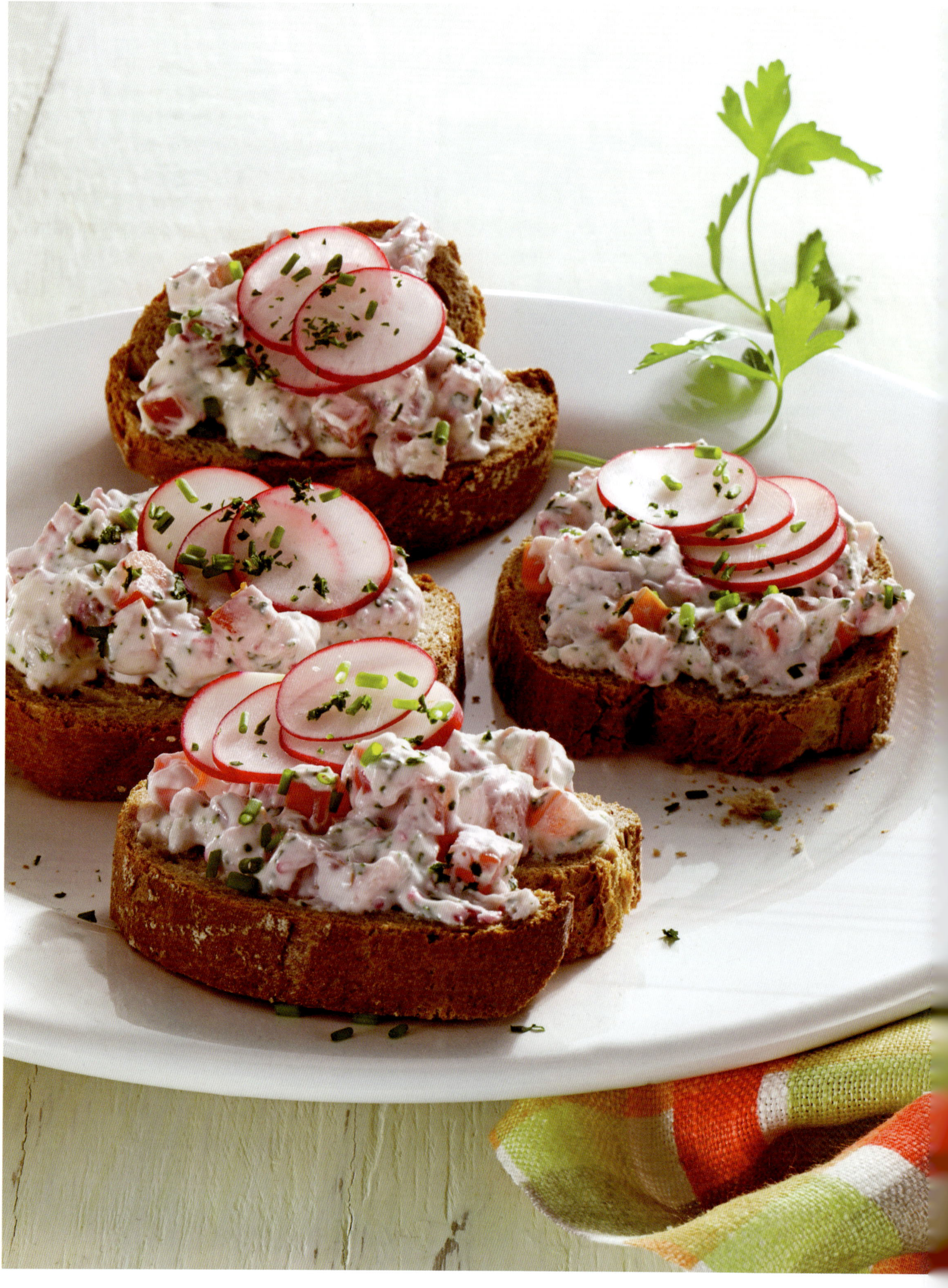

Radieschenquark mit Vollkornbaguette

Wer könnte dieser frischen und farbenfrohen Kombination widerstehen? Senföle und Saponine aus den Radieschen und dem Schnittlauch wirken wie ein innerer Frühjahrsputz auf Ihren Körper und stärken gleichzeitig Ihr Immunsystem.

Für 2 Portionen

- 2 kleine Tomaten
- 6 Radieschen
- 4 Halme Schnittlauch
- 4 Stängel Petersilie
- 100 g Magerquark
- 2–3 EL kohlensäurehaltiges Mineralwasser
- Salz
- Pfeffer aus der Mühle
- 1–2 TL Dijonsenf
- 4–6 Scheiben Vollkornbaguette

Zubereitungszeit

20 Minuten

Nährwerte pro Portion

200 kcal; 14 g Eiweiß;
32 g Kohlenhydrate; 1,5 g Fett;
7 g Ballaststoffe

Tipp

Falls die Radieschen welk geworden sind, geben Sie sie ins Eisbad, damit sie wieder knackig werden.

1. Die Tomaten waschen, vierteln und nach Belieben entkernen. Das Fruchtfleisch in kleine Würfel schneiden. Die Radieschen putzen und waschen. Die Hälfte der Radieschen auf der Gemüsereibe fein raspeln, die übrigen mit einem Messer in feine Scheiben schneiden.

2. Schnittlauch und Petersilie waschen und trocken schwenken. Den Schnittlauch in Röllchen schneiden. Von der Petersilie die groben Stängel entfernen, dann das Kraut fein hacken.

3. In einer kleinen Schüssel den Quark mit dem Mineralwasser glatt rühren. Die Tomatenwürfel und die Radieschenraspel untermischen. Die Hälfte der Kräuter ebenfalls unterrühren. Den Quark mit Salz, Pfeffer und Senf würzen und abschmecken.

4. Den Quark auf den Brotscheiben verteilen und mit den Radieschenscheiben belegen. Mit den restlichen Kräutern bestreuen und servieren.

GEWUSST WIE Den Schnittlauch am besten nach dem Waschen mit der Küchenschere in sehr kleine Röllchen schneiden. Dadurch wird eine Menge ätherischer Öle freigesetzt.

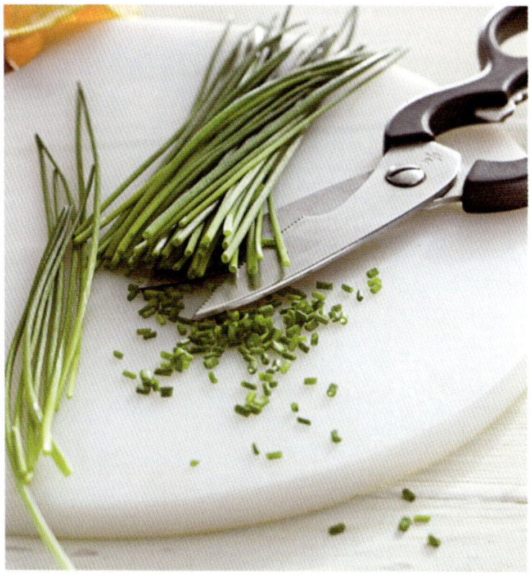

AUSSEN ROT, INNEN SCHARF Wie der verwandte Rettich fördern Radieschen den Appetit, unterstützen den Gallenfluss und entlasten so die Leber. Senföle sind für den typisch scharfen Geschmack verantwortlich und helfen bei der Abwehr von Viren und Bakterien. Durch das Zusammenspiel von Vitamin C, Eisen und Kalzium beugen die kleinen Knollen Blutarmut und Osteoporose vor.

Walnussbrötchen mit Banane

Sollte Ihre Gemütsverfassung mal ein wenig eingetrübt sein, könnte dieses gehaltvolle Gebäck helfen. B-Vitamine und Folsäure aus den Nüssen stärken Ihre Psyche, und die Banane macht Sie dank verschiedener Inhaltsstoffe schnell glücklich.

Für 8–10 Brötchen

- 200 g körniger Frischkäse
- 40 g Rohrohrzucker
- 2 Eier
- 1 große Banane
- 30 g gehackte Walnusskerne
- 120 g Dinkelmehl (Type 630) oder Weizenmehl (Type 550)
- 40 g gemahlene Walnusskerne
- ½ TL Salz
- 2 TL Backpulver
- 50 g Haferflocken (Kleinblatt)
- 8–10 Walnusskernhälften
- Butter zum Bestreichen (nach Belieben)

Zubereitungszeit

20 Minuten vorbereiten plus 40–50 Minuten backen

Nährwerte pro Stück (bei 8)

240 kcal; 9 g Eiweiß; 25 g Kohlenhydrate; 11 g Fett; 2 g Ballaststoffe

1. Den Backofen auf 180 °C vorheizen. Falls nötig, den Frischkäse in einem Sieb abtropfen lassen. Den Frischkäse mit dem Zucker in einem Rührbecher mit dem Stabmixer glatt pürieren, dann die Eier nacheinander hinzufügen und unterrühren.

2. Die Banane schälen, zerkleinern und in einer kleinen Schüssel mit der Gabel zerdrücken. Die gehackten Walnüsse unter das Bananenmus mischen.

3. In einer großen Schüssel das Mehl mit den gemahlenen Nüssen, dem Salz, dem Backpulver und der Hälfte der Haferflocken vermischen. Zuerst die Frischkäsecreme unterrühren, dann die Bananen-Nuss-Mischung dazugeben.

4. Die restlichen Haferflocken (25 g) auf einen Teller oder die Arbeitsplatte streuen. Aus dem Teig 10 kleine oder 8 größere Brötchen formen. Jedes Brötchen in den Haferflocken wälzen, um sie damit zu bedecken. Auf jedes Brötchen mittig eine Walnusskernhälfte setzen.

5. Ein Backblech mit Backpapier belegen. Die Brötchen daraufgeben und im heißen Ofen (Mitte) in 40–50 Minuten goldbraun backen. Vor dem Herausnehmen mit einem Stäbchen prüfen, ob die Brötchen gar sind.

6. Die Brötchen aus dem Ofen nehmen und auf einem Kuchengitter kurz abkühlen lassen. Aufschneiden; nach Belieben noch warm mit Butter bestreichen und servieren.

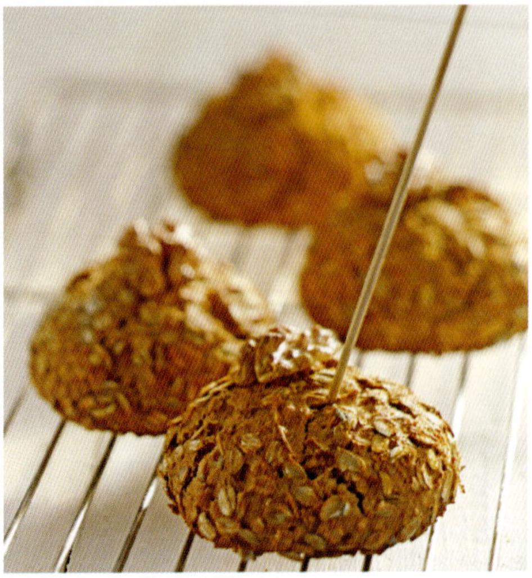

GEWUSST WIE Mit einer Garprobe lässt sich leicht prüfen, ob die Brötchen durchgebacken sind: ein Stäbchen in die Mitte eines Brötchens stechen und wieder herausziehen. Haftet am Stäbchen kein Teig, sind die Brötchen gar.

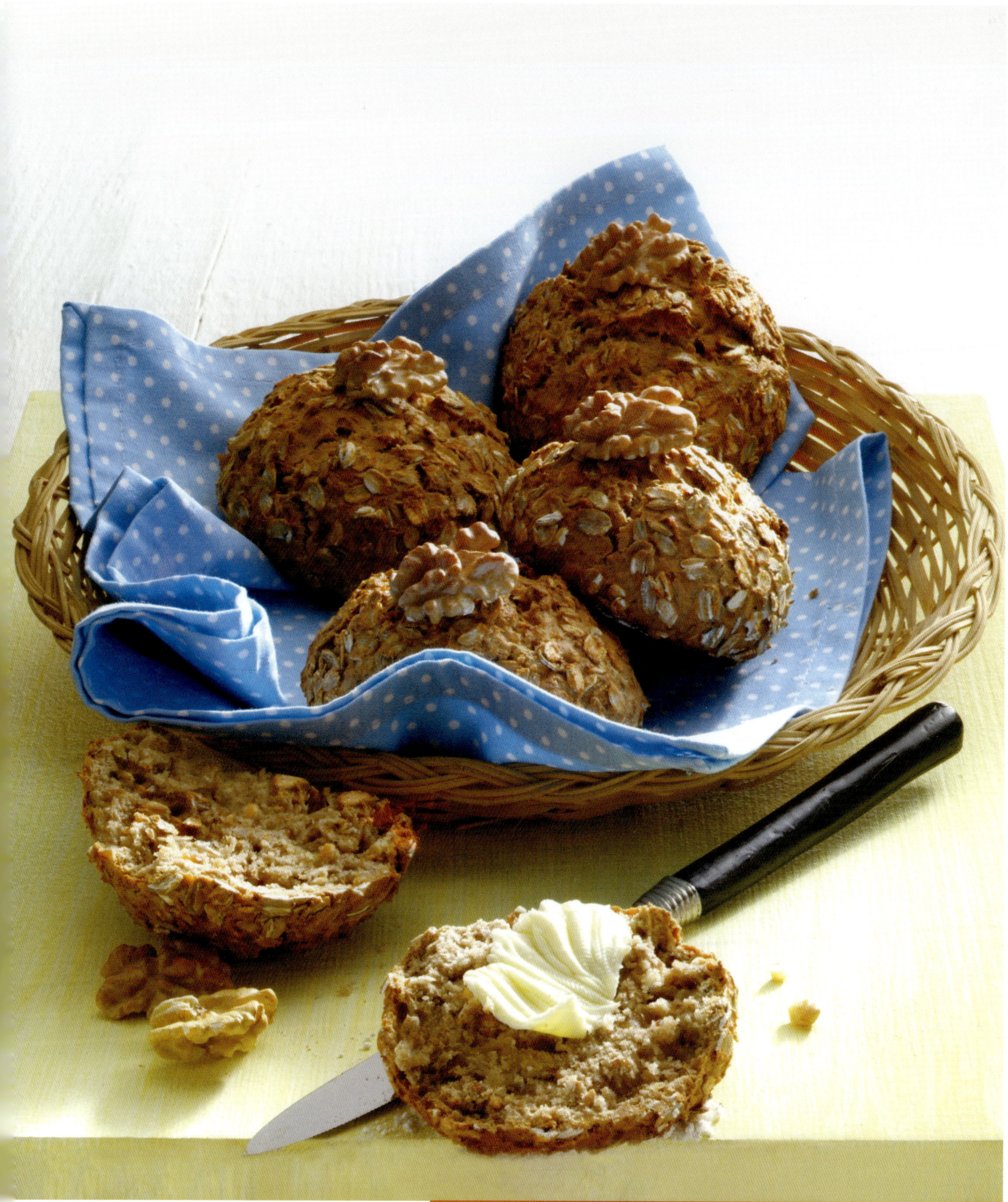

KNACKIGE SCHUTZTRUPPE Walnüsse können dank ihrer gesunden Fettsäuren und weiterer Bioaktivstoffe u. a. das metabolische Syndrom (erhöhte Blutfette, hoher Blutzucker, Bluthochdruck, Übergewicht) positiv beeinflussen sowie den geistigen und motorischen Leistungsabfall im Alter umkehren.

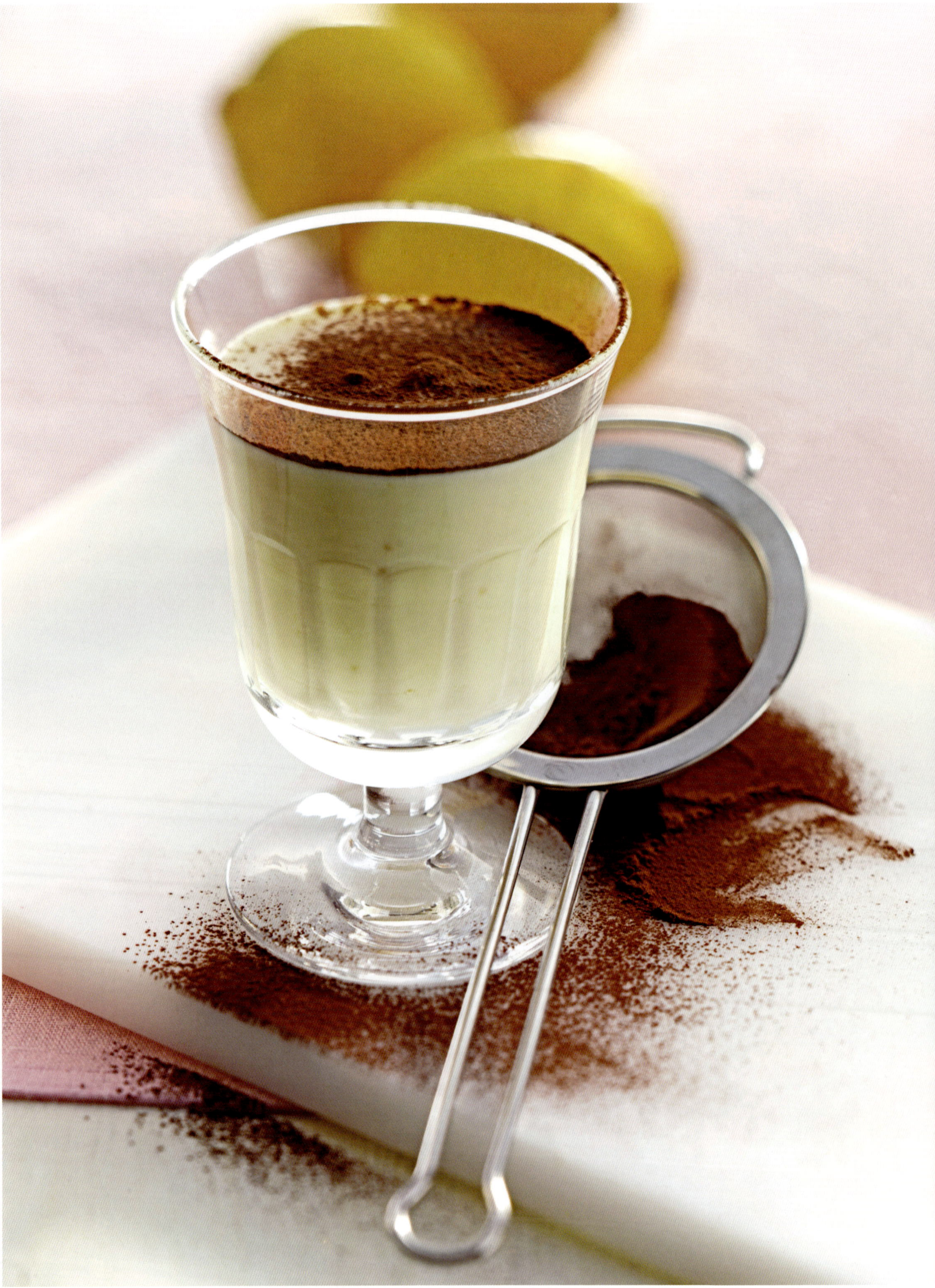

Zitronencreme mit Kakao

Diese Köstlichkeit ist das ideale Sommerfrühstück: Die Frische der Zitronen mit ihrem hohen Vitamin-C-Gehalt sowie stimulierende Alkaloide aus dem Kakao werden Sie so beflügeln, dass Sie fit sind für alle Aktivitäten des Tages.

Für 2 Portionen

- 1 unbehandelte Zitrone
- 2 Eier
- 250 g Speisequark (20 %)
- 1½ EL Hanf- oder Leinöl
- 2 EL geschälte Hanfsamen
- 1 EL Agavensirup
- 1 EL Kakaopulver

Zubereitungszeit

15 Minuten vorbereiten
plus 15 Minuten kühlen

Nährwerte pro Portion

365 kcal; 25 g Eiweiß;
10 g Kohlenhydrate; 25 g Fett;
2,2 g Ballaststoffe

Tipp

Eine nussige Geschmacksnote erhalten Hanfsamen, wenn man sie in einer beschichteten Pfanne ohne Fett kurz röstet.

1. Die Zitrone heiß waschen und trocken tupfen. Die Schale abreiben, dann die Zitrone halbieren und den Saft auspressen. Die Eier trennen.

2. In einer Schüssel den Quark mit den Eigelben, dem Öl und dem Zitronensaft glatt rühren. Die abgeriebene Zitronenschale und die Hanfsamen untermischen, dann die Quarkcreme mit Agavensirup süßen.

3. Die Eiweiße mit den Quirlen des Handrührgeräts steif schlagen und den Eischnee unter die Zitronencreme heben. Die Zitronencreme in eine gefrierfeste Form füllen und für etwa 15 Minuten in das Tiefkühlgerät stellen.

4. Die angefrorene Zitronencreme mit dem Handrührgerät noch einmal durchrühren. Auf zwei Schälchen verteilen, mit dem Kakaopulver bestäuben und sofort servieren.

GEWUSST WIE Mehr Saft erhalten Sie aus Zitronen, wenn Sie die Früchte ein paar Tage bei etwa 10 °C lagern und vor dem Auspressen kräftig auf der Arbeitsplatte hin- und herrollen.

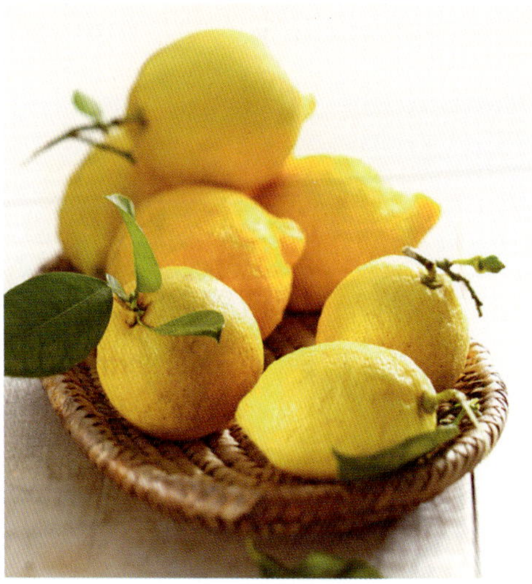

SAUER MACHT LUSTIG In Zitronen stecken neben reichlich Vitamin C, das Infektionskrankheiten vorbeugt, weitere Bioaktivstoffe wie z. B. das ätherische Öl Limonen. Dieser sekundäre Pflanzenstoff erhöht in der Leber die Aktivität derjenigen Entgiftungsenzyme, die eine Krebsentstehung unterbinden können.

Roastbeefbrot mit frischer Mayonnaise

Wer ein pikantes Frühstück liebt, der ist hier gut bedient. Die Mayonnaise ist schnell geschlagen und verziert das zarte Rindfleisch, das unter anderem mit nervenstärkenden B-Vitaminen versorgt. Die Gürkchen runden den Geschmack delikat ab.

Für 2 Portionen

- 1–2 Eigelb
- 1 TL milder Senf
- Salz
- Pfeffer aus der Mühle
- Zucker
- 2–3 EL Olivenöl
- 120 g Roastbeef, in dünne Scheiben geschnitten
- 4 Cornichons
- 2 Zweige Dill
- 2 Scheiben Buchweizen- oder Sesambrot
- 2 TL Butter

Zubereitungszeit

10 Minuten

Nährwerte pro Portion

400 kcal; 23 g Eiweiß; 15 g Kohlenhydrate; 28 g Fett; 3,5 g Ballaststoffe

Tipp

Das Fleisch von Rindern aus Weidehaltung schmeckt nicht nur besser, sondern enthält auch mehr wertvolle CLA (siehe Kasten) als das von Tieren aus Stallhaltung.

1. Für die Mayonnaise die Eigelbe mit Senf, Salz, Pfeffer und 1 Prise Zucker mit einem kleinen Schneebesen oder mit dem elektrischen Handrührgerät cremig schlagen. Das Öl unter Rühren dazuträufeln, bis die Mayonnaise die gewünschte Konsistenz hat.

2. Die Roastbeefscheiben auf zwei Teller verteilen und dekorativ mit der Mayonnaise beträufeln.

3. Die Cornichons abtropfen lassen, längs in dünne Streifen schneiden und das Roastbeef damit garnieren.

4. Den Dill waschen, trocken schwenken, die Spitzen fein hacken und über das Roastbeef und die Cornichons streuen.

5. Die Brotscheiben mit je 1 TL Butter bestreichen und zum Roastbeef auf den Teller legen.

GEWUSST WIE Das Olivenöl unter ständigem Schlagen zu den anderen Mayonnaisezutaten träufeln. Damit die Mayonnaise nicht gerinnt, sollten alle Zutaten möglichst Raumtemperatur haben.

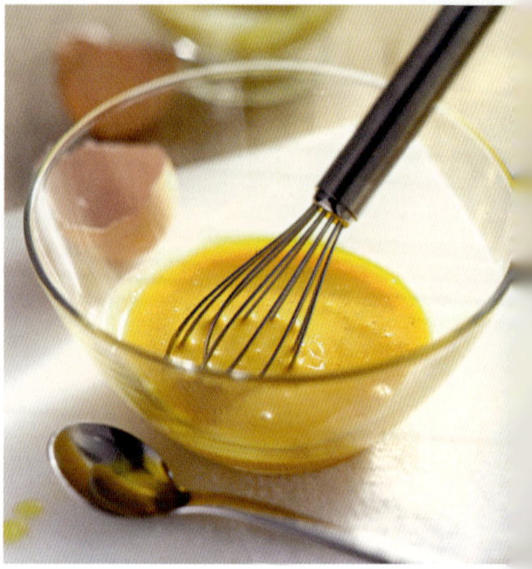

HERZHAFTER STRESSKILLER Das dunkelrote Rindfleisch stellt eine sehr gute Eiweißquelle dar. Außerdem ist es eisen- und zinkreich. Eisen verhilft zu mehr körperlicher und geistiger Kraft, und Zink steuert die Enzymbildung im Körper. Besonders der Gehalt an konjugierter Linolsäure (CLA), einer ungesättigten Fettsäure, trägt dazu bei, dass Rindfleisch vor Arterienverkalkung, Herz-Kreislauf-Erkrankungen und sogar vor Tumoren schützen kann.

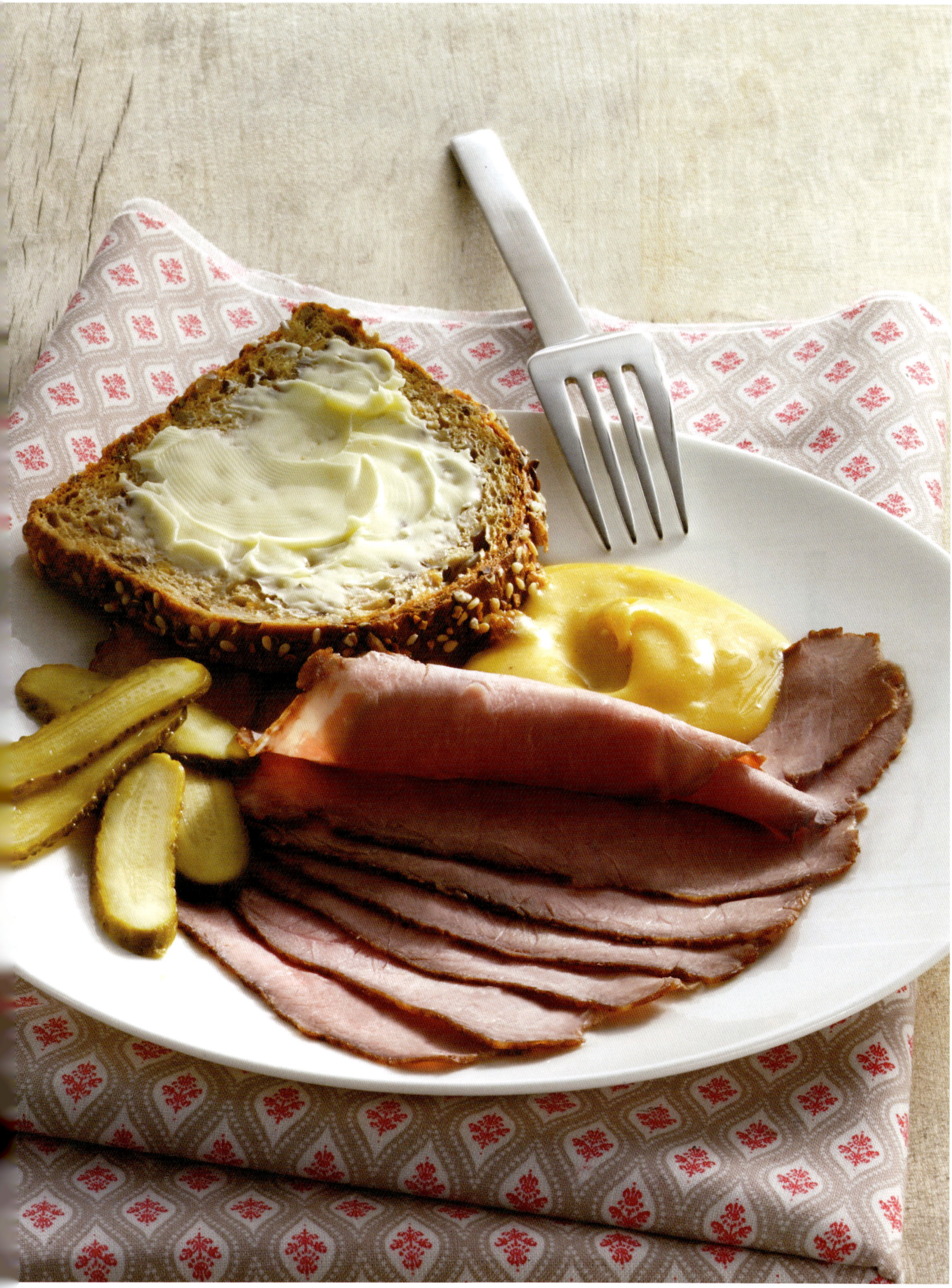

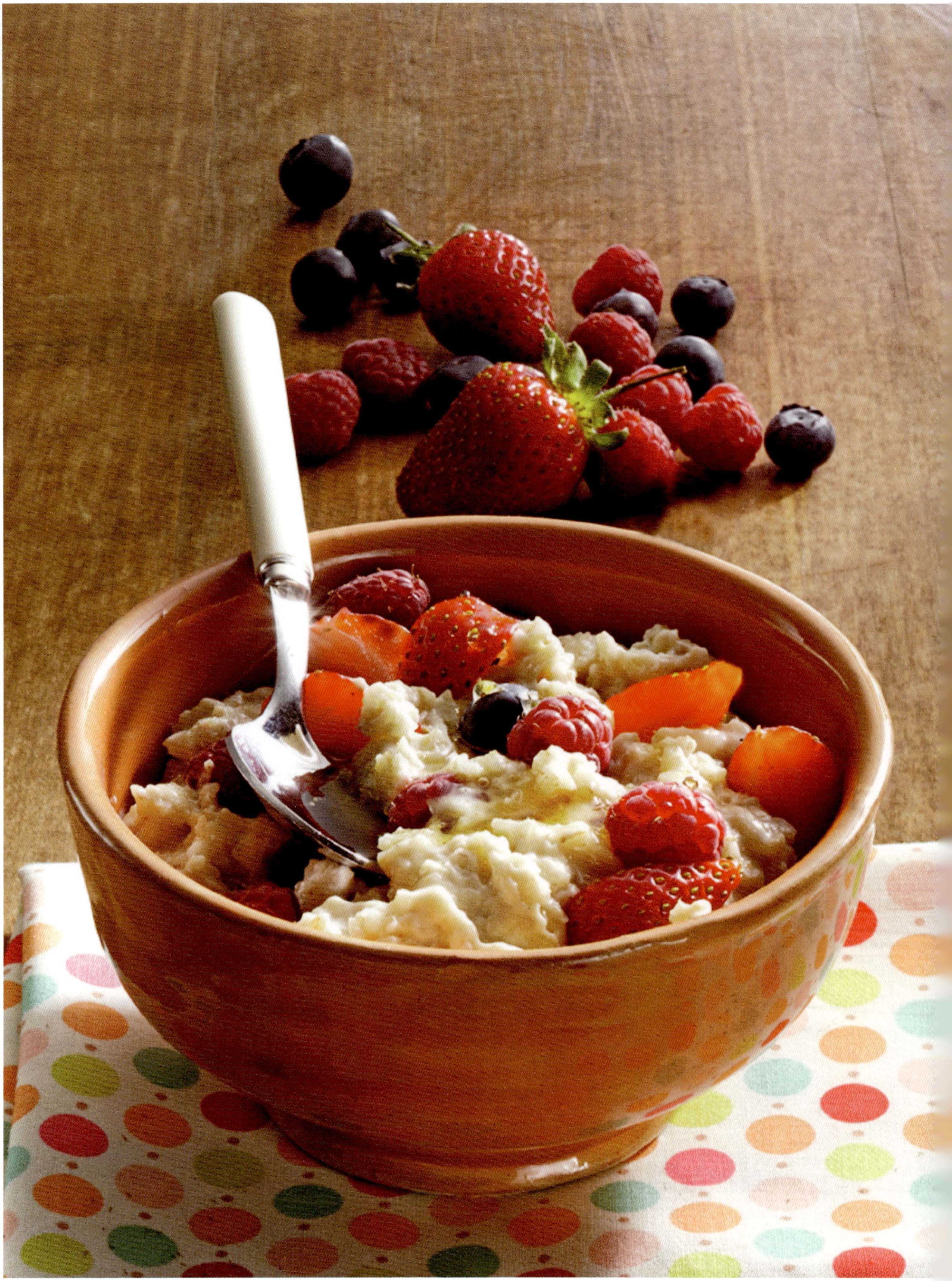

Porridge mit Milch und Honig

Mit dieser Mahlzeit den Morgen zu begrüßen ist das reinste Vergnügen. Ihre Laune wird sich sofort heben, und Sie werden sich stark und tatkräftig fühlen. Der gekochte Haferbrei streichelt Ihren Magen, Milch und Honig verwöhnen Ihren Gaumen.

Für 2 Portionen

- 1 Tasse (150 ml) Milch, mehr zum Beträufeln (nach Belieben)
- 1 Tasse (50 g) Haferflocken (Kleinblatt)
- 1 Prise Salz
- 150 g Beeren (nach Saison und Geschmack)
- 2 TL Honig

Zubereitungszeit

15 Minuten

Nährwerte pro Portion

210 kcal; 6 g Eiweiß;
35 g Kohlenhydrate; 4,5 g Fett;
2 g Ballaststoffe

Alternative

Sie können auch Bananenscheiben unter den Porridge heben und gemahlene Nüsse oder Zucker und Zimt daraufstreuen.

1. Die Milch mit 1 Tasse (150 ml) Wasser in einem kleinen Topf bei mittlerer Hitze zum Kochen bringen. Die Haferflocken hinzufügen; zugedeckt etwa 10 Minuten bei schwacher Hitze köcheln lassen. Dabei immer wieder umrühren und aufpassen, dass der Brei nicht überkocht.

2. Das Salz hinzufügen und den Porridge noch ein wenig weiterköcheln lassen, bis er breiartig ist. Zwischendurch immer wieder umrühren. Anschließend Himbeeren, Erdbeeren, Brombeeren oder andere Beeren nach Saison und Geschmack unter den Porridge heben.

3. Den Porridge auf zwei Müslischalen verteilen. Mit 1 EL Milch (nach Belieben) und dann mit Honig beträufeln.

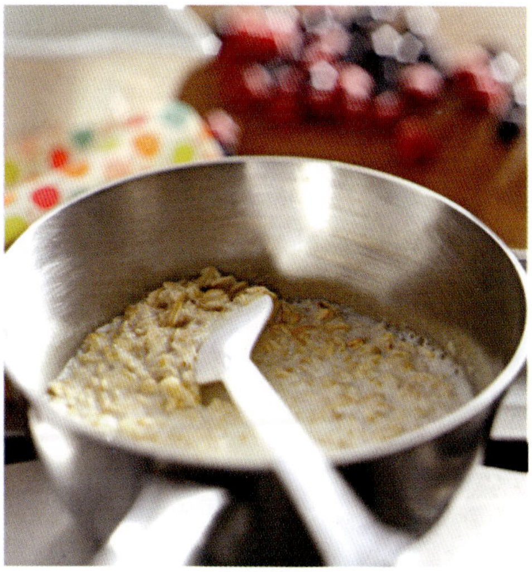

GEWUSST WIE Falls der Porridge etwas zu trocken geworden ist, ein wenig Wasser oder Milch dazugeben und den Porridge weiter bei schwacher Hitze unter Rühren köcheln lassen. Die Hitze nicht erhöhen, sonst könnte der Brei schnell anbrennen.

ENERGIESPENDER NUMMER EINS Hafer, das proteinreiche Getreide, gilt mit seinen mehrfach ungesättigten Fettsäuren, den B-Vitaminen und vielen Mineralstoffen als Stärkungsmittel; er beruhigt die Nerven, schützt die Magenschleimhaut und beugt Arterienverkalkung vor.

Schinken-Käse-Sandwich mit Sesam

Lust auf ein Power-Frühstück? Hier kommt es mit eiweißreichem Belag und kalzium- und magnesiumhaltiger Sesamkruste, über die sich Herz und Knochen besonders freuen, weil auch noch Vitamin C aus Tomaten und Gurken mit dabei ist.

Für 2 Portionen

- 4 Scheiben Mehrkorntoast
- 4 Scheiben Greyerzer oder Gouda
- 2 Scheiben gekochter Schinken
- 2 Eier
- 2 EL Sesamsamen
- ¼ TL Paprikapulver
- frisch geriebene Muskatnuss
- Salz
- Pfeffer aus der Mühle
- ½ unbehandelte Salatgurke
- 4 Cocktailtomaten
- 2 EL Butter oder Bio-Kokosnussöl

Zubereitungszeit

30 Minuten

Nährwerte pro Portion

560 kcal; 31 g Eiweiß; 25 g Kohlenhydrate; 37 g Fett; 6 g Ballaststoffe

Alternative

Statt Schinken können Sie geräucherte Putenbrust oder Salami nehmen.

1. Zwei Toastscheiben jeweils zuerst mit einer Scheibe Käse, dann mit einer Scheibe Schinken belegen, darauf wieder eine Scheibe Käse geben. Mit den übrigen zwei Toastbrotscheiben bedecken. (Falls die Sandwiches nicht gut zusammenhalten, die Toastbrotscheiben mit etwas Butter bestreichen, dann belegen und zusammensetzen.)

2. Die Eier in einer flachen Schüssel mit einer Gabel verquirlen. Mit Sesamsamen, Paprikapulver, Muskat, Salz und Pfeffer würzen. Die Sandwiches auf beiden Seiten durch das verquirlte Ei ziehen.

3. Die Gurke putzen und gründlich waschen, dann halbieren und die Hälften in Scheiben schneiden. Die Cocktailtomaten waschen, trocken tupfen und halbieren.

4. Die Butter oder das Kokosnussöl in einer Pfanne bei mittlerer Hitze erwärmen. Die Sandwiches nacheinander im nicht zu heißen Fett auf jeder Seite in etwa 4 Minuten goldgelb braten, bis der Käse geschmolzen ist.

5. Herausnehmen, auf Küchenpapier abtropfen lassen und jeweils in zwei Dreiecke schneiden. Je zwei Sandwich-Ecken auf einen vorgewärmten Teller setzen. Mit den Gurkenscheiben und den halbierten Tomaten garnieren und servieren.

GEWUSST WIE Die Sandwiches im verquirlten und gewürzten Ei-Sesam-Gemisch wenden, bis sie sich gut vollgesaugt haben.

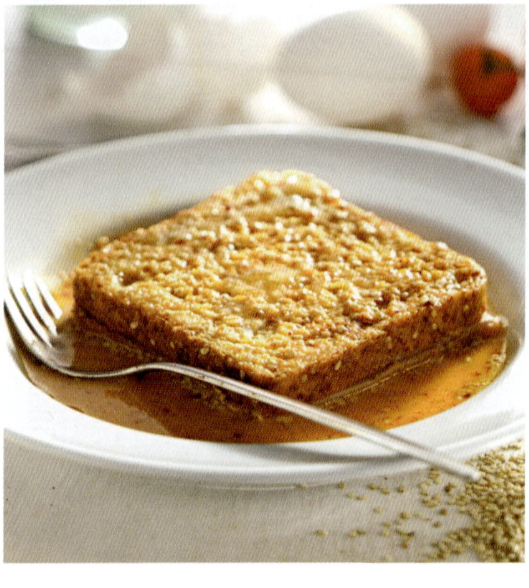

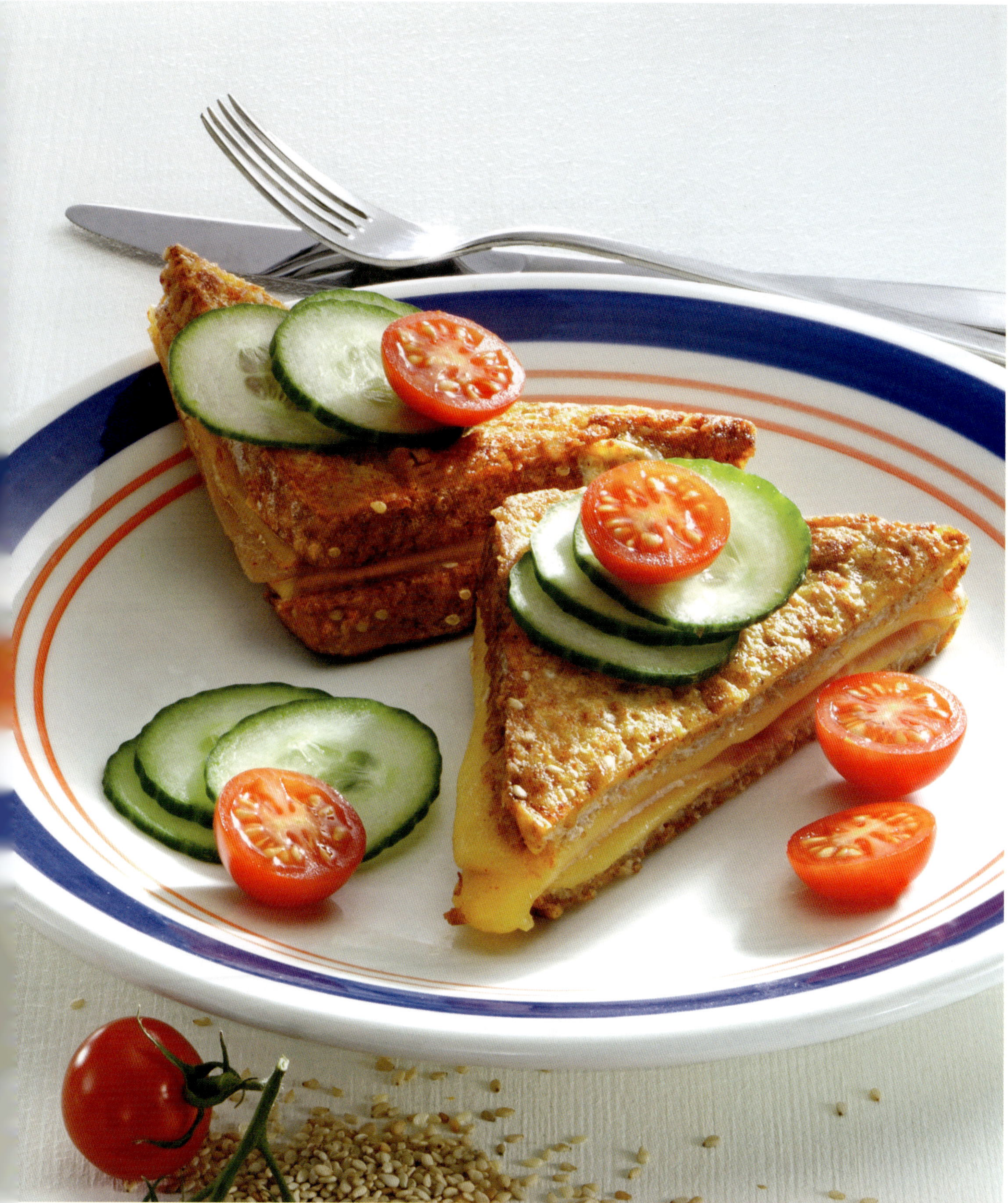

URALT UND URGESUND Die nussig schmeckenden Sesamsamen liefern ungesättigte Fettsäuren und viel Eiweiß – außerdem Ballaststoffe, die den Cholesterinspiegel regulieren und Arterienverkalkung vorbeugen sowie reichlich Kalzium und Magnesium gegen Osteoporose und Lecithin für Nerven und Gehirn.

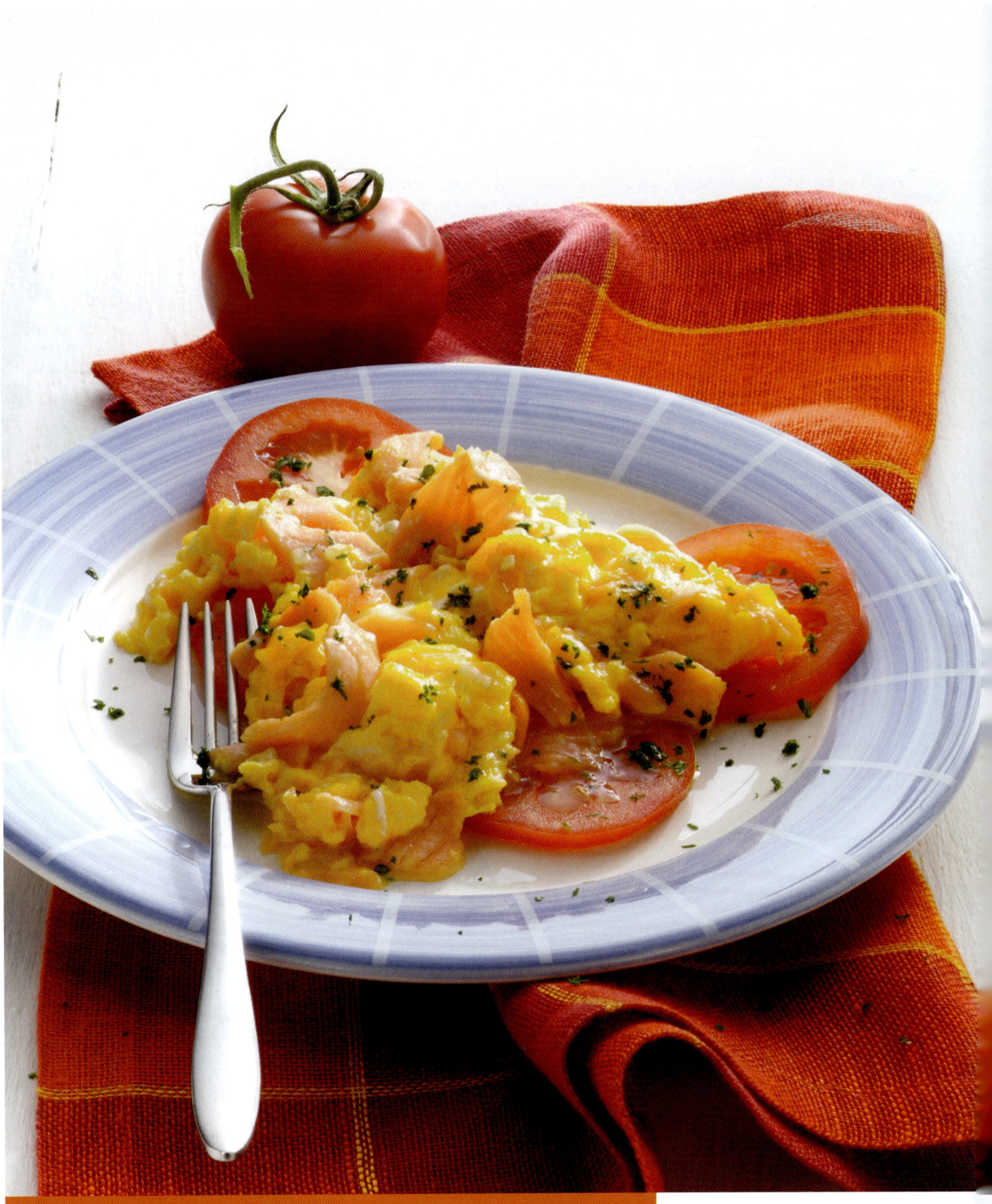

AUS ATLANTIK ODER PAZIFIK Lachs zählt aufgrund seines hohen Gehalts an Omega-3-Fettsäuren und den Vitaminen A, D, E, B_6 und B_{12} zu den gesündesten Lebensmitteln. Zudem liefert echter Wildlachs Kalzium, Magnesium, Jod, Fluor und Selen, verbessert die Gehirndurchblutung und trägt zum Schutz vor Schlaganfall und Herzinfarkt bei.

Rührei mit Räucherlachs

Warum nicht schon morgens Fisch auf den Tisch? Dank Eiweiß und Omega-3-Fettsäuren hält er das Blut schön flüssig. Davon profitieren Herz und Kreislauf, und Entzündungen jeglicher Art haben keine Chance.

Für 2 Portionen

- 200 g Räucherlachs
- 1 Schalotte
- 2 TL Bio-Kokosnussöl oder Butter
- 4 große oder 6 kleine Eier
- Salz
- Pfeffer aus der Mühle
- 2 Strauchtomaten
- ¼ Bund Petersilie

Zubereitungszeit

20 Minuten

Nährwerte pro Portion

515 kcal; 42 g Eiweiß; 5 g Kohlenhydrate; 36 g Fett; 1,5 g Ballaststoffe

Tipp

Wer Kapern mag, kann noch 2 TL davon über das Rührei streuen.

1. Den Räucherlachs in kleine Stücke schneiden. Die Schalotte schälen und in kleine Würfel schneiden.

2. In einer Pfanne das Kokosnussöl oder die Butter bei mittlerer Hitze zerlassen. Die Schalottenwürfel darin glasig dünsten.

3. In einer kleinen Schüssel die Eier verquirlen. Mit Salz und Pfeffer würzen und die Lachsstücke daruntermischen.

4. Die Lachs-Eier-Mischung in die Pfanne gießen. Unter gelegentlichem Wenden die stockende Eiermasse zerteilen, bis das Rührei vollständig gestockt ist.

5. Inzwischen die Tomaten waschen und trocken tupfen. Die Stielansätze entfernen und die Tomaten in Scheiben schneiden. Die Petersilie waschen und trocken schütteln. Die harten Stiele entfernen und den Rest klein hacken.

6. Die Tomatenscheiben auf zwei Tellern anrichten. Das Lachs-Rührei darauf verteilen, mit der gehackten Petersilie bestreuen und servieren.

GEWUSST WIE Zum Braten das Kokosnussöl in der Pfanne erhitzen. Dieses Öl ist in der Regel bei Raumtemperatur fest und streichfähig. Erhältlich ist es im Reformhaus oder Bioladen.

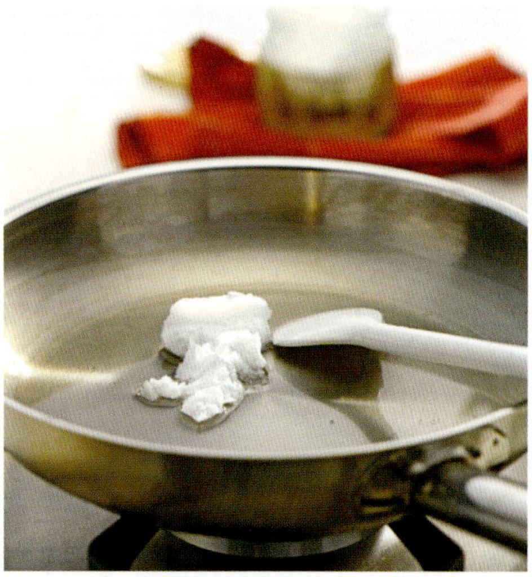

Sanddorn-Shake mit Zwieback

Fühlen Sie sich ein wenig verschnupft? Dann kommt Ihnen dieser Drink sicher sehr gelegen, denn der wertvolle Vitamincocktail des Sanddorns stärkt Ihre Abwehrkraft vor krankmachenden Bakterien und Viren.

Für 2 Portionen

- 3 unbehandelte Orangen
- 2–3 Scheiben Zwieback (50 g)
- 100 ml Sanddornsaft
- 50 ml Apfelsaft
- 300 g Buttermilch
- 2 Stängel Zitronenmelisse

Zubereitungszeit

10 Minuten

Nährwerte pro Portion

250 kcal; 9 g Eiweiß;
39 g Kohlenhydrate; 5 g Fett;
1,5 g Ballaststoffe

1. Die Orangen heiß abwaschen und trocken tupfen. Die Schale von ½ Orange mit dem Zestenreißer in feinen Streifen abziehen, dann alle Orangen halbieren und auspressen.

2. Den Zwieback zerbröseln. Einige größere Brösel für die Dekoration beiseitelegen, die übrigen mit Sanddorn-, Apfel- und Orangensaft sowie der Buttermilch in einem hohen Rührbecher mit dem Stabmixer oder im Mixer kurz pürieren.

3. Die Zitronenmelisse waschen und trocken schütteln. Die Blätter abzupfen.

4. Den Sanddorn-Shake in zwei hohe Gläser füllen. Mit den Zwiebackbröseln, den Orangenzesten und den Zitronenmelisseblättern garnieren. Sofort servieren.

GEWUSST WIE Wer keinen Zestenreißer hat, kann auch ein scharfes Messer nehmen: Orangenschale zuerst dünn in breiten Streifen abschneiden, dann die Streifen der Länge nach in sehr feine Streifen schneiden.

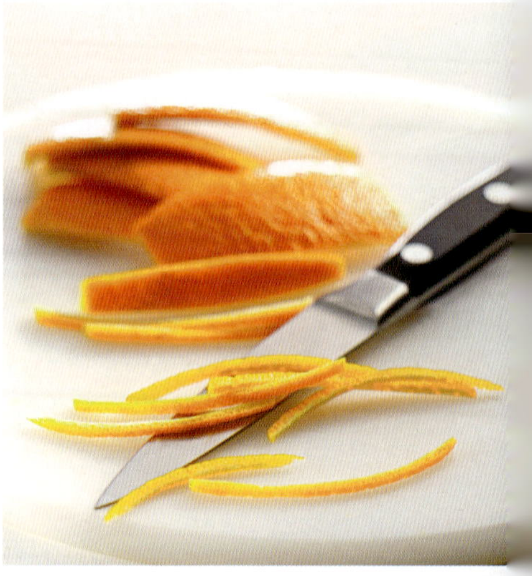

DIE ZITRONEN DES NORDENS So werden die orangeroten, roh fast ungenießbaren Sanddornbeeren auch bezeichnet, enthalten reichlich Vitamin C und E, B-Vitamine – darunter auch B_{12} – sowie Betacarotin und weitere sekundäre Pflanzenstoffe. Ihr Saft, Sirup oder Öl wird deshalb zur Leistungssteigerung, Wundheilung, gegen Infektionskrankheiten und bei Herz-Kreislauf-Beschwerden empfohlen. Als Vorbeugung gegen Grippe und Erkältung sollte man mindestens 6 Wochen lang dreimal täglich 1 EL Sanddornsaft einnehmen.

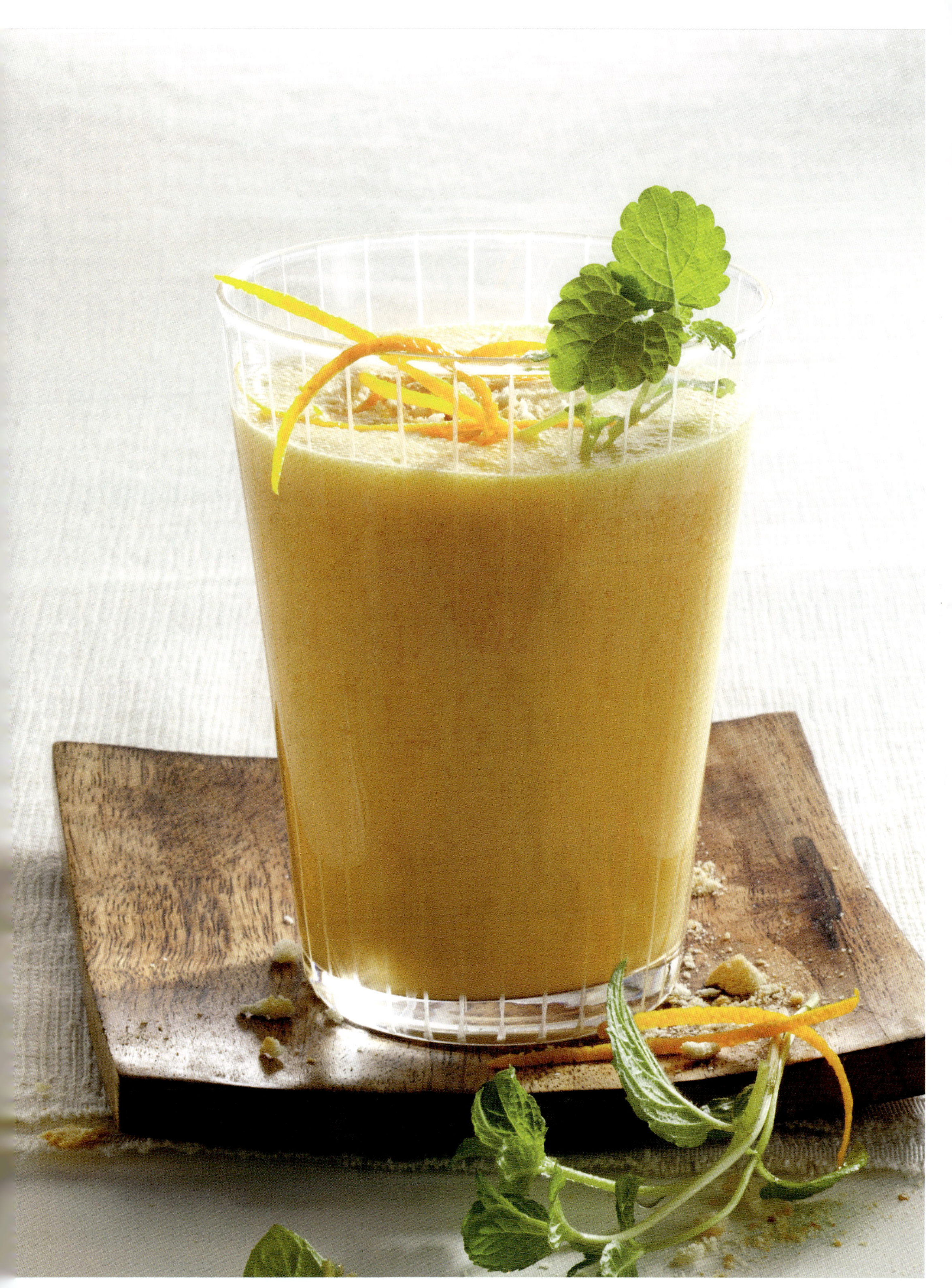

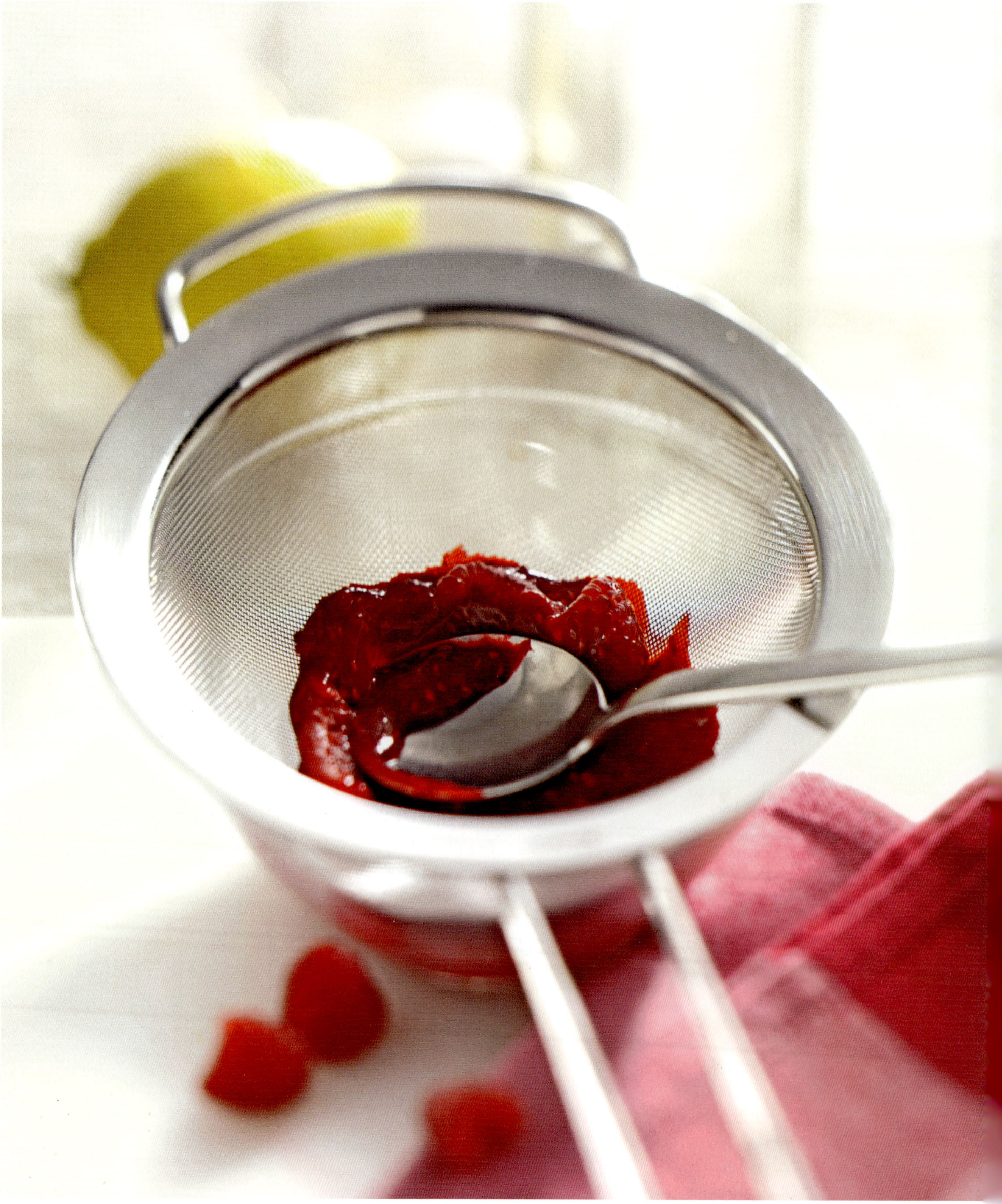

GEWUSST WIE Besonders fein wird das Himbeermark, wenn Sie die Himbeeren mit einem Löffel durch ein Sieb streichen. Die Kernchen bleiben dabei im Sieb hängen.

Maiswaffeln mit Himbeermark

Wetten, dass Sie der Duft der süßen Waffeln aus dem Bett lockt? Selbst wenn Sie auf Gluten oder Zucker achten müssen, können Sie das Frühstück genießen, da Maismehl kein Klebereiweiß enthält und seinen Zucker nur langsam ins Blut abgibt.

Für 2 Portionen (4 Waffeln)

Für das Himbeermark

100 g Himbeeren

1 EL Puderzucker

Für die Waffeln

80 g Maismehl

2 Eier

100 g Kefir

je 1 Prise gemahlener Zimt und Anis

½ unbehandelte Zitrone

1 EL Vanillezucker

1 EL Rohrohrzucker

30 g Butter oder Bio-Kokosnussöl

1 Prise Salz

Zubereitungszeit

30 Minuten

Nährwerte pro Portion

420 kcal; 13 g Eiweiß; 44 g Kohlenhydrate; 21 g Fett; 4,5 g Ballaststoffe

Alternative

Für die Waffeln können Sie auch helles Dinkelmehl (Type 630) oder Weizenmehl (Type 550) nehmen.

1. Für das Himbeermark die Beeren waschen und trocken tupfen. Zusammen mit dem Puderzucker fein pürieren.

2. Für die Waffeln das Mehl in eine Schüssel geben. Die Eier trennen. Die Eigelbe mit dem Kefir, dem Zimt- und dem Anispulver vermischen und unter das Mehl rühren.

3. Die Zitrone heiß waschen, trocken tupfen und die Schale abreiben. Die Zitronenschale, den Vanillezucker und den Zucker unter den Teig rühren.

4. Die Butter bei mittlerer Hitze zerlassen, kurz abkühlen lassen ebenfalls unter den Teig rühren. Die Eiweiße mit dem Salz steif schlagen und den Eischnee unter den Teig heben.

5. Das Waffeleisen erhitzen. Falls es nicht beschichtet ist, mit etwas Butter einfetten. 3–4 EL Teig in die Mitte geben und das Waffeleisen schließen. Jede Waffel in etwa 5 Minuten oder nach Herstellerangabe goldbraun backen.

6. Die Waffeln auf Teller verteilen, etwas Himbeermark daraufgeben und die Waffeln noch warm servieren.

VOM STRAUCH IN DEN MUND schmecken Himbeeren nicht nur am süßesten, sie entfalten auch ihre Heilkraft am wirkungsvollsten. Dank ihres Gehalts an zahlreichen sekundären Pflanzen- und Mineralstoffen sowie an B-Vitaminen, Vitamin A und C gehören sie z. B. auf den Speiseplan von Genesenden und allen Menschen mit Herz-Kreislauf-Erkrankungen oder Erschöpfung.

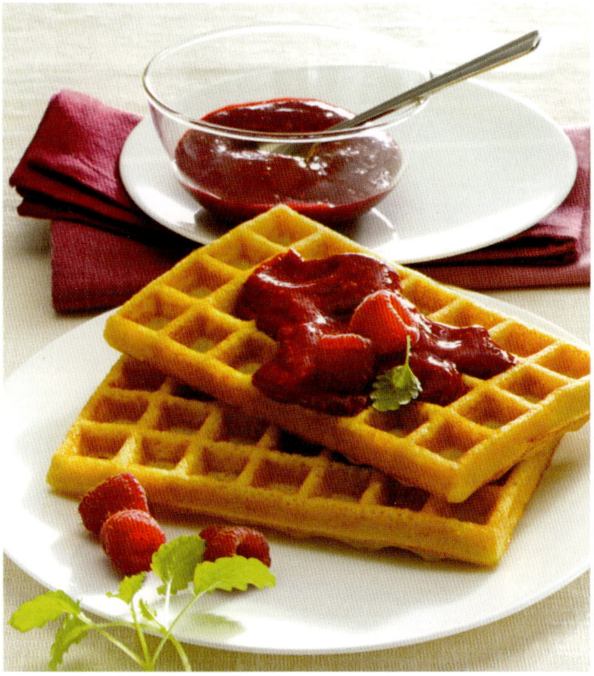

Avocadocreme mit Roggenknäcke

Ihr Gaumen wird sich freuen und Ihre gute Figur ebenso – über diese pikante Kombination der Gegensätze, bei der sich die weiche, vitaminreiche Anti-Aging-Frucht Avocado mit dem knusprig-harten Brot aus mineralstoffhaltigem Roggen verbindet.

Für 2 Portionen

- ½ unbehandelte Zitrone
- 1 Frühlingszwiebel
- je 4 Stängel Petersilie und Zitronenmelisse
- 4 Halme Schnittlauch
- 1 große Avocado
- 150 g Magerquark
- 1 EL Dijonsenf
- Salz
- Pfeffer aus der Mühle
- 4 Scheiben Roggenknäckebrot

Zubereitungszeit

15 Minuten

Tipp

Garnieren Sie die Avocado-Knäckebrote zusätzlich mit Eierscheiben oder Räucherfischstückchen.

Nährwerte pro Portion

360 kcal; 15 g Eiweiß; 18 g Kohlenhydrate; 25 g Fett; 6,5 g Ballaststoffe

1. Die Zitronenhälfte heiß waschen und trocken tupfen. Die Schale mit der Gemüsereibe fein abreiben, den Saft auspressen und beides in eine Tasse geben.

2. Die Frühlingszwiebel putzen, waschen, längs halbieren und quer in feine Streifen schneiden. Die Kräuter waschen, trocken schwenken, die Blätter abzupfen und mit dem Wiegemesser sehr fein zerkleinern.

3. Die Avocado halbieren und den Stein entfernen. Fruchtfleisch aus den Schalen nehmen, zerkleinern und in einen Rührbecher geben. Mit Zitronenschale, Zitronensaft, Quark und Senf mit dem Stabmixer cremig pürieren.

4. Die Hälfte der Frühlingszwiebelstreifen und der Kräuter unter die Avocadocreme rühren. Die Creme mit Salz und Pfeffer würzen. Die Brotscheiben mit der Avocadocreme bestreichen. Mit den restlichen Frühlingszwiebeln und Kräutern garnieren und sofort servieren.

WAHRE WUNDERFRUCHT Eine reife Avocado enthält fast alles, was der menschliche Organismus zum Überleben braucht: Kalium, Protein, Stärke, die Vitamine A, C, E und die der B-Gruppe, Antioxidanzien und herzgesunde ungesättigte Fettsäuren sowie Salicylsäure.

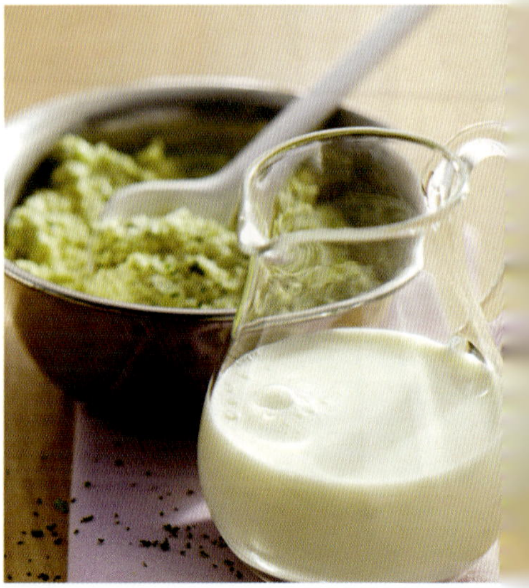

GEWUSST WIE Falls die Avocadocreme zu fest ist, können Sie noch ein wenig (Soja-)Milch oder Wasser unterrühren, bis sie die gewünschte Konsistenz hat.

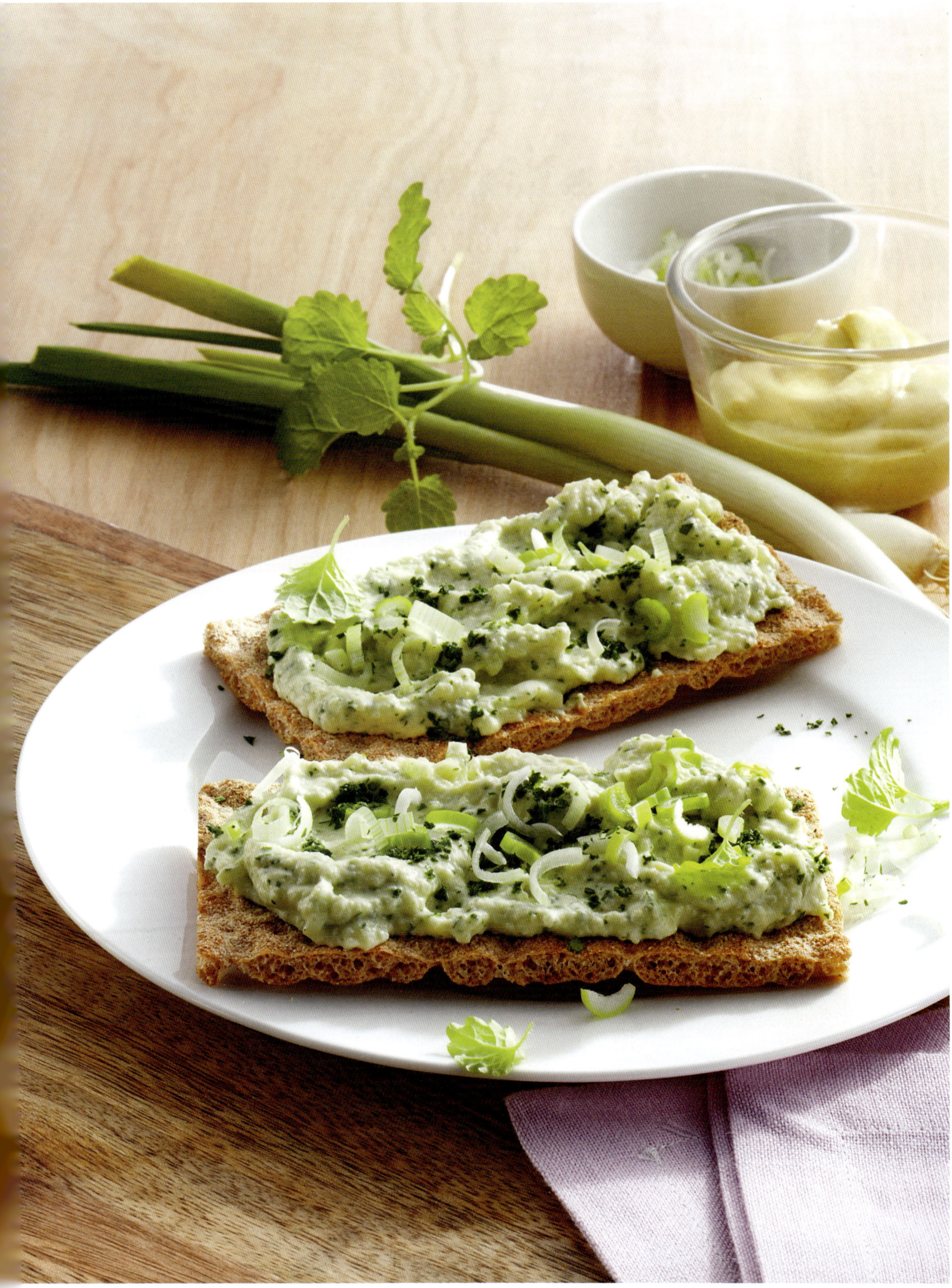

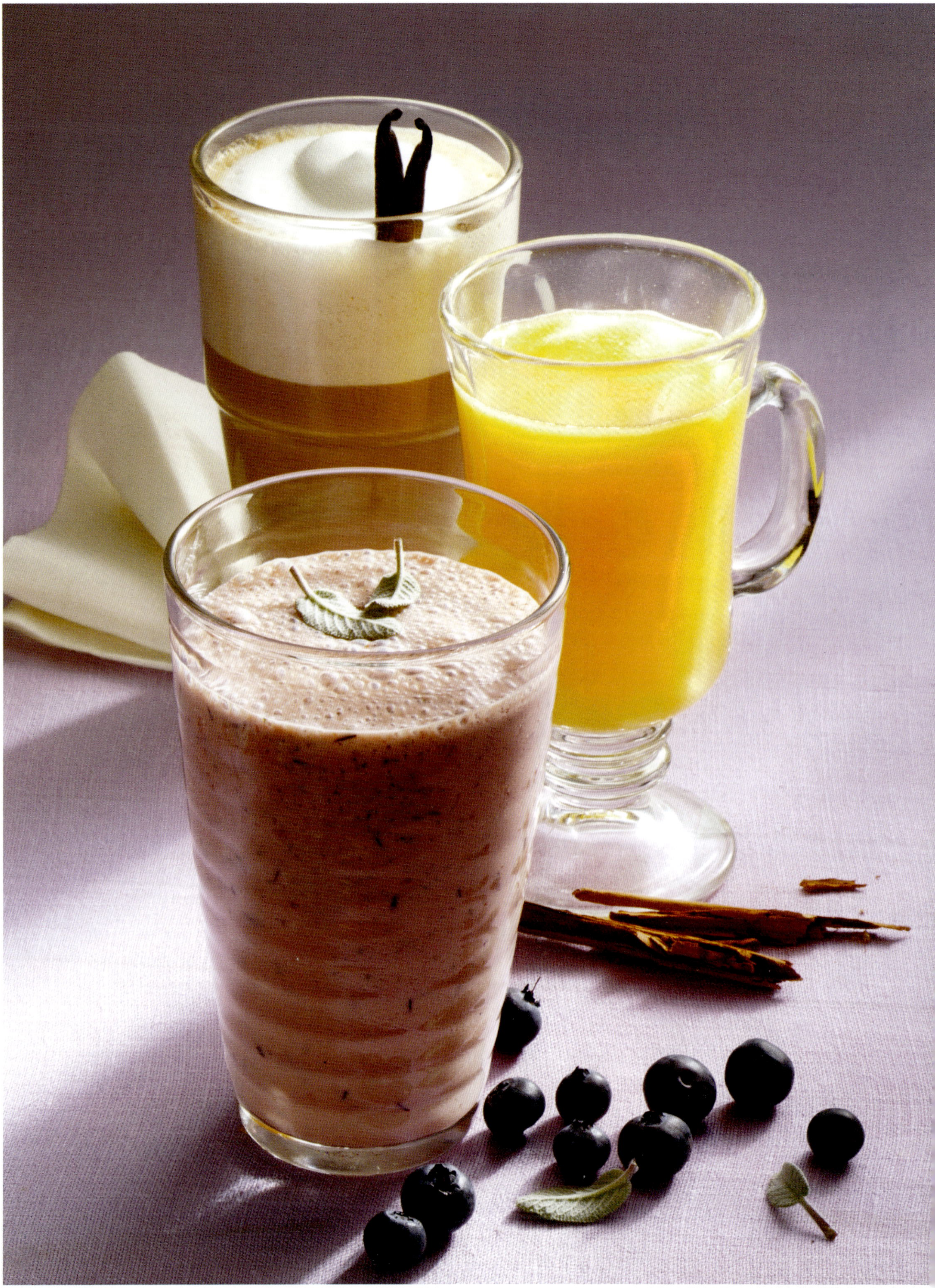

Vanille-Milchkaffee

Als wahrer Muntermacher weckt der Vanillekaffee in den frühen Morgenstunden sofort die Lebensgeister.

Eine Vanilleschote längs aufschneiden und mit einem spitzen Messer das Mark herauskratzen. **300 ml Milch** mit Schote und Mark in einem kleinen Topf kurz aufkochen lassen. Die Vanilleschote herausfischen und die Milch mit dem Schneebesen aufschäumen. Jeweils **150 ml heißen Kaffee** in ein hohes Glas füllen und mit der Vanillemilch aufgießen. Nach Belieben süßen. Mit der Vanilleschote garnieren und servieren.

Ananas-Orangen-Punsch

Starten Sie schwungvoll in den Tag mit dem vitalisierenden Warmgetränk.

Eine halbe kleine Ananas schälen. Den Strunk herausschneiden und die Frucht zerkleinern. Das Fruchtfleisch mit **200 ml Wasser** im Mixer oder mit dem Stabmixer pürieren. **2 Orangen** halbieren und auspressen. Den Ananas- und den Orangensaft durch ein Sieb in einen Topf streichen. Mit **einer Prise Zimt** würzen und kurz erhitzen, aber nicht aufkochen lassen. Den warmen Punsch in zwei Gläser oder Becher füllen und sofort servieren.

Heidelbeer-Milchshake

Dieses Frühstücksgetränk bringt den Kreislauf in Schwung und liefert Kraft für den Morgensport.

Etwa **10 Salbeiblättchen** waschen, trocken schwenken, zwei Blättchen beiseitelegen und die restlichen klein hacken. Mit **150 g Heidelbeeren**, **200 g Kefir** und **100 ml Sojamilch** in einen Rührbecher oder in den Mixer geben und mit dem Stabmixer bzw. im Mixer fein pürieren. Den Shake auf zwei hohe Gläser oder Becher verteilen. Mit jeweils einem Salbeiblatt dekorieren und servieren. Nach Belieben Trinkhalme dazu reichen. Für diesen Milchshake eignet sich fast jede Beerensorte.

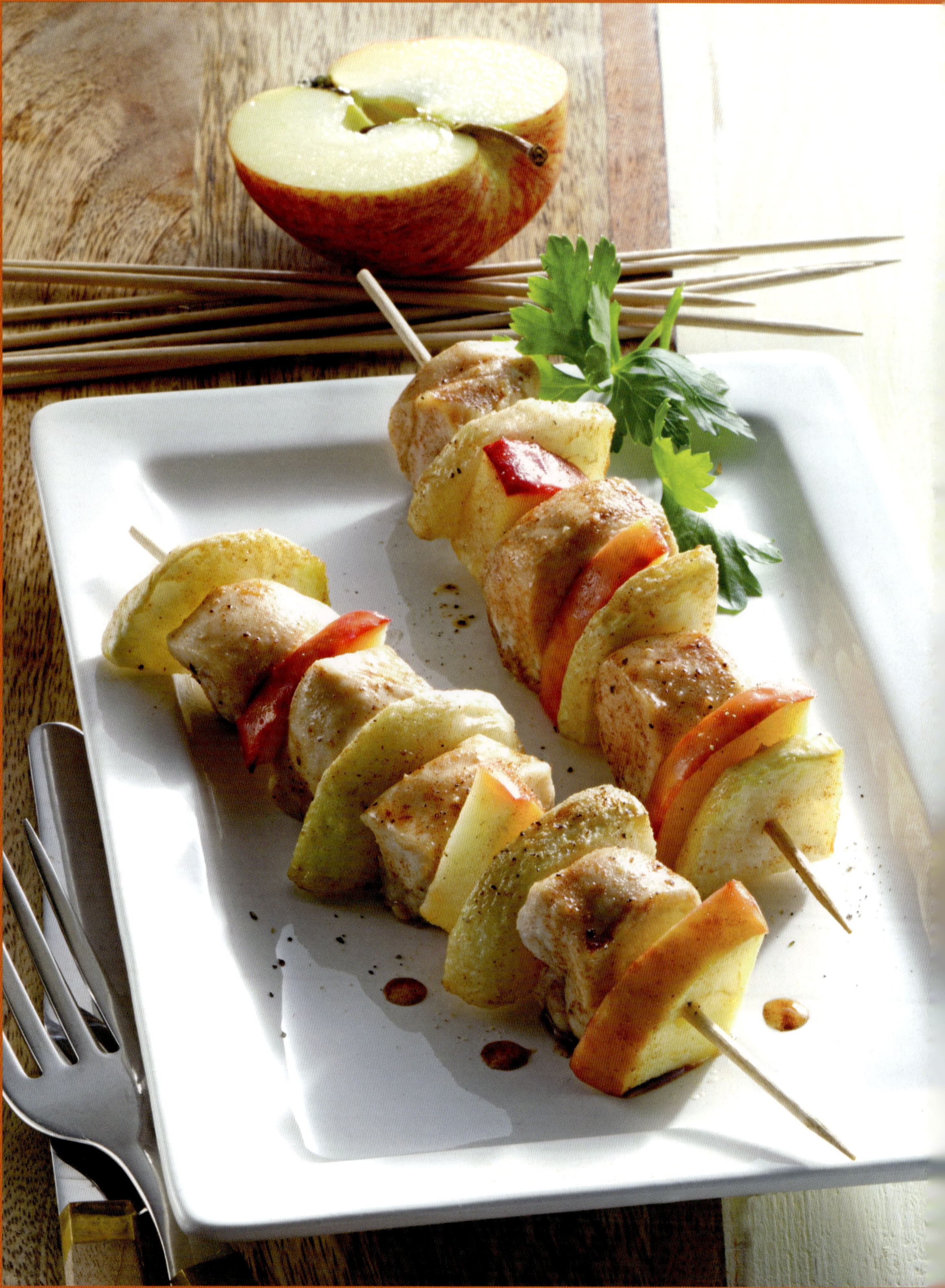

Kleine Gerichte und Snacks

Ob würzige Rucolarollen, gebratene Hähnchenspieße, glasierte Möhrchen, panierte Hirsekroketten oder frische Gemüsesticks – die genussvollen Happen zwischendurch werden Ihnen sofort neuen Schwung verleihen. Sie eignen sich natürlich auch als gesundheitsförderliche Mittags- oder Abendgerichte. Probieren Sie mal!

Rucolarollen mit roten Linsen

Die würzigen Rollen mit vegetarischer Füllung werden Ihnen sicher schmecken. Die Linsen liefern wertvolles Eiweiß und außerdem Isoflavone; das sind Pflanzenhormone, die Ihre Leber unterstützen.

Für 2 Portionen

- 50 g rote Linsen
- Salz
- 30 g Rucola
- 1 Stück Salatgurke (6 cm)
- 5 Stängel Dill
- 250 g körniger Frischkäse
- ½ TL Dijonsenf
- 4 Blätter Reispapier (je 22 cm ∅)

Zubereitungszeit

25 Minuten

Nährwerte pro Portion

210 kcal; 23 g Eiweiß;
14 g Kohlenhydrate; 6 g Fett;
0,5 g Ballaststoffe

1. Die Linsen gründlich waschen. Mit etwas Salz in 250 ml Wasser geben und in etwa 12–15 Minuten weich kochen.

2. Inzwischen den Rucola waschen und trocken tupfen. Die harten Stiele entfernen und die Blätter klein hacken. Das Gurkenstück schälen, halbieren und fein zerkleinern. Den Dill waschen und trocken schwenken, die Spitzen abzupfen und klein hacken.

3. In einer Schüssel Rucola, Gurke und Dill mit Frischkäse und Senf vermischen. Die Linsen kalt abschrecken und ebenfalls unter die Masse rühren; alles mit Salz abschmecken.

4. Warmes Wasser in einen flachen Teller gießen. Ein Reisblatt für etwa 1 Minute hineinlegen. Herausnehmen, auf einem Schneidbrett oder einem feuchten Küchentuch ausbreiten und mit einem Viertel der Linsen-Gurken-Füllung bestreichen.

5. Das Reispapier fest zusammenrollen, dabei die Seiten ein wenig einschlagen, damit die Füllung nicht herausfallen kann.

6. Aus den restlichen Reispapierblättern und der übrigen Füllung drei weitere Rucolarollen herstellen. Nach Belieben die Rollen schräg halbieren und auf einer kleinen Platte anrichten.

GEWUSST WIE Reispapierblätter (aus Thailand, Japan oder Vietnam) werden aus Reismehl, Wasser und Salz hergestellt und sind glutenfrei. Sie können unterschiedlichste Füllungen in das dünne Papier wickeln und die Rollen sofort servieren oder vor dem Essen in etwas Kokosnussöl braten oder frittieren.

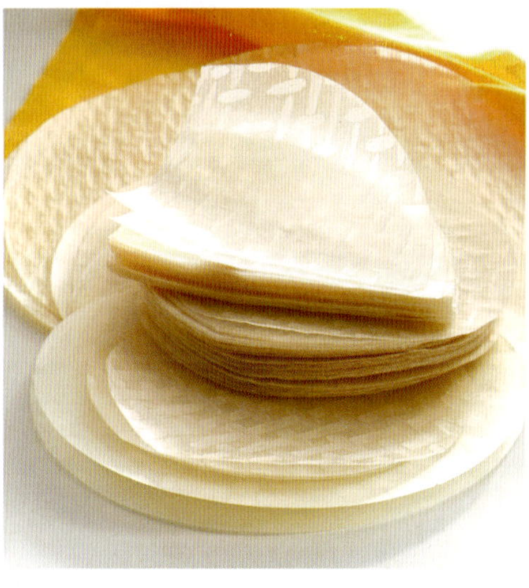

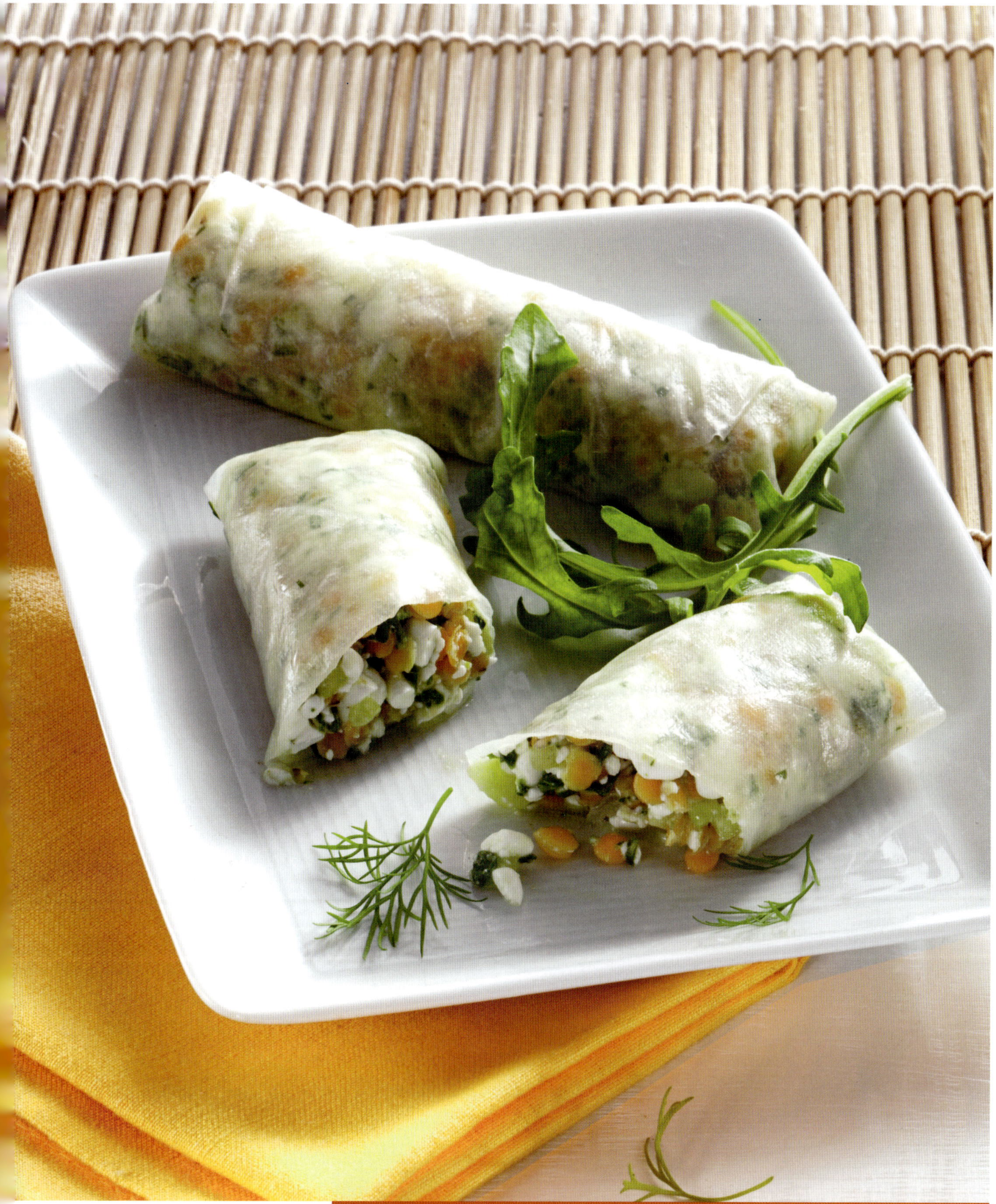

SCHALENLOS, ABER INHALTSREICH Rote Linsen sind geschält und brauchen vor dem Kochen nicht eingeweicht zu werden. Sie liefern reichlich komplexe Kohlenhydrate und Ballaststoffe, die den Blutzuckerspiegel nur langsam ansteigen lassen. Die in den Linsen enthaltenen bioaktiven Substanzen stärken das Immunsystem und schützen vor freien Radikalen.

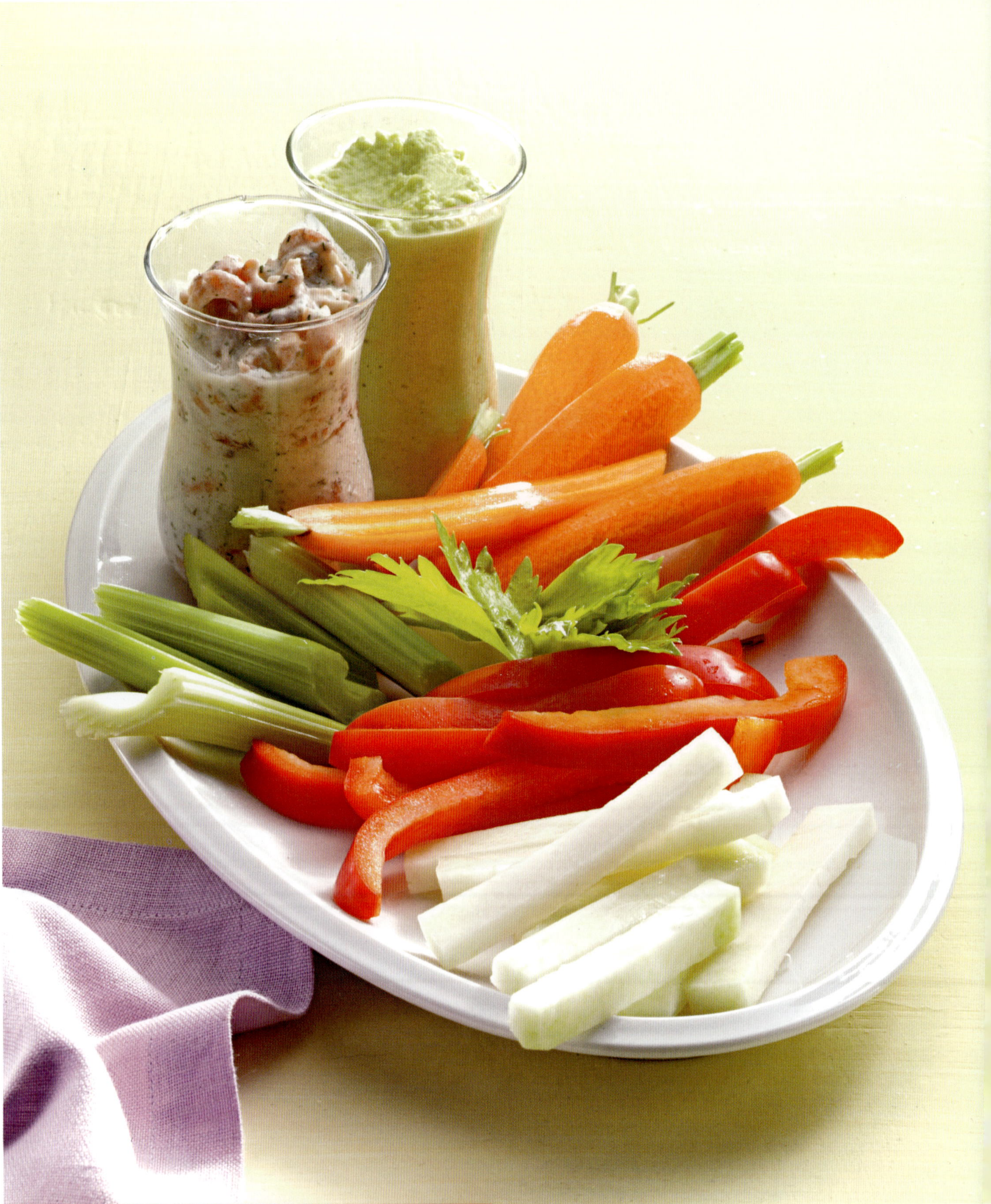

DELIKATESSE AUS DEM WATTENMEER Nordseekrabben versorgen mit hochwertigem Eiweiß und Omega-3-Fettsäuren, von denen vor allem das Herz-Kreislauf-System profitiert. Außerdem sind die kleinen Garnelen eine gute Quelle für das Mangel-Spurenelement Jod.

Bunte Gemüsesticks mit würzigen Dips

Warum nicht zwischendurch mal etwas Knackiges knabbern? Die vitaminreichen Gemüsestreifen sind schnell geschnitten und die eiweißreichen Dips fix angerüht. Beides zusammen versorgt Sie mit einer ausgewogenen Nährstoffkombination.

Für 2 Portionen

1 rote Paprikaschote
1 Stange Sellerie
4 Bundmöhren
1 Kohlrabi

Für den Avocadodip

1 kleine reife Avocado
1 Knoblauchzehe
1 TL Olivenöl
1 EL Zitronensaft
Salz

Für den Krabbendip

150 g Naturjoghurt
Salz
Pfeffer aus der Mühle
1 EL Zitronensaft
1 EL Leinöl
½ Bund Dill
100 g gepulte Nordseekrabben

Zubereitungszeit

25 Minuten

Nährwerte pro Portion

430 kcal; 19 g Eiweiß;
14 g Kohlenhydrate; 33 g Fett;
12 g Ballaststoffe

Alternative

Statt Knoblauch 3 EL zerkleinerte Senfsprossen oder 2 EL gehackten Rucola nehmen. Senfsprossen oder Rucola mit der Avocado fein pürieren.

1. Die Paprikaschote längs halbieren, entkernen, waschen und in lange Streifen schneiden. Selleriestange waschen und in fingerlange Stücke schneiden. Die Möhren putzen, dabei bis auf einen kleinen Rest das Grün abschneiden. Möhren schälen und längs halbieren oder vierteln. Den Kohlrabi schälen und in fingerdicke Stifte schneiden.

2. Für den Avocado-Dip die Avocado halbieren und den Kern entfernen. Das Fruchtfleisch aus den Schalen heben, in kleine Stücke schneiden und in einen Rührbecher geben.

3. Die Knoblauchzehe schälen und zur Avocado pressen. Das Olivenöl und den Zitronensaft hinzufügen. Alles mit Salz würzen und mit dem Stabmixer glatt pürieren.

4. Für den Krabben-Dip den Joghurt in eine Schüssel geben. Mit Salz, Pfeffer und Zitronensaft würzig abschmecken. Das Leinöl unterrühren.

5. Den Dill waschen und trocken schwenken; Spitzen abzupfen und fein hacken. Die Krabben waschen und trocken tupfen. Dill und Krabben unter den Joghurt mischen. Die Gemüsestreifen mit den beiden Dips auf einer Platte anrichten und sofort servieren.

GEWUSST WIE Die Avocado mit dem Messer längs am Kern entlang halbieren und die beiden Hälften mit einer Drehbewegung voneinander trennen. Mit einem Löffel zuerst den Kern und dann das Fruchtfleisch herausheben.

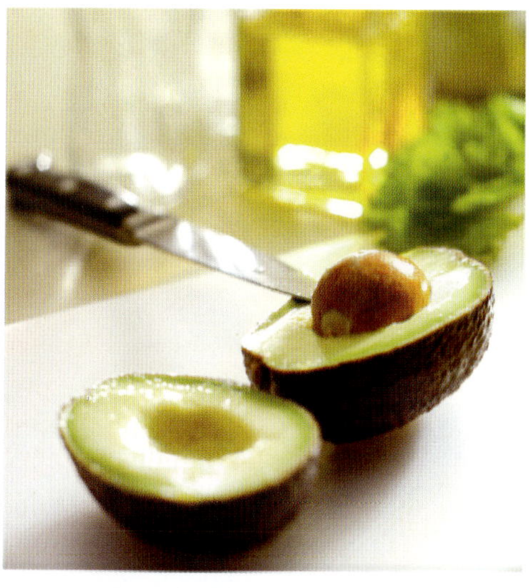

Salat-Kräuter-Smoothie mit Tomaten

Salatgenuss auf andere Art: Die zarten Blätter werden mit Kräutern und Obst zu einem wunderbaren Getränk gemixt. In dem steckt reichlich Chlorophyll, ein grüner Pflanzenfarbstoff, der z. B. dabei hilft, die Produktion der roten Blutkörperchen anzukurbeln.

Für 2 Portionen

- ½ Kopf- oder Bataviasalat
- je 5 Stängel Petersilie, Basilikum und Melisse
- 1 Avocado
- 1 Apfel
- 1 Tomate
- 1 Knoblauchzehe
- 1 Prise Chilipulver
- ½ TL Salz

Zubereitungszeit

15 Minuten

Nährwerte pro Portion

325 kcal; 4 g Eiweiß; 11 g Kohlenhydrate; 30 g Fett; 7,5 g Ballaststoffe

1. Den Salat putzen, waschen und trocken schleudern. Die Blätter in kleine Stücke zupfen. Die Kräuter waschen und trocken schwenken, die Blätter von den Stielen zupfen.

2. Die Avocado halbieren. Den Stein entfernen, das Fruchtfleisch schälen und in kleine Stücke schneiden. Den Apfel waschen oder schälen, dann vierteln, entkernen und ebenfalls in kleine Stücke schneiden.

3. Die Tomate waschen und vierteln. Den Stielansatz entfernen und das Fruchtfleisch zerkleinern. Die Knoblauchzehe schälen und andrücken.

4. Salatblätter, Kräuter, Avocado, Apfel, Tomate und Knoblauch in einen Rührbecher oder in den Mixer geben. 150 ml warmes Wasser sowie Chili und Salz hinzufügen und alles zu einem glatten Smoothie mixen.

5. Den Smoothie auf zwei hohe Gläser verteilen und sofort genießen. Falls vom Smoothie etwas übrig bleiben sollte, den Rest in ein verschließbares Glas füllen und bis zum nächsten Tag im Kühlschrank aufbewahren.

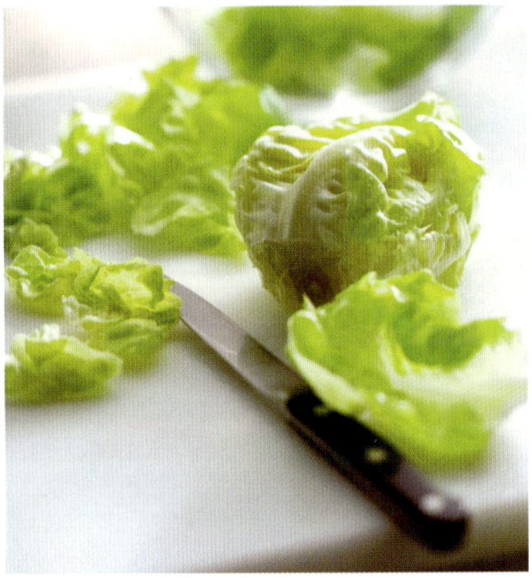

GEWUSST WIE Den Salat von den äußeren Blättern und dem Strunk befreien. Kaltes Wasser mit einem Schuss Essig in eine Schüssel geben. Die restlichen Salatblätter darin waschen; kurz im Essigwasser lassen, damit sich der Sand absetzen kann. Danach die Blätter in ein Sieb geben. Den Vorgang ein- bis zweimal wiederholen.

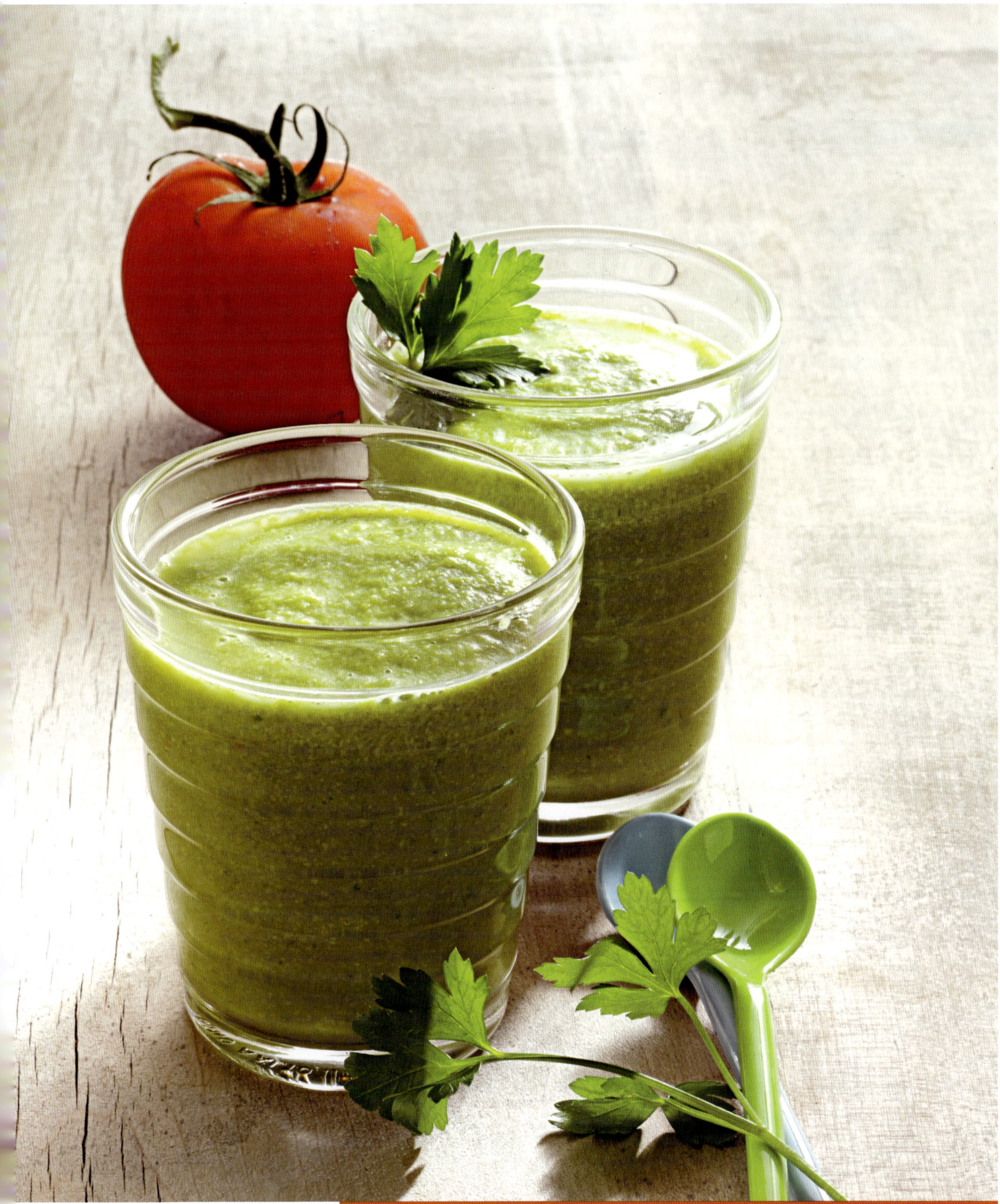

VIEL MEHR ALS WASSER Grüner Salat hilft durch seinen hohen Wasser- (90 %) und niedrigen Energiegehalt, Übergewicht abzubauen. In dem Blattgemüse finden sich jedoch auch wertvolle Enzyme, die wichtige Reparaturarbeiten im Körper leisten, sowie Chlorophyll, das u. a. blutaufbauend, blutreinigend und entschlackend wirkt.

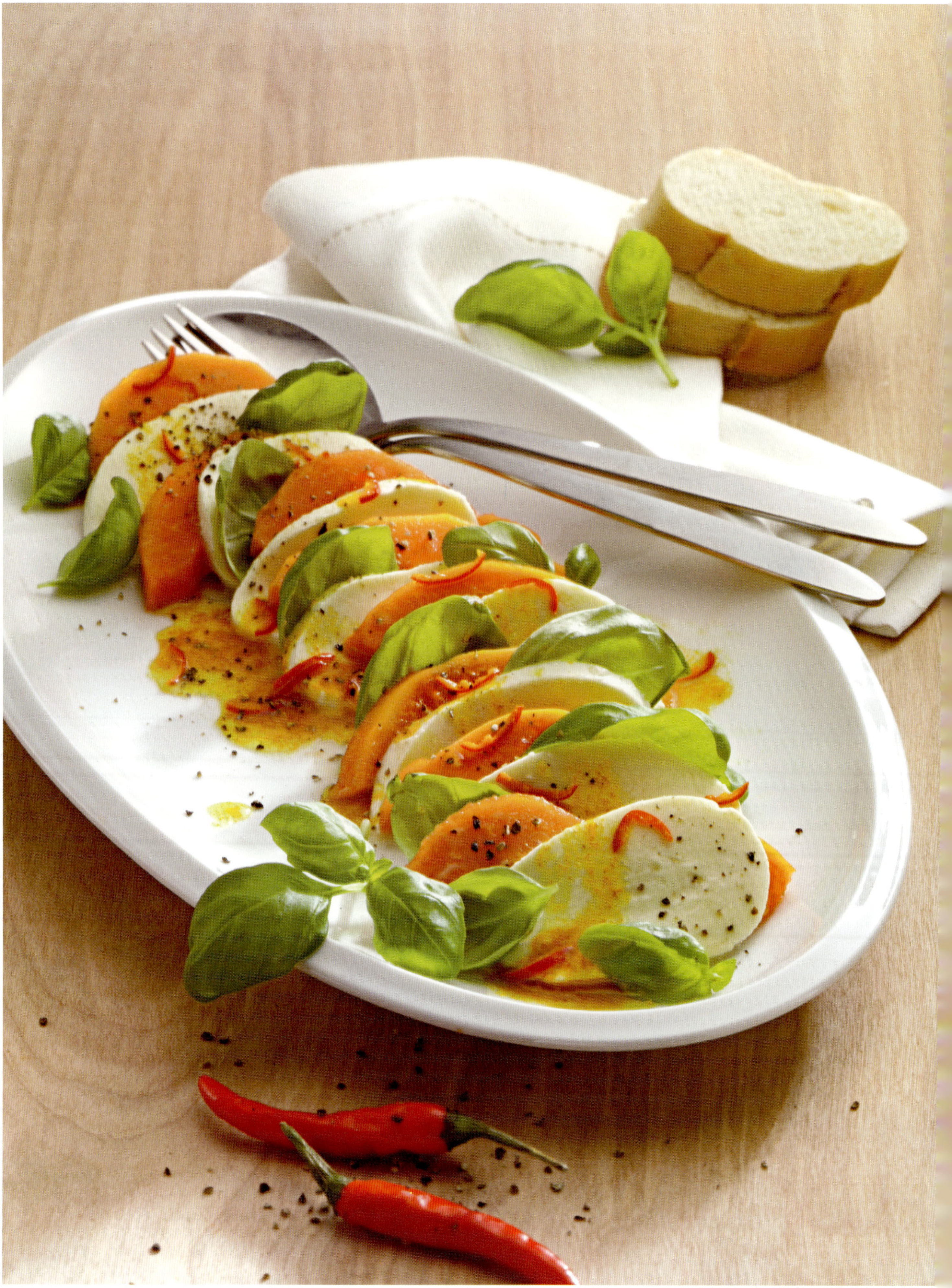

Chili-Mozzarella mit Papaya

Benötigen Sie eine kleine Aufmunterung? Der Scharfmacher Capsaicin aus der Chilischote sorgt nicht nur für gute Laune, sondern bringt in Kombination mit dem Enzym Papain aus der Papaya auch noch die Verdauung rasch in Schwung.

Für 2 Portionen

- 1 rote Chilischote
- 3 EL Olivenöl
- 2 EL Zitronen- oder Limettensaft
- Salz
- ½ TL Currypulver
- 250 g Mozzarella
- 1 reife Papaya
- ½ Bund Basilikum
- Pfeffer aus der Mühle

Zubereitungszeit

35 Minuten

Nährwerte pro Portion

480 kcal; 25 g Eiweiß;
5 g Kohlenhydrate; 40 g Fett;
2,2 g Ballaststoffe

1. Die Chilischote längs halbieren und entkernen. Die Hälften gründlich waschen und in feine Streifen schneiden.

2. In einer Schüssel das Öl und den Zitronen- oder Limettensaft mit Salz und Curry verrühren. Die Chilistreifen hinzufügen und die Marinade 30 Minuten ziehen lassen.

3. Den Mozzarella abtropfen lassen und in dünne Scheiben schneiden. Die Papaya halbieren, entkernen und schälen. Die Papayahälften quer ebenfalls in Scheiben schneiden. Das Basilikum waschen und trocken schütteln, die Blätter von den Stielen zupfen.

4. Die Mozzarella- und Papayascheiben abwechselnd und dachziegelartig auf einer Platte anrichten. Die Basilikumblätter zwischen die Scheiben stecken.

5. Die Chili-Marinade über die Mozzarella- und Papayascheiben träufeln. Vor dem Servieren etwas Pfeffer grob darübermahlen. Nach Belieben Joghurt-Brot (siehe S. 270) oder ein Stückchen Kastanienfladen (siehe S. 274) dazu reichen.

GESUNDHEITSMELONE oder *Fruta de Bomba* wird die Papaya von den Indianern genannt. Aktuelle Studien belegen, dass die Frucht aufgrund ihrer einzigartigen Zusammensetzung aus Vitaminen, Antioxidanzien und Enzymen sowohl ein Anti-Aging-Mittel ist als auch eine Krebstherapie unterstützen kann.

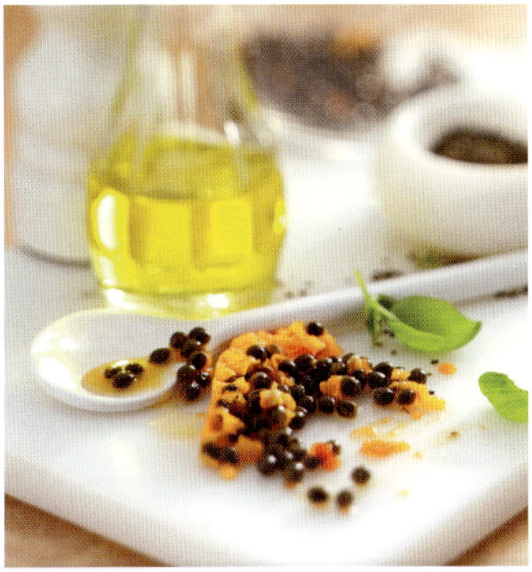

GEWUSST WIE Die schwarzen Samen der Papaya verleihen Olivenöl, Essig oder Pickles einen einzigartigen Geschmack – werfen Sie sie also nicht weg, sondern verwenden Sie die ganzen Samen z. B. als Würze für das nächste Salatdressing.

Spargel-Erdbeer-Salat mit Minze

Genießen Sie mit dieser Zwischenmahlzeit die Schätze des Frühsommers. Spargel und Erdbeeren bringen den Stoffwechsel in Schwung, wirken entwässernd und blutdrucksenkend. Und die Minze erfrischt und macht Sie munter.

Für 2 Portionen

- 300 g weißer Spargel
- Salz
- Zucker
- 1 Orange
- 150 g Erdbeeren
- 1 EL Agavensirup
- Pfeffer aus der Mühle
- 10 g Ingwer
- 4 Stängel Minze

Zubereitungszeit

25 Minuten vorbereiten plus
1 Stunde durchziehen lassen

Nährwerte pro Portion

105 kcal; 4,5 g Eiweiß;
18 g Kohlenhydrate; 0,7 g Fett;
5,5 g Ballaststoffe

1. Den Spargel schälen und die holzigen Enden abschneiden. In einem Topf Wasser mit Salz und etwas Zucker zum Kochen bringen. Den Spargel hineingeben und in etwa 12 Minuten bissfest garen.

2. Inzwischen die Orange schälen, in Spalten teilen und die Spalten quer in Stückchen schneiden. Den dabei austretenden Saft auffangen.

3. Die Erdbeeren waschen, putzen, abtropfen lassen und in Stücke schneiden. Den Spargel aus dem Wasser heben und abtropfen lassen. Die Stangen schräg in 2 cm lange Stücke schneiden. Spargel-, Erdbeeren- und Orangenstücke in einer Schüssel behutsam mischen.

4. Für die Marinade den Orangensaft mit dem Agavensirup und etwas Pfeffer verrühren. Den Ingwer schälen und durch die Knoblauchpresse dazudrücken oder hineinreiben.

5. Die Marinade über die Salatzutaten träufeln. Alles gut vermischen und den Salat etwa 1 Stunde durchziehen lassen. Mit Minze garnieren.

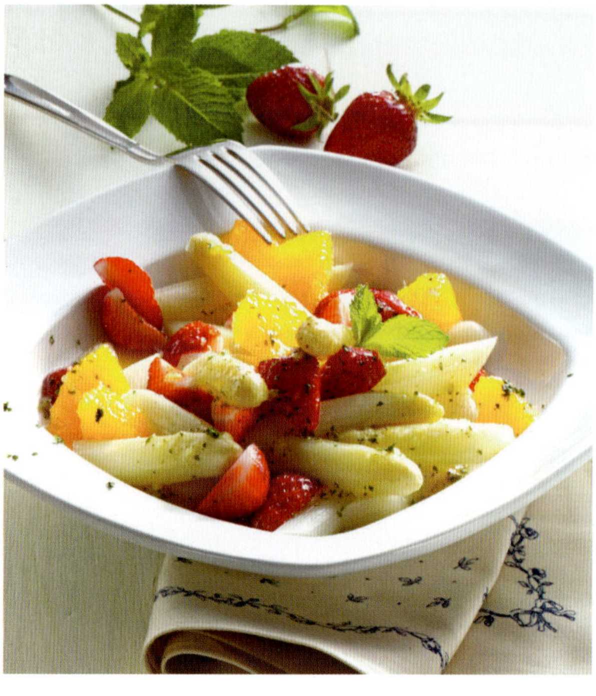

GEWUSST WIE Wer ein echter Spargel-Fan ist, sorgt am besten rechtzeitig für Vorrat: frischen Spargel schälen und portionsweise einfrieren. Zum Garen die gefrorenen Stangen ins kochende Wasser geben und wie frische garen.

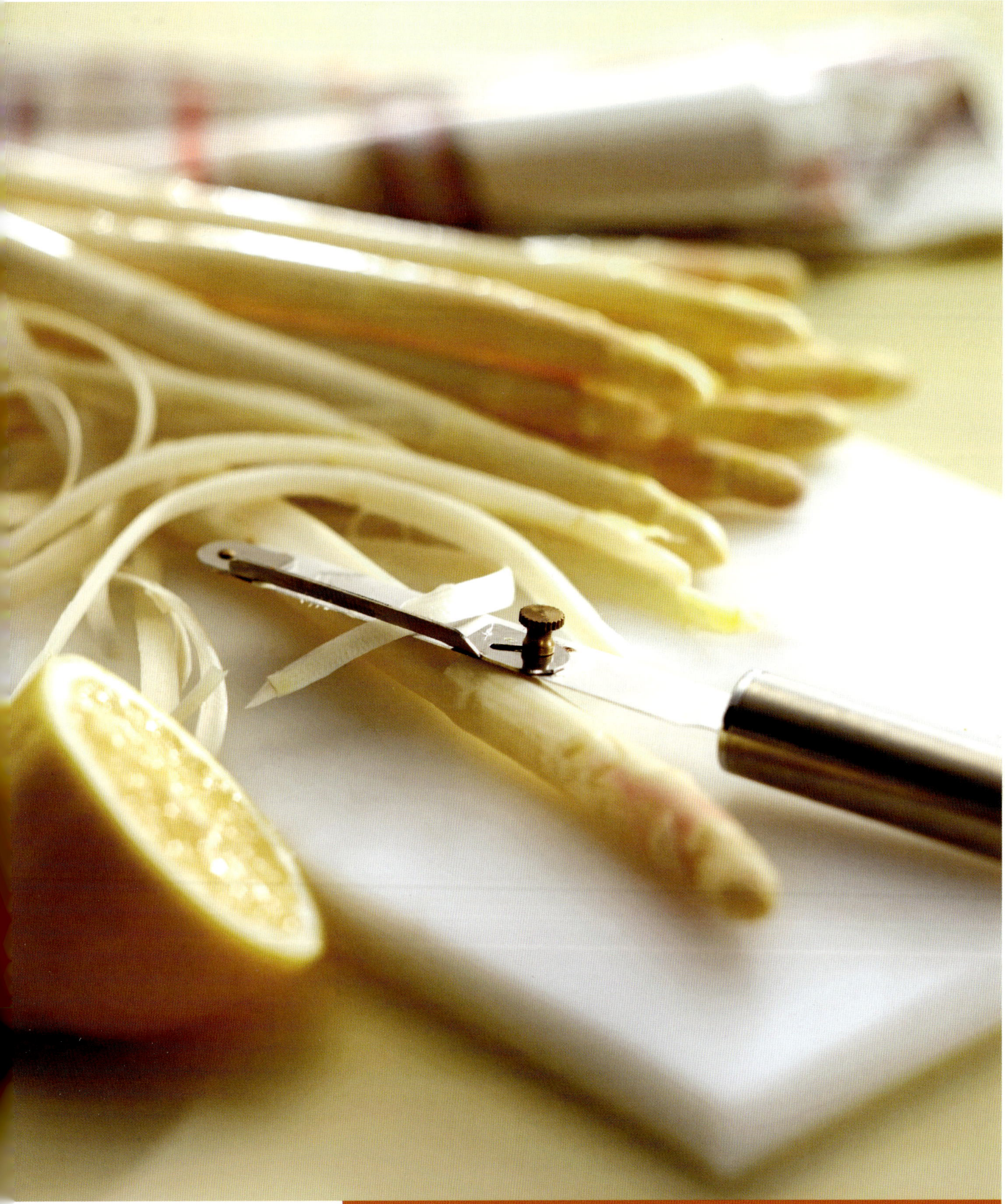

VITAMIN-COCKTAIL PAR EXCELLENCE Spargel kann dank Betacarotin, Vitamin C und E zum Schutz vor Krebs und Herz-Kreislauf-Erkrankungen beitragen. Eisen, Magnesium und B-Vitamine, speziell die Folsäure, fördern die Blutbildung, aktivieren den Stoffwechsel und stärken die Nerven. Den typischen Spargelgeruch verursacht die Aminosäure Asparagin.

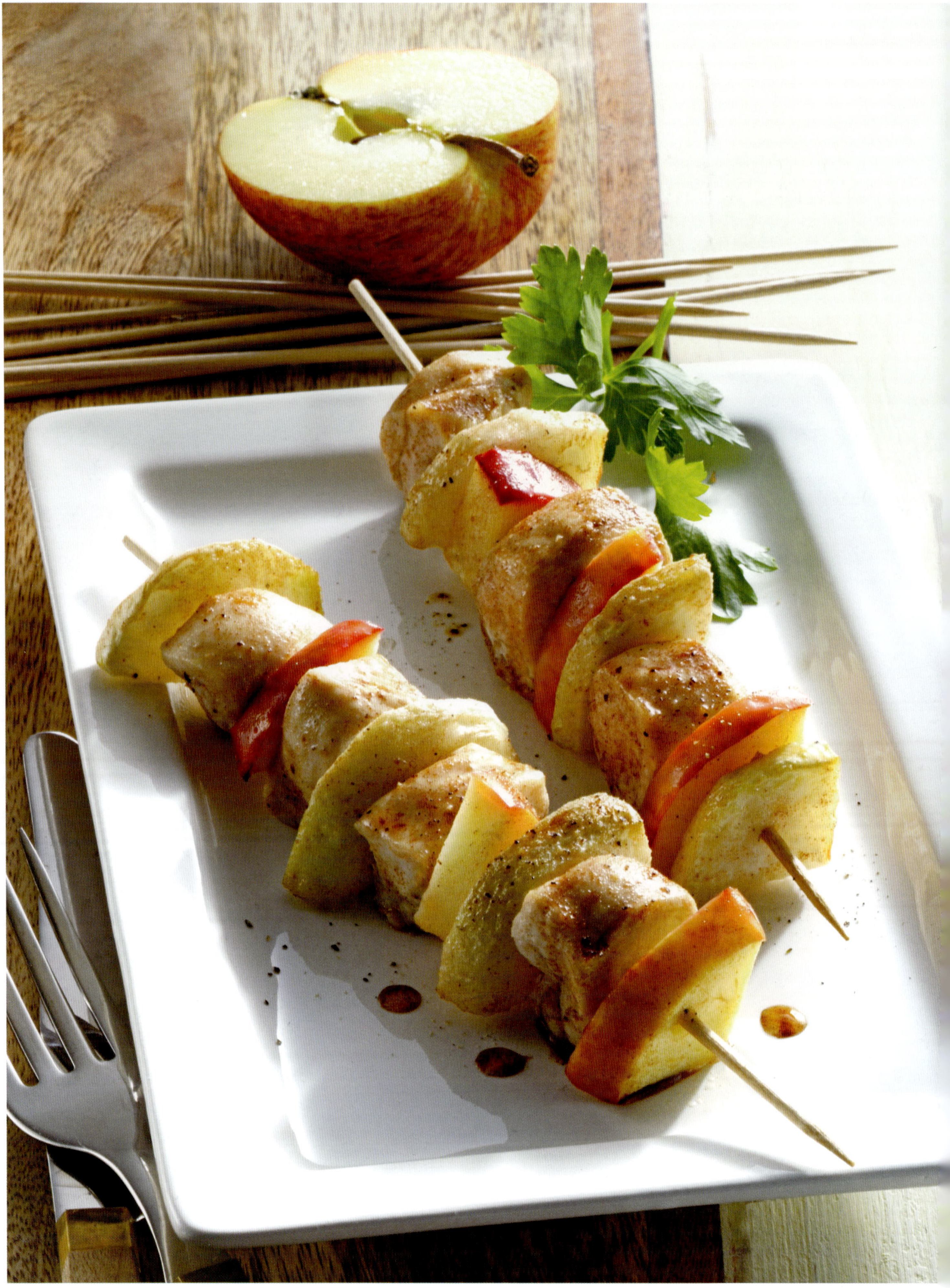

Hähnchenspieße mit Kohlrabi und Apfel

In puncto Geschmack und Gesundheit harmonieren diese Zutaten prächtig. Während das Fleisch mit blutbildendem Vitamin B_{12} aufwartet, tragen Apfel und Kohlrabi mit Substanzen wie Pektin und Selen zum Immunschutz bei.

Für 2 Portionen

- 400 g Hähnchenbrustfilet
- 1 Kohlrabi
- 1 Apfel
- 1 EL geröstetes Sesamöl
- 1 TL gemahlener Zimt
- Salz
- Pfeffer aus der Mühle

Außerdem

- 2 lange Holzspieße

Zubereitungszeit

30 Minuten vorbereiten plus
15 Minuten braten im Backofen

Nährwerte pro Portion

320 kcal; 50 g Eiweiß;
13 g Kohlenhydrate; 7 g Fett;
3,5 g Ballaststoffe

1. Das Hähnchenfleisch trocken tupfen und in Würfel schneiden. Den Kohlrabi putzen und schälen, dann halbieren und in Scheiben oder Stücke schneiden.

2. Den Apfel waschen und halbieren, entkernen und vierteln. Die Viertel quer in nicht zu dünne Stücke schneiden.

3. Fleisch, Kohlrabi und Apfel in eine Schüssel geben. Mit Öl und Zimt mischen und etwa 15 Minuten durchziehen lassen. Den Backofen auf 180 °C vorheizen. Ein Backblech mit Backpapier belegen. Die marinierten Zutaten abwechselnd auf die Holzspieße stecken.

4. Die Hähnchenspieße mit Salz und Pfeffer würzen, auf das Blech legen und etwa 15 Minuten im heißen Backofen braten.

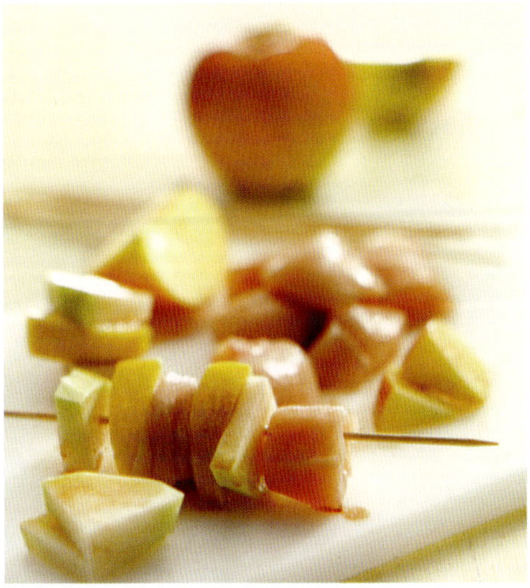

GEWUSST WIE Die in Stücke geschnittenen und marinierten Zutaten vor dem Braten abwechselnd auf lange Holzspieße stecken.

KNACKIG GRÜNE KNOLLE Mit seinen Inhaltsstoffen (Vitamin C, A, B_1, B_2, Kalium, Kalzium, Magnesium, Eisen, Selen) stärkt Kohlrabi die Immunabwehr, tut Kreislauf und Muskulatur gut und beugt Osteoporose vor.

Haferkräcker mit Mohn und Kümmel

Knabbereien müssen sein! Anstelle von Chips bieten sich diese Fitness-Plätzchen an. Das Haferprotein gewinnt durch das Eiweiß aus dem Mohn eine noch höhere biologische Wertigkeit und kann daher vom Körper besser aufgenommen werden.

Für 20 Stück

- 30 g Butter
- 150 g Haferflocken (Kleinblatt)
- 1 Ei
- 50 g helles Dinkelmehl (Type 630) oder Weizenmehl (Type 550)
- 1 TL Backpulver
- 70 g Emmentaler oder Gouda, gerieben
- 1 TL Salz
- 2 EL saure Sahne
- Paprikapulver zum Bestreuen
- je 2 TL Mohn- und Kümmelsamen

Zubereitungszeit

20 Minuten vorbereiten plus 30 Minuten kühlen und 12 Minuten backen

Nährwerte pro Stück

70 kcal; 3 g Eiweiß; 6,5 g Kohlenhydrate; 3,5 g Fett; 0,8 g Ballaststoffe

Tipp

Restliche Kräcker können Sie in einem luftdicht verschlossenen Behälter aufbewahren.

1. Den Backofen auf 180 °C vorheizen. Ein Backblech mit Backpapier belegen. In einer Pfanne 20 g Butter erhitzen und die Haferflocken darin anrösten; abkühlen lassen.

2. Das Ei trennen. In einer Schüssel die Haferflocken mit Mehl, Backpulver, Käse, Salz, saurer Sahne, Eiweiß und der restlichen Butter zu einem glatten Teig verkneten; diesen zu einer Kugel formen, in Frischhaltefolie wickeln und 30 Minuten im Kühlschrank ruhen lassen.

3. Den Teig auf einer leicht bemehlten Arbeitsfläche etwa ½ cm dick ausrollen, daraus kleine Quadrate oder Kreise ausschneiden. Die Teigquadrate oder -kreise auf das Backblech setzen und mit dem Eigelb bestreichen; die Hälfte der Kracker mit Mohn, die andere mit Kümmel bestreuen.

4. Die Haferkräcker im heißen Ofen in 8–12 Minuten goldgelb backen. Herausnehmen, abkühlen lassen und servieren.

GEWUSST WIE Mit einem Fettgehalt von 42 % werden Mohnsamen relativ schnell ranzig. Daher sollte Mohn möglichst erst kurz vor der Verwendung gemahlen bzw. gemahlener Mohn kühl und nicht zu lange aufbewahrt werden.

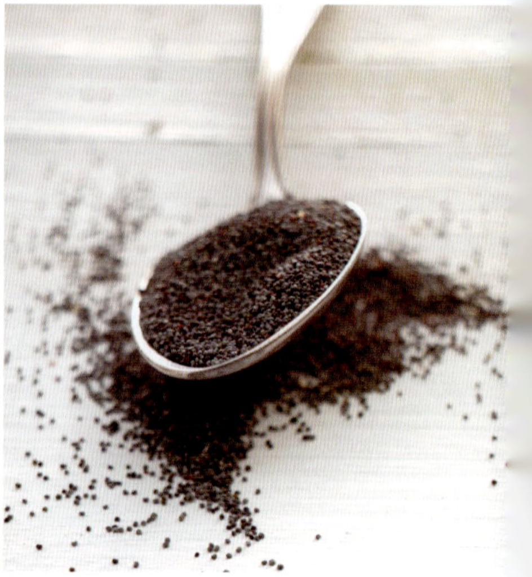

GANZ ODER GEMAHLEN Das ätherische Öl des Kümmels enthält u. a. die Substanz Carvon, die krampflösend wirkt. Vor oder nach einer Mahlzeit ein paar Kümmelsamen zu kauen fördert die Verdauung, bewirkt die Freisetzung von Gallensäuren und hilft gegen Blähungen.

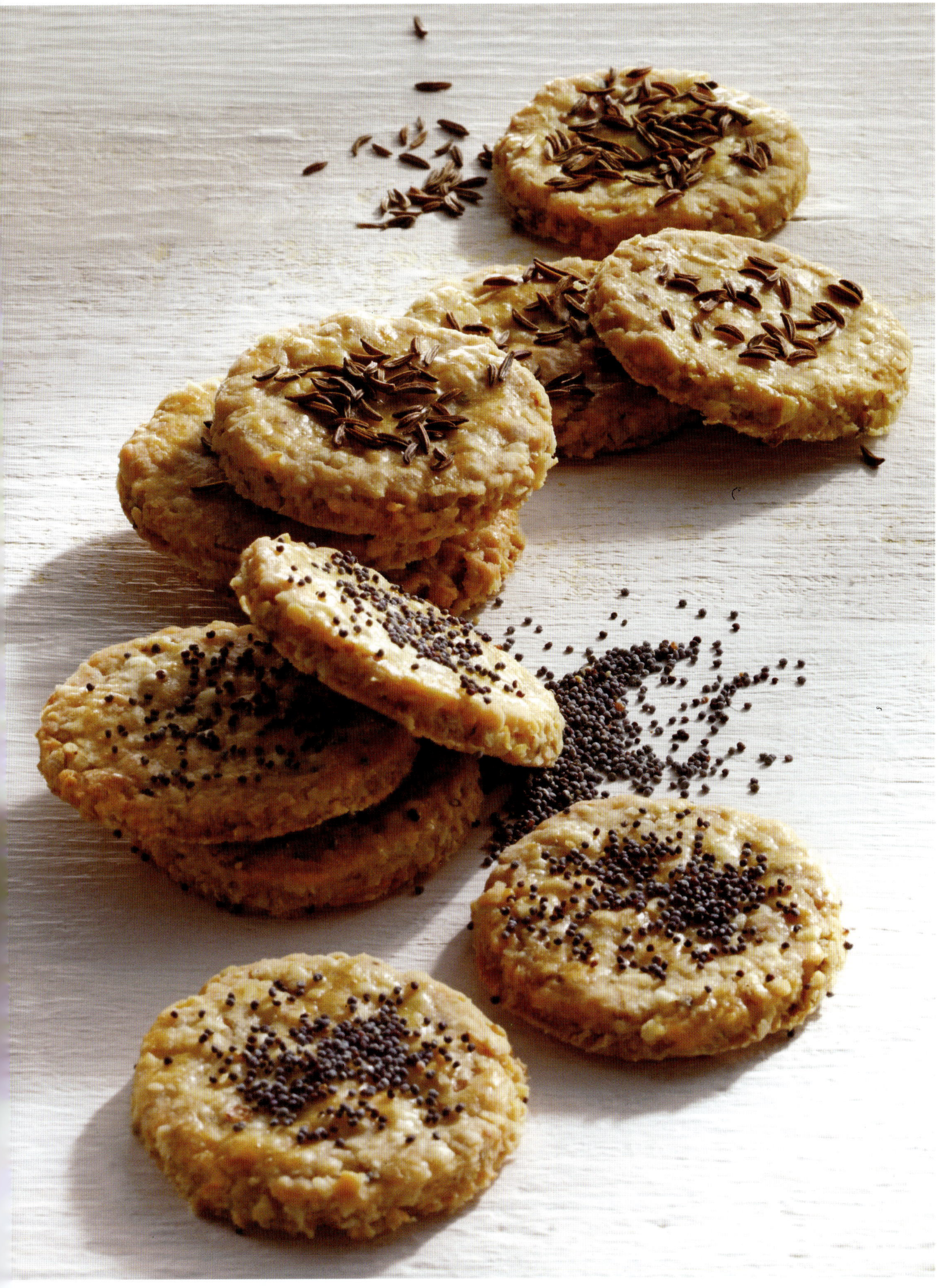

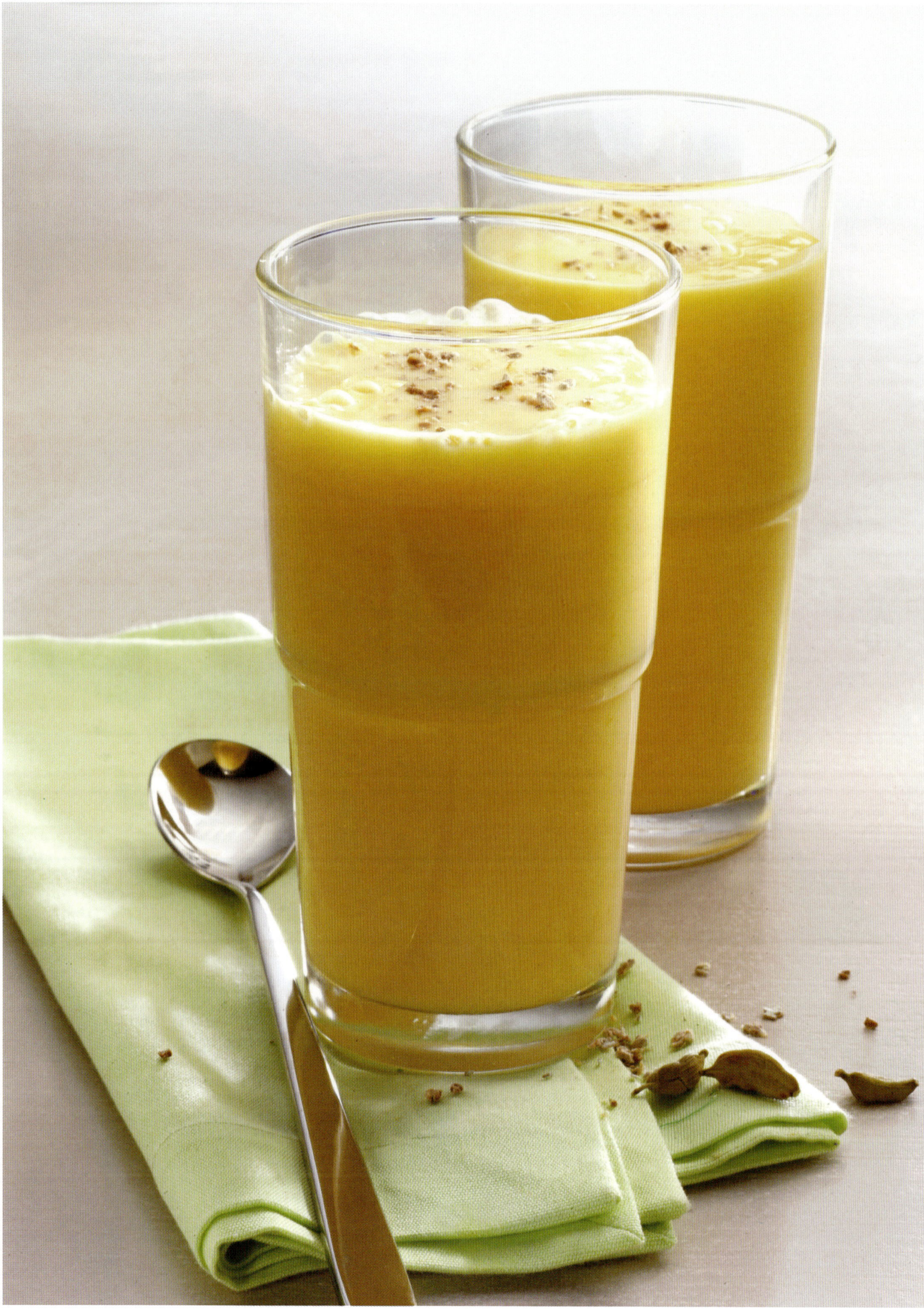

Mango-Lassi mit Kardamom

Wenn die Sonne vom Himmel brennt, erfrischt und kühlt dieses traditionelle indische Joghurtgetränk. Es liefert leicht verwertbares Eiweiß, verdauungsfördernde Milchsäurebakterien sowie zellschützendes Betacarotin aus der Mangofrucht.

Für 2 Portionen

- 1 kleine, reife Mango
- 1 EL Agavensirup oder flüssiger Honig
- 300 g Naturjoghurt
- 4 Eiswürfel
- 150 ml kohlensäurefreies Mineralwasser
- 1 TL Rosenwasser (siehe Tipp)
- 1 Kardamomkapsel

Zubereitungszeit

10 Minuten

Nährwerte pro Portion

175 kcal; 5,5 g Eiweiß; 23 g Kohlenhydrate; 6 g Fett; 1,7 g Ballaststoffe

Tipp

Rosenwasser bekommen Sie z. B. in der Apotheke sowie im Bio- oder Asienladen.

1. Die Mango mit einem scharfen Messer schälen und das Fruchtfleisch vom Kern schneiden (siehe Tipp S. 67). Das Fruchtfleisch in grobe Stücke schneiden und in einen Rührbecher oder in den Mixer geben. Agavensirup oder Honig, Joghurt und Eiswürfel hinzufügen.

2. Alles mit dem Stabmixer oder im Mixer pürieren. Das Mineralwasser dazugießen und so lange weitermixen, bis der Lassi schaumig wird. Mit dem Rosenwasser würzen und den Lassi in zwei Gläser füllen.

3. Die Kardamomkapsel öffnen, die schwarzen Samen herauslösen und im Mörser grob zerstoßen. Den Lassi mit Kardamom bestreuen und sofort servieren.

DIE FARBE IST DER BEWEIS Das gelborangefarbene Fruchtfleisch der Mango ist äußerst reich an Betacarotin. Dass ihr hoher Zuckergehalt den Insulinspiegel nicht hochschnellen lässt, ist den Ballaststoffen zu verdanken. Zusammen mit den Vitaminen C und E schützt das in der Mango vorhandene Spurenelement Selen vor schädlichen, aggressiven Stoffen.

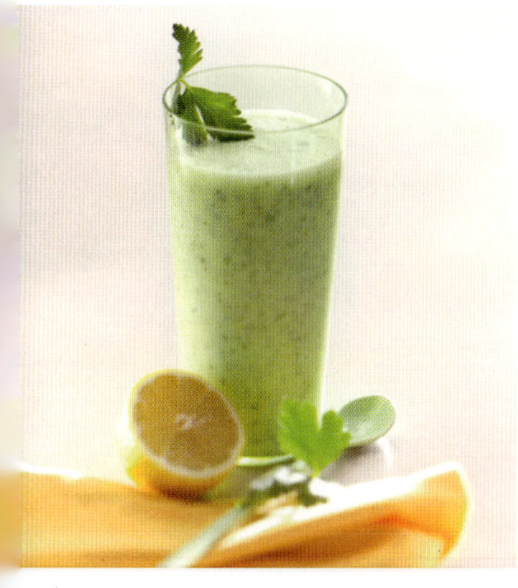

GEWUSST WIE Naturjoghurt mit Mineralwasser (und evtl. Eiswürfeln) mixen. Für ein Kräuter-Lassi noch 1 EL fein gehackte Kräuter (z. B. Basilikum, Koriander) hinzufügen. Mit Salz, Pfeffer und Zitronensaft abschmecken.

Orangen-Fenchel-Salat mit Roter Bete

Schöpfen Sie aus dem Vollen, und genießen Sie dieses bunte Trio: Die orangefarbene Zitrusfrucht spendet Vitamin C, im Rot der Rübe steckt zellschützendes Betanin, und das Grün des Fenchels beruhigt mit seinen ätherischen Ölen.

Für 2 Portionen

- 1 Fenchelknolle
- 1 Orange
- 1 kleine Rote Bete (100 g)
- 1 EL Zitronensaft
- 2 EL Olivenöl
- 2–3 EL saure Sahne
- Salz
- Pfeffer aus der Mühle
- 2 EL gehackte Cashewkerne

Zubereitungszeit

20 Minuten

Nährwerte pro Portion

275 kcal; 8 g Eiweiß;
19 g Kohlenhydrate; 18 g Fett;
9 g Ballaststoffe

Tipp

Der Salat schmeckt auch mit gegarter und eingelegter Roter Bete.

1. Die Fenchelknolle putzen, waschen und längs halbieren. Den harten Strunk entfernen, etwas Grün für die Garnitur beiseitelegen, das übrige klein hacken. Die Knollenhälften quer in dünne Scheiben schneiden oder hobeln und in eine Schüssel geben.

2. Die Orange schälen, quer in dünne Scheiben und diese in Stücke schneiden. Den austretenden Saft dabei auffangen. Orangenstücke zum Fenchel geben. Die Rote Bete schälen, halbieren und in kleine Würfel oder Stifte schneiden, ebenfalls in die Schüssel geben.

3. In einer kleinen Schüssel den Zitronen- und Orangensaft mit Olivenöl und der sauren Sahne zu einem Dressing verrühren; mit Salz und Pfeffer würzen. Das Dressing über die Salatzutaten gießen und alles vermischen.

4. Den Orangen-Fenchel-Salat auf zwei Schalen verteilen. Mit Cashewkernen und Fenchelgrün garnieren und servieren.

GEWUSST WIE Da die in den Schalenteilen und Segmenthäutchen der Zitrusfrüchte steckenden sekundären Pflanzenstoffe die Wirkung von Vitamin C erhöhen, werden die Orangen hier nicht filetiert, sondern mitsamt den weißen Häutchen in Stücke geschnitten.

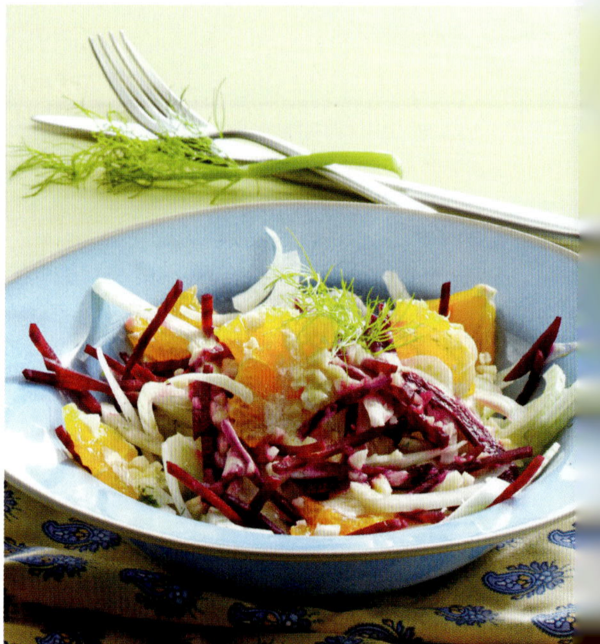

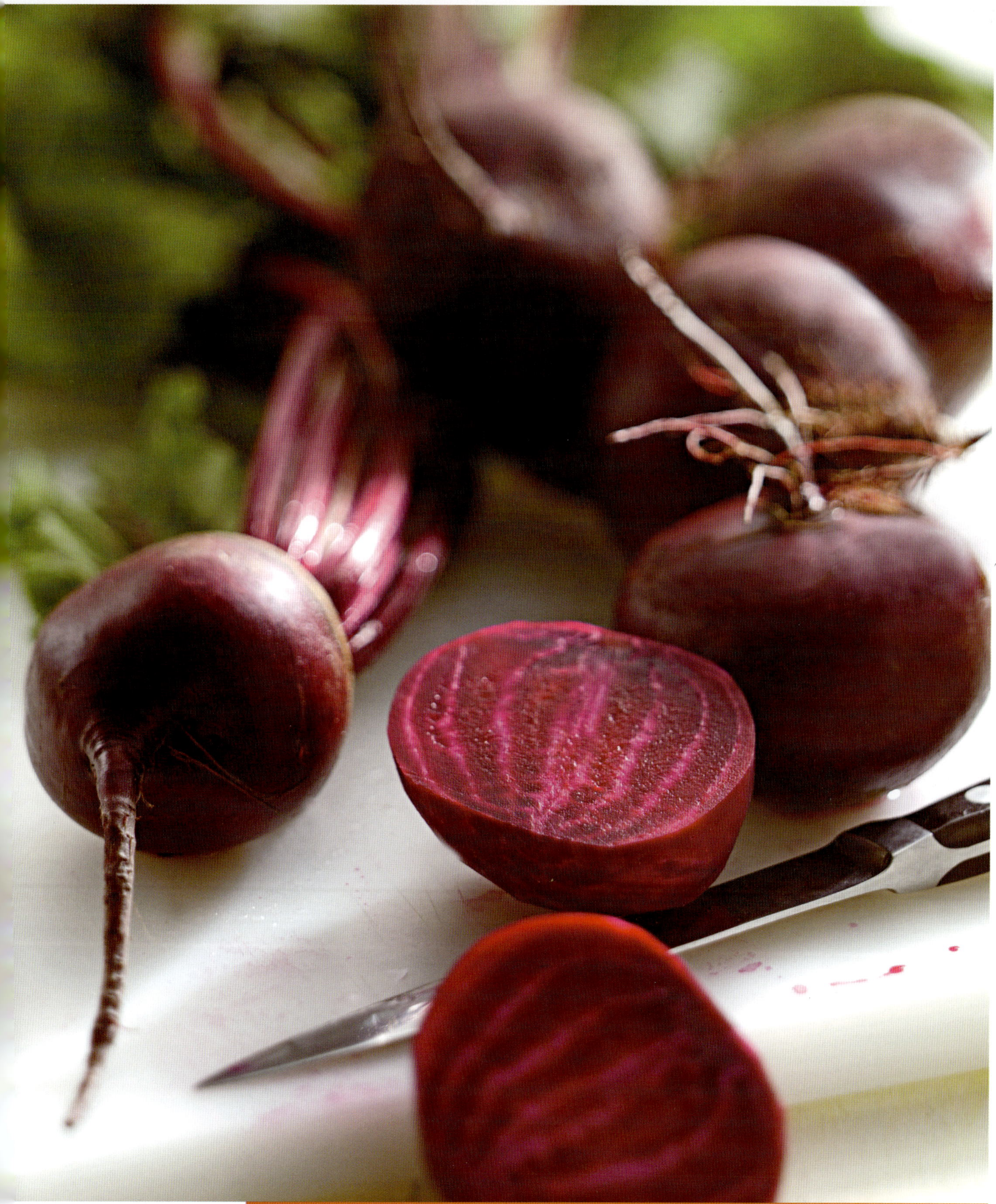

KLEINE KNOLLE, GROSSE WIRKUNG Rote Bete ist nahrhaft und leicht verdaulich. Ihr hoher Eisen- und Folsäuregehalt fördert die Blutbildung, beugt Blutarmut vor und stärkt die Widerstandskraft. Zusammen mit Vitamin C (z. B. aus Orangensaft) wird das Eisen noch besser verwertet. Der Farbstoff Betanin der Knolle wirkt zellschützend; vor allem milchsauer vergorener Rote-Bete-Saft wird als Anti-Krebs-Mittel angesehen.

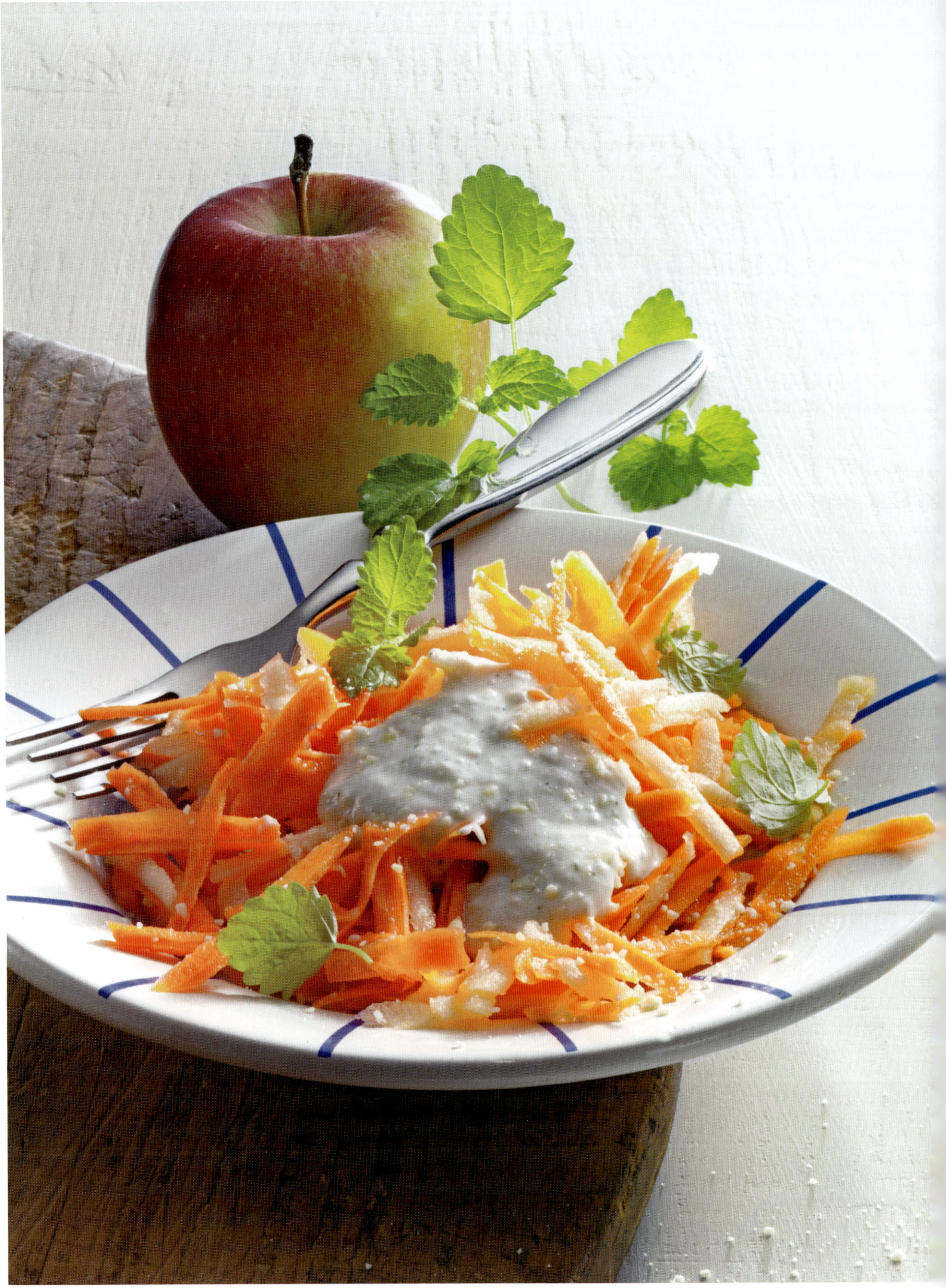

Möhren-Apfel-Salat mit Melisse

Hier kommt ein wunderbares Kosmetikum, das Ihre Haut von innen vor Alterungsprozessen schützt. Zusammen mit Möhren und Äpfeln kann das antioxidativ wirkende Arganöl schädliche UV-Strahlen und aggressive freie Radikale abwehren.

Für 2 Portionen

- 2 EL gemahlene geschälte Mandeln
- 100 g Naturjoghurt
- 2 EL Bio-Arganöl oder Leinöl
- 1 EL Zitronensaft
- Salz
- Pfeffer aus der Mühle
- 4 Stängel Zitronenmelisse
- 200 g Möhren
- 1 Apfel

Zubereitungszeit

15 Minuten

Nährwerte pro Portion

245 kcal; 5 g Eiweiß;
16 g Kohlenhydrate; 18 g Fett;
6,5 g Ballaststoffe

1. In einer Salatschüssel 1 EL Mandeln mit Joghurt, Argan- oder Leinöl und ½ Zitronensaft vermischen. Die Sauce mit Salz und Pfeffer abschmecken.

2. Die Zitronenmelisse waschen und trocken schwenken. Die Blätter abzupfen, einige zum Garnieren beiseitelegen, die restlichen fein hacken oder in feine Streifen schneiden und unter die Salatsauce rühren.

3. Die Möhren putzen und schälen. Auf der Gemüsereibe grob raspeln, sofort mit etwas vom restlichen Zitronensaft beträufeln und unter die Salatsauce mischen.

4. Den Apfel waschen, nach Belieben schälen, dann vierteln und entkernen. Die Apfelviertel ebenfalls grob raspeln, mit dem restlichen Zitronensaft beträufeln und unter Möhren und Salatsauce mischen.

5. Den Salat auf zwei Teller verteilen, mit den restlichen Mandeln bestreuen. Mit den Zitronenmelisseblättchen garnieren und servieren.

PURE SCHÖNHEIT UND VITALITÄT Arganöl wird aus den Kernen der getrockneten Früchte des marokkanischen Arganbaums gewonnen. Dank seiner hohen Konzentration an wertvollen Fettsäuren (80 % ungesättigte, 20 % gesättigte Fettsäuren) stellt es ein wirksames Anti-Aging-Mittel dar und dient als Zusatz in Hautpflegeprodukten. Das geröstete oder kaltgepresste kostbare Öl liefert mehr Antioxidanzien als Olivenöl und bietet sich vor allem für die Salatzubereitung an. In Marokko nimmt man zur Gesundheitsprophylaxe morgens 1 EL Arganöl mit 1 EL Honig und etwas Brot ein.

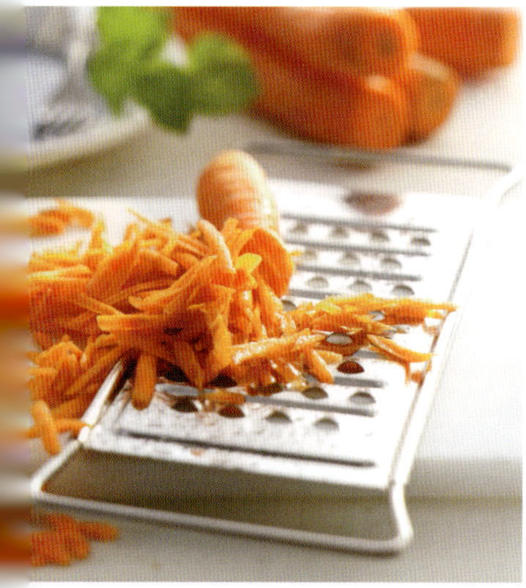

GEWUSST WIE Möhren und Apfel auf der Gemüsereibe grob raspeln. Danach mit Zitronensaft beträufeln, damit sie nicht braun werden.

Glasierte Möhrchen in Schinken

Sanft gegart, dann eingewickelt – so fein gekleidet kommen Möhren nur selten auf den Tisch. Und dabei haben die kleinen Wurzeln auch noch wertvolle Stoffe wie Vitamin A und E mit im Gepäck, die Ihre Haut pflegen und Ihre Augen stärken.

Für 2 Portionen

- 6 junge Bundmöhren mit Grün
- ½ unbehandelte Zitrone
- 3 EL Olivenöl
- Salz
- ½ TL Rohrohrzucker
- 100 g Rucola
- 6 dünne Scheiben Parma- oder Serranoschinken
- Pfeffer aus der Mühle

Zubereitungszeit

25 Minuten

Nährwerte pro Portion

260 kcal; 12 g Eiweiß; 12 g Kohlenhydrate; 18 g Fett; 6,5 g Ballaststoffe

1. Die Möhren putzen, waschen und schälen. Dabei etwa 4 cm vom Grün stehen lassen. Die Zitrone heiß waschen, die Schale abreiben und den Saft auspressen.

2. Das Olivenöl in einer Pfanne bei mittlerer Hitze erwärmen und die Möhren darin etwa 4 Minuten dünsten.

3. Die Möhren mit Salz, Zucker und Zitronensaft würzen und weitere 8 Minuten zugedeckt garen, dabei immer wieder wenden. Anschließend die Zitronenschale über die Möhren streuen; abkühlen lassen.

4. Den Rucola verlesen, dabei die harten Stiele entfernen. Die Blätter waschen und trocken schwenken. Die Schinkenscheiben ausbreiten und mit den Rucolablättern belegen.

5. Jeweils eine Möhre so in eine belegte Schinkenscheibe einwickeln, dass das (Möhren-)Grün noch ein wenig zu sehen ist. Je drei Rollen dekorativ auf einem Teller anrichten und mit Pfeffer übermahlen. Nach Belieben mit frisch gerösteten Ciabatta- oder Baguettescheiben servieren.

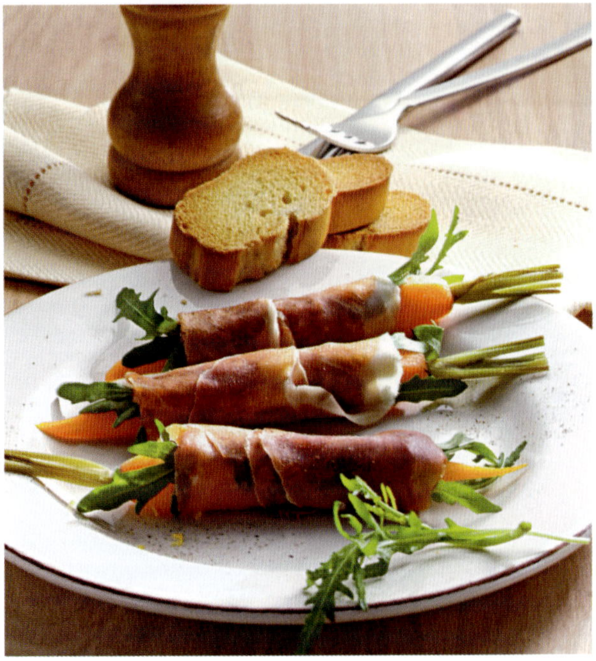

GEWUSST WIE Bundmöhren sind junge Möhren, die im Frühling und Sommer geerntet werden. Das Garen mit etwas Zucker unterstreicht ihren leicht süßlichen Geschmack.

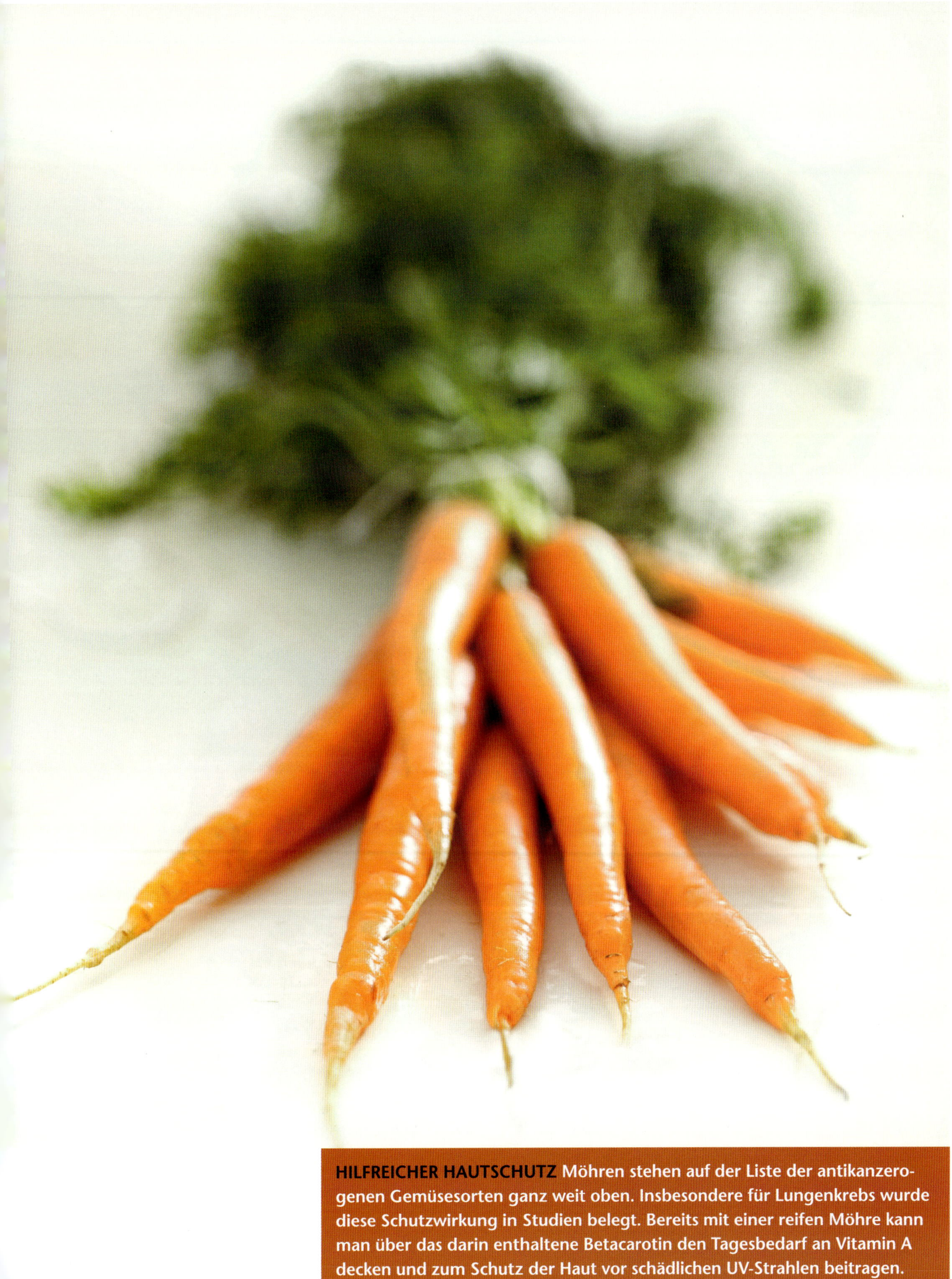

HILFREICHER HAUTSCHUTZ Möhren stehen auf der Liste der antikanzerogenen Gemüsesorten ganz weit oben. Insbesondere für Lungenkrebs wurde diese Schutzwirkung in Studien belegt. Bereits mit einer reifen Möhre kann man über das darin enthaltene Betacarotin den Tagesbedarf an Vitamin A decken und zum Schutz der Haut vor schädlichen UV-Strahlen beitragen.

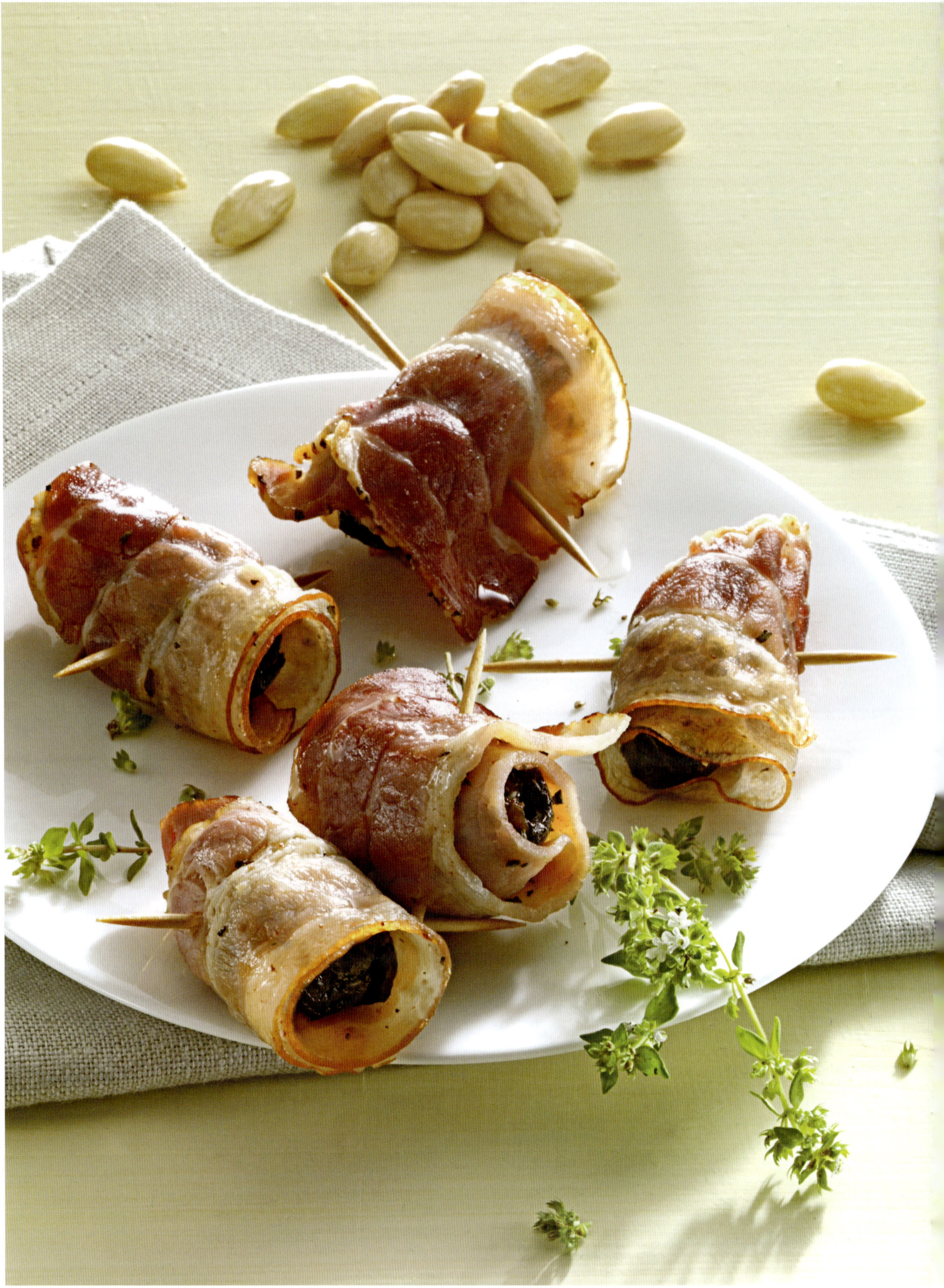

Backpflaumen mit Speck

Salzig und süß vereinigen sich hier in diesem Snack, der sicher auch Ihre Gäste begeistern wird. Die getrockneten Früchte haben es nämlich in sich – sie sind nicht nur voller Energie, sondern trumpfen auch mit einem hohen Antioxidanziengehalt auf.

Für 10 Stück

- 10 große Backpflaumen
- 10 geschälte Mandeln
- 10 hauchdünne Scheiben durchwachsener Räucherspeck
- je 2 Zweige Thymian und Rosmarin
- 1 EL Olivenöl
- 10 g Butter oder Ghee

Außerdem

- 10 Zahnstocher

Zubereitungszeit

20 Minuten

Nährwerte pro Stück

80 kcal; 2 g Eiweiß; 5,5 g Kohlenhydrate; 5,5 g Fett; 1 g Ballaststoffe

1. Die Steine aus den Backpflaumen entfernen und stattdessen jeweils 1 Mandel in die Pflaumen drücken.

2. Die Speckscheiben nebeneinander auf der Arbeitsfläche ausbreiten. Thymian und Rosmarin waschen und trocken schwenken. Die Blätter abzupfen und fein hacken. Die Speckscheiben mit den Kräutern bestreuen.

3. Auf ein Ende jeder Speckscheibe eine Pflaume setzen, die Speckscheiben mit den Pflaumen darin aufwickeln und jedes Röllchen mit einem Zahnstocher feststecken.

4. In einer Pfanne das Öl und die Butter bei mittlerer Hitze erwärmen. Die Speckpflaumen darin so lange braten, bis sie knusprig sind.

5. Die Backpflaumen auf einer Platte anrichten. Mit einem Thymianzweig garnieren und servieren.

MILD, ABER SEHR WIRKSAM Backpflaumen weisen einen hohen Gehalt an Kalzium, den Vitaminen K und D sowie an Isoflavonen, Radikalfängern und Spurenelementen auf. Laut einer US-Studie war die Knochendichte bei Frauen in der Postmenopause, die täglich 10 Pflaumen aßen, deutlich erhöht. Weiter sind die Trockenfrüchte gute Ballaststofflieferanten, spenden blutdrucksenkendes Kalium, Eisen, Niacin, die Vitamine B6 und A. Ihr Antioxidanzienanteil (ORAC-Wert = **O**xygen **R**adical **A**bsorbing **C**apacity) liegt bei 5770 Einheiten pro 100 g. Empfohlen werden 5000 Einheiten/Tag.

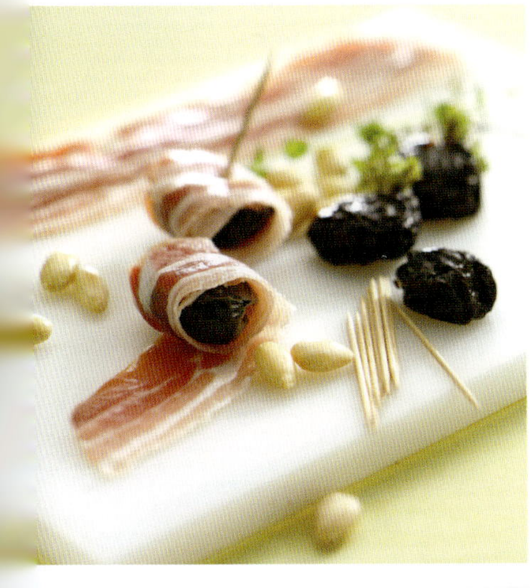

GEWUSST WIE Die mit Mandeln gefüllten Backpflaumen in Speckstreifen wickeln und diese mit Zahnstochern feststecken. Statt der Backpflaumen eignen sich auch frische Spätzwetschgen.

Auberginen-Antipasto mit Zucchini

Als Snack oder als Vorspeise – genießen Sie das mediterrane Gemüse mal in seiner reinsten Form, und profitieren Sie von der Verbindung zwischen Eierfrüchten und Olivenöl, die den Cholesterin- und Blutglukosespiegel reguliert und stabilisiert.

Für 2 Portionen

- 200 g Auberginen
- 200 g Zucchini
- Salz
- 1 unbehandelte Zitrone
- 1 Knoblauchzehe
- 6 schwarze Oliven ohne Stein
- 4 getrocknete Tomaten
- 2 EL Olivenöl
- je ¼ TL getrockneter Oregano und Thymian
- Pfeffer aus der Mühle

Zubereitungszeit

15 Minuten vorbereiten plus
20 Minuten backen und
1 Stunde durchziehen lassen

Nährwerte pro Portion

175 kcal; 4 g Eiweiß;
7,5 g Kohlenhydrate; 14 g Fett;
5,5 g Ballaststoffe

1. Den Backofen auf 180 °C vorheizen. Ein Backblech mit Backpapier belegen. Auberginen und Zucchini waschen und putzen, dann in fingerdicke Scheiben schneiden. Diese mit Salz bestreuen.

2. Die Auberginen nebeneinander auf das Blech legen und im heißen Ofen (Mitte) etwa 10 Minuten backen. Das Blech herausnehmen, die Auberginen wenden und die Zucchinischeiben dazulegen. Weitere 10 Minuten backen, bis die Auberginen weich sind und die Zucchini noch etwas Biss haben.

3. Inzwischen die Zitrone auspressen. Knoblauch schälen und fein hacken, Oliven und getrocknete Tomaten ebenfalls fein hacken. Die gehackten Zutaten in eine Schüssel geben und mit dem Olivenöl und dem Zitronensaft mischen. Mit Oregano, Thymian, Salz und Pfeffer würzig abschmecken.

4. Auberginen und Zucchini aus dem Ofen nehmen und sofort mit der Marinade bestreichen. In eine Form schichten, mindestens 1 Stunde durchziehen lassen, dann servieren.

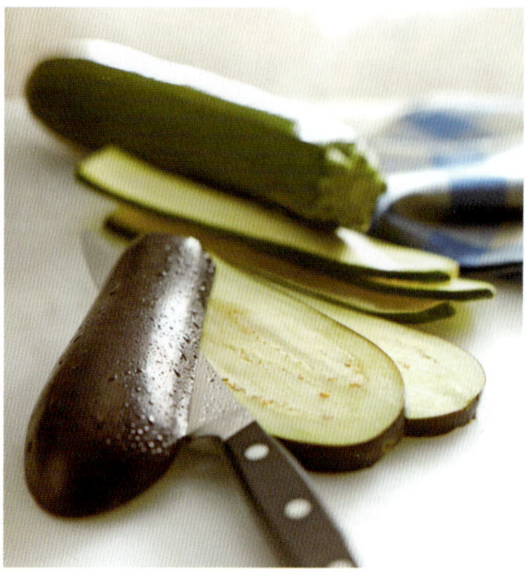

GEWUSST WIE Auberginen sollten nicht zu kühl gelagert werden, sonst werden sie fleckig. Um die Bitterstoffe zu reduzieren, kann man die in Scheiben geschnittene Frucht salzen und etwas ziehen lassen. Danach die ausgetretene Flüssigkeit abgießen und das Salz leicht abtupfen.

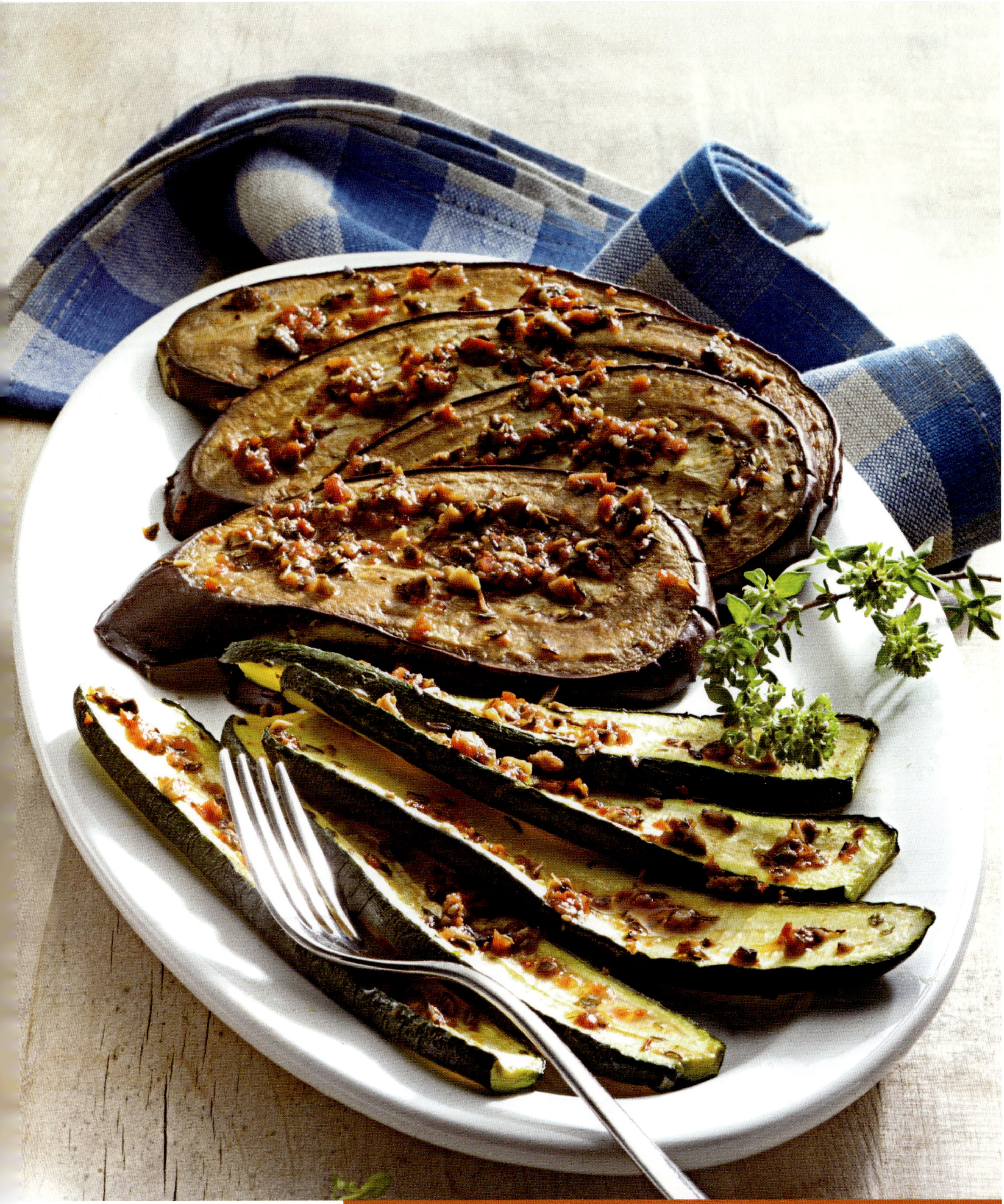

ELEGANTE EIERFRÜCHTE Auberginen gelten als ideale Diabetikerkost, denn sie enthalten kaum Kohlenhydrate, dafür umso mehr Ballaststoffe, die den Blutzuckerspiegel im Lot halten. Ihr hoher Kaliumgehalt führt dazu, dass überschüssige Wasseransammlungen im Gewebe über die Nieren ausgeschieden werden. Kupfer und Folsäure fördern gemeinsam die Blutbildung.

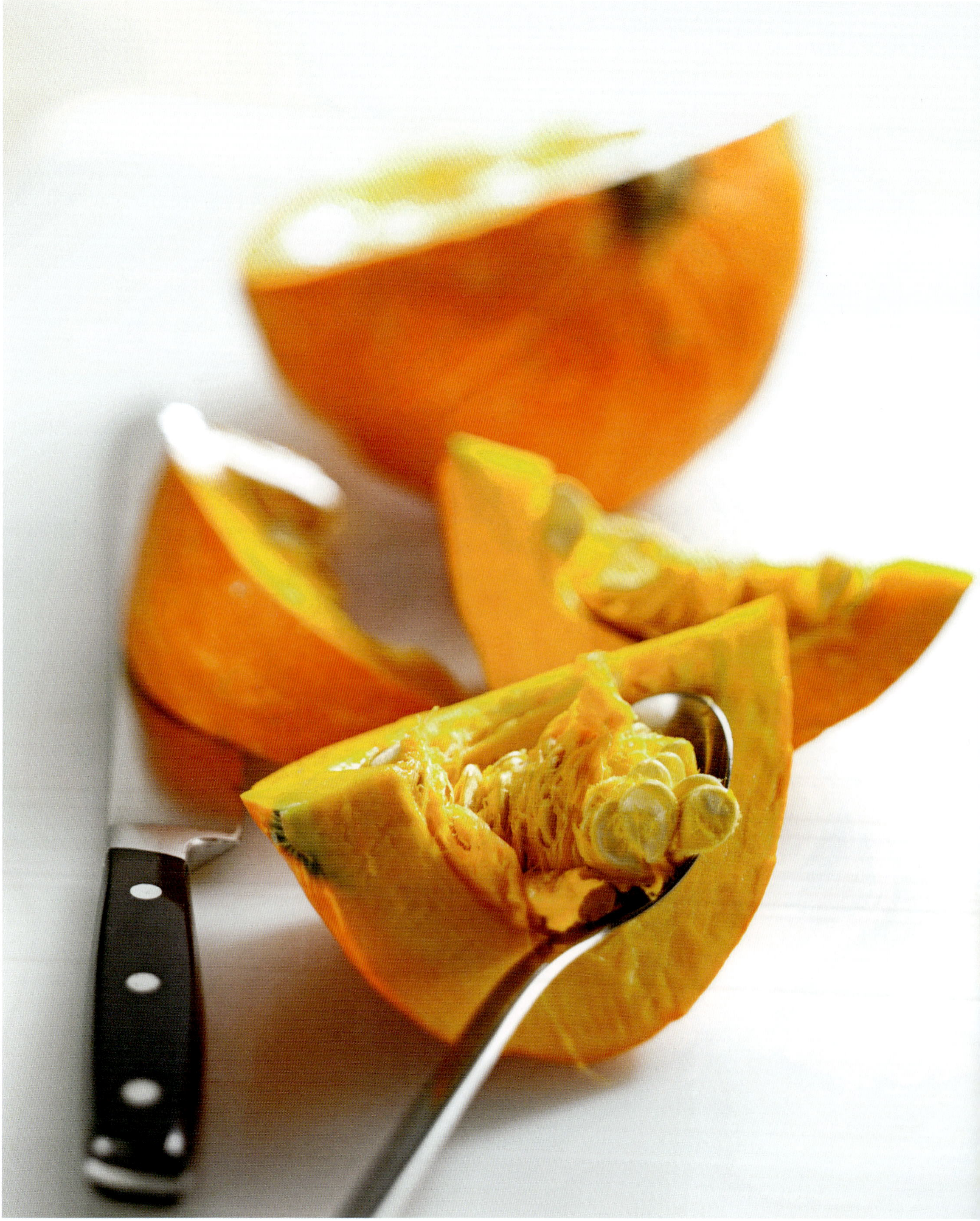

GEWUSST WIE Die Schale des Hokkaidokürbis ist dünn und kann nach Belieben auch mitgekocht und gegessen werden. Das Kernhaus lässt sich mit einem Löffel leicht herausschaben.

Hokkaido-Mus mit Walnüssen

Das aromatische Kürbispüree mit den knackigen Nüssen und Sprossen wird Sie entzücken. Es versorgt Sie mit einer geballten Ladung Betacarotin, einer Vorstufe von Vitamin A, die Sie vor Krebs, Herz- und Atemwegserkrankungen schützen kann.

Für 2 Portionen

- 1 kleiner Hokkaidokürbis (etwa 600 g)
- 1 kleine Zwiebel
- 1 EL Olivenöl
- Salz
- Pfeffer aus der Mühle
- frisch geriebene Muskatnuss
- 1 EL Kürbiskernöl
- 3 EL frische Senfsprossen oder Kresse
- 2 EL gehackte Walnusskerne

Zubereitungszeit

25 Minuten vorbereiten
plus 30 Minuten garen

Nährwerte pro Portion

240 kcal; 6 g Eiweiß;
16 g Kohlenhydrate; 17 g Fett;
3,5 g Ballaststoffe

1. Den Hokkaidokürbis halbieren, dann vierteln und mit einem Löffel die Kerne herauskratzen. Den Kürbis schälen und in kleine Stücke schneiden.

2. Die Zwiebel schälen und in kleine Würfel schneiden. Das Olivenöl in einem Topf bei mittlerer Hitze erwärmen und die Zwiebel darin glasig dünsten. Die Kürbisstücke hinzufügen und unter Rühren kurz mitdünsten.

3. 500 ml Wasser mit Salz, Pfeffer und Muskat zum Kürbis gießen. Aufkochen und zugedeckt etwa 30 Minuten bei schwacher Hitze köcheln lassen, bis der Kürbis weich ist.

4. Den Kürbis in der Flüssigkeit mit dem Stabmixer pürieren, das Kürbiskernöl unter das Püree mischen. Das Hokkaidopüree auf zwei vorgewärmte Teller verteilen, mit Senfsprossen oder Kresse und den Walnüssen bestreuen und servieren.

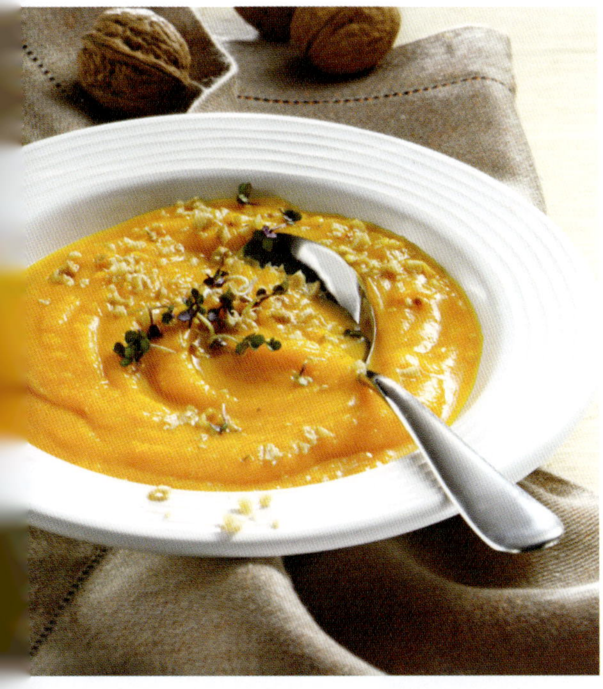

JE FARBINTENSIVER, DESTO GEHALTVOLLER
Der häufige Verzehr von Kürbis kann laut wissenschaftlicher Studien das Risiko für Lungen- und Prostatakrebs senken. Dies wird auf die beträchtliche Menge an Betacarotin zurückgeführt, das reichlich im kalorienarmen Hokkaidokürbis steckt. Da er weder Fett noch Fruchtsäuren enthält, ist der schmackhafte Speisekürbis besonders gut bekömmlich. Außerdem löst er keinerlei Allergien aus.

Hirsekroketten mit Petersilie

Warm oder kalt? Sie schmecken auf jeden Fall und sind auch noch gut für straffe Haut und schönes Haar. Die Mineralstoffe Silizium und Kalzium aus Hirse und Petersilie sorgen außerdem für stabile Knochen.

Für 2 Portionen

- ½ Gemüsebrühwürfel
- 150 g Hirse
- 1 kleine Zwiebel
- ½ Bund Petersilie
- 125 g Schnittkäse (z. B. Gouda)
- 2 EL Olivenöl oder Ghee
- ½ TL Kurkuma
- Salz
- Pfeffer aus der Mühle
- 1 Ei
- 2 EL Mais-, Reis- oder Dinkelmehl

Zubereitungszeit

50 Minuten

Nährwerte pro Portion

600 kcal; 30 g Eiweiß; 60 g Kohlenhydrate; 26 g Fett; 4 g Ballaststoffe

Tipp

Mit gegarter Hirse vom Vortag ist dieser Snack im Handumdrehen gemacht.

1. In einem Topf die Gemüsebrühe und 450 ml Wasser mit der Hirse bei mittlerer Hitze zum Kochen bringen. Anschließend die Hirse etwa 30 Minuten bei schwächster Hitze quellen lassen, bis sie alle Flüssigkeit aufgenommen hat.

2. Inzwischen die Zwiebel schälen und in kleine Würfel schneiden. Die Petersilie waschen, trocken tupfen und klein hacken. Den Käse reiben.

3. In einer Pfanne 1 EL Öl oder Ghee erhitzen. Die Zwiebel darin glasig dünsten, dann die Petersilie kurz mitdünsten.

4. Zwiebel-Petersilie-Mischung und Käse unter die Hirse mischen. Alles mit Kurkuma, Salz und Pfeffer würzen. Die Masse abkühlen lassen, dann Kroketten daraus formen.

5. Das Ei in einer kleine Schale verquirlen und das Mehl auf einen flachen Teller geben. Die Kroketten zuerst ins Ei tauchen, dann im Mehl wenden.

6. In der Pfanne das restliche Fett bei mittlerer Hitze erwärmen und die Hirsekroketten darin goldbraun braten.

VIEL MEHR ALS NUR GARNITUR Petersilie weist einen hohen Vitamin-C-Gehalt auf und liefert viele Bioflavone, die als gefäßabdichtend, entzündungswidrig, antiallergisch und antikanzerogen gelten. Darüber hinaus unterstützt das Kraut Nieren, Blase und Leber beim Entgiften.

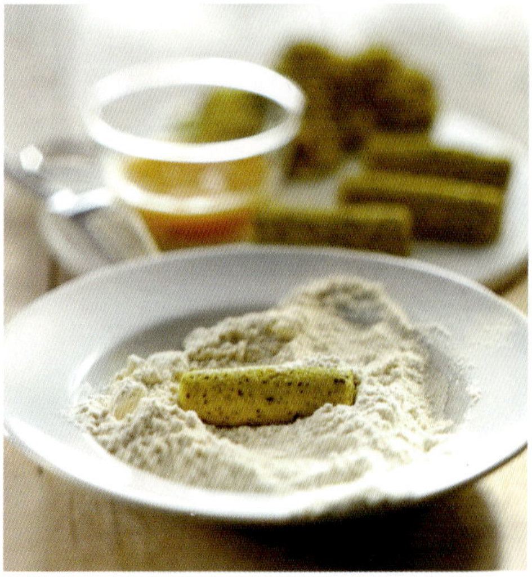

GEWUSST WIE Die geformten Kroketten zuerst ins Ei tauchen, dann im Mehl wenden. Anstelle der Hirse können Sie auch Grünkernschrot nehmen.

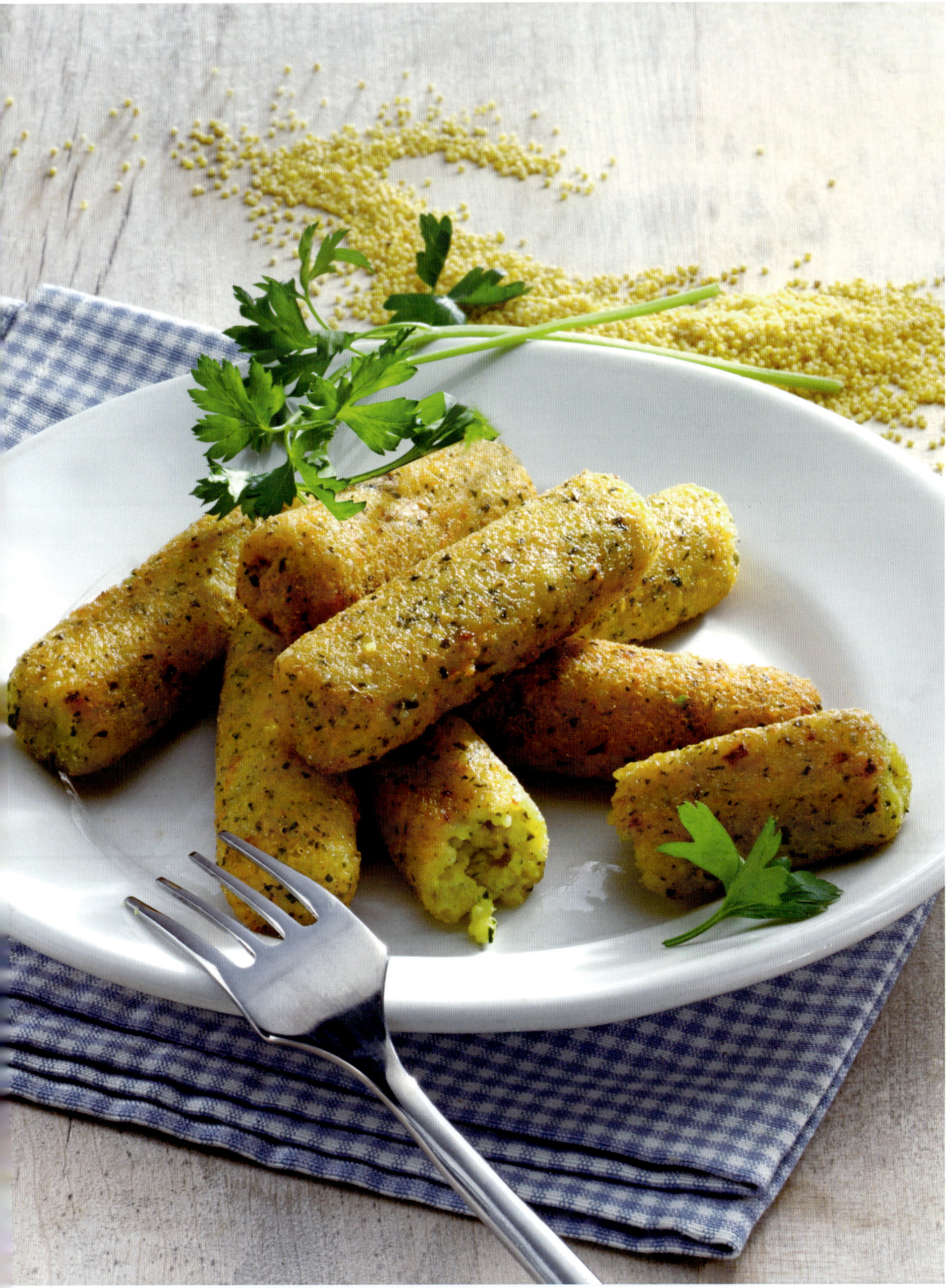

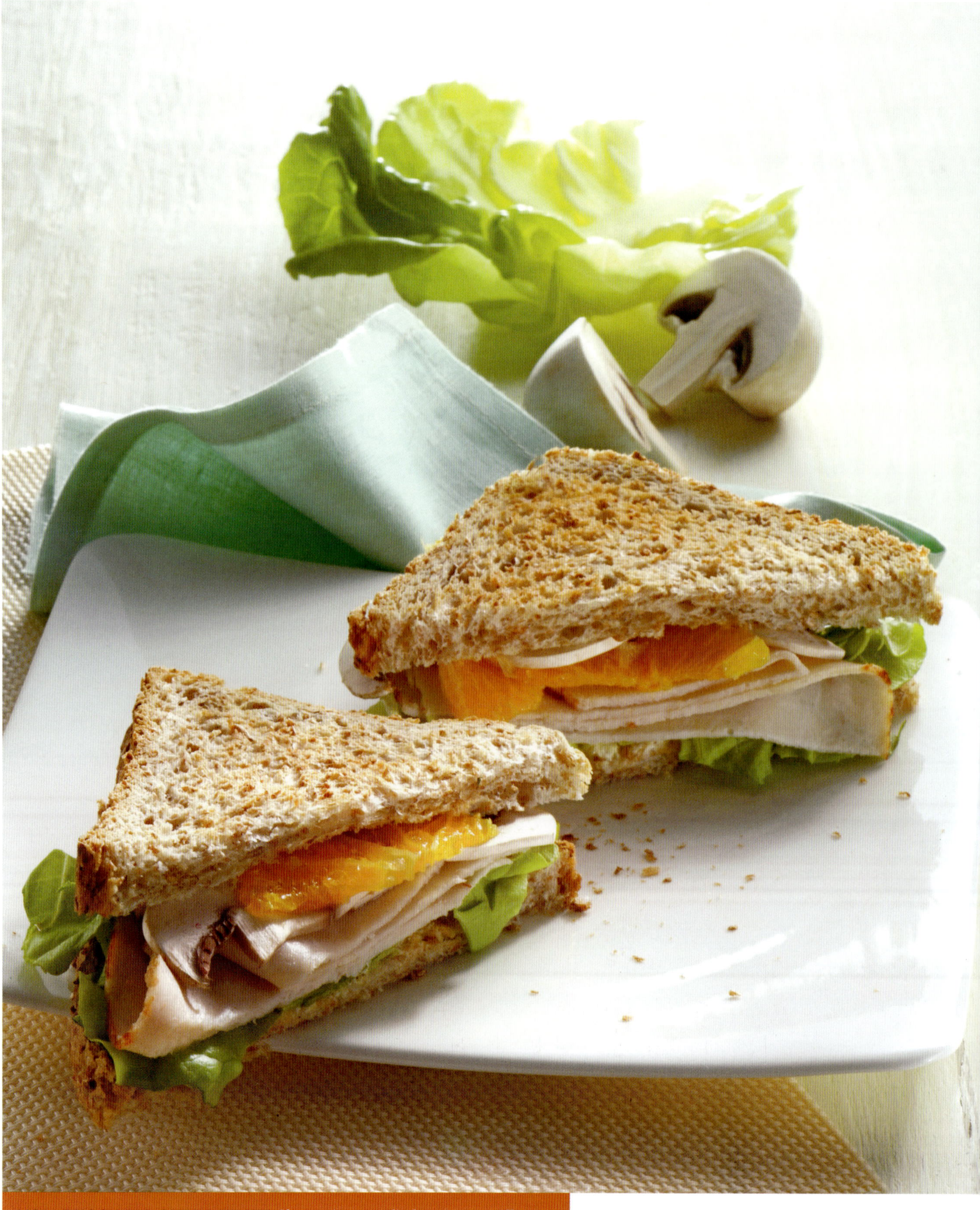

VON FRISCH BIS GETROCKNET Champignons liefern wertvolles Eiweiß, B-Vitamine, die Vitamine K, D , E und C sowie die Mineralstoffe Phosphor, Kalium, Eisen und Zink. Die Pilze bestehen zu 90 % aus Wasser und sind mit 24 kcal pro 100 g sehr kalorienarm. Da sie lange im Magen verbleiben, sollten sie gut gekaut werden.

Puten-Sandwiches mit Champignons

Sie wünschen sich einen schnellen Fitmacher? Da bieten sich diese belegten Brote an. Sowohl das Geflügelfleisch als auch die Pilze versorgen Sie mit reichlich Eiweiß und dazu einer ganzen Reihe wertvoller Vitamine, die jegliche Müdigkeit vertreiben.

Für 2 Portionen

- 1 Orange
- 100 g Champignons
- ½ unbehandelte Zitrone
- 4 Blätter Kopfsalat
- 2 EL Crème fraîche
- 1 TL Senf
- Salz
- Pfeffer aus der Mühle
- 4 Scheiben Vollkorntoastbrot
- 100 g Putenbrust, in dünnen Scheiben

Zubereitungszeit

20 Minuten

Nährwerte pro Portion

245 kcal; 19 g Eiweiß; 29 g Kohlenhydrate; 5,5 g Fett; 6,5 g Ballaststoffe

1. Die Orange dick schälen und die Frucht quer in dünne Scheiben schneiden. Die Champignons putzen, trocken abreiben und ebenfalls in Scheiben schneiden. Die Schale der Zitrone abreiben und den Saft auspressen. Die Champignons mit dem Saft beträufeln.

2. Die Salatblätter waschen und trocken schleudern. In einer kleinen Schüssel Crème fraîche mit Senf, Zitronensaft, Salz und Pfeffer verrühren.

3. Die Toastbrotscheiben goldbraun rösten. Die Hälfte der Senfcreme auf zwei Brotscheiben verstreichen. Die Salatblätter, die Putenbrust, die Pilze und die Orangen darauflegen.

4. Die restliche Senfcreme darauf verteilen und mit jeweils einer Brotscheibe belegen. Jedes Sandwich leicht andrücken; schräg halbieren, sodass vier Sandwich-Dreiecke entstehen.

GEWUSST WIE Weil Pilze beim Waschen leicht beschädigt werden und sich mit Wasser vollsaugen können, sollten sie nur vorsichtig mit einem Pinsel und/oder etwas feuchtem Küchenpapier von evtl. vorhandenem Schmutz oder Sand befreit werden.

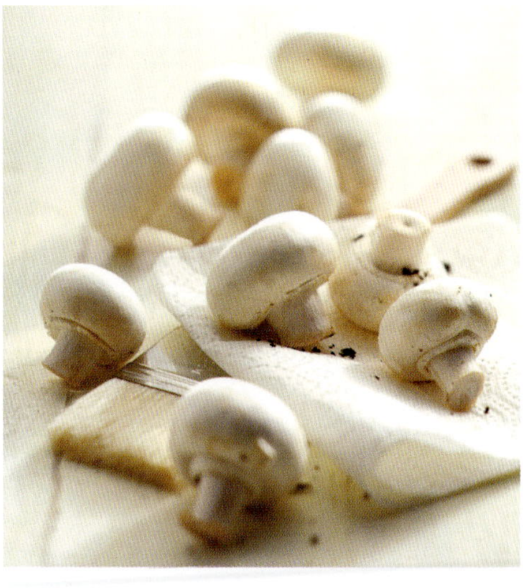

Sesamschnecken mit Frühlingszwiebeln

Das würzige Partygebäck passt wunderbar zu einem Schluck Wein. Die Schnecken wirken als Kraftspender für Herz und Knochen, indem das Vitamin C aus den Frühlingszwiebeln die Aufnahme der Mineralstoffe aus dem Sesam erleichtert.

Für 8 Stück

- 1 Bund Frühlingszwiebeln (etwa 80 g)
- 60 g helles Dinkelmehl (Type 630)
- 60 g Buchweizenmehl oder Kastanien- bzw. Maismehl
- 1 TL Salz
- 1 TL Rohrohrzucker
- 40 g ungeschälte Sesamsamen oder schwarze Sesamsamen
- 2–3 EL geröstetes Sesamöl

Zubereitungszeit

30 Minuten vorbereiten plus 30 Minuten ruhen lassen und 1 Stunde backen

Nährwerte pro Stück

115 kcal; 2,5 g Eiweiß; 13 g Kohlenhydrate; 6 g Fett; 1,7 g Ballaststoffe

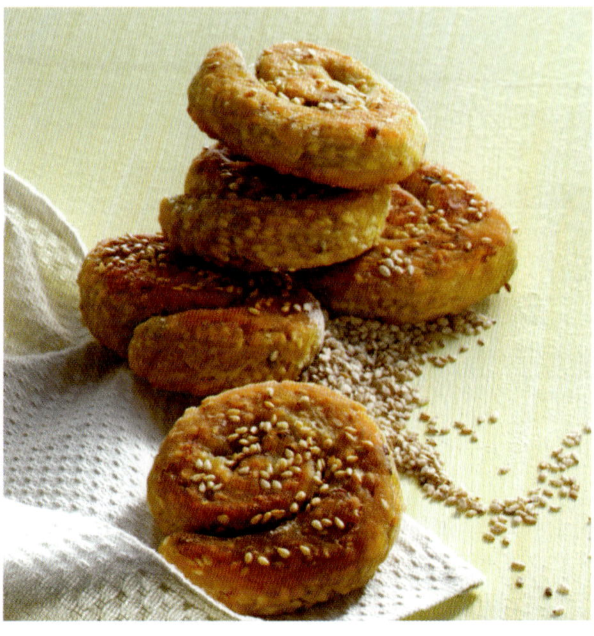

1. Die Frühlingszwiebeln putzen, waschen, längs halbieren und in sehr feine Streifen schneiden.

2. Die beiden Mehlsorten in eine Schüssel geben. Mit Salz, Zucker und der Hälfte der Sesamsamen vermischen, die Frühlingszwiebelstreifen hinzufügen und nach und nach etwa 75 ml Wasser dazugießen. Alles zu einem geschmeidigen Teig verkneten und diesen zugedeckt etwa 1 Stunde im Kühlschrank ruhen lassen.

3. Die restlichen Sesamsamen auf einen Teller streuen. Auf einem zweiten Teller etwas Mehl verteilen. Mit bemehlten Händen aus dem Teig acht Kugeln formen. Falls der Teig noch etwas klebrig ist, die Kugeln zunächst im Mehl, dann in den Sesamsamen wenden. Den Backofen auf 200 °C vorheizen.

4. Anschließend die Teigkugeln mit den Handflächen zu dünnen, etwa 15 cm langen Rollen formen, etwas flach drücken und schneckenförmig aufrollen. Zum Schluss noch etwas Sesam darüberstreuen und festdrücken.

5. Das Öl in einer Pfanne bei mittlerer Hitze erwärmen. Die Schnecken darin auf beiden Seiten goldgelb braten.

6. Die Schnecken aus der Pfanne nehmen und auf ein mit Backpapier belegtes Blech setzen. Im heißen Backofen etwa 30 Minuten fertig garen. Herausnehmen, kurz abkühlen lassen und servieren.

GEWUSST WIE Die in Sesamsamen enthaltenen Mineralstoffe und schwefelhaltigen Aminosäuren sowie B-Vitamine und Lecithin sorgen für Knochenstabilität, wehren Infektionskrankheiten ab und stärken die Gehirnfunktion. Dabei gilt schwarzer Sesam als noch gehaltvoller als die braunen oder geschälten Versionen.

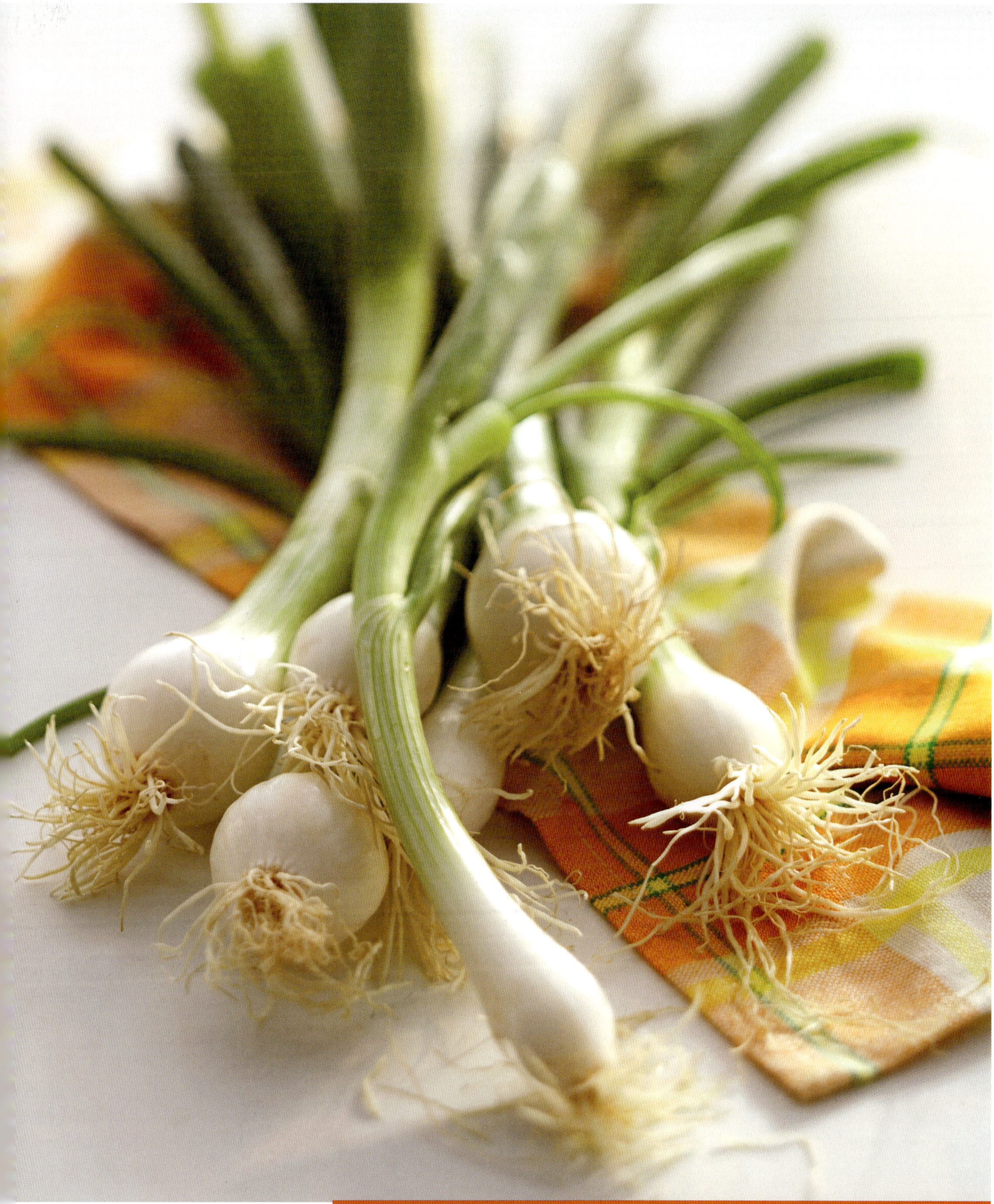

GRÜN-WEISSE VERFEINERER Die knackig-frischen, zu den Lauchgewächsen zählenden Frühlingszwiebeln wirken antibakteriell, appetitanregend, cholesterinregulierend und antikanzerogen. Zu verdanken ist dies ihren Inhaltsstoffen: ätherischen Ölen, Schwefelstoffen, den Vitaminen A, B_1, B_2, C und E sowie den Mineralien Kalium, Kalzium, Natrium und Eisen.

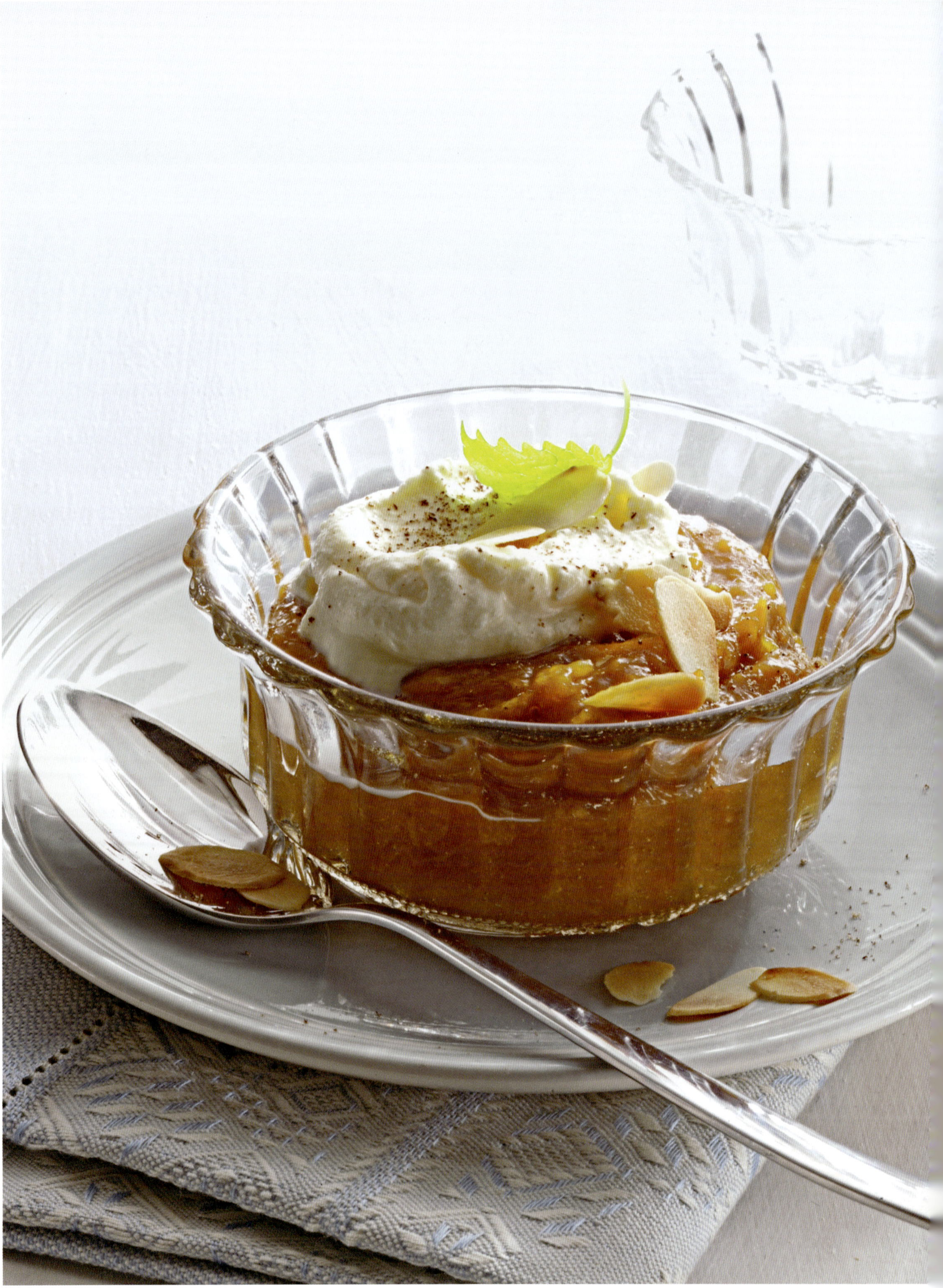

Aprikosencreme mit Mandelblättchen

Diese Köstlichkeit kündet auch im Winter von der Süße des Sommers. Die Trockenfrüchte mit ihrem Gehalt an Fruchtzucker und Betacarotin hellen die Stimmung auf und stärken die Sehkraft.

Für 2 Portionen

- 120 g ungeschwefelte getrocknete Aprikosen
- 1 EL Agavensirup
- 1 EL Zitronensaft
- 1 EL Honig
- 2 EL Mandelblättchen
- 2 EL Mascarpone
- frisch geriebene Muskatnuss

Zubereitungszeit

20 Minuten vorbereiten plus einweichen über Nacht

Nährwerte pro Portion

250 kcal; 5 g Eiweiß;
39 g Kohlenhydrate; 7 g Fett;
7,5 g Ballaststoffe

Tipp

Statt Mascarpone können Sie griechischen Sahnejoghurt und statt Agavensirup Apfel- oder Birnendicksaft nehmen.

1. Die Aprikosen waschen. In einer Schüssel 200 ml Wasser mit Agavensirup, Zitronensaft und Honig verrühren. Die Aprikosen hineinlegen und über Nacht zugedeckt ziehen lassen.

2. Am nächsten Tag die Aprikosen mit der Flüssigkeit in einen Topf geben. Bei mittlerer Hitze zum Kochen bringen und etwa 10 Minuten köcheln lassen, bis die Früchte weich sind. Abkühlen lassen, anschließend die Früchte fein pürieren.

3. Die Mandelblättchen in einer beschichteten Pfanne ohne Fett kurz anrösten. Die Aprikosencreme auf zwei Dessertschalen verteilen. Auf jede Portion 1 EL Mascarpone geben und nach Belieben untermischen. Die Desserts mit etwas Muskat und den Mandelblättchen bestreuen.

SCHÜTZENDE SCHÖNHEITSPFLEGE Aprikosen können vor allem durch ihren hohen Gehalt an Carotinoiden das Immunsystem stärken, Krebserkrankungen vorbeugen, die Haut vor schädlichen UV-Strahlen schützen, das Phänomen der Nachtblindheit positiv beeinflussen und Ablagerungen in den Arterien verhindern. Die enthaltene Folsäure regt die Blutbildung und die Zellerneuerung an. Haut und Haar werden glatter und kräftiger. Die Wirkung von getrockneten Aprikosen ist noch intensiver, da ihr Vitamin- und Mineralstoffgehalt fünfmal so hoch ist wie der frischer Früchte.

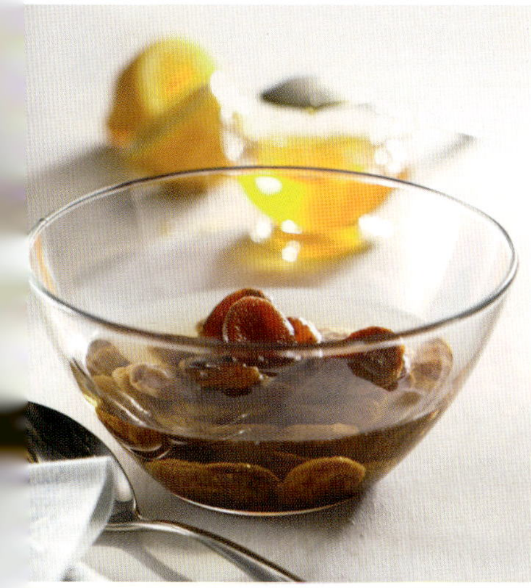

GEWUSST WIE Trockenobst wird durch Einweichen in Flüssigkeit schön weich. Wer mag, kann frische Aprikosen selbst dörren: halbierte, entsteinte Aprikosen im Ofen bei 60 °C Umluft trocknen lassen, bis sie gedörrt, aber noch biegsam sind; ab und zu wenden.

Apfel-Beeren-Smoothie mit Salat

Fünf Obst- bzw. Gemüseportionen pro Tag? Mit diesem Vital-Smoothie ist das kein Problem. Die wohlschmeckende Verjüngungskur ist fix gemacht, kann leicht zwischendurch genossen werden und sorgt jederzeit für frischen Schwung.

Für 2 Portionen

- ½ Batavia- oder Kopfsalat
- 4 Stängel Zitronenmelisse
- 1 Apfel
- 1 Birne
- 1 Banane
- 2 EL Heidelbeeren oder andere Beeren
- 1 TL Zitronensaft

Zubereitungszeit

15 Minuten vorbereiten

Nährwerte pro Portion

170 kcal; 3 g Eiweiß;
36 g Kohlenhydrate; 1 g Fett;
6,5 g Ballaststoffe

Tipp

Durch das im Apfel enthaltene Pektin wird der Smoothie mit der Zeit fester. Mit etwas Wasser lässt er sich leicht verdünnen.

1. Den Salat putzen, waschen und trocken schleudern. Die Blätter klein zupfen. Die Zitronenmelisse waschen und trocken schwenken; die Blätter von den Stielen zupfen.

2. Den Apfel und die Birne waschen oder schälen. Die Früchte vierteln, die Kerngehäuse entfernen und das Fruchtfleisch in kleine Stücke schneiden. Die Banane schälen und in Scheiben schneiden. Die Beeren waschen und auf Küchenpapier trocken tupfen.

3. Salatblätter, Zitronenmelisse, Fruchtstücke und Beeren in einen Rührbecher oder in den Mixer geben. Den Zitronensaft und etwa 150 ml warmes Wasser hinzufügen und alles zu einem dickflüssigen grünen Smoothie mixen bzw. mit dem Stabmixer pürieren.

4. Den Smoothie auf zwei hohe Gläser verteilen und sofort genießen. Falls etwas übrig bleibt, den Rest in ein verschließbares Smoothie-Glas füllen und im Kühlschrank für eine weitere Snackmahlzeit aufbewahren.

GEWUSST WIE Mit einem kleinen Küchenmesser das Kerngehäuse samt Stielansatz aus dem geviertelten Apfel schneiden. Da Apfelkerne laut neuester Forschung eine Menge an Vitamin B_{17} (Amygdalin, auch Laetrile genannt) enthalten, das krebsvorbeugend wirken kann, dürfen ruhig ein paar Kerne in den Smoothie wandern.

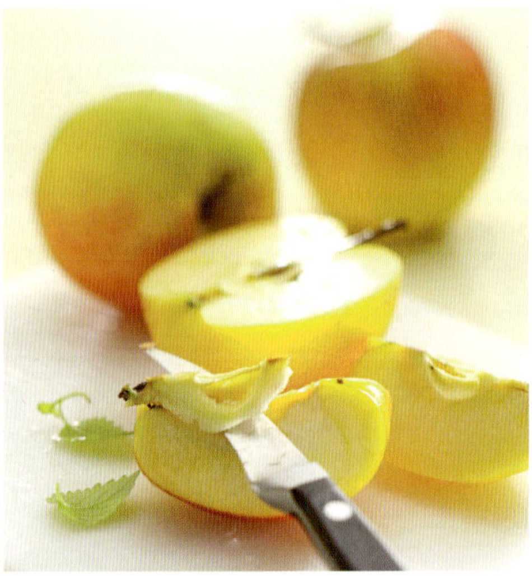

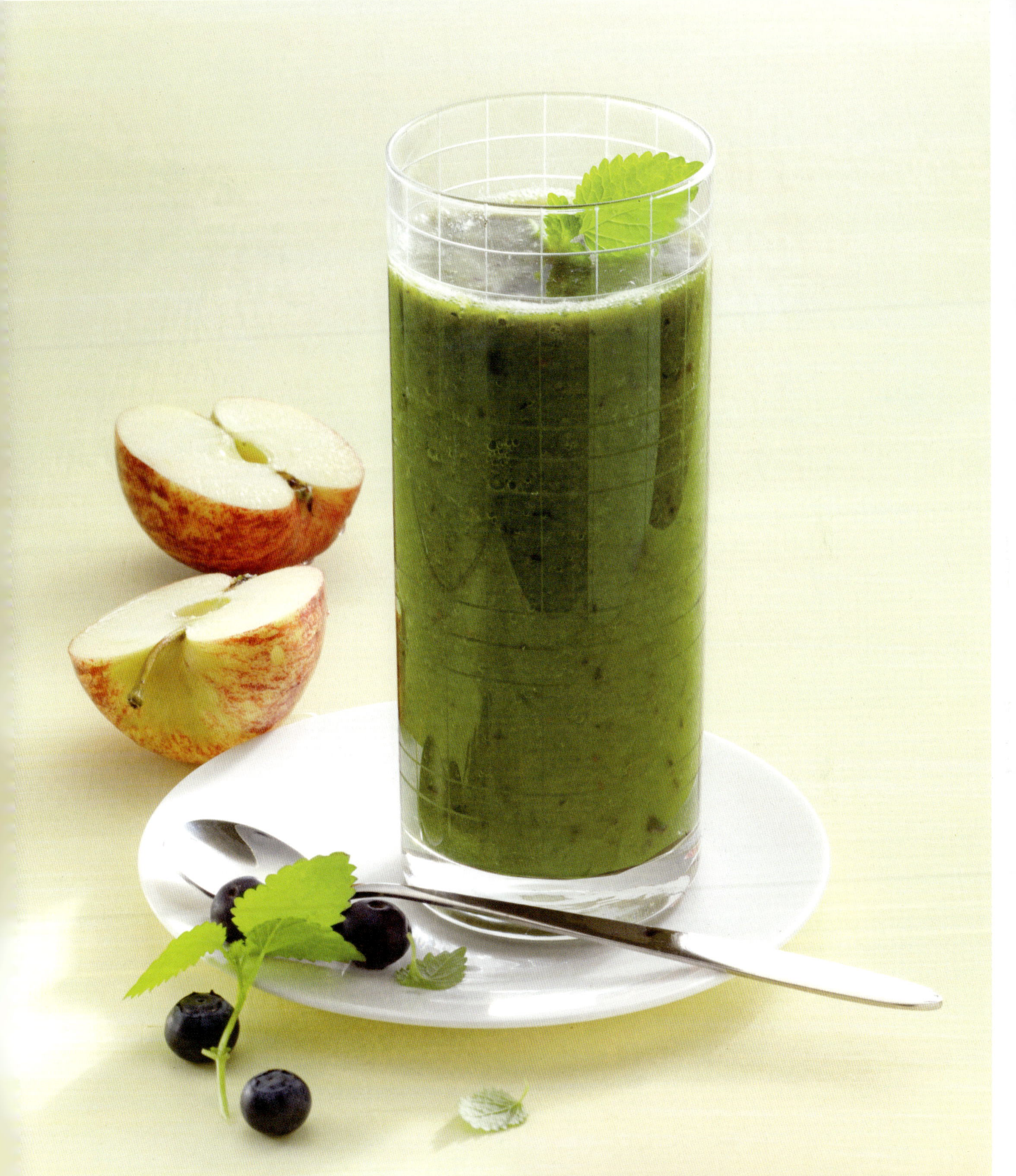

ZARTER ZITRONENDUFT Dank Bitterstoffen und ätherischer Öle wirkt Zitronenmelisse als Gewürz oder Tee verdauungsfördernd, antibakteriell und entzündungshemmend. Und die in dem Kraut enthaltene Substanz Silymarin hilft der Leber beim Entgiften des Körpers.

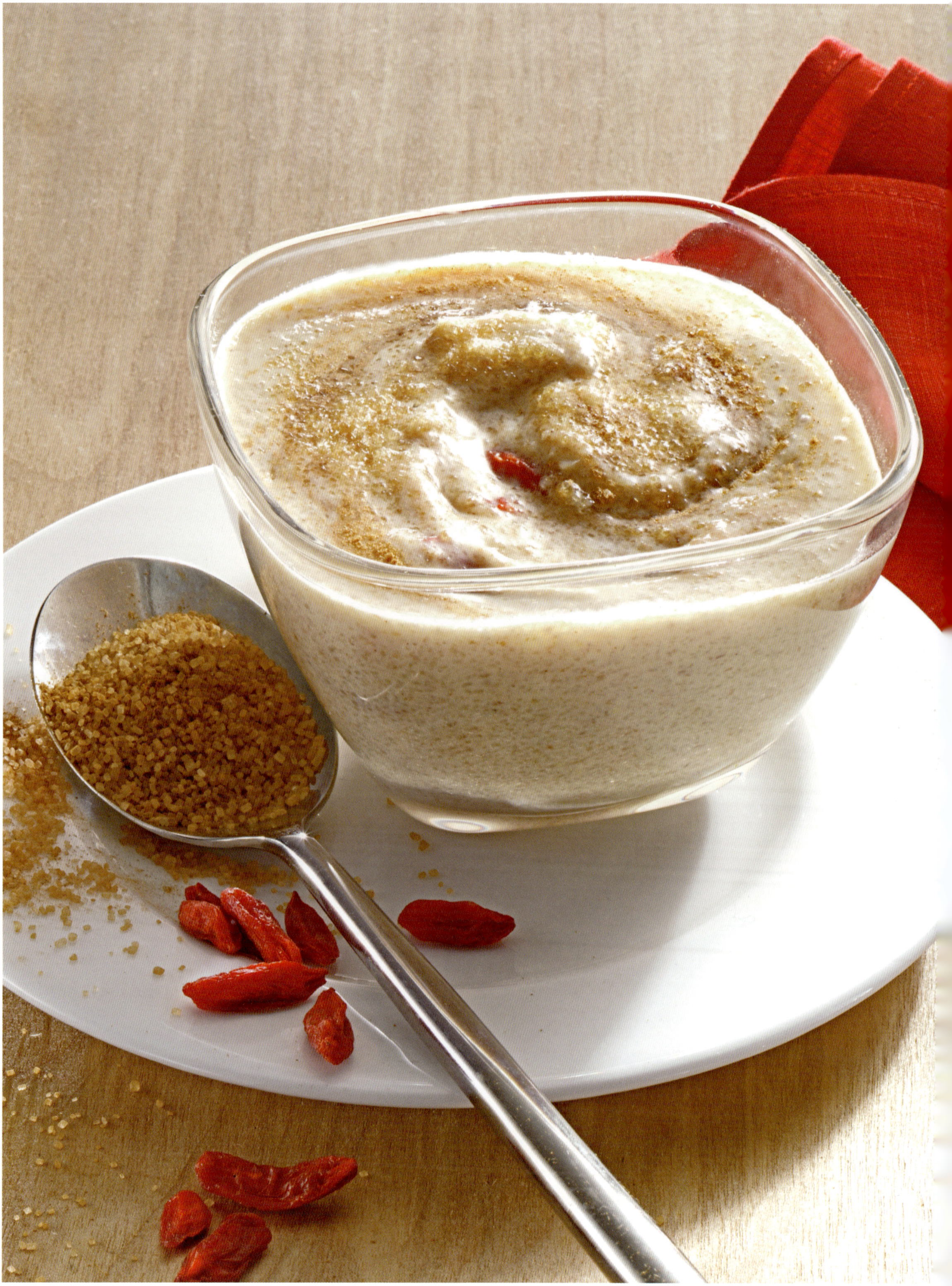

Grießbrei mit Gojibeeren

Lassen Sie sich verführen von einem Gericht, das Sie aus Kindertagen sicher gut kennen. Hier ist es in neuer Form: angereichert mit vitalstoffreichen kleinen Beeren, die Ihnen alles spenden, was Sie jung und fit halten kann.

Für 2 Portionen

- 400 ml Mandel-, Soja- oder Reismilch
- 4 EL Dinkelgrieß
- 2 EL getrocknete Gojibeeren
- 2 EL Mandelstifte
- 2 TL Honig oder Agavensirup
- 1 TL gemahlener Zimt
- 1 TL Rohrohrzucker

Zubereitungszeit

10 Minuten

Nährwerte pro Portion

230 kcal; 5,5 g Eiweiß; 34 g Kohlenhydrate; 7,5 g Fett; 4,5 g Ballaststoffe

Tipp

Wer noch mehr gesunde Gojibeeren verzehren möchte, streut einfach ein paar über den Brei.

1. In einem Topf die Milch langsam erhitzen. Währenddessen nach und nach den Grieß unter Rühren einrieseln lassen. Die Gojibeeren, die Mandelstifte, den Honig oder Agavensirup und ½ TL Zimt hinzufügen. Den restlichen Zimt mit dem Zucker vermischen und beiseitestellen.

2. Den Brei aufwallen lassen und alles gut durchrühren. Den Topf vom Herd nehmen und den Brei noch einige Minuten quellen lassen.

3. Den Gojibeeren-Grießbrei auf zwei Dessertschalen verteilen. Mit der Zucker-Zimt-Mischung bestreuen und den Grießbrei warm servieren.

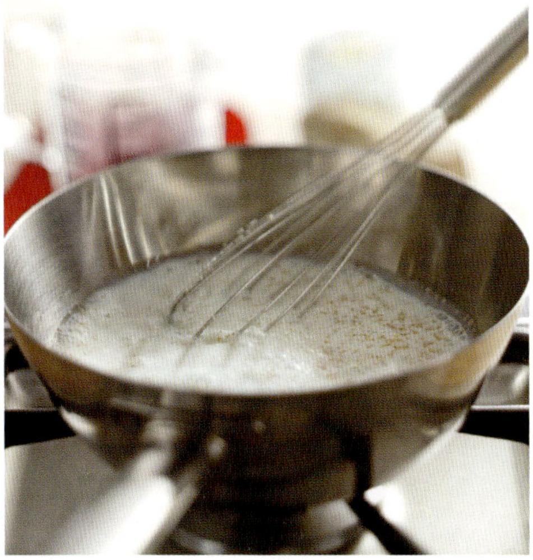

GEWUSST WIE Sie können den Grießbrei auch mit fettarmer Milch oder Wasser zubereiten. Den Dinkelgrieß unter Rühren in die Milch rieseln lassen. Anstelle des Dinkelgrießes eignet sich auch Weizenvollkorngrieß oder Polenta.

DIE ANTI-AGING-SENSATION Die kleinen roten Gojibeeren sind nicht ohne Grund fester Bestandteil der Traditionellen Chinesischen Medizin (TCM). Sie weisen so viele gesundheitsfördernde Substanzen auf wie kaum ein anderes pflanzliches Nahrungsmittel: 19 Aminosäuren, 21 Spurenelemente, mehr Eiweiß als Vollkornweizen, mehr Vitamin C als Orangen, Vitamin E, B-Vitamine, Carotinoide, essenzielle Fettsäuren sowie zahlreiche Bioaktivstoffe für Herz und Blutgefäße, Gedächtnis und Muskeln.

Knäckebrot mit Heidelbeercreme

Alles auf einen Streich: Hier wird Fett mit Früchten zu einem köstlichen Ergebnis verbunden. Noch dazu kann das bei Raumtemperatur streichfähige Kokosnussnöl nicht nur vor Mikroorganismen, sondern auch vor Demenzerkrankungen schützen.

Für 2 Portionen

- 1 EL Mandelblättchen
- 30 g Heidelbeeren (frisch oder TK)
- 1 TL Honig
- 1 TL Zitronensaft
- 2 EL Bio-Kokosnussöl oder weiche Butter
- 4 Scheiben Roggen- oder Mehrkornknäckebrot

Zubereitungszeit

10 Minuten

Nährwerte pro Portion

170 kcal; 2,5 g Eiweiß; 18 g Kohlenhydrate; 10 g Fett; 2,5 g Ballaststoffe

1. Die Mandelblättchen in einer beschichteten Pfanne ohne Fett bei mittlerer Hitze goldbraun rösten. In einer kleinen Schale die Heidelbeeren mit dem Honig und dem Zitronensaft sehr fein zerdrücken.

2. Das Kokosnussöl oder die Butter hinzufügen und alles mit einer Gabel gründlich zu einem cremigen Aufstrich verarbeiten. Die Heidelbeercreme bis zum Servieren kalt stellen.

3. Die Knäckebrote mit der Heidelbeercreme bestreichen. Mit den Mandelblättchen bestreuen und servieren.

GEWUSST WIE Sie können auch 1 EL Kokosnussöl mit 1 EL Butter vermischen und mit den Heidelbeeren zu einem cremigen Aufstrich verarbeiten. Der fruchtige Aufstrich hält sich in einem luftdicht verschlossenen Behälter bis zu fünf Tage im Kühlschrank.

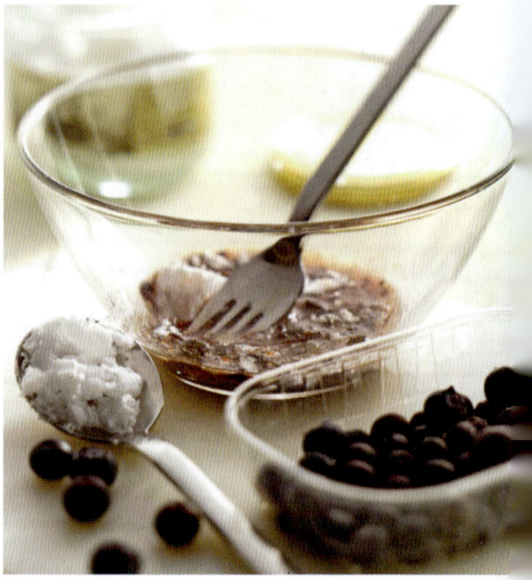

GEHALTVOLLES NATURTALENT Neue Forschungsergebnisse zeigen die besondere gesundheitliche Wirkung von nativem Kokosnussöl. Durch die in dem Öl enthaltene Laurinsäure (eine mittelkettige gesättigte Fettsäure) werden der Cholesterinspiegel positiv beeinflusst und das Immunsystem im Kampf gegen Viren, Bakterien und Pilze unterstützt. Des Weiteren beugen die sog. MCT-Fette (**M**edium **C**hain **T**riglycerides) evtl. Demenzerkrankungen vor. Kokosnussöl ist bei 20–25 °C streichfähig und kann z. B. Butter oder Olivenöl ersetzen. Man sollte nicht mehr als 4 EL Kokosnussöl pro Tag zu sich nehmen.

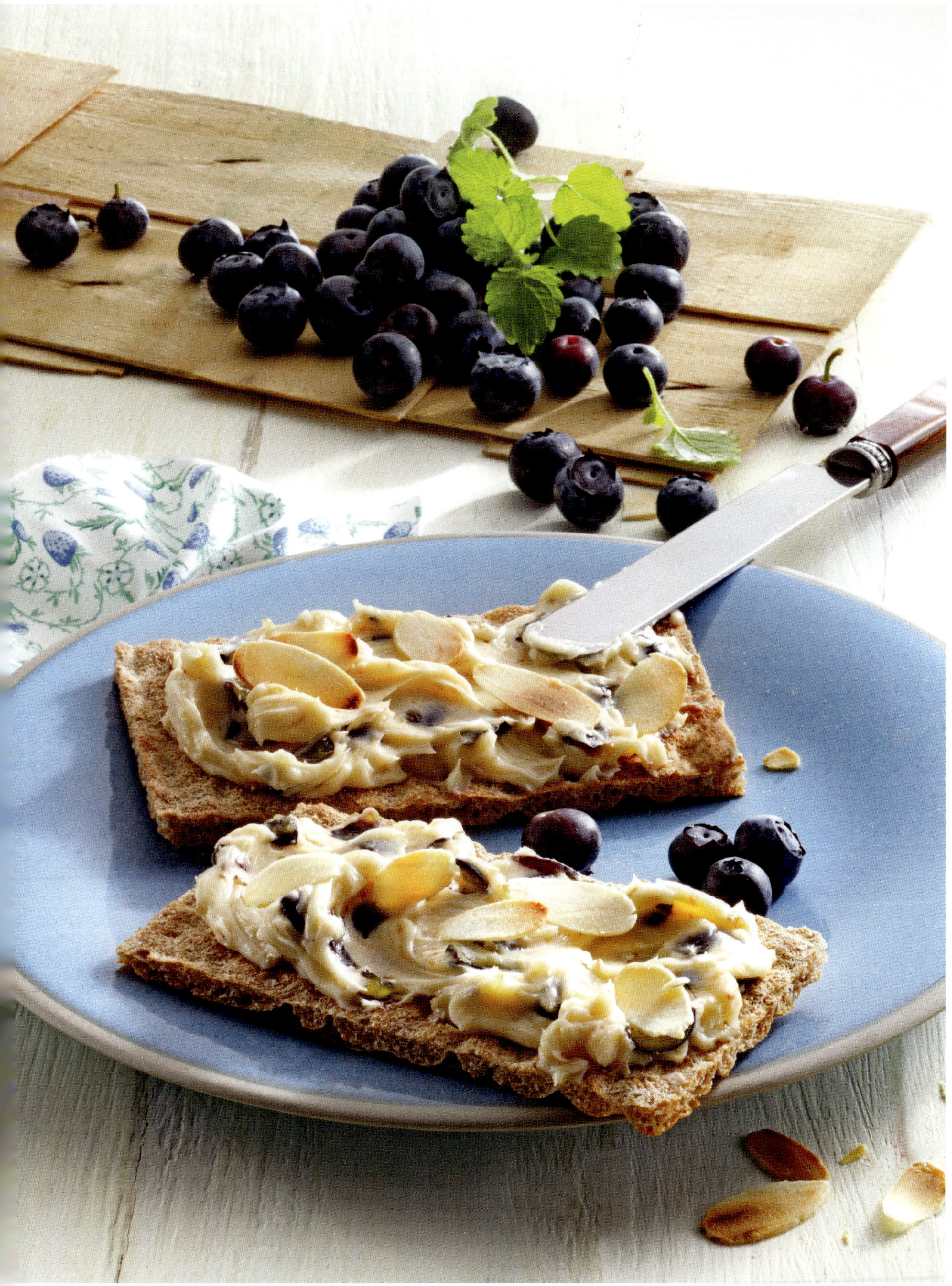

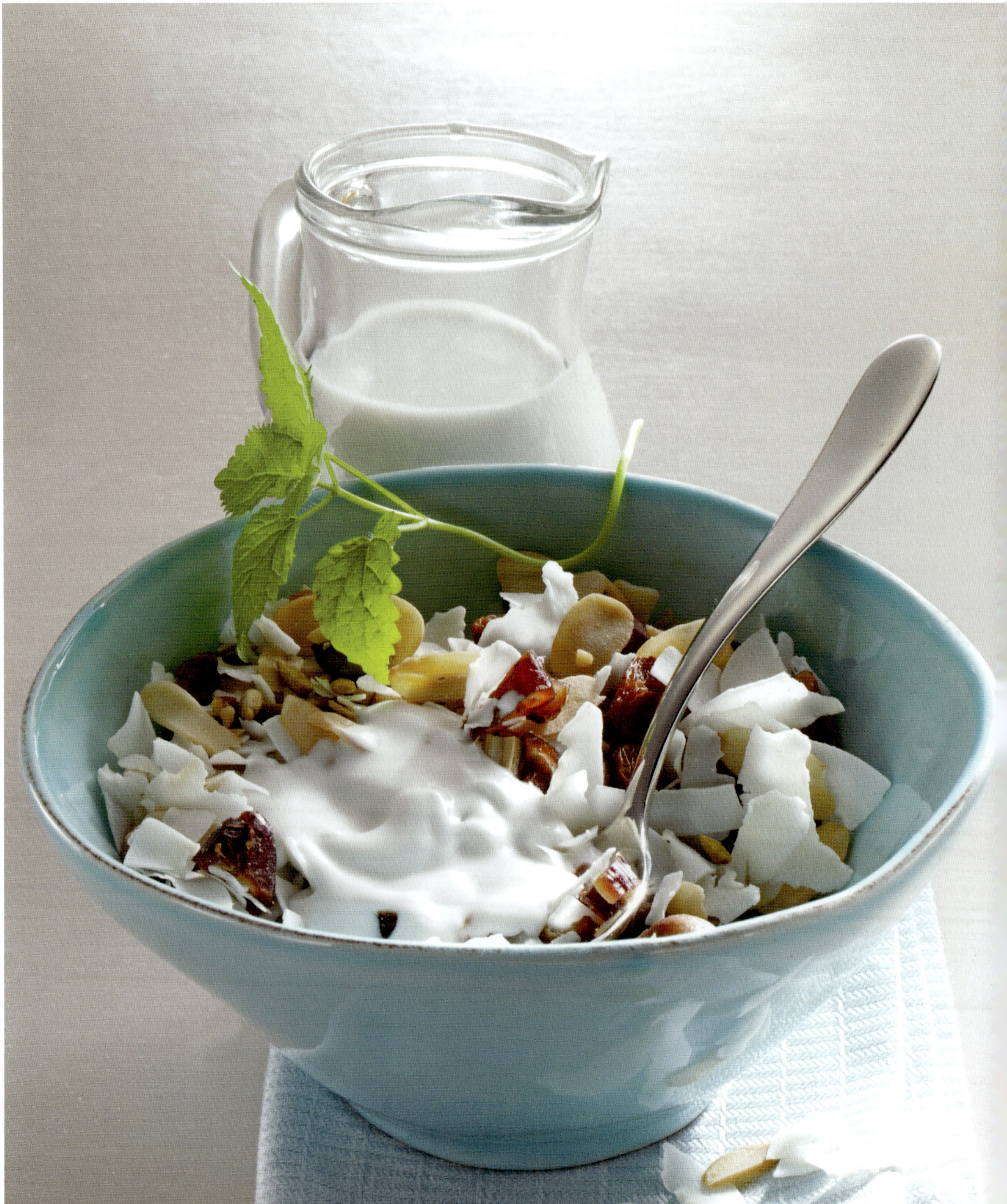

KLEINE KERNE MIT GROSSER KRAFT Kürbiskerne (ihr Ölgehalt liegt bei etwa 50 %) liefern neben ungesättigten Fettsäuren, Vitamin E und Betacarotin sowie Magnesium, Eisen, Zink und Selen auch sogenannte Phytosterine, die Prostatabeschwerden und Blasenleiden vorbeugen und lindern können. Dafür möglichst täglich 10 g Kürbiskerne roh oder leicht geröstet knabbern.

Samen-Nuss-Granola

Dieser Snack schenkt Ihnen alle Nährstoffe, die Nüsse, Kerne und Samen zu bieten haben. Genießen Sie zwischendurch immer mal wieder etwas von dieser Mischung – Nerven, Gehirn und Herz werden es Ihnen danken.

Für mehrere Portionen

- 100 g Sonnenblumenkerne
- 100 g gehackte Walnusskerne
- 100 g Kürbiskerne
- 100 g Mandelblättchen
- 100 g gehackte Pekannüsse oder Paranüsse
- 100 g Cashewkerne
- 1 TL Salz
- 100 g Datteln
- 100 g Kokosraspel oder Kokoschips
- 100 g Rosinen

Zum Servieren

- Kokosmilch oder eine andere Milch nach Geschmack

Zubereitungszeit

10 Minuten vorbereiten plus einweichen über Nacht und 5 Stunden trocknen lassen

Nährwerte pro 50 g (ohne Milch)

265 kcal; 6,5 g Eiweiß; 12 g Kohlenhydrate; 22 g Fett; 4,5 g Ballaststoffe

1. Alle Kerne und Nüsse in eine Schüssel mit warmem Wasser geben, Salz hinzufügen und alles über Nacht einweichen.

2. Am nächsten Morgen ein Backblech mit Backpapier belegen. Die eingeweichten Nüsse und Kerne durch ein Sieb abgießen, auf das Backblech verteilen und im 50 °C warmen Backofen (Mitte) in etwa 5 Stunden trocknen lassen.

3. Die Datteln entkernen und klein schneiden. In einer großen Schüssel die getrockneten Nüsse und Samen mit den Datteln, den Kokosraspeln und den Rosinen gründlich vermischen. Die Granolamischung in ein fest verschließbares Glas füllen und aufbewahren.

4. Jeweils etwa 4 gehäufte Esslöffel der Granolamischung in eine Schale geben und mit etwas Kokosmilch übergießen.

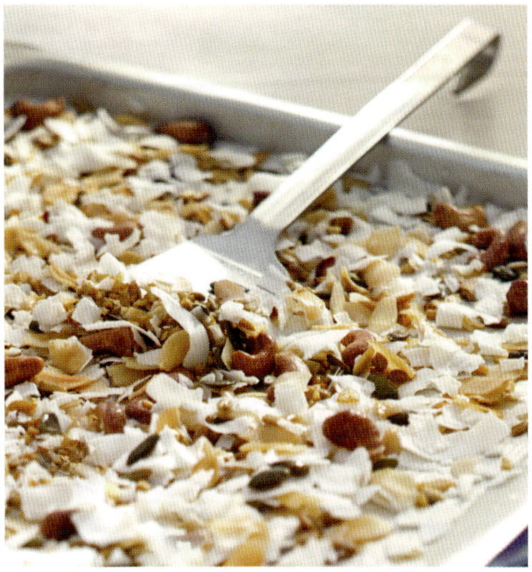

GEWUSST WIE Durch das Einweichen werden die Inhaltsstoffe der Nüsse und Samen aktiviert. Um die Nuss-Samen-Mischung haltbar zu machen, wird sie auf einem Blech im warmen Backofen langsam getrocknet.

Möhren-Aprikosen-Shake

Mit diesem wunderbaren Trink-Imbiss können Sie Ihre Kraftreserven im Nu wieder auffüllen.

2 Beutel Fencheltee mit **400 ml kochendem Wasser** übergießen und etwa 10 Minuten ziehen lassen. Nach Belieben mit **Honig oder Agavensirup** süßen. **200 g Bundmöhren** putzen, waschen und klein schneiden. **150 g frische Aprikosen** waschen, entkernen und klein schneiden. Beides in den Mixer oder einen Rührbecher geben und mixen bzw. mit dem Stabmixer zerkleinern. Den warmen Fencheltee dazugießen und weitermixen, bis der Shake cremig ist. **1 EL Zitronen- oder Limettensaft** hinzufügen und nach Belieben mit **etwas Mineralwasser ohne Kohlensäure** verdünnen. Den Shake in zwei Gläser füllen und mit Minzeblättern garnieren. Nach Belieben mit Trinkhalm servieren.

Zitronen-Ingwer-Tee

Werden Sie von einer Erkältung heimgesucht, ist dieses wohltuende Heißgetränk der Abwehrspezialist Nummer eins.

1 Stück Ingwer (etwa 6 cm) schälen und klein schneiden. Die Schale von einer unbehandelten Zitrone abreiben, die Zitrone halbieren und auspressen. **½ Stange Zitronengras** von der äußeren Schale befreien und in Stücke schneiden. **4 Kardamomkapseln** andrücken. Alle Zutaten in einen Krug geben und mit **500 ml kochendem Wasser** übergießen. 10 Minuten ziehen lassen, dann abseihen und in zwei Teegläser füllen. Nach Belieben mit **Honig** süßen.

Dill-Joghurt-Drink

Dieser Durstlöscher erfrischt an heißen Tagen und kurbelt auf sanfte Weise die Verdauung an.

4 Zweige Dill waschen und trocken schwenken, von 2 Zweigen die Spitzen abupfen und fein hacken. **6 EL Naturjoghurt**, **2 Tropfen Tabasco** und **1 Prise Salz** mit **2 EL gestoßenem Eis** im Mixer pürieren. In zwei Gläser gießen, mit (gekühltem) Mineralwasser auffüllen und kurz umrühren. Jede Portion mit einem Dillzweig dekorieren und nach Belieben mit Trinkhalm servieren.

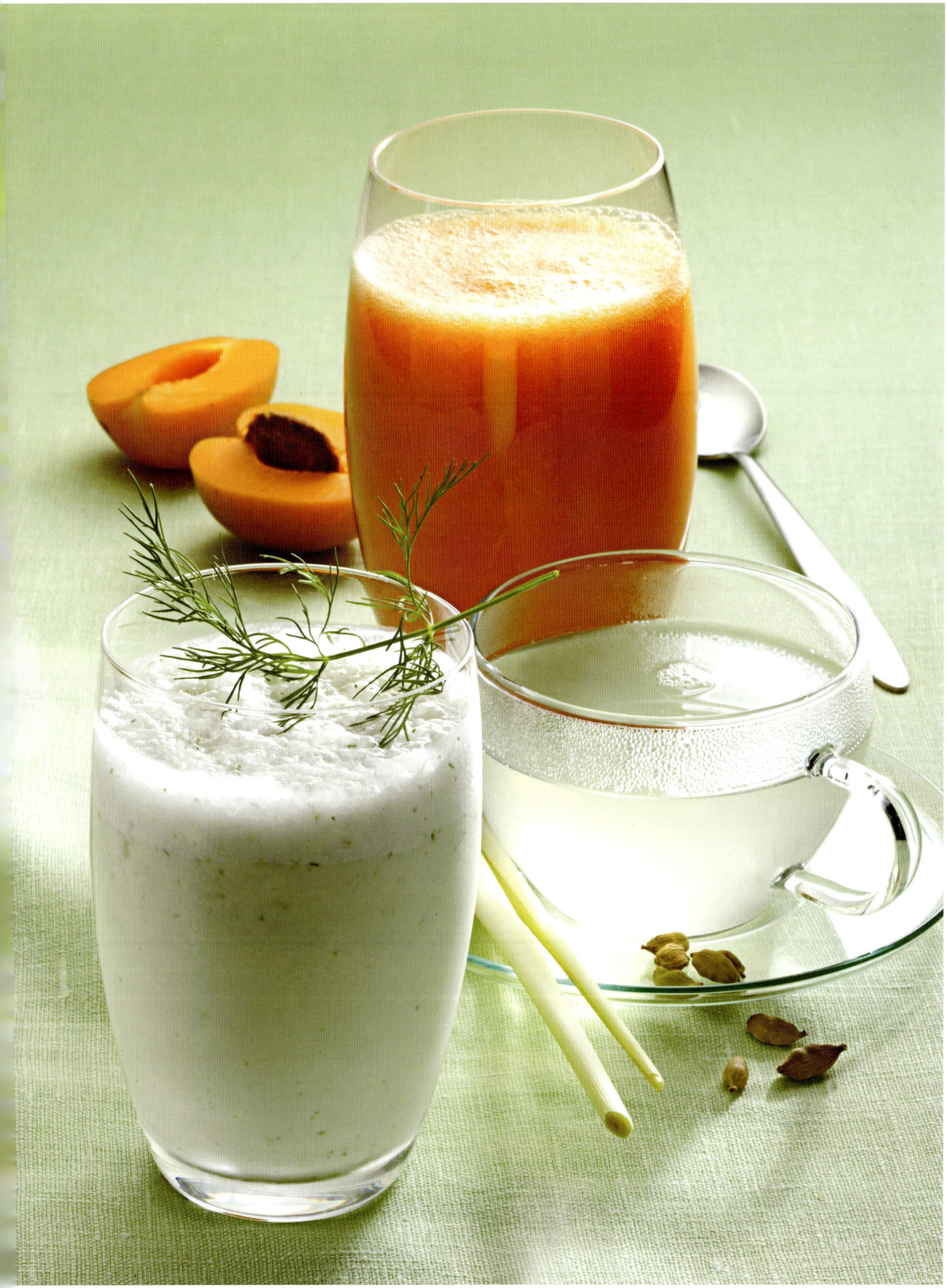

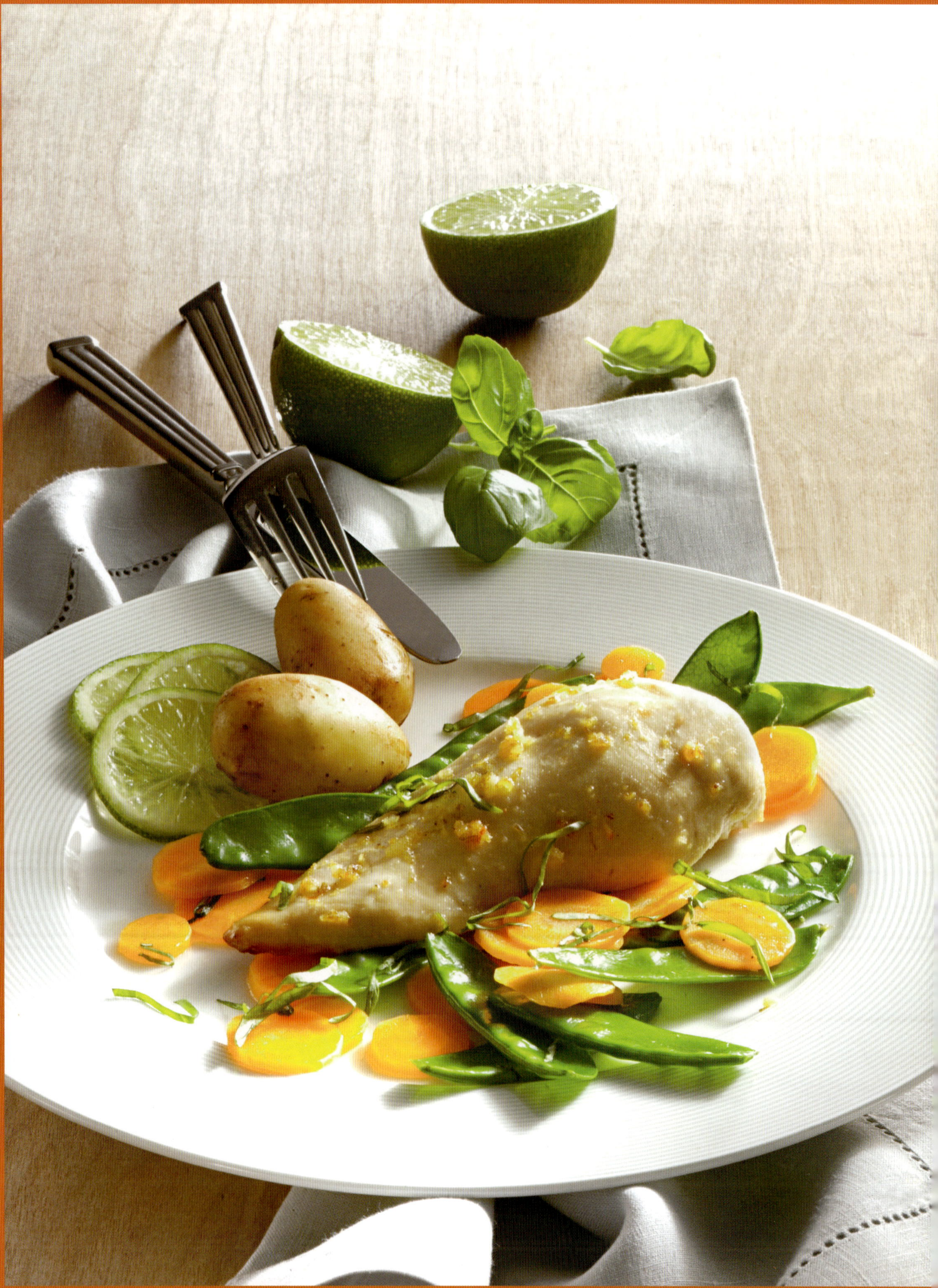

Mittagessen

Frisch aufgetischt aus vielen Ländern: Seien es Petersiliespätzle mit Tomatensalat oder Pastinaken-Gnocchi mit Salbei, sei es ein feinwürziges Minz-Couscous mit Lamm oder ein pfannengerührtes Schweinefilet mit Bambussprossen und Spinat – unternehmen Sie mittags eine kleine kulinarische Reise in Ihr Lieblingsland, und gewinnen Sie dabei neuen Schwung für den Nachmittag!

Brennnessel-Risotto mit Mascarpone

So wohlschmeckend kommt ein Frühjahrsputz selten daher. Junge Brennnesseltriebe würzen dieses Reisgericht, entgiften Ihren Körper und helfen, mit rheumatischen und arthritischen Beschwerden besser fertig zu werden.

Für 2 Portionen

- 1 Handvoll junge Brennnesselblätter
- 2 EL Mascarpone
- 1 Schalotte
- 1 EL Butter
- 100 g Risottoreis (z. B. Arborio)
- 50 ml Weißwein
- 1 Gemüsebrühwürfel
- 3 EL geriebener Parmesan
- Salz
- Pfeffer aus der Mühle

Zubereitungszeit

30 Minuten vorbereiten

Nährwerte pro Portion

340 kcal; 10 g Eiweiß;
41 g Kohlenhydrate; 13 g Fett;
2 g Ballaststoffe

1. Die Brennnesselblätter kurz mit heißem Wasser übergießen, abtropfen lassen und in feine Streifen schneiden. Die Hälfte davon in einer kleinen Schüssel mit 1 EL Mascarpone verrühren.

2. Die Schalotte schälen und in kleine Würfel schneiden. Die Butter in einem Topf zerlassen und die Schalottenwürfel darin glasig dünsten. Den Risottoreis hinzufügen und unter Rühren mitdünsten, bis er mit Fett überzogen ist. Den Wein dazugießen und den Reis kochen, bis er den Wein aufgenommen hat.

3. Inzwischen 600 ml Wasser zum Kochen bringen und den Gemüsebrühwürfel darin auflösen. Die heiße Gemüsebrühe in Portionen zum Reis gießen, dabei immer erst die nächste Portion hinzufügen, sobald der Reis die vorherige aufgenommen hat. Wenn alle Brühe verbraucht ist, sollte der Reis gar, aber noch bissfest sein.

4. Die Brennnessel-Mascarpone-Mischung, den Parmesan und den restlichen Mascarpone unter den Reis mischen. Den Risotto mit Salz und Pfeffer abschmecken. Auf zwei vorgewärmte Teller verteilen, mit den restlichen Brennnesselblättern bestreuen und servieren.

Nährstoffe im Vergleich: Brennnessel – Spinat

100 g Brennnesseln enthalten	100 g Spinat enthalten
713 mg Kalzium	117 mg Kalzium
4,1 mg Eisen	1,5 mg Eisen
300 mg Vitamin C	29 mg Vitamin C
80 mg Magnesium	40 mg Magnesium

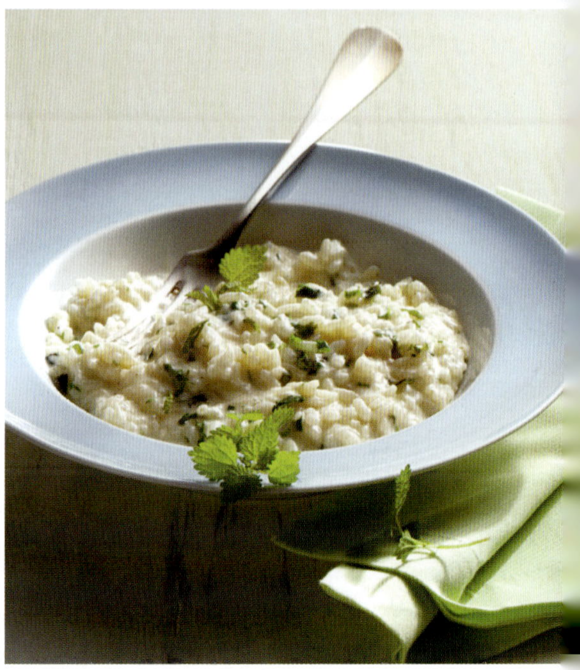

GEWUSST WIE Junge Brennnesseln können Sie problemlos ohne Handschuhe pflücken, weil sie noch keine Brennhaare haben. Ernten Sie junge und unbeschädigte Blätter vorsichtig und untersuchen Sie sie auf Schnecken und Raupen. Danach die Blätter waschen und fein schneiden.

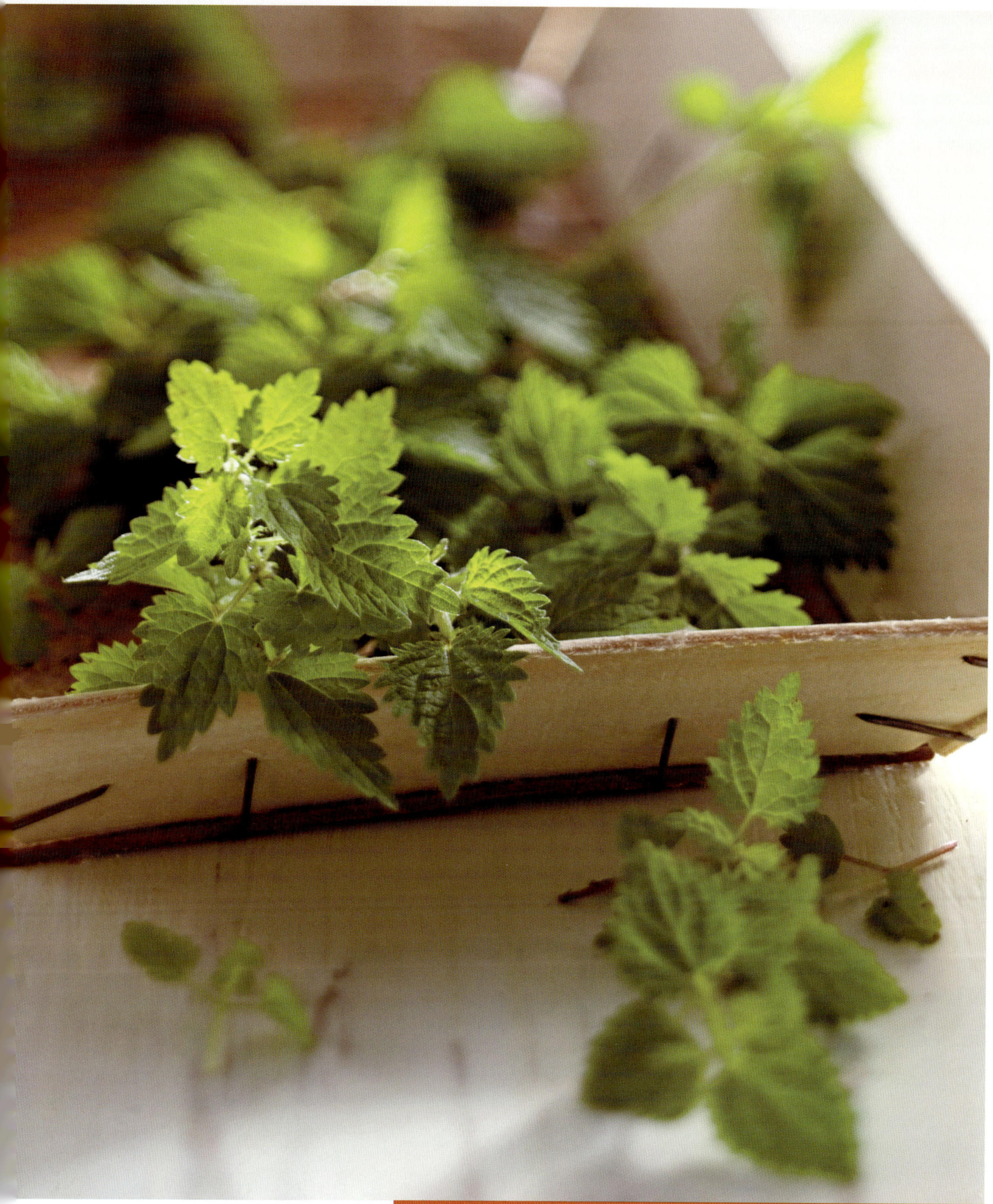

DAS STARKE KRAUT MIT DEN BRENNHAAREN Wie Spinat können Brennnesseln als Suppe oder Gemüsebeilage verwendet werden. In ihren Blättern finden sich Mineralsalze, Flavonoide, Chlorophyll, pflanzliche Säuren, Vitamine und Carotinoide, die entzündungshemmend, harntreibend, blutreinigend und wundheilend wirken.

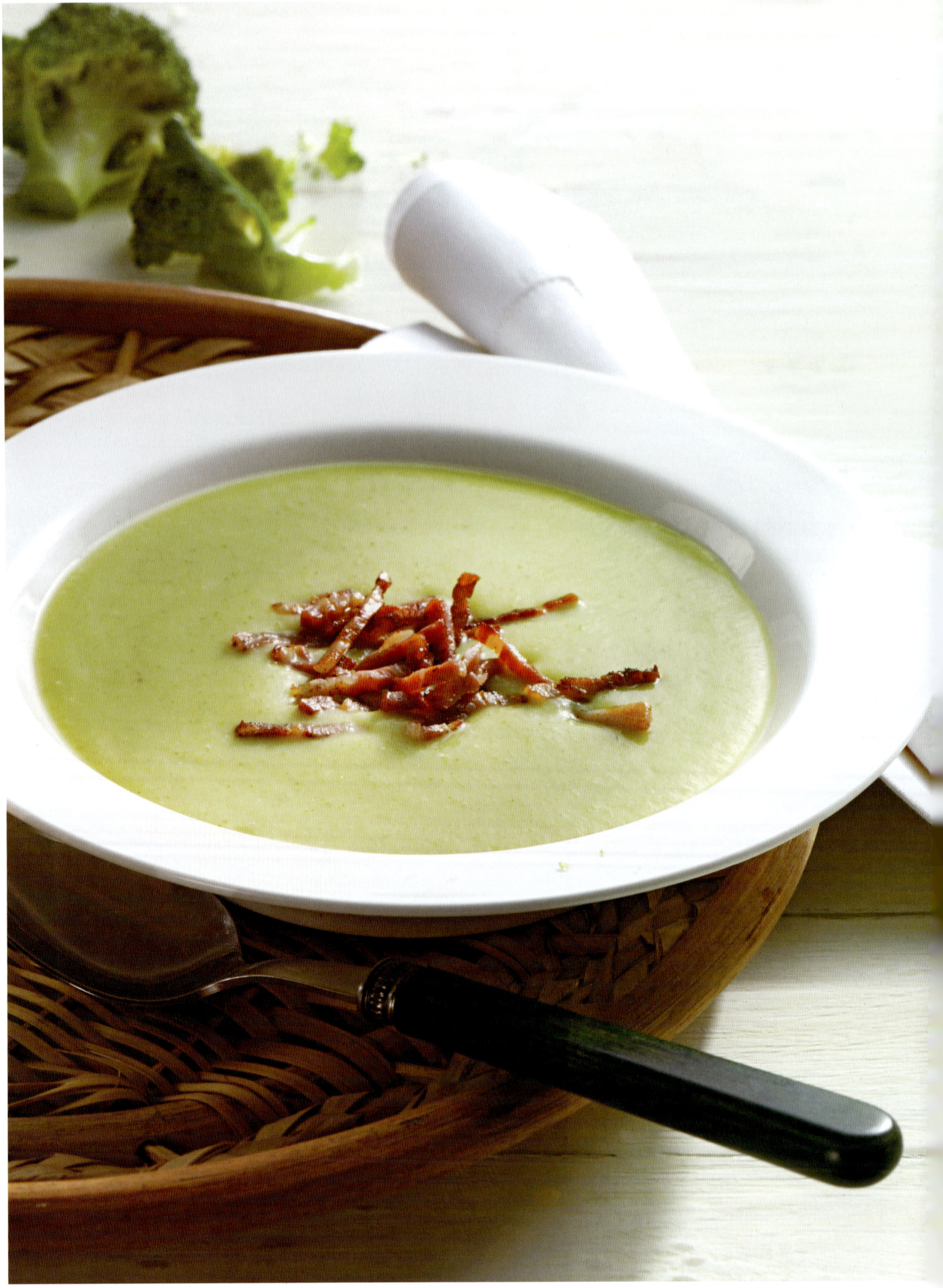

Brokkoli-Pastinaken-Suppe mit Speckstreifen

Als Spitzenlieferant von Nährstoffen haben die Kohlröschen einiges zu bieten: Mineralstoffe, die das Immunsystem stärken und die Psyche stabilisieren sowie reichlich Vitamine für die Sehkraft. Gute Gründe also, diese Suppe häufig zu genießen.

Für 2 Portionen

- 1 Brokkoli (etwa 400 g)
- 1 Pastinake
- 1 Möhre
- 2 Kartoffeln
- 1 Zwiebel
- 1 EL Olivenöl
- 1 l Gemüsebrühe
- Salz
- Pfeffer aus der Mühle
- ½ TL gemahlener Kümmel
- frisch geriebene Muskatnuss
- 1 Msp. gemahlener Ingwer
- 2 Scheiben durchwachsener Speck

Zubereitungszeit

25 Minuten vorbereiten
plus 40 Minuten garen

Nährwerte pro Portion

290 kcal; 13 g Eiweiß;
32 g Kohlenhydrate; 12 g Fett;
13,5 g Ballaststoffe

1. Den Brokkoli putzen, waschen und in kleine Röschen teilen. Die Pastinake, die Möhre, die Kartoffeln und die Zwiebel schälen und zerkleinern.

2. Das Öl in einem Topf bei mittlerer Hitze heiß werden lassen. Die Zwiebel darin glasig dünsten, dann Pastinaken-, Möhren- und Kartoffelstückchen dazugeben und kurz mitdünsten; zum Schluss den Brokkoli hinzufügen.

3. Gemüsebrühe und Kümmel zum Gemüse geben und die Suppe etwa 30 Minuten köcheln lassen. Mit Salz, Pfeffer, Muskatnuss und Ingwer kräftig würzen; noch 10 Minuten weiterköcheln lassen.

4. Inzwischen die Speckscheiben in Streifen schneiden und ohne Fett in einer Pfanne knusprig rösten. Die Suppe mit dem Stabmixer fein pürieren und auf zwei vorgewärmte Teller verteilen. Mit den Speckstreifen bestreuen und nach Belieben noch mit einem Löffel Joghurt oder saurer Sahne anrichten.

REICHLICH NÄHRSTOFFE Nach einer Studie des *US National Cancer Institute* weist Brokkoli antikanzerogene Eigenschaften auf. Er ist eine exzellente Quelle für Ballaststoffe, Folsäure, Vitamin A, C, E, Kalium, Vitamin B_2, B_6, Eisen und Kalzium. Durch seine zarte Zellstruktur ist Brokkoli leichter verdaulich als andere Kohlsorten und gilt daher als Schonkost.

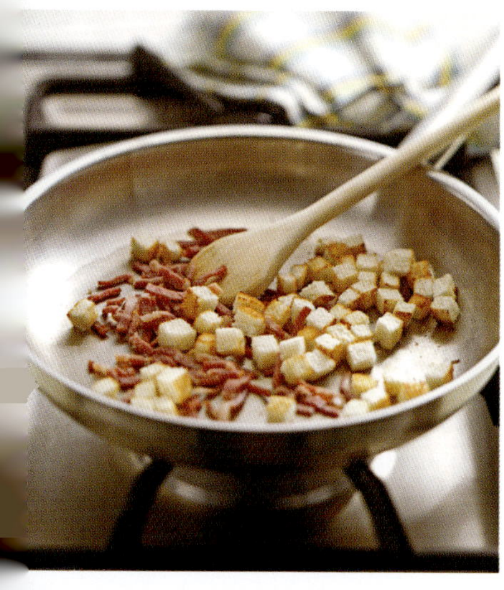

GEWUSST WIE Braten Sie die Speckstreifen ohne Fett in einer Pfanne knusprig. Wer mag, kann dabei noch Brotwürfel für Croûtons mitbraten.

Gemüsecurry mit Süßkartoffeln und Joghurt

Diese aromatische Gemüse-Mahlzeit könnte Ihr Lieblingsessen werden. Sie liefert Ihnen mit den Süßkartoffeln und den Gewürzen ein ganzes Paket voller Wohlfühl- und Gesundstoffe, die Sie Stress und Erschöpfung schnell vergessen lassen.

Für 2 Portionen

- 150 g grüne Bohnen
- 1–2 Stängel Bohnenkraut, Salz
- 2 Bund Frühlingszwiebeln
- 1 rote Chilischote
- 5 g frischer Ingwer
- 150 g Möhren
- 100 g festkochende Kartoffeln
- 250 g Süßkartoffeln
- 4 EL Olivenöl
- ¼ TL gemahlener Kardamom
- 1 TL Kurkuma
- je 2 Msp. Kreuzkümmel und Paprikapulver
- 1 Msp. gemahlene Gewürznelke
- 125 ml Kokosmilch
- 200 ml starke Gemüsebrühe
- 6 EL Naturjoghurt

Zubereitungszeit

1 Stunde

Nährwerte pro Portion

550 kcal; 8,5 g Eiweiß; 53 g Kohlenhydrate; 33 g Fett; 12 g Ballaststoffe

1. Die Bohnen putzen, waschen und schräg in Stücke schneiden. Das Bohnenkraut waschen. Die Bohnen mit dem Bohnenkraut in kochendem Salzwasser bissfest garen. In ein Sieb abgießen, kalt abschrecken und abtropfen lassen. Das Bohnenkraut entfernen.

2. Die Frühlingszwiebeln putzen und waschen. Die grünen Teile in feine Streifen schneiden, die weißen fein hacken. Die Chilischote längs halbieren, entkernen, waschen und in feine Streifen schneiden. Den Ingwer schälen, fein hacken oder reiben. Möhren, Kartoffeln und Süßkartoffeln schälen und in kleine Würfel schneiden.

3. In einem Topf 2 EL Öl erhitzen, die weißen Frühlingszwiebelteile, die Chilistreifen, den Ingwer und die Gewürze darin kurz dünsten. Drei Viertel der Zwiebel-Gewürz-Mischung aus dem Topf nehmen und beiseitestellen.

4. Das restliche Öl in den Topf geben. Kartoffeln, Süßkartoffeln und Möhren darin anbraten. Kokosmilch und Gemüsebrühe in den Topf gießen und alles zugedeckt etwa 15 Minuten köcheln lassen.

5. Bohnen, Frühlingszwiebelgrün und die beiseitegestellte Zwiebel-Gewürz-Mischung (bis auf 1 EL) zu den Zutaten in den Topf geben.

6. Das Gemüsecurry 5 Minuten weitergaren und mit Salz abschmecken. Den Joghurt mit der restlichen Zwiebel-Gewürz-Mischung (1 EL) in einer kleinen Schüssel verrühren. Das Curry auf zwei vorgewärmte Teller verteilen. Mit dem Würz-Joghurt anrichten und servieren.

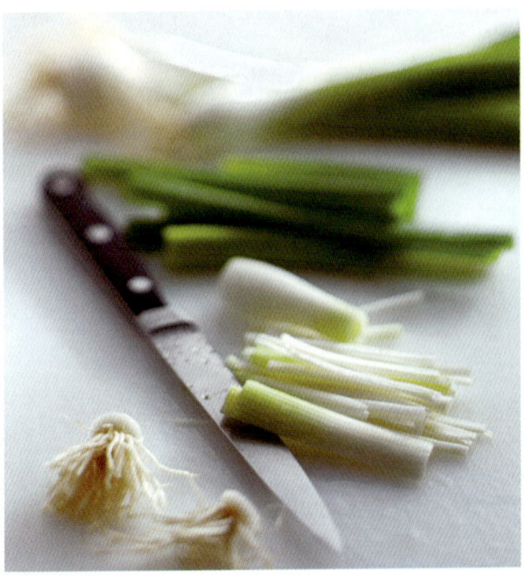

GEWUSST WIE Die grünen Teile der Frühlingszwiebeln in Streifen schneiden, die weißen Teile fein hacken.

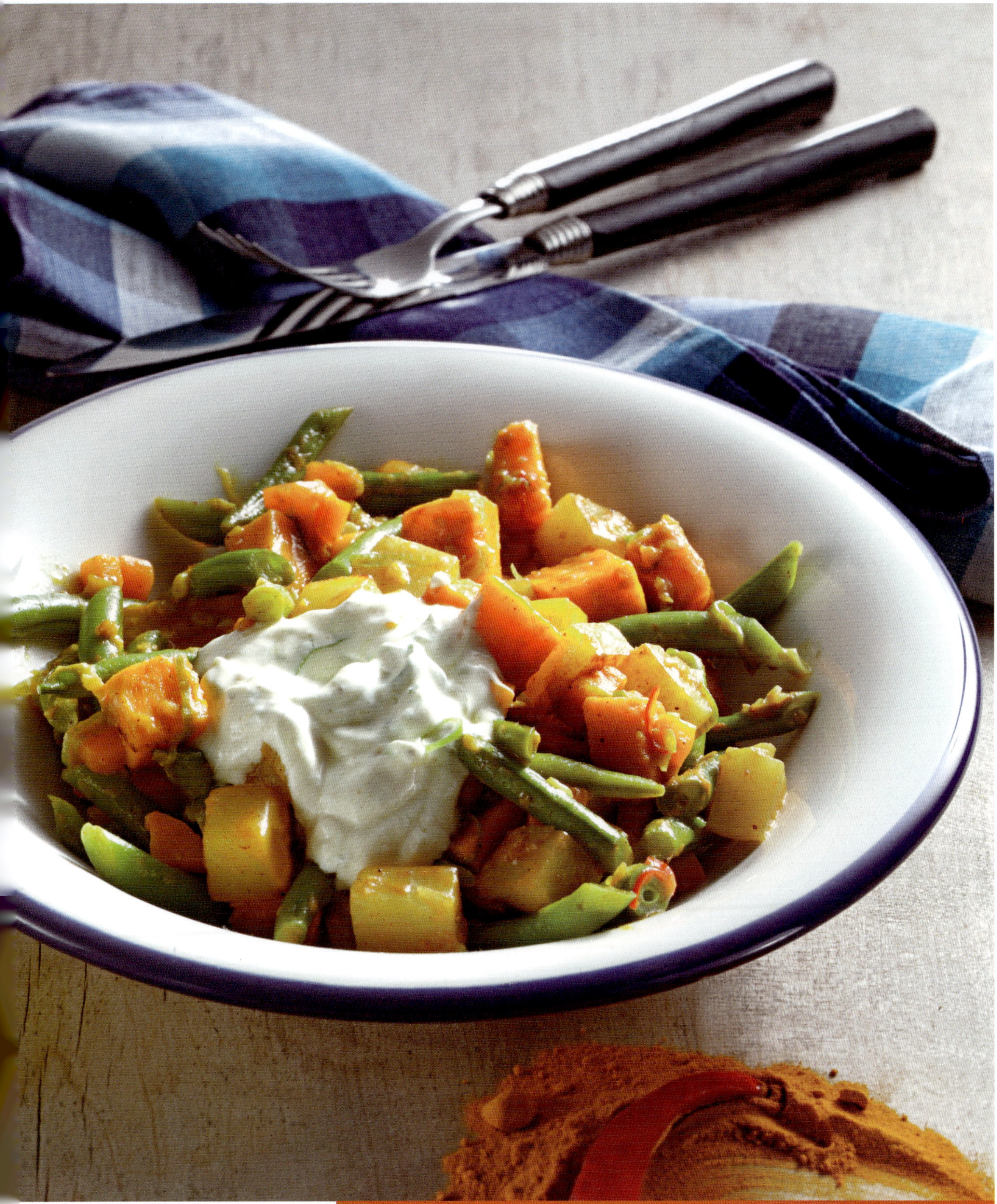

GANZ OBEN AUF DER HITLISTE Süßkartoffeln werden von der amerikanischen Verbraucherorganisation CSPI als das nährstoffreichste Gemüse bewertet. In den Knollen stecken u. a. Mangan, Folsäure, Kupfer, Eisen, die Vitamine C, B_2, B_6, E und Biotin (Vitamin H), außerdem antientzündlich und antioxidativ wirkende Pflanzenfarbstoffe (Carotinoide und Anthocyane).

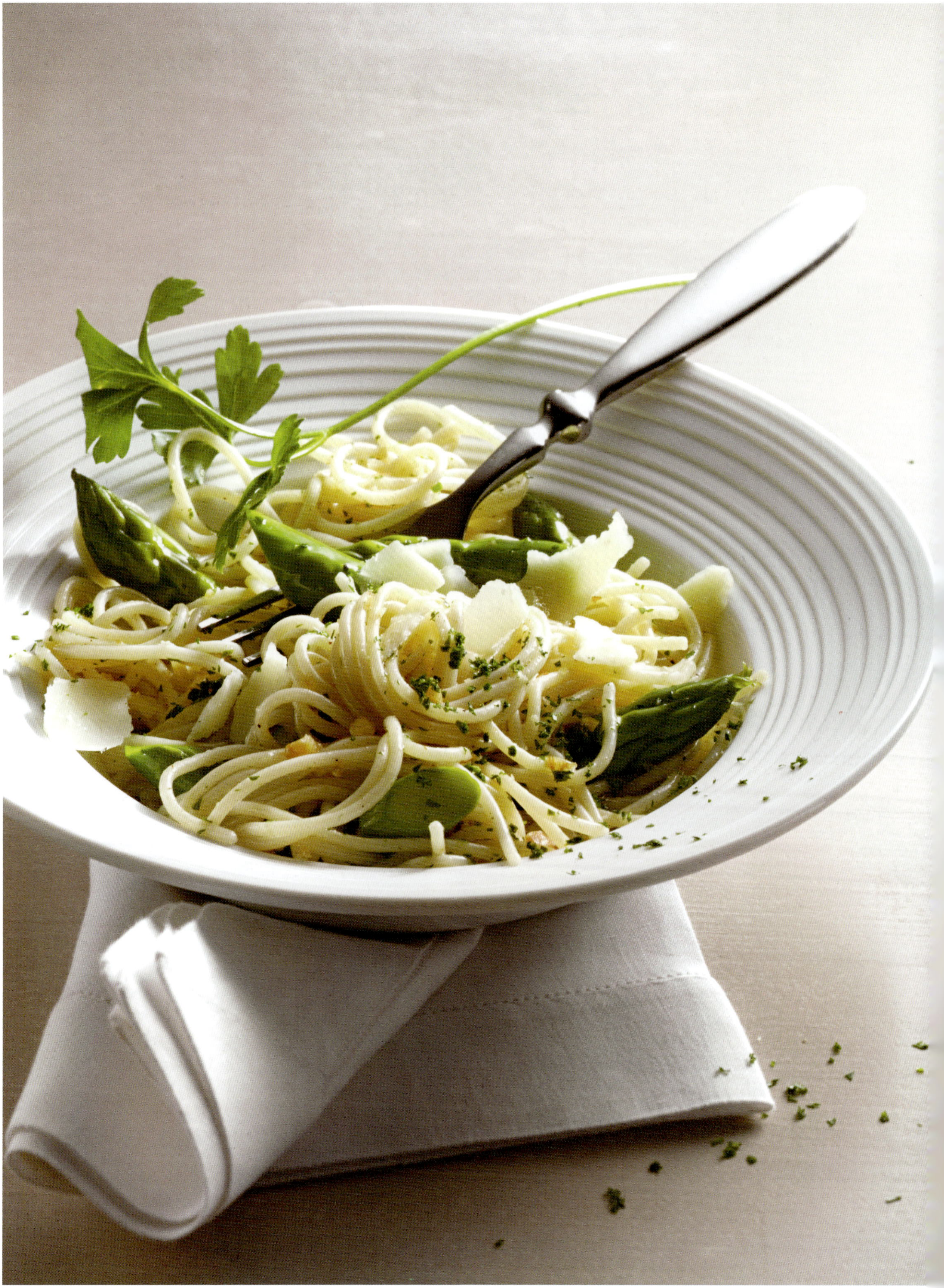

Hirse-Spaghetti mit Spargel und Walnüssen

Heute haben Sie Lust auf ein außergewöhnliches Pastagericht? Hier ist es: Grüner Spargel, die kalorienarme Delikatess-Medizin für Herz und Nieren, bietet Ihnen zusammen mit Nudeln und Käse ein überraschendes Geschmackserlebnis.

Für 2 Portionen

- 400 g grüner Spargel
- Salz
- 250 g Hirse- oder Dinkel-Spaghetti
- 40 g Walnusskerne
- 20 g Pecorino
- 3 Stängel Petersilie
- 4 EL Olivenöl
- Pfeffer aus der Mühle
- 2 EL Zitronensaft

Zubereitungszeit

25 Minuten vorbereiten

Nährwerte pro Portion

845 kcal; 26 g Eiweiß; 97 g Kohlenhydrate; 39 g Fett; 7,5 g Ballaststoffe

Alternative

Sie können natürlich auch Spaghetti aus reinem Hartweizengrieß oder eine andere Nudelsorte verwenden.

1. Den Spargel waschen, nur im unteren Drittel schälen und die Enden abschneiden. Die Stangen schräg in mundgerechte Stücke schneiden.

2. Etwas Salzwasser in einem Topf zum Kochen bringen und die Spargelstücke darin etwa 8 Minuten garen. In ein Sieb abgießen (evtl. dabei etwas Kochwasser auffangen), abschrecken und gut abtropfen lassen.

3. Gleichzeitig die Spaghetti in reichlich kochendem Salzwasser nach Packungsangabe bissfest garen. In ein Sieb abgießen, eventuell kurz kalt abschrecken und gut abtropfen lassen.

4. Während die Nudeln garen, die Walnüsse grob hacken und den Pecorino in kleine Stücke brechen. Die Petersilie waschen und trocken schwenken; die Blätter abzupfen und fein hacken.

5. Das Öl in einer großen Pfanne erhitzen und die Spargelstücke darin unter Rühren erwärmen. Mit Salz, Pfeffer und Zitronensaft würzen.

6. Die Spaghetti mit den Nüssen zum Spargel in die Pfanne geben, untermischen und erhitzen. Die gehackte Petersilie bis auf 1 EL unterheben. Auf zwei Tellern anrichten. Mit dem Pecorino und der restlichen Petersilie bestreuen und servieren.

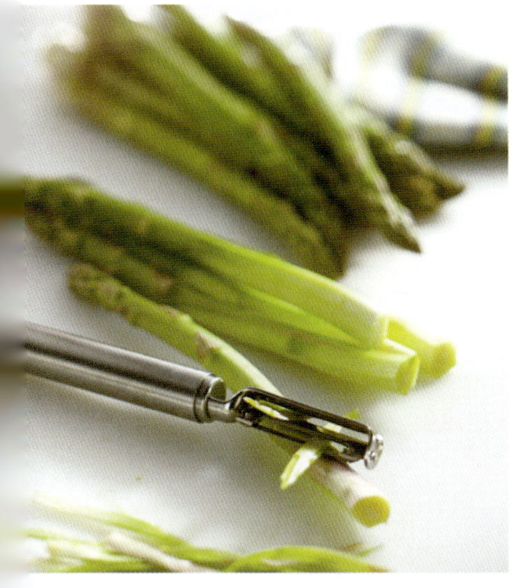

BRINGT DEN FRÜHLING IN DIE ZELLEN Der chlorophyllhaltige grüne Spargel ist vitaminreicher (A, C, E, B-Komplex) als der weiße. Neben Ballast- und Mineralstoffen stecken in dem Saisongemüse Saponine und Fructane, die entschlackend und entwässernd wirken.

GEWUSST WIE Grüner Spargel braucht nur im unteren Drittel geschält zu werden. Das Kochwasser nicht weggießen, denn darin sind wertvolle Inhaltsstoffe enthalten. Kochen Sie daraus z. B. eine (Spargel-)Suppe.

Kürbissuppe mit Birne und Selleriedip

Sie sieht prächtig aus, ist gut verträglich und sättigt wunderbar: eine Suppe, in der sich Obst und Gemüse aromatisch zusammenfinden und die Ihnen so eine ganze Palette an heilsamen Vitaminen, Mineral- und sekundären Pflanzenstoffen auftischt.

Für 2 Portionen

- 300 g Hokkaidokürbis
- 3 mehligkochende Kartoffeln
- 1 saftige Birne
- 1,5 cm frischer Ingwer
- 1 unbehandelte Zitrone
- 1 Zwiebel
- 1 EL Olivenöl
- frisch geriebene Muskatnuss
- ¼ TL gemahlener Zimt
- 400 ml Gemüsebrühe
- 4 Stängel frische Minze
- Salz
- Pfeffer aus der Mühle

Zubereitungszeit

45 Minuten

Nährwerte pro Portion (ohne Dip)

275 kcal; 7 g Eiweiß;
47 g Kohlenhydrate; 6 g Fett;
8 g Ballaststoffe

1. Den Hokkaidokürbis aufschneiden und schälen, mit einem Löffel die Kerne herauskratzen. Das Fruchtfleisch zerkleinern. Kartoffeln waschen, schälen und in kleine Würfel schneiden. Birne waschen, halbieren und entkernen. Eine Hälfte in Spalten, die andere in Stückchen schneiden.

2. Den Ingwer schälen und klein hacken. Von der Zitrone die Schale abreiben und den Saft auspressen. Die Zwiebel schälen und würfeln. Das Olivenöl in einem Topf erhitzen. Die Zwiebel darin glasig dünsten, Muskat und Zimt kurz mitrösten, dann Kürbis- und Kartoffelstücke dazugeben und mitdünsten.

3. Die Gemüsebrühe zur Kürbis-Kartoffel-Mischung in den Topf gießen. Den Ingwer, die Hälfte der Zitronenschale und die Birnenstücke hinzufügen. Alles etwa 15 Minuten köcheln lassen.

4. Die Minze waschen und bis auf 4 Blättchen klein hacken. Die Suppe pürieren, mit dem restlichen Zitronensaft sowie Salz und Pfeffer abschmecken und auf Teller verteilen.

5. Jeweils etwas Selleriedip (siehe unten) auf die Suppe geben und alles mit Minzeblättchen und Birnenspalten garnieren.

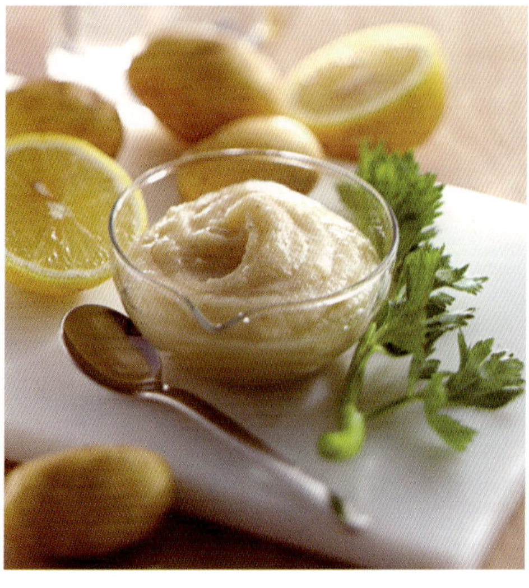

GEWUSST WIE Für den Selleriedip 50 g gewürfelten Knollensellerie und 100 g Kartoffelwürfel in 75 ml Brühe mit 1 Messerspitze Galgantpulver und etwas Muskat in 10 Minuten weich garen. Pürieren. Mit 1 TL Mandelmus, etwas Zitronenschale und -saft sowie Salz und Pfeffer würzen.

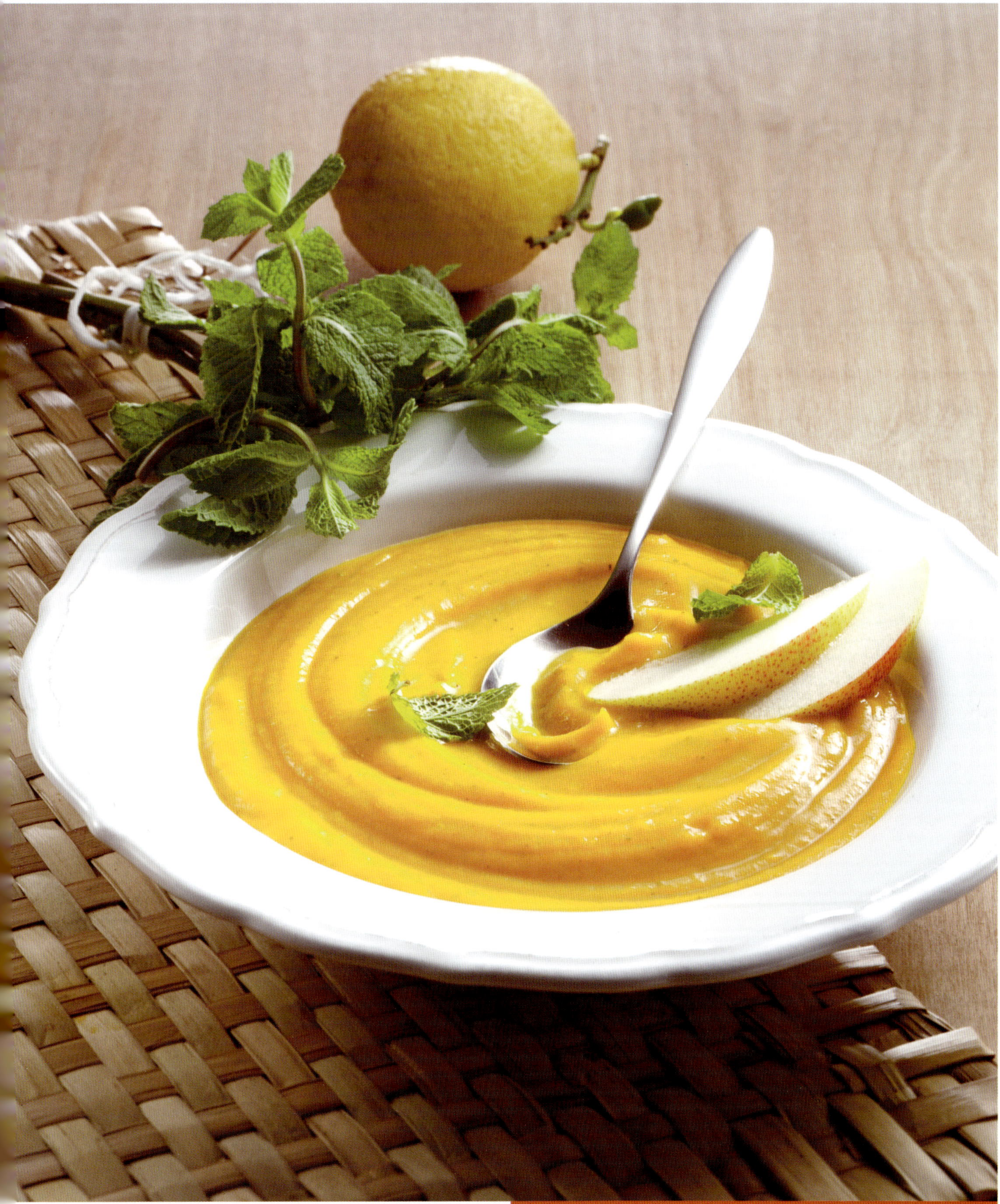

GEWÜRZ DES LEBENS nannte schon Hildegard von Bingen die dem Ingwer ähnliche, aber milder schmeckende Galgantwurzel und empfahl sie bei Herz-, Magen- und Darmleiden. Besonders in Südostasien ist Galgant eine beliebte Würzzutat.

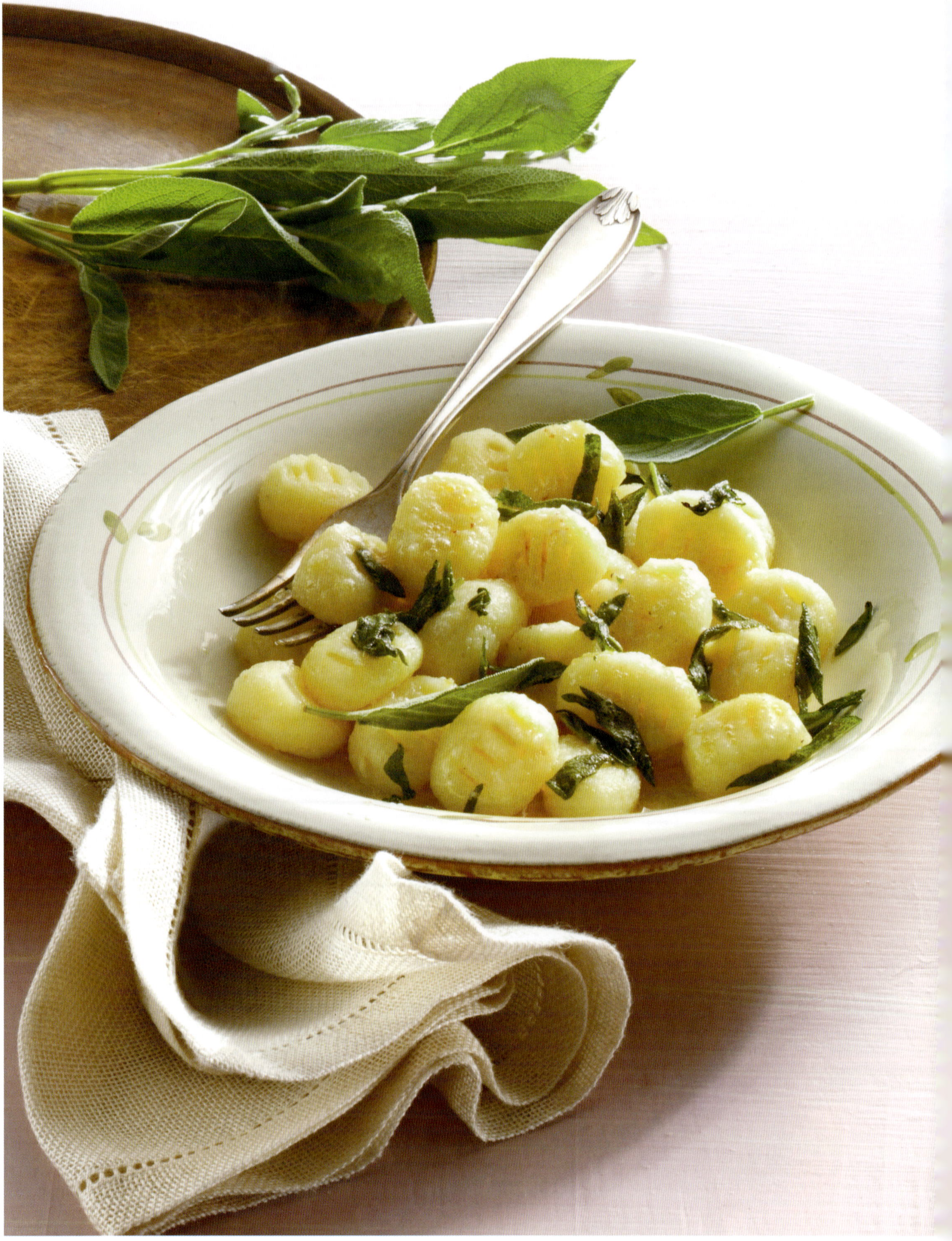

Pastinaken-Gnocchi mit Salbei

Hier feiert eine alte Gemüsesorte ihre Wiederentdeckung. Dabei schmeckt sie nicht nur ausgezeichnet, sondern sorgt mit dem würzigen Salbei – insbesondere bei Appetitlosigkeit und nervöser Erschöpfung – dafür, dass Sie sich bald wohler fühlen.

Für 2 Portionen

- 300 g Kartoffeln
- 200 g Pastinaken
- Salz
- 4 Stängel Salbei
- 50 g geriebener Parmesan
- Pfeffer aus der Mühle
- frisch geriebene Muskatnuss
- 40 g Kartoffelstärke
- 40 g Dinkelmehl (Type 630), mehr zum Arbeiten
- 3 EL Butter

Zubereitungszeit

45–50 Minuten

Nährwerte pro Portion

505 kcal; 16 g Eiweiß; 58 g Kohlenhydrate; 23 g Fett; 10 g Ballaststoffe

Tipp

Servieren Sie die Gnocchi mit Basilikumpesto (siehe unten).

1. Kartoffeln und Pastinaken schälen, würfeln und in Salzwasser in 15–20 Minuten weich kochen. Inzwischen den Salbei waschen, trocken schwenken und die Blätter abzupfen; einige beiseitelegen, die restlichen klein schneiden.

2. Kartoffeln und Pastinaken in ein Sieb abgießen. Zurück in den Topf geben und mit dem Kartoffelstampfer zerdrücken. Den Parmesan unter das Püree mischen. Das Püree mit Salz, Muskat und Pfeffer würzen. Nur so viel Kartoffelstärke und Mehl hinzufügen, bis ein formbarer Teig entsteht.

3. Aus dem Teig mit bemehlten Händen auf der bemehlten Arbeitsfläche fingerdicke Rollen formen. Mit der Gabel Klößchen von den Rollen abstechen und das typische Rillenmuster hineindrücken.

4. In einem Topf Salzwasser zum Kochen bringen. Gnocchi hineingeben und das Wasser aufwallen lassen, bis die Klößchen an die Oberfläche steigen.

5. Inzwischen in einer Pfanne die Butter zerlassen und die zerkleinerten Salbeiblätter darin leicht braten. Die Gnocchi aus dem Topf heben, abtropfen lassen und in der Salbeibutter wenden. Die Pastinaken-Gnocchi auf zwei vorgewärmten Tellern verteilen und mit den übrigen Salbeiblättern bestreuen.

EINST FASTENGEMÜSE, HEUTE DELIKATESSE
Die milden, ballaststoffreichen Pastinaken fördern die Verdauung und versorgen mit Vitamin C und E, Folsäure sowie Eisen, Magnesium, Kalzium, Kalium und Phosphor. Am besten schmecken sie nach den ersten Winterfrösten.

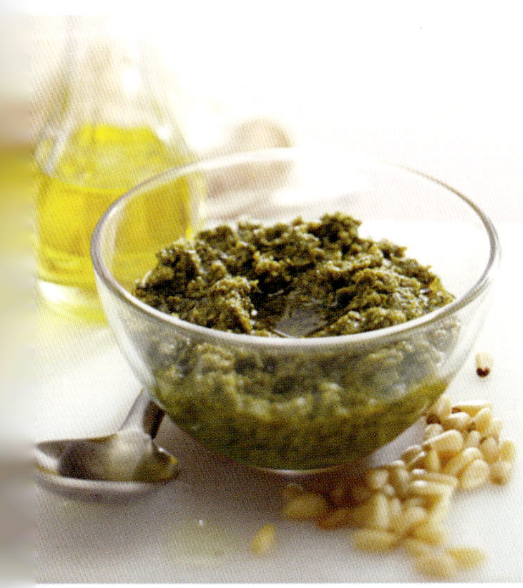

GEWUSST WIE Für Basilikumpesto die Blätter von 10 Stängeln Basilikum, 50 g zerkleinerten Parmesan, 1 Knoblauchzehe und 5 g geröstete Pinienkerne im Blitzhacker fein zerkleinern, dann 5 EL Olivenöl untermischen.

Rosmarinkartoffeln mit frittierten Käsemöhren

Vorhang auf für zwei gesunde Zutaten mit neuer Geschmacksnote! Während sich die braunen Knollen mit duftendem, belebendem Rosmarin schmücken, kleiden sich die gelben Rüben in ein eiweiß- und mineralstoffreiches Mäntelchen.

Für 2 Portionen

- 250 g junge kleine Kartoffeln
- 3 Zweige Rosmarin
- 6 EL Olivenöl
- Salz
- Pfeffer aus der Mühle
- 1 EL Butter
- 200 g Bundmöhren
- 3 Stängel Petersilie
- 2 EL Sesamsamen
- 4 EL geriebener Parmesan
- 2 EL Speisestärke
- 1 Ei

Zubereitungszeit

45 Minuten

Nährwerte pro Portion

515 kcal; 14 g Eiweiß;
33 g Kohlenhydrate; 37 g Fett;
7,5 g Ballaststoffe

1. Den Backofen auf 180 °C vorheizen. Die Kartoffeln gründlich waschen und längs vierteln. Den Rosmarin waschen und trocken schwenken, die Nadeln abzupfen und klein hacken.

2. In einer ofenfesten Form 3 EL Olivenöl verteilen. Die Kartoffeln nebeneinander in die Form geben und mit Salz, Pfeffer sowie Rosmarin würzen. Etwa 40 Minuten im Ofen garen, bis die Kartoffeln weich sind. 5 Minuten vor Ende der Garzeit die Butter in Flöckchen auf die Kartoffeln setzen.

3. Während die Kartoffeln garen, die Möhren bis auf 2 cm vom Grün befreien, waschen und in Salzwasser garen. Herausnehmen und abtropfen lassen. Petersilie waschen und trocken schwenken. Die Blätter abzupfen und klein hacken; mit Sesam und Parmesan mischen. Speisestärke auf einen flachen Teller streuen. Das Ei in einer kleinen Schüssel verquirlen.

4. Die Möhren in der Speisestärke, dann im Ei und zum Schluss in der Käsemischung wenden. Das restliche Olivenöl (3 EL) in einer Pfanne erhitzen und die Möhren darin rundherum braten. Herausnehmen, auf Küchenpapier entfetten und mit den Rosmarinkartoffeln anrichten. Mit körnigem Frischkäse und/oder grünem Salat servieren.

GEWUSST WIE Damit die Panade nicht weich wird, die Möhren schnell braten. Falls Sie die Möhren portionsweise braten, die Pfanne zwischendurch mit Küchenpapier auswischen.

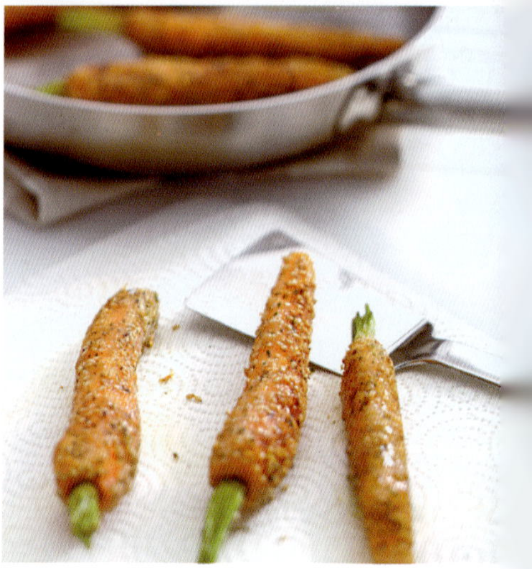

PELL- ODER SALZKARTOFFELN Kartoffeln bestehen zwar zu 77 % aus Wasser, liefern aber dennoch viele Ballaststoffe, B-Vitamine, Vitamin C und Mineralstoffe wie Kalium. Im Vergleich zu Salzkartoffeln bleiben bei Pell- und Ofenkartoffeln nach dem Garen mehr Nährstoffe erhalten. Die kalorienarmen Knollen regulieren den Stoffwechsel und fördern die Verdauung.

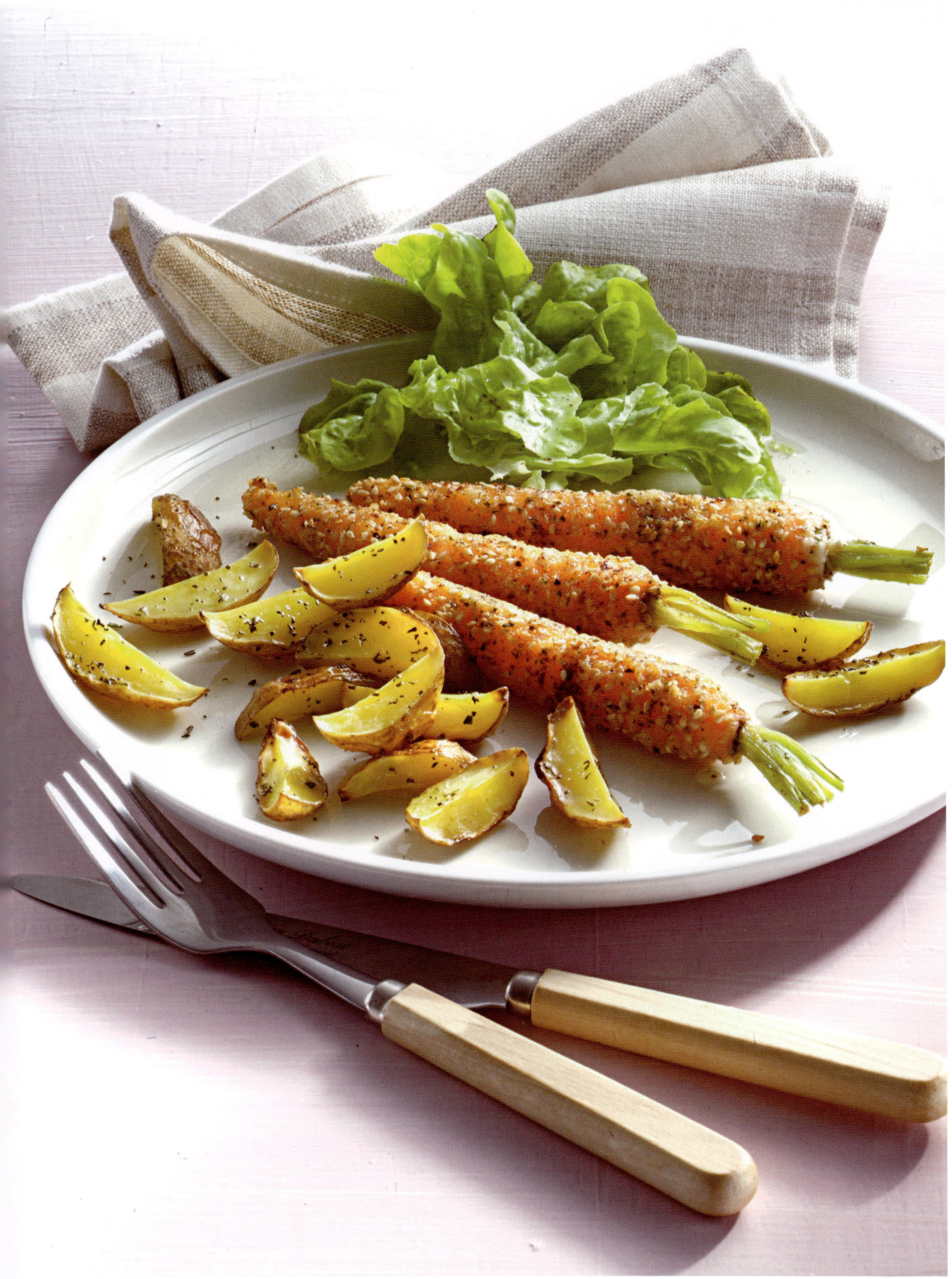

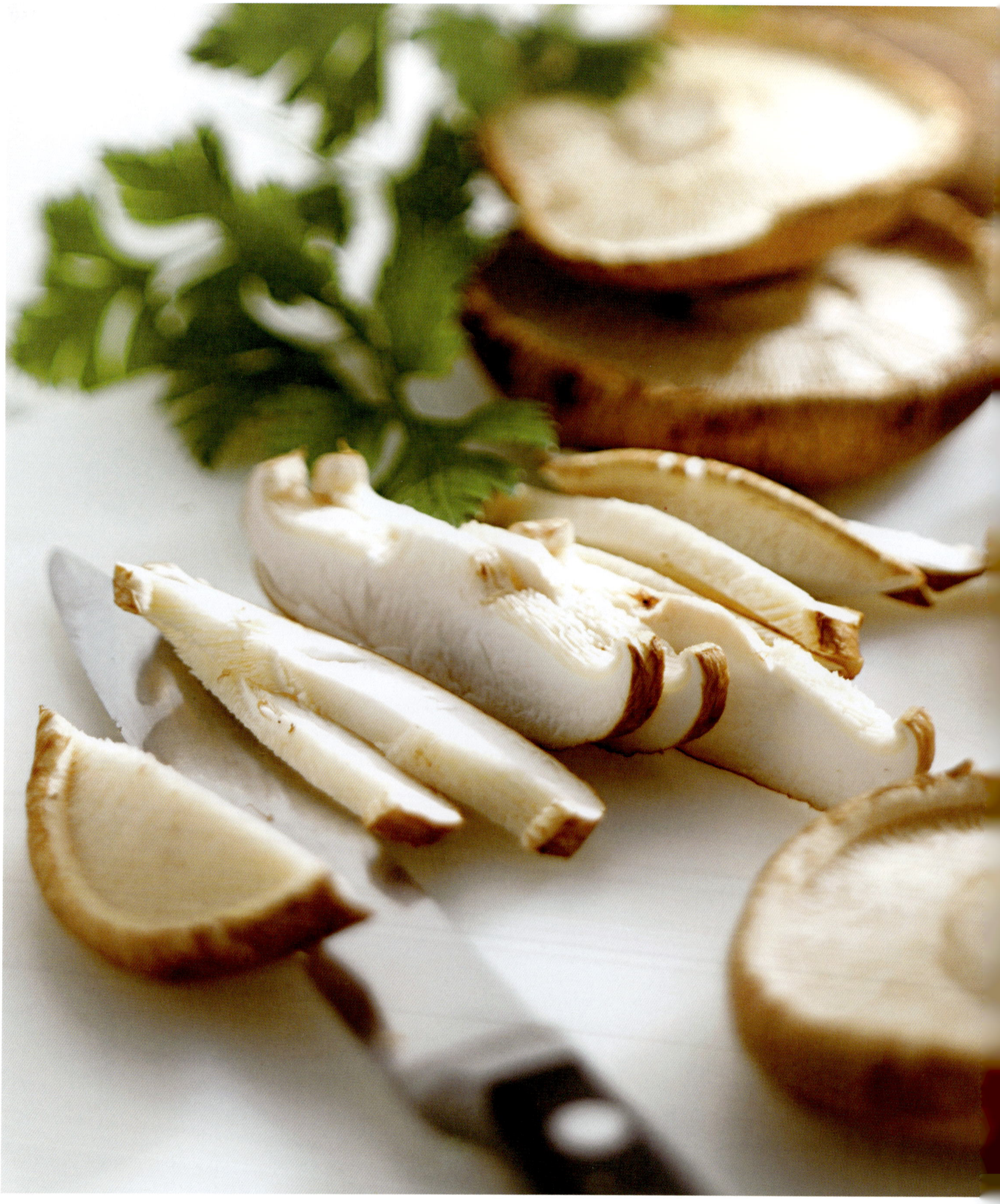

GEWUSST WIE Beim Trocknen der Pilze bleibt zwar ihr Geschmack weitgehend erhalten, doch viele wertvolle Inhaltsstoffe gehen verloren. Wählen Sie deshalb vorzugsweise frische Shiitakepilze; von ihnen werden nur die Hüte verwendet.

Shiitake-Gratins mit Eierhaube

In Asien werden Shiitakepilze seit Langem auf Eichen- oder Kastanienstämmen kultiviert, jetzt auch hierzulande. Der Pilz kann möglicherweise dazu beitragen, das Risiko für Bluthochdruck, Diabetes und sogar Krebserkrankungen zu senken.

Für 2 Portionen

- 200 g Shiitakepilze
- ½ Bund Frühlingszwiebeln
- 1 Knoblauchzehe
- 6 Cocktailtomaten
- ½ Bund Petersilie
- 2 EL Butter
- Salz
- Pfeffer aus der Mühle
- 2 große oder 3 kleine Eier
- 2 TL geröstetes Sesamöl
- ½ TL Kurkuma

Zubereitungszeit

25 Minuten vorbereiten
plus 15 Minuten garen im Ofen

Nährwerte pro Portion

275 kcal; 11 g Eiweiß;
15 g Kohlenhydrate; 21 g Fett;
3 g Ballaststoffe

1. Von den Pilzen die harten Stiele entfernen und die Hüte je nach Größe halbieren oder vierteln. Die Frühlingszwiebeln putzen, waschen und schräg in 1 cm breite Stücke schneiden. Den Knoblauch schälen und fein hacken. Die Cocktailtomaten waschen und vierteln, dabei die Stielansätze entfernen.

2. Die Petersilie waschen und trocken schwenken. Die Blätter abzupfen und fein hacken. Den Backofen auf 180 °C vorheizen. Zwei Portionsgratinformen mit etwas Butter fetten.

3. Die restliche Butter in einer Pfanne erhitzen. Die zerkleinerten Pilzhüte darin etwa 4 Minuten braten. Frühlingszwiebeln und Knoblauch hinzufügen und etwa 2 Minuten mitbraten. Die Pilzmischung salzen, pfeffern und auf die Formen verteilen. Die Tomatenviertel daraufgeben.

4. Die Eier trennen. Die Eigelbe mit 2 EL Wasser verquirlen, Sesamöl und Petersilie unterrühren. Mit Salz, Pfeffer und Kurkuma würzen. Die Eiweiße mit einer Prise Salz steif schlagen und den Eischnee unter die Eigelbmasse ziehen. Den Eierschaum über die Pilze gießen.

5. Die Pilzgratins im heißen Ofen (Mitte) etwa 15 Minuten backen, bis der Eierschaum gestockt ist. Aus dem Ofen nehmen und nach Belieben mit Blattsalat servieren.

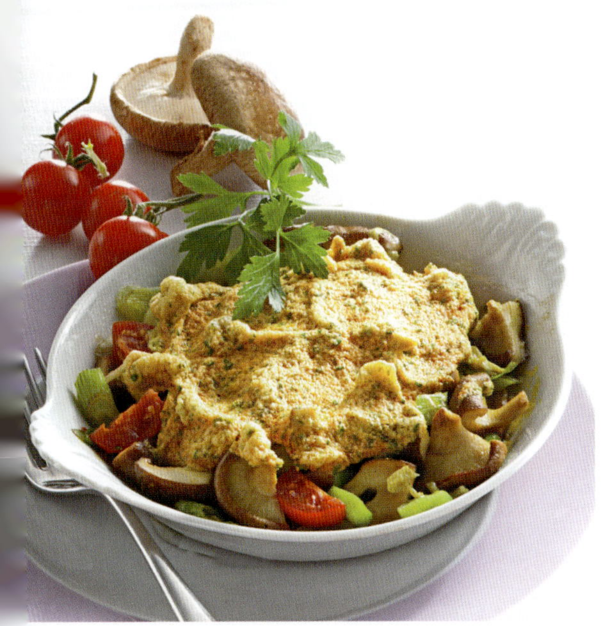

PURER ZELLSCHUTZ Besonders der sekundäre Pflanzenstoff Lentinan in Shiitakepilzen hat laut neuen Forschungen pharmakologische Wirkung, indem er das Tumorwachstum hemmen und Bakterien und Viren abwehren kann. Und der hohe Niacingehalt der schmackhaften Asia-Pilze reguliert Blutzucker- und Cholesterinspiegel.

Petersilienspätzle mit Tomatensalat

Farblich mögen sie Gegensätze sein, inhaltlich aber ergänzen sie sich bestens: Während das Chlorophyll der Petersilie Leber und Nieren unterstützt, steckt in den Tomaten der Pflanzenfarbstoff Lycopin – vermutlich der stärkste Zellschutz, den die Natur bietet.

Für 2 Portionen

- 200 g Dinkelmehl (Type 630)
- ½ TL Salz
- 3 Eier
- ½ Bund Petersilie
- 1 Gemüsezwiebel
- 1 EL Butter
- Pfeffer aus der Mühle
- 100 g geriebener Gouda

Für den Tomatensalat

- 250 g Tomaten
- 1 rote Zwiebel
- 50 ml Orangensaft
- 1 EL Olivenöl
- 2 EL heller Balsamico-Essig
- 1 TL Honig
- 1 TL getrocknetes Basilikum
- Salz
- Pfeffer aus der Mühle

Zubereitungszeit

35 Minuten vorbereiten
plus 25 Minuten garen im Ofen

Nährwerte pro Portion

745 kcal; 41 g Eiweiß;
80 g Kohlenhydrate; 28 g Fett;
7 g Ballaststoffe

1. Mehl, Salz und Eier verrühren. Langsam etwa 120 ml lauwarmes Wasser unter Rühren dazugießen, bis ein zäher glatter Teig entstanden ist. Den Teig etwa 15 Minuten ruhen lassen.

2. Petersilie waschen und trocken schwenken; Blätter fein hacken. Den Teig nochmals durchschlagen und die Petersilie untermischen. Falls nötig, noch etwas Wasser hinzufügen.

3. Reichlich Salzwasser zum Kochen bringen; eine große Schüssel mit kaltem Wasser bereitstellen. Teig portionsweise durch einen Spätzlehobel oder eine Spätzlepresse in das kochende Wasser geben. Sobald die Spätzle nach oben steigen, herausheben und ins kalte Wasser tauchen. Alle Spätzle in ein Sieb schütten und gut abtropfen lassen.

4. Die Zwiebel schälen, in Ringe schneiden und in der Butter 5 Minuten dünsten. Den Backofen auf 200 °C vorheizen. Spätzle, Zwiebelringe und Käse in eine Auflaufform schichten. Im Ofen etwa 25 Minuten backen.

5. Für den Salat die Tomaten in Scheiben schneiden. Zwiebel schälen und in feine Ringe schneiden. Orangensaft, Öl, Essig und Honig verquirlen. Mit Basilikum, Salz und Pfeffer würzen. Tomaten und Zwiebelringe mit der Marinade mischen. Die Petersilienspätzle mit dem Tomatensalat auf Tellern anrichten.

GEWUSST WIE Sobald die garen Spätzle an die Oberfläche steigen, sollte man sie mit einem Schaumlöffel aus dem Salzwasser heben und sofort in kaltem Wasser abschrecken.

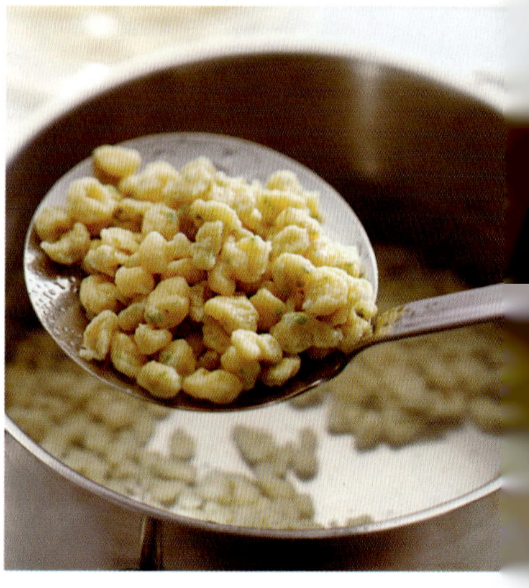

DAS ROBUSTE SCHWABENKORN Neben Eiweiß, das selbst Weizenallergiker oft vertragen, enthält Dinkel viel Kieselsäure. Diese fördert u. a. Denkvermögen, Konzentrationsfähigkeit sowie die Gesundheit von Haut und Haaren.

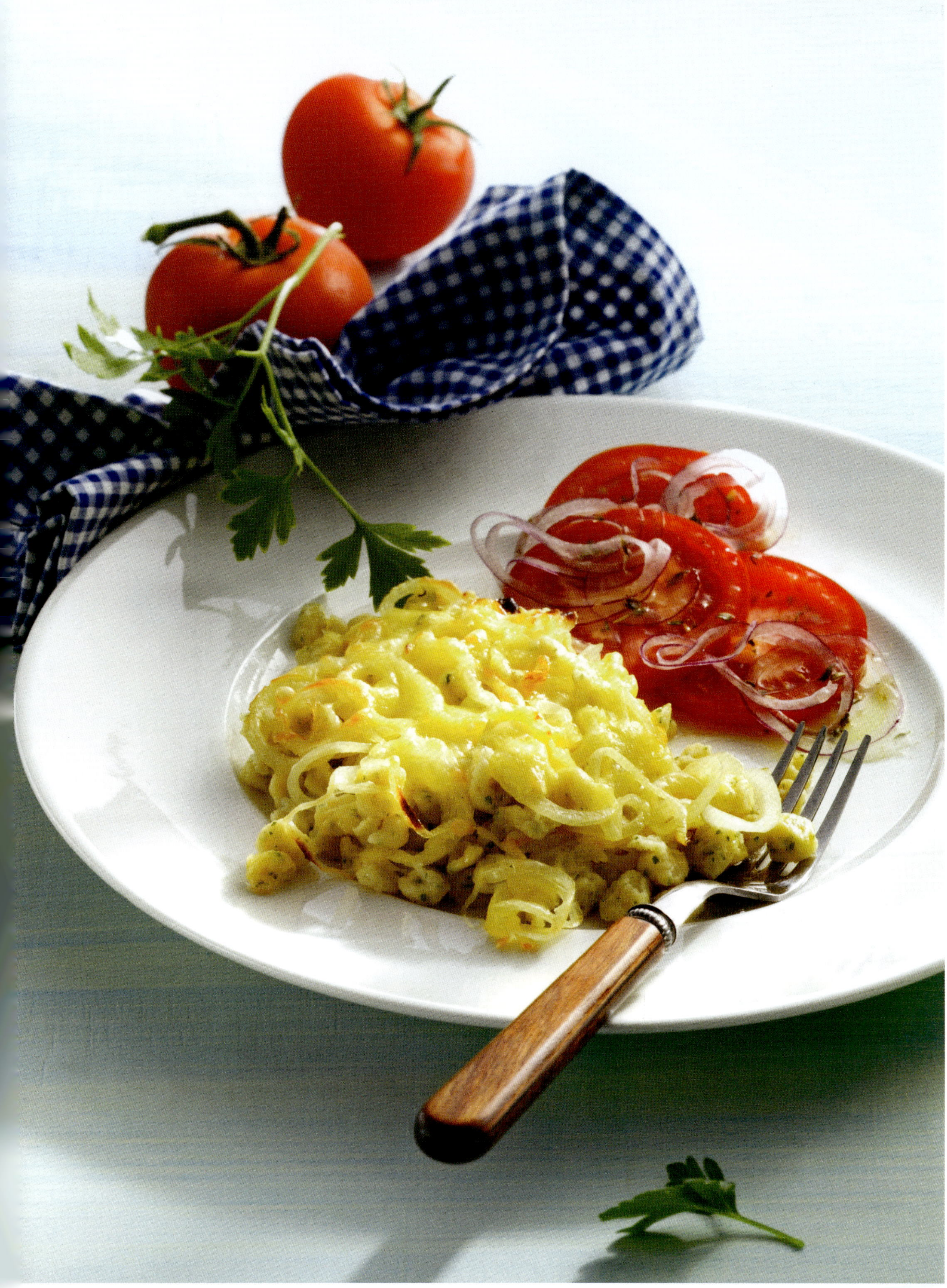

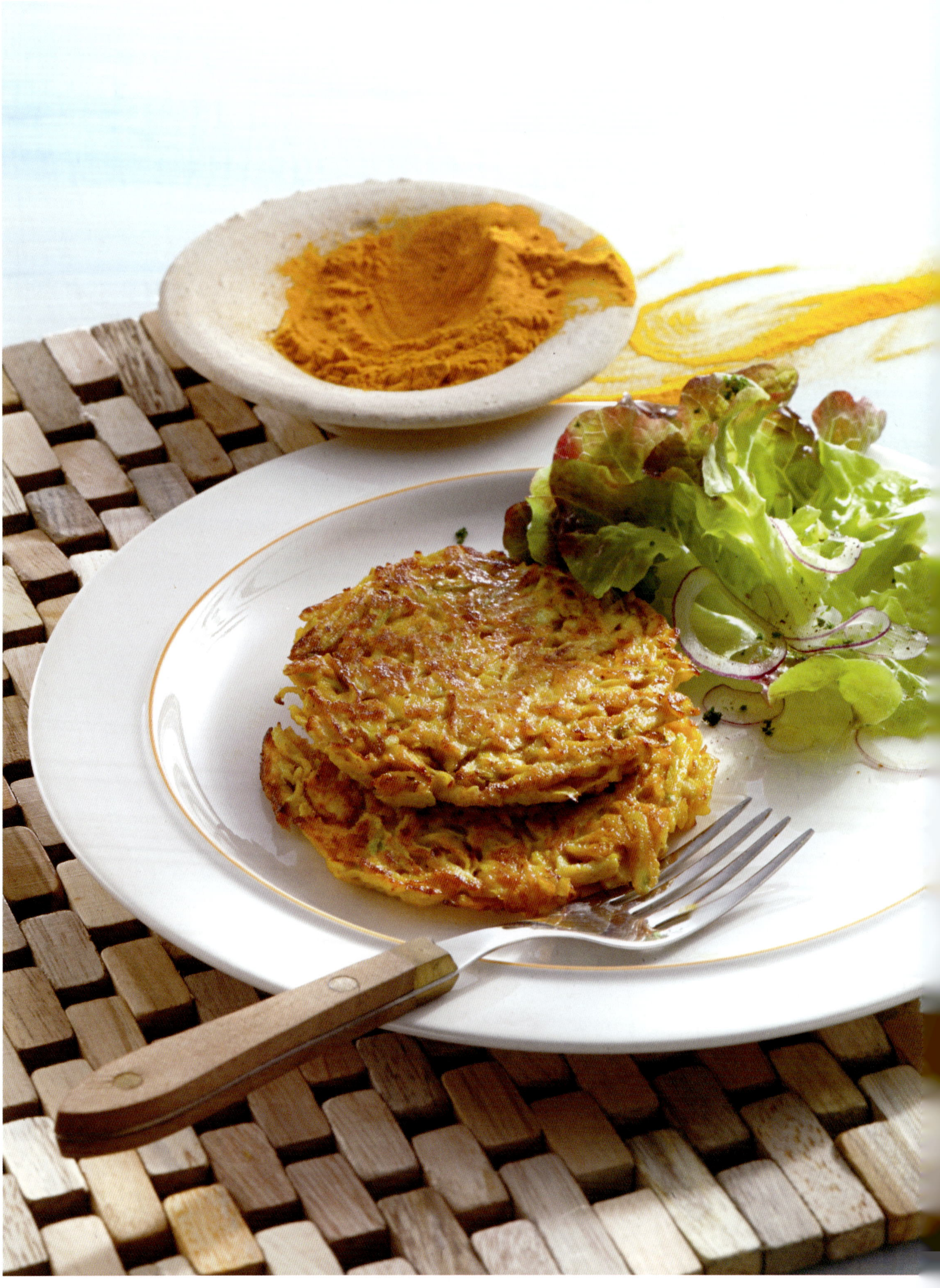

Zucchinipuffer mit Kurkuma

Diese saftigen Gemüseküchlein schmecken warm oder kalt, mit Salat oder mit Apfelmus. Zusammen mit der Gelbwurz haben sie viele Vitalstoffe zu bieten, die die Verdauung erleichtern, die Nieren anregen und das Herz entlasten.

Für 2 Portionen

- 2 Eier
- 1 TL Salz
- 1 TL Kurkuma
- ½ TL Paprikapulver
- ½ TL frisch geriebene Muskatnuss
- Pfeffer aus der Mühle
- 3 kleine Zucchini
- 3 EL Maismehl
- 1 EL Speisestärke
- 2 EL Butter oder Bio-Kokosnussöl

Zubereitungszeit

35 Minuten

Nährwerte pro Portion

310 kcal; 13 g Eiweiß; 29 g Kohlenhydrate; 16 g Fett; 3 g Ballaststoffe

Tipp

Der Zucchinipufferteig wird relativ schnell wässrig (obwohl die Raspel ausgedrückt wurden). Falls er bis zum Ausbacken zu lange gestanden hat, lässt er sich mit etwas Speisestärke binden.

1. Die Eier verquirlen. Mit Salz, Kurkuma, Paprika, Muskat und Pfeffer würzen. Die Zucchini putzen, schälen und grob raspeln. Die Zucchiniraspel in ein Sieb geben und ausdrücken. Anschließend in einer Schüssel mit dem Maismehl und der Speisestärke mischen.

2. Das Rührei zügig mit der Zucchinimischung vermengen. Die Butter oder das Kokosnussöl in einer Pfanne bei mittlerer Hitze erwärmen.

3. Mit einem großen Löffel vom Zucchiniteig kleine Puffer in die Pfanne setzen und diese auf beiden Seiten in etwa 8 Minuten goldbraun braten. So viele Puffer braten, bis der Teig verbraucht ist. Sowohl grüner Salat als auch Apfelmus schmecken zu den Zucchinipuffern.

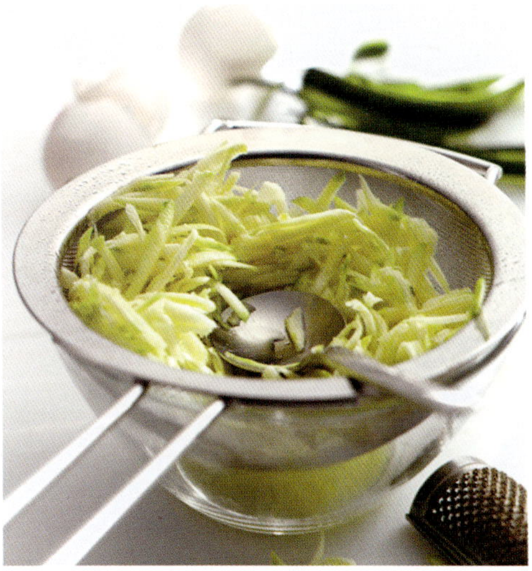

GEWUSST WIE Drücken Sie mit einem Löffelrücken oder mit den Händen so viel Flüssigkeit wie möglich aus den Zucchiniraspeln.

JE KLEINER, DESTO BESSER Dank Betacarotin, Vitamin C, Folsäure, Kalium, Kalzium, Phosphor, Mangan, Zink und Selen stärken Zucchini das Immunsystem. Zudem sind sie leicht verdaulich, wirken harntreibend und sind daher für Nieren- und Herzpatienten sehr zu empfehlen. Zucchini sollten nicht mehr als 250 g wiegen; in kleinen Exemplaren sind vergleichsweise mehr gesundheitsfördernde Inhaltsstoffe vorhanden als in großen.

Lauchgratin mit Schinken

Ob als Haupt- oder Vorspeise – das leicht bekömmliche Gratin macht immer eine gute Figur. Der Vitamin-C-reiche Lauch reinigt und desinfiziert dank seiner schwefelhaltigen Verbindungen den Körper von innen und wirkt so wie eine Verjüngungskur.

Für 1 ofenfeste Form (26 × 19 cm)

- 2 Frühlingszwiebeln
- 1 große Stange Lauch
- 2 EL Olivenöl
- 75 g gekochter Schinken oder Speck
- 250 g Magerquark
- 2 Eier
- 40 g Mais- oder Weizenmehl
- 50 g geriebener Gouda
- Kräutersalz
- Pfeffer aus der Mühle
- 1 TL Kurkuma
- ½ TL edelsüßes Paprikapulver
- 1 Msp. gemahlener Kümmel
- 2 EL Sesamsamen
- Butter für die Form

Zubereitungszeit

40 Minuten vorbereiten
plus 45 Minuten garen im Ofen

Nährwerte pro Portion (bei 2)

545 kcal; 48 g Eiweiß;
25 g Kohlenhydrate; 27 g Fett;
4,5 g Ballaststoffe

1. Die Frühlingszwiebeln putzen, waschen und in feine Ringe schneiden. Den Lauch längs einschneiden, dann waschen und in feine Halbringe schneiden. Den Schinken klein würfeln.

2. Das Olivenöl in einer Pfanne bei mittlerer Hitze erwärmen. Schinken oder Speck kurz darin anbraten, dann Frühlingszwiebeln und Lauch dazugeben und unter gelegentlichem Rühren etwa 20 Minuten dünsten. Den Quark mit den Eiern verrühren, das Mehl und die Hälfte vom Käse untermischen.

3. Das Lauchgemüse mit Salz, Pfeffer, Kurkuma, Paprika und Kümmel kräftig würzen. Weitere 10 Minuten bei mittlerer Hitze dünsten. Die Form mit Butter ausstreichen und den Backofen auf 180 °C vorheizen.

4. Das Lauchgemüse etwas abkühlen lassen, dann unter die Quarkmasse ziehen. Die Gratinmasse nach Belieben würzen, dann in der Form verteilen.

5. Mit dem restlichen Käse und dem Sesam bestreuen und das Gratin in etwa 45 Minuten im heißen Ofen goldbraun backen. Dazu passt ein grüner Salat.

GEWUSST WIE Ähnlich wie Salat sollte auch Lauch vor dem Zerkleinern gewaschen werden, um den Verlust an Nährstoffen gering zu halten. Zuerst die äußeren Blätter entfernen, dann die Lauchstange bis zum Wurzelansatz einschneiden und unter fließend kaltem Wasser abspülen. Anschließend klein schneiden.

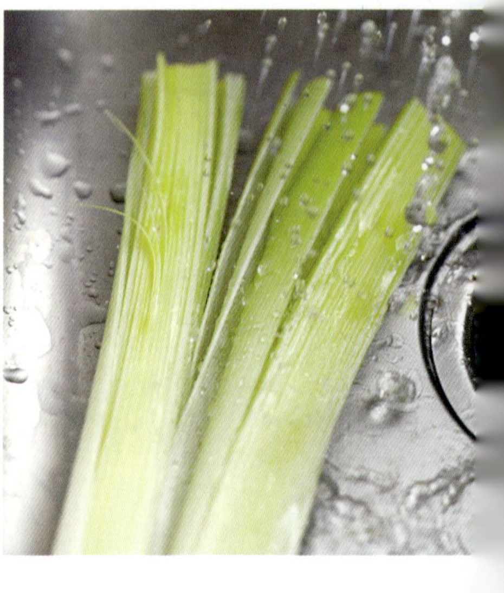

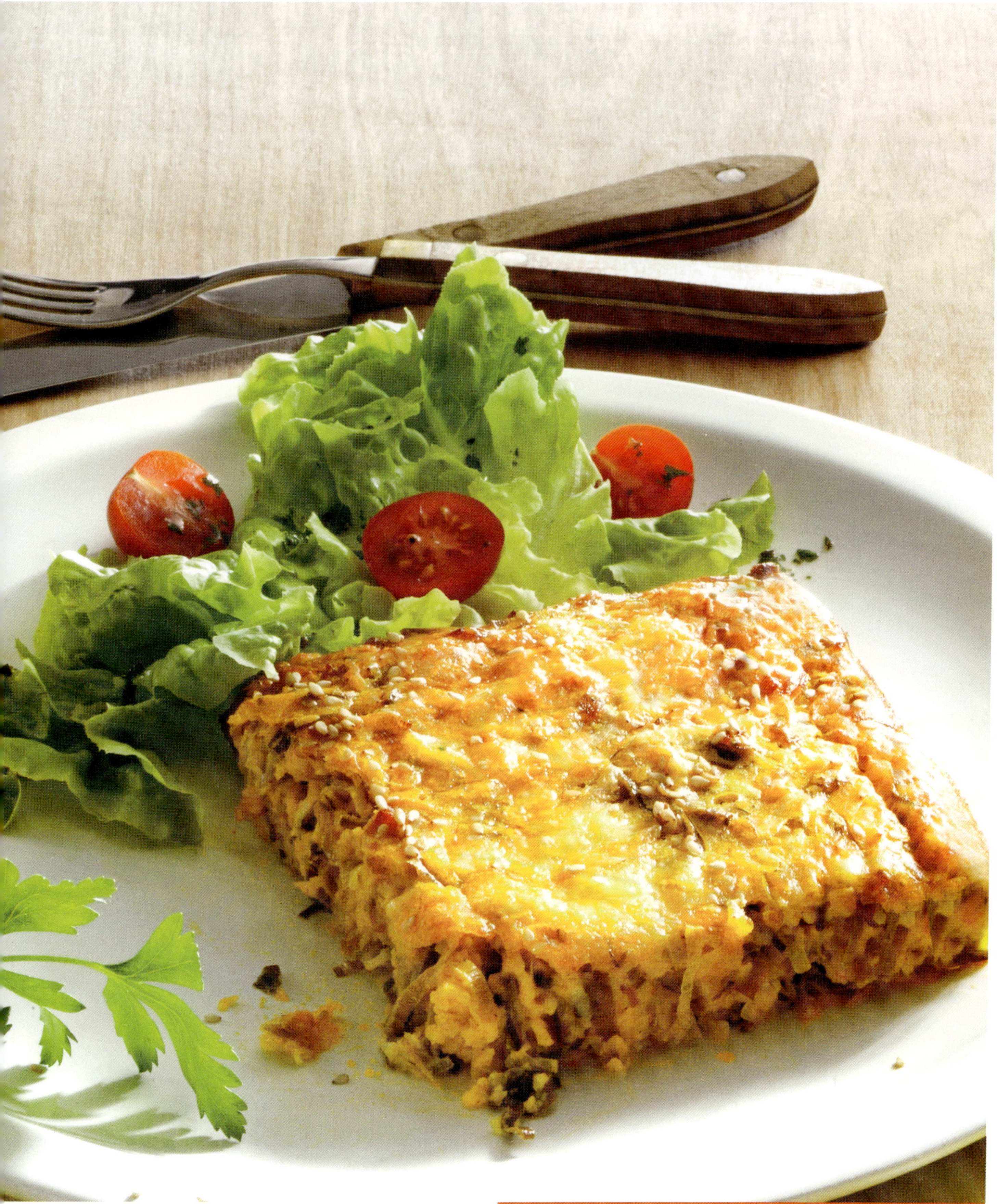

MILDESTES ZWIEBELGEWÄCHS Vor allem im Winter bietet sich der auch Porree genannte Lauch als abwehrstärkende Vitamin-C- und Betacarotin-Quelle an. Seine Schwefelverbindungen (Sulfide) regen zusammen mit den zahlreichen Ballaststoffen die Verdauung an.

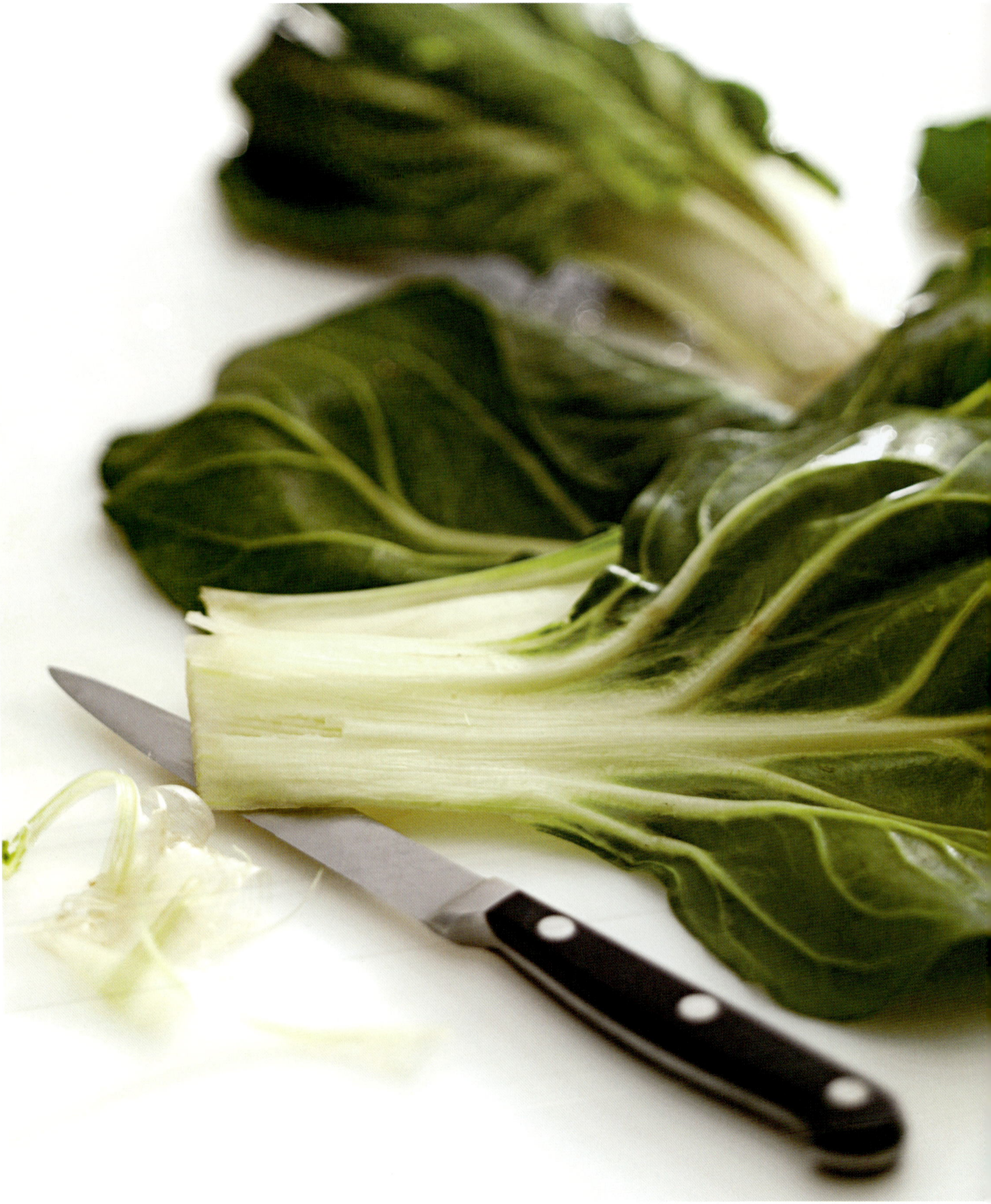

GEWUSST WIE Werden dickere Mangoldstiele vor dem Garen geschält, verlieren sie ihren bitteren Geschmack. Da Mangold recht nitrathaltig ist, sollte man ihn nach dem Garen mit etwas Zitronensaft beträufeln, damit sich keine unerwünschten Nitrosamine bilden können.

Mangold-»Lasagne« mit Hackfleisch

Auf einfache Weise übernehmen hier würzige Mangoldblätter die Rolle von Lasagneblättern, verleihen diesem Gericht seinen unverwechselbaren Geschmack und wirken anregend und reinigend auf das gesamte Verdauungssystem.

1 ofenfeste Form (26 × 19 cm)

- 1 l Gemüsebrühe, plus 150–200 ml
- 300 g Mangold
- 1 Zwiebel
- 1 Möhre
- 2 Kartoffeln
- 1½ EL Olivenöl
- 200 g gemischtes Hackfleisch
- Salz, Pfeffer aus der Mühle
- 1 TL Delikatapulver (Reformhaus) oder Currypulver
- 2 EL Zitronensaft
- 100 g Sahne
- 80 g Käse
- 2 EL Sesamsamen und/oder geschälte Hanfsamen

Zubereitungszeit

40 Minuten vorbereiten
plus 40 Minuten garen im Ofen

Nährwerte pro Portion (bei 2)

760 kcal; 39 g Eiweiß;
35 g Kohlenhydrate; 51 g Fett;
11 g Ballaststoffe

1. In einem Topf 1 l Gemüsebrühe zum Kochen bringen. Den Mangold putzen und waschen; sehr dicke Stiele schälen. Alles in ganz breite Streifen schneiden. Die Mangoldstreifen in die kochende Brühe geben und 10 Minuten darin garen.

2. Inzwischen die Zwiebel schälen und klein würfeln. Möhre und Kartoffeln schälen und in feine Scheiben schneiden. In einer Pfanne 1 EL Olivenöl erhitzen. Die Zwiebel darin glasig dünsten, dann Möhren, Kartoffeln und Hackfleisch mitbraten.

3. 150 ml Gemüsebrühe zur Hackfleischmischung gießen. Alles mit Salz, Pfeffer und Delikata- bzw. Currypulver würzen. 20 Minuten köcheln lassen, falls nötig, mehr Brühe dazugießen. Mangold abgießen und abtropfen lassen. Backofen auf 170 °C vorheizen. Die Form mit dem Rest-Öl (½ EL) fetten.

4. Die Hälfte der Hackmischung in die Form geben. Darüber die Hälfte des Mangolds verteilen; mit Zitronensaft beträufeln. Darauf restliche Hackmischung und übrigen Mangold schichten; ebenfalls mit Zitronensaft beträufeln. Sahne und 50 g Käse mischen. Salzen, pfeffern und über die Lasagne gießen. Mit dem übrigen Käse und den Samen bestreuen. 40 Minuten backen.

DIE RÜBENLOSE RÜBE Nicht nur die Volks-, auch die moderne Medizin bescheinigt Mangold eine die Fettverdauung unterstützende sowie krebsvorbeugende Wirkung. Zurückgeführt wird dies u. a. auf die Inhaltsstoffe Betain, Provitamin A sowie Vitamin C und B_2, die sich in dem zur Rübenfamilie gehörenden Gemüse finden.

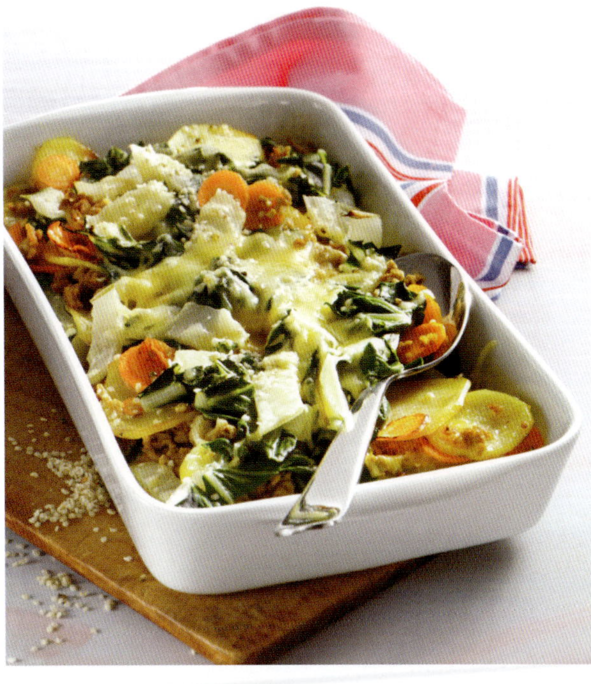

Gefüllte Paprika auf Basmatireis

Die milden Schoten haben es in sich und schmecken wie hier auf Reis gebettet und herzhaft gefüllt besonders gut. Als Abwehrspezialisten par excellence bewahren sie sowohl vor Erkältungen als auch vor chronischen Alterserkrankungen.

Für 2 Portionen

- 1 Zwiebel
- 1 EL Olivenöl, mehr für die Form
- 200 g Rinderhackfleisch
- 3 rote Paprikaschoten
- 80 g Basmatireis
- Salz
- 100 g Champignons
- 2 Zucchini
- 2 Tomaten
- Pfeffer aus der Mühle
- ½ TL Paprikapulver
- ¼ TL Chilipulver
- 1 TL getrockneter Oregano
- 50 g Sahne
- 1 Ei
- 1 EL Sesamsamen
- 60 g Mozzarella

Zubereitungszeit

50 Minuten vorbereiten
plus 40 Minuten garen im Ofen

Nährwerte pro Portion

700 kcal; 40 g Eiweiß;
45 g Kohlenhydrate; 39 g Fett;
13 g Ballaststoffe

1. Die Zwiebel schälen, klein würfeln und im Olivenöl in einer Pfanne glasig dünsten. Hackfleisch dazugeben und anbraten. Eine Paprikaschote längs halbieren, entkernen, waschen und in kleine Stücke schneiden. Restliche Schoten quer halbieren und entkernen, dabei die Stielansätze herausschneiden. Paprikahälften waschen und beiseitestellen.

2. Die Paprikastücke zum Hackfleisch geben und mitbraten. Inzwischen den Reis in 160 ml Salzwasser garen. Die Champignons putzen und in Scheiben schneiden. Die Zucchini putzen und klein schneiden. Die Tomaten waschen, halbieren und in kleine Würfel schneiden.

3. Pilze, Zucchini und Tomaten zum Hackfleisch geben; etwa 100 ml Wasser hinzufügen. Alles mit Salz, Pfeffer, Paprika, Chili und Oregano würzen und etwa 20 Minuten garen, dabei immer wieder umrühren. Den Backofen auf 180 °C vorheizen.

4. Eine kleine Auflaufform fetten. Den Reis darin verteilen, die Paprikahälften daraufsetzen und die Hackfleischmischung hineinfüllen. Die übrige Füllung auf dem Reis verteilen. Sahne und Ei verquirlen; salzen und pfeffern. Die Sahnemischung über die gefüllten Paprikahälften gießen. Mit den Sesamsamen bestreuen. Mozzarella in Scheiben schneiden und auf den Schoten verteilen. Die gefüllten Paprika etwa 40 Minuten im heißen Ofen garen.

GEWUSST WIE Zum Füllen die Paprikaschoten quer halbieren und entkernen. Die Stielansätze entfernen.

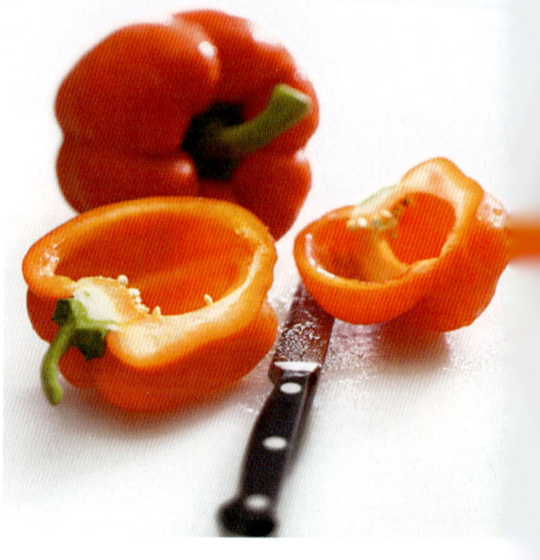

MITHILFE VON ACE, dem Trio aus Provitamin A sowie den Vitaminen C und E, können Paprikaschoten Infekte aller Art bekämpfen und vor Herzerkrankungen, Krebs sowie chronischen Altersbeschwerden schützen; die Spurenelemente Selen und Zink sowie das antioxidative Flavonoid Luteolin tragen dazu unterstützend bei.

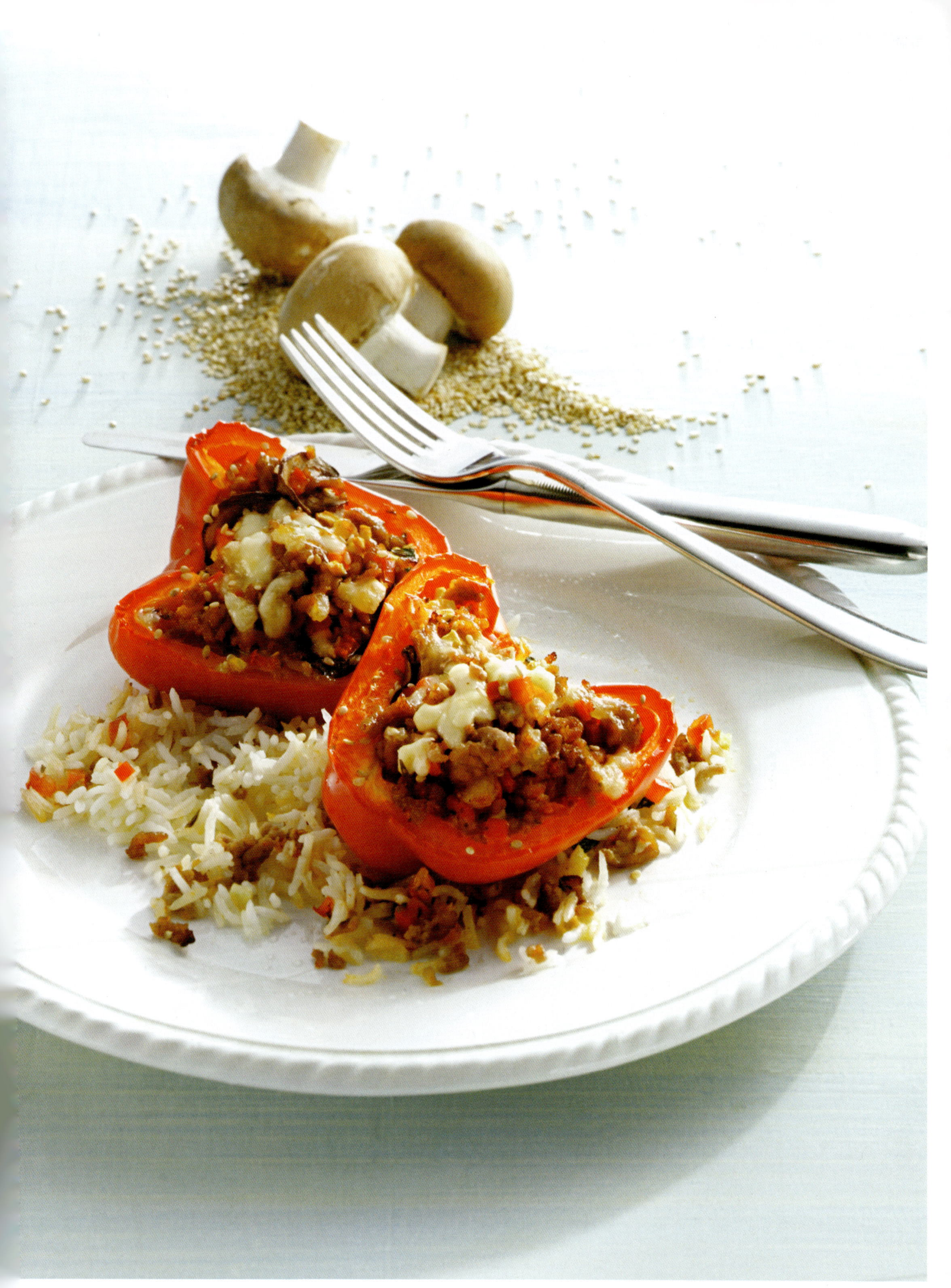

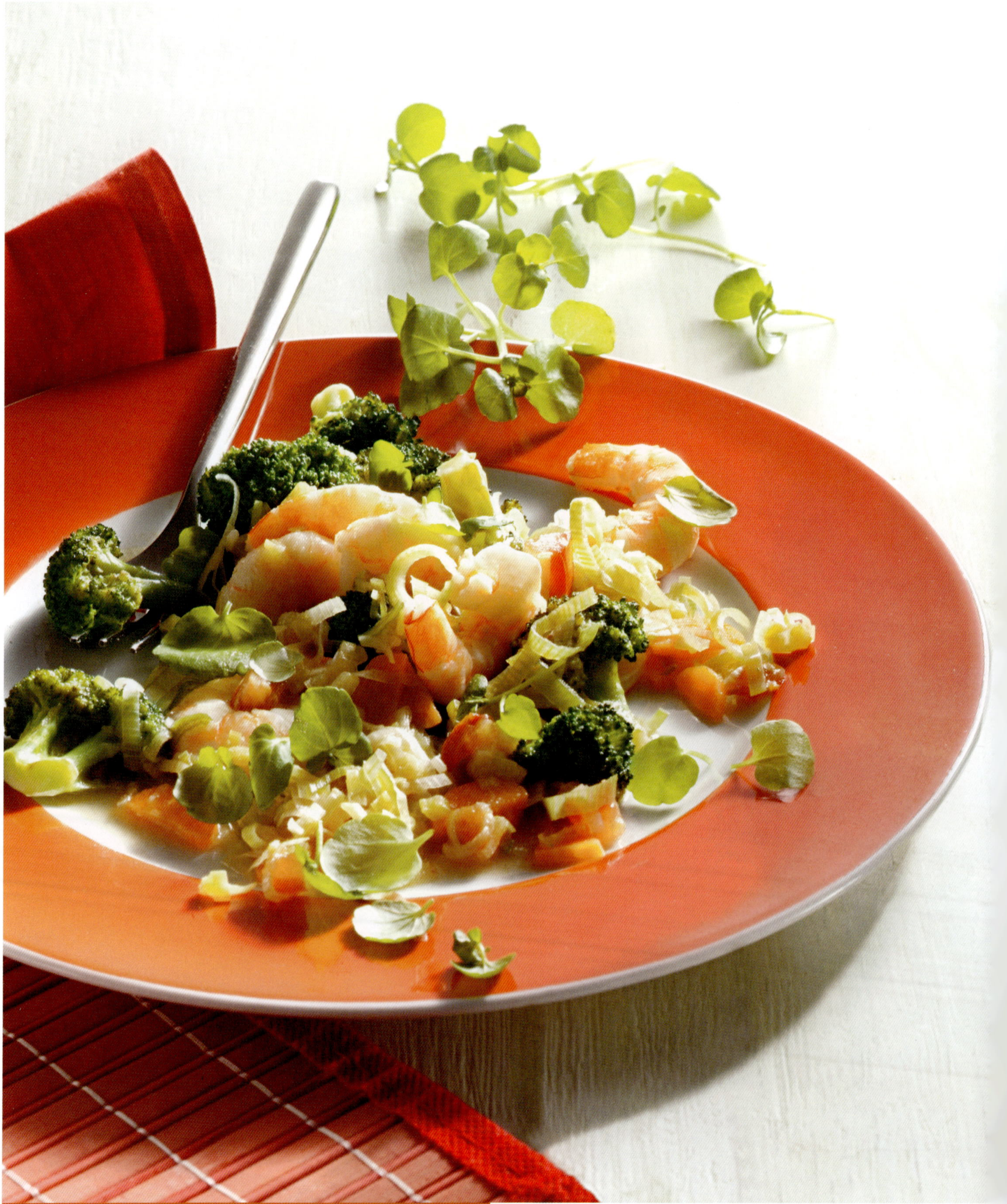

FRISCH AUS DEM WASSER Ihren leicht scharfen Geschmack verdankt die belebende und blutreinigende Brunnen- oder Bachkresse den Senfölglykosiden. Wegen des hohen Vitamin-K-Gehalts sollten Menschen, die Gerinnungshemmer nehmen, auf das Kraut verzichten.

Garnelen-Brokkoli-Pfanne mit Brunnenkresse

Ihr Appetit lässt ein wenig zu wünschen übrig? Wie wäre es dann mit dieser asiatisch angehauchten Gemüsemischung mit den delikaten Meeresfrüchten? Sie wird Sie vitalisieren, und die frische, appetitanregende Brunnenkresse wird dabei helfen.

Für 2 Portionen

- 150 g Brokkoli
- 1 Stange Lauch
- 1 Tomate
- 1 Möhre
- 2 cm frischer Ingwer (20 g)
- 1 Knoblauchzehe
- 80 g Brunnenkresse
- 2 EL Soja- oder Erdnussöl
- 1 EL dunkle Sojasauce
- 125 ml Gemüsebrühe
- 1 EL Mais- oder Reismehl
- 125 g geschälte gegarte Garnelen

Zubereitungszeit

30 Minuten

Nährwerte pro Portion

255 kcal; 21 g Eiweiß; 15 g Kohlenhydrate; 12 g Fett; 8 g Ballaststoffe

Alternative

Für dieses Gericht eignet sich jedes grüne Gemüse anstelle von Brokkoli.

1. Den Brokkoli putzen, waschen und in Röschen zerteilen. Den Lauch putzen, waschen und in Streifen schneiden. Die Tomate waschen, halbieren und klein würfeln.

2. Die Möhre schälen, halbieren und in Scheiben schneiden. Den Ingwer schälen und in feine Stifte schneiden. Den Knoblauch schälen und zerdrücken. Die Brunnenkresse waschen, die Blätter von den Stielen zupfen und beiseitestellen.

3. Das Öl in einer großen Pfanne oder im Wok erhitzen. Den Knoblauch kurz darin anbraten. Brokkoli hinzufügen und 2 Minuten mitbraten. Den Lauch dazugeben und alles 2 Minuten lang pfannenrühren.

4. Sojasauce, Gemüsebrühe und Tomatenwürfel unter das Gemüse mischen. Mehl mit 2 EL Wasser verquirlen; unter das Gemüse rühren und aufkochen lassen, damit die Sauce bindet.

5. Garnelen waschen, trocken tupfen und zum Gemüse geben. Möhren und Ingwer hinzufügen, alles mischen und bei starker Hitze etwa 2 Minuten garen. Brunnenkresse unter die Garnelen-Gemüse-Pfanne heben; sofort servieren.

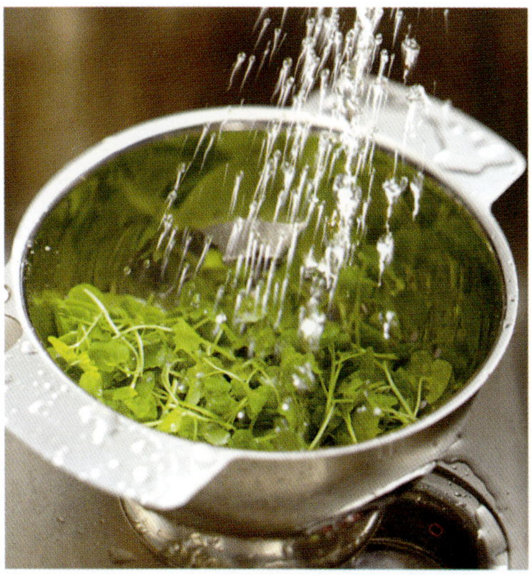

GEWUSST WIE Brunnenkresse sollte vor dem Verzehr mehrmals gewaschen werden, um alle Verschmutzungen gründlich zu beseitigen. Sie können zum Waschwasser noch einen Schuss Essig hinzufügen.

Seelachsfilet mit Kräuter-Knoblauch-Tomaten

Ein leichtes Sommergericht, das Sie im Nu auf dem Teller haben und das Ihnen mit dem Fisch reichlich Omega-3-Fettsäuren für ein gesundes Herz liefert. Und Lycopin, einen der wertvollsten Schutzstoffe vor freien Radikalen, steuern die Tomaten bei.

Für 2 Portionen

- 400 g Tomaten
- Olivenöl für die Form
- Salz
- Pfeffer aus der Mühle
- ¼ Bund Petersilie
- ¼ Bund Basilikum
- 2 EL Olivenöl
- 3 Zehen von 1 jungen Knoblauchknolle
- 400 g Seelachsfilet
- 3 EL Pinienkerne

Zubereitungszeit

20 Minuten vorbereiten
plus 15 Minuten garen im Ofen

Nährwerte pro Portion

360 kcal; 42 g Eiweiß;
9 g Kohlenhydrate; 17 g Fett;
3 g Ballaststoffe

1. Die Tomaten waschen und quer in Scheiben schneiden, dabei die Stielansätze entfernen. Eine Auflaufform mit etwas Olivenöl fetten, die Tomatenscheiben hineinlegen und mit Salz und Pfeffer würzen. Den Backofen auf 200 °C vorheizen.

2. Petersilie und Basilikum waschen und trocken schwenken. Die Blättchen abzupfen, ein paar beiseitelegen und die restlichen fein hacken. Die Kräuter mit dem Olivenöl fein pürieren. Das Kräuteröl mit Salz und Pfeffer würzen.

3. Die Knoblauchzehen nicht schälen, dickere Zehen längs halbieren. Knoblauch und Kräuteröl auf den Tomaten verteilen und im heißen Ofen etwa 5 Minuten garen. Das Fischfilet mit Küchenpapier trocken tupfen und in Stücke schneiden.

4. Die Tomaten aus dem Ofen nehmen. Die Fischstücke darauflegen, mit etwas Tomatensud bestreichen und mit Salz und Pfeffer würzen. Die Pinienkerne darüberstreuen, Tomaten und Fisch in den Ofen stellen und etwa 15 Minuten garen.

5. Den Seelachs mit den Knoblauch-Tomaten auf zwei vorgewärmten Tellern anrichten und mit den ganzen Petersilien- und Basilikumblättchen garnieren. Dazu passen kleine Salzkartoffeln oder Baguette.

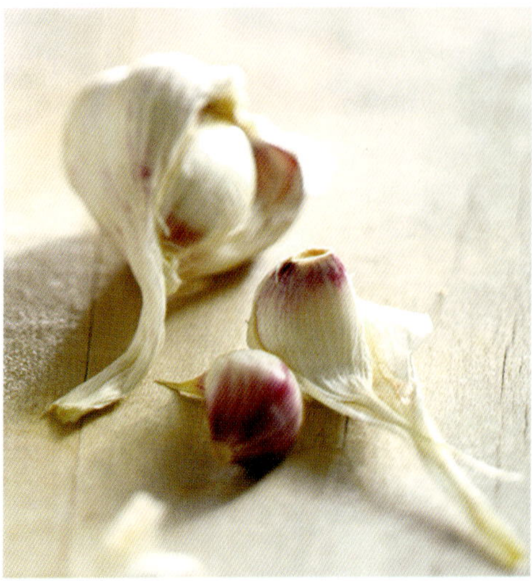

GEWUSST WIE Junge Knoblauchknollen haben saftige grüne Stiele und sind milder als getrocknete Knollen. Die Häutchen um die Zehen sind so zart, dass man sie mitessen kann.

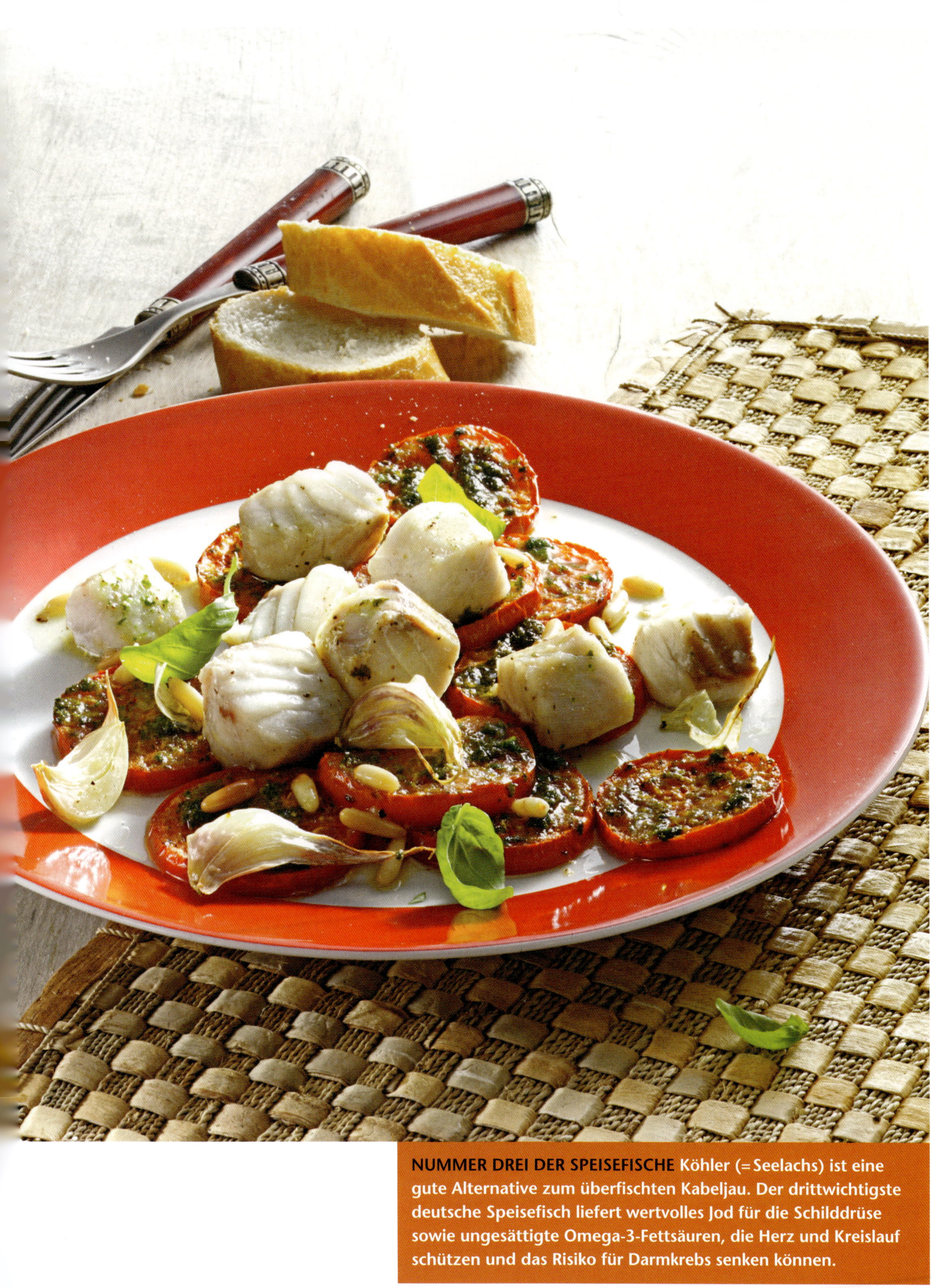

NUMMER DREI DER SPEISEFISCHE Köhler (=Seelachs) ist eine gute Alternative zum überfischten Kabeljau. Der drittwichtigste deutsche Speisefisch liefert wertvolles Jod für die Schilddrüse sowie ungesättigte Omega-3-Fettsäuren, die Herz und Kreislauf schützen und das Risiko für Darmkrebs senken können.

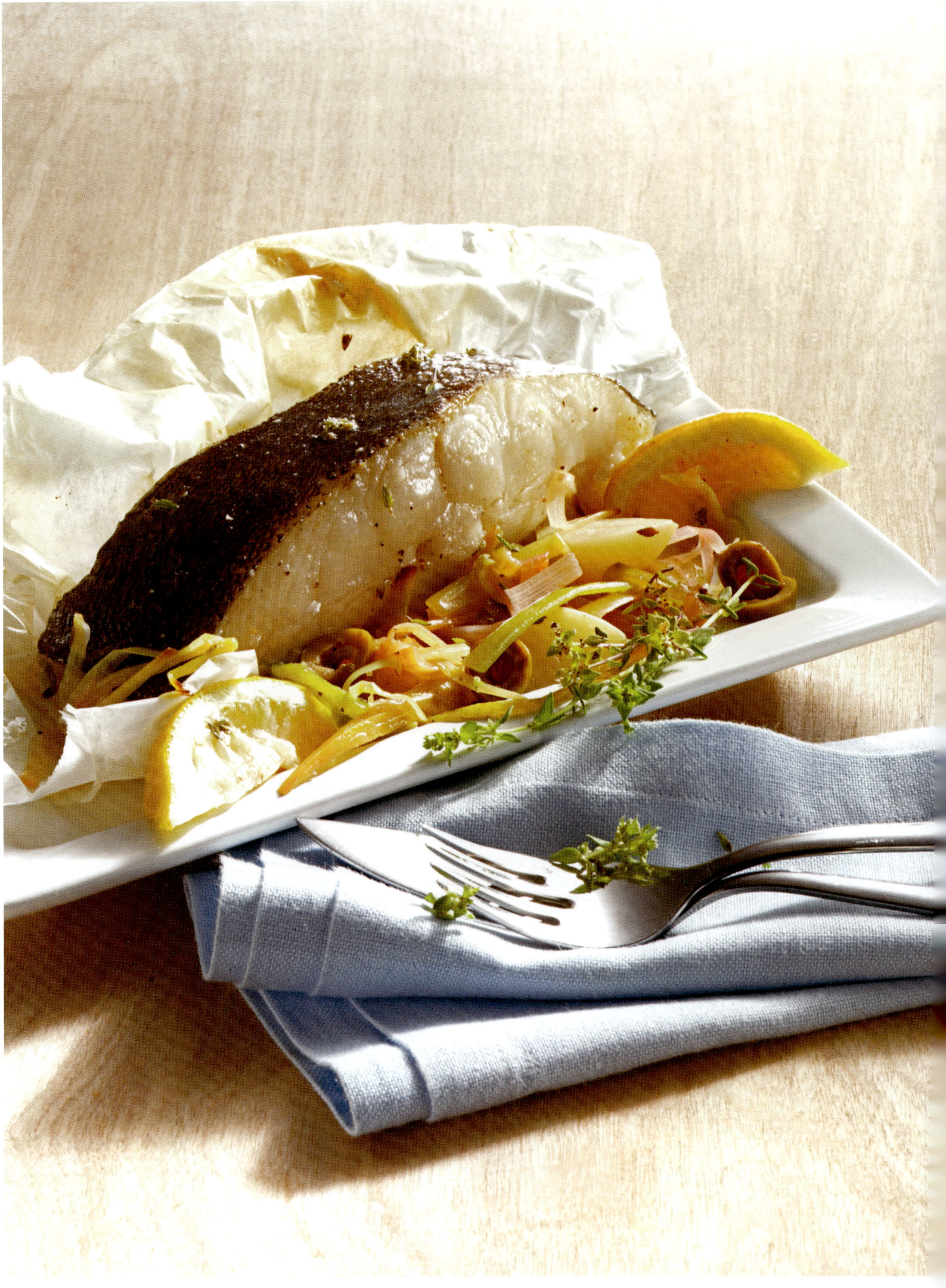

Heilbutt im Lauchpäckchen

Beim Auspacken wird Sie nicht nur der feine Duft des Thymians, sondern auch das mediterrane Aroma des Fischs erfreuen, der dank Vitamin D und Kalzium die Knochen stärkt und mithilfe der Omega-3-Fettsäuren die grauen Zellen fit hält.

Für 2 Portionen

- 1 Stange Lauch
- 6 Oliven (mit Paprika gefüllt)
- 2 Knoblauchzehen
- 8 Zweige Thymian
- 2 unbehandelte Zitronen
- 2–3 EL Olivenöl
- Salz
- Pfeffer aus der Mühle
- 2 Heilbuttkoteletts (je 200 g)

Zubereitungszeit

25 Minuten vorbereiten
plus 20 Minuten garen im Ofen

Nährwerte pro Portion

345 kcal; 42 g Eiweiß;
4,5 g Kohlenhydrate; 18 g Fett;
2 g Ballaststoffe

1. Den Backofen auf 200 °C vorheizen. Lauch putzen, waschen und in etwa 5 cm lange Streifen schneiden. Die Oliven in Scheiben schneiden. Knoblauch schälen und halbieren.

2. Den Thymian waschen, trocken schwenken und etwas zerpflücken. Eine Zitrone heiß waschen, trocken tupfen und in Spalten schneiden, die zweite auspressen. Für die Marinade 2 EL Zitronensaft mit 1 EL Öl, Salz und Pfeffer verrühren.

3. Zweimal je 2 Blätter Butterbrotpapier (je 20 × 30 cm) oder 1 Blatt Backpapier aufeinanderlegen und dünn mit Öl bestreichen. Den Lauch darauf verteilen, salzen und pfeffern.

4. Die Heilbuttkoteletts trocken tupfen und jeweils eines auf eine Lauchportion legen; mit der Marinade beträufeln. Oliven, Thymian, Zitronenspalten und Knoblauch darauf verteilen.

5. Das Pergamentpapier über den Koteletts zusammenfalten und mit Küchengarn locker zu Päckchen verschließen. Eine ofenfeste Form mit Öl fetten. Die Päckchen in die Form setzen und im heißen Ofen (Mitte) etwa 20 Minuten garen.

SCHON DER NAME IST PROGRAMM Der Heilbutt fördert dank Vitamin D und Kalzium die Knochendichte und stärkt mit Jod das Immunsystem. Eiweiß, Omega-3-Fettsäuren, Kalium, Eisen, Vitamin B_6 und B_{12} sind in gesundheitsrelevanten Mengen vorhanden.

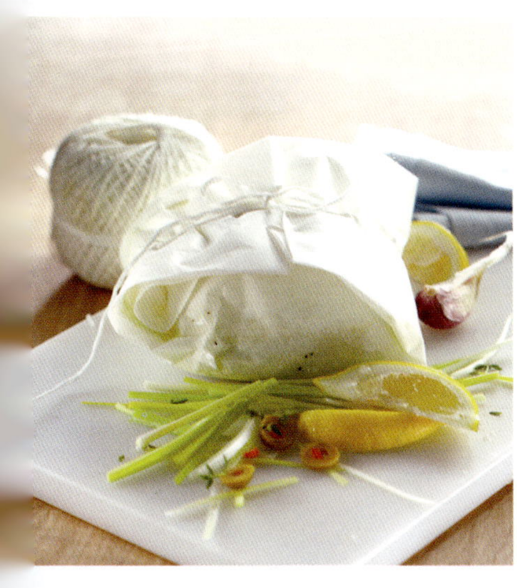

GEWUSST WIE Butterbrot- oder Backpapier über Lauch und Fisch zu Päckchen falten und mit Küchengarn locker zusammenbinden.

Lachs auf Fenchel-Kartoffel-Gemüse

Lachs sieht appetitlich aus, schmeckt hervorragend und schützt laut neusten Studien Ihre Augen vor degenerativen Erkrankungen. Und der fette Fisch hilft sogar, Körperfett zu reduzieren, unterstützt durch den Fenchel, der die Verdauung anregt.

Für 2 Portionen

- 250 g Lachsfilet ohne Haut
- 2 EL Zitronensaft
- Salz
- Pfeffer aus der Mühle
- 1 große Fenchelknolle (180 g)
- ½ Bund Dill
- 300 g Kartoffeln
- 2 EL Olivenöl
- 2 TL Fenchelsamen
- 100 g griechischer Schafskäse (z. B. Feta)

Zubereitungszeit

40 Minuten

Nährwerte pro Portion

570 kcal; 39 g Eiweiß; 28 g Kohlenhydrate; 33 g Fett; 7,5 g Ballaststoffe

Alternative

Statt Dill können Sie ½ Bund Petersilie verwenden.

1. Das Lachsfilet trocken tupfen und in zwei Stücke schneiden. Eventuell vorhandene Gräten mit einer Pinzette herausziehen. Den Fisch mit Zitronensaft beträufeln, salzen und pfeffern.

2. Fenchelknolle putzen, waschen und längs in feine Scheiben schneiden; etwas Grün beiseitelegen. Dill waschen und trocken schwenken. Spitzen abzupfen und mit dem Fenchelgrün fein hacken. Kartoffeln schälen; in 1 cm große Würfel schneiden.

3. Das Öl in einer Pfanne erhitzen. Den Fenchel darin andünsten, die Kartoffelwürfel hinzufügen und etwa 150 ml Wasser dazugießen. Mit Fenchelsamen, Salz und Pfeffer würzen und alles etwa 10 Minuten dünsten.

4. Den Fisch mit der Dill-Fenchelgrün-Mischung bestreuen und auf das Fenchel-Kartoffel-Gemüse setzen. Den Schafskäse zerbröckeln und darüberstreuen. Fisch und Gemüse noch 10 Minuten bei schwacher Hitze zugedeckt dünsten. Den Lachs mit dem Fenchel-Kartoffel-Gemüse auf Tellern anrichten, nach Belieben mit Dill garnieren.

ALS SAMEN, WURZEL ODER KNOLLE regt der eisenhaltige und Vitamin-B-reiche Fenchel die Magen-Darm-Mobilität an. Die enthaltenen ätherischen und schleimlösenden Öle (Anethol und Fenchon) verbessern die Durchblutung. Fenchon soll einigen Studien zufolge die Entstehung bestimmter Krebserkrankungen verhindern.

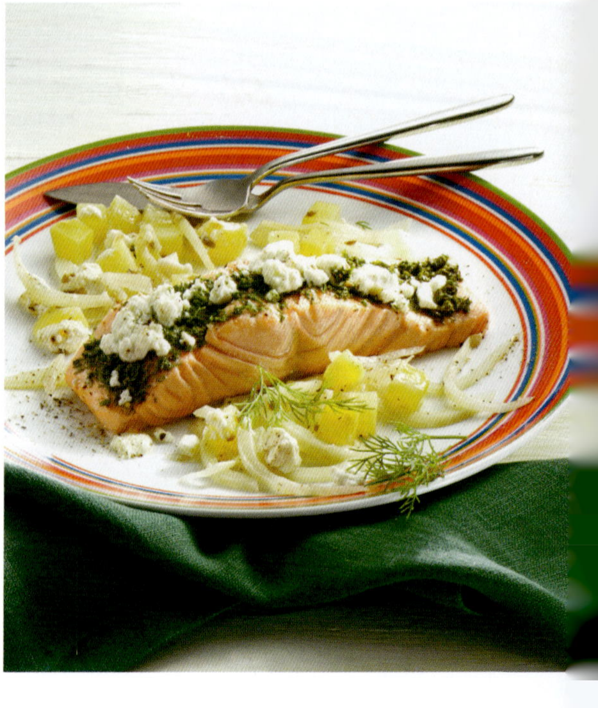

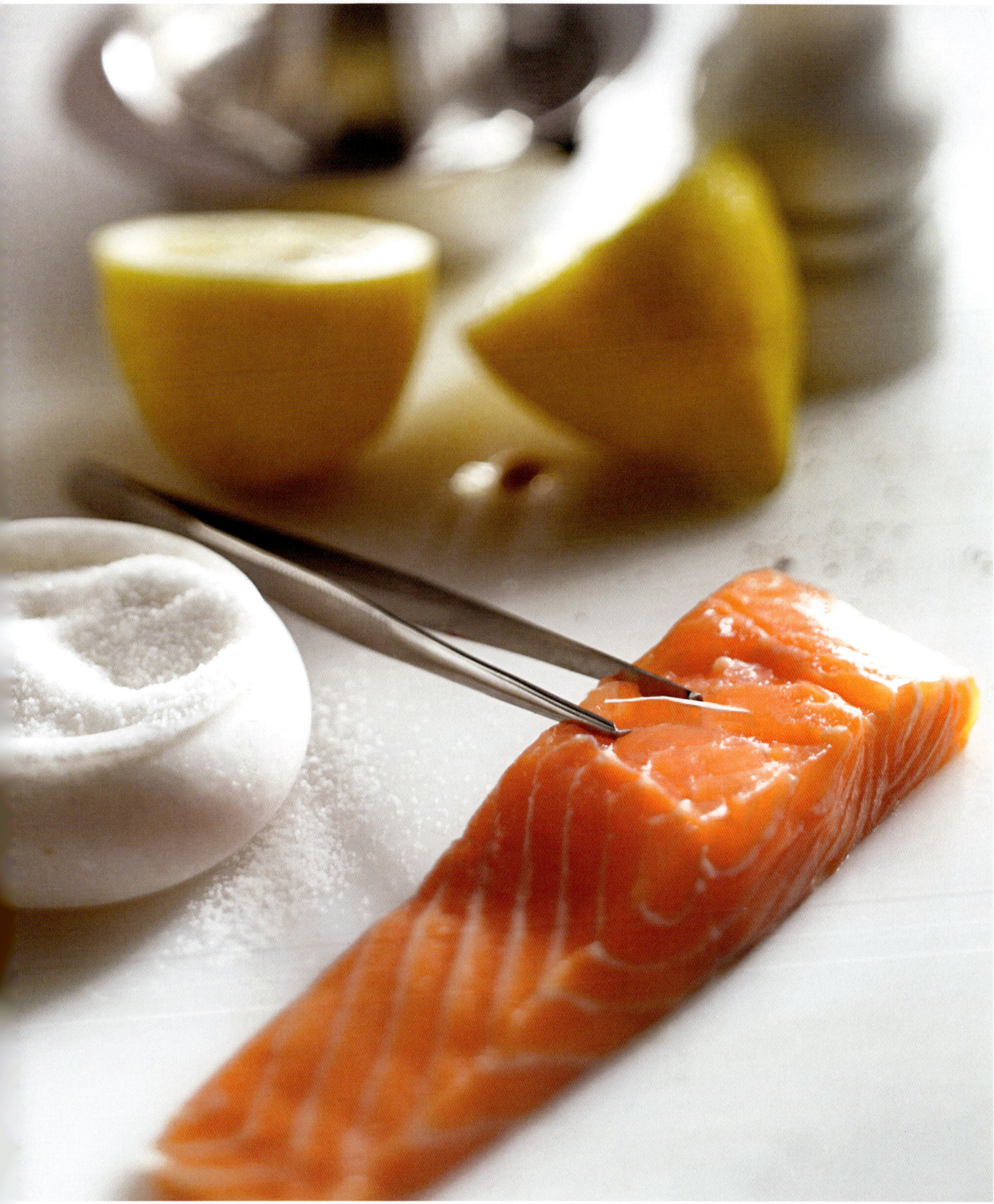

GEWUSST WIE Die Verwendung von seltenem und teurerem Wildlachs hat den Vorteil, dass dieser nicht wie der Zuchtlachs Hormone und andere Zusatzstoffe enthält.

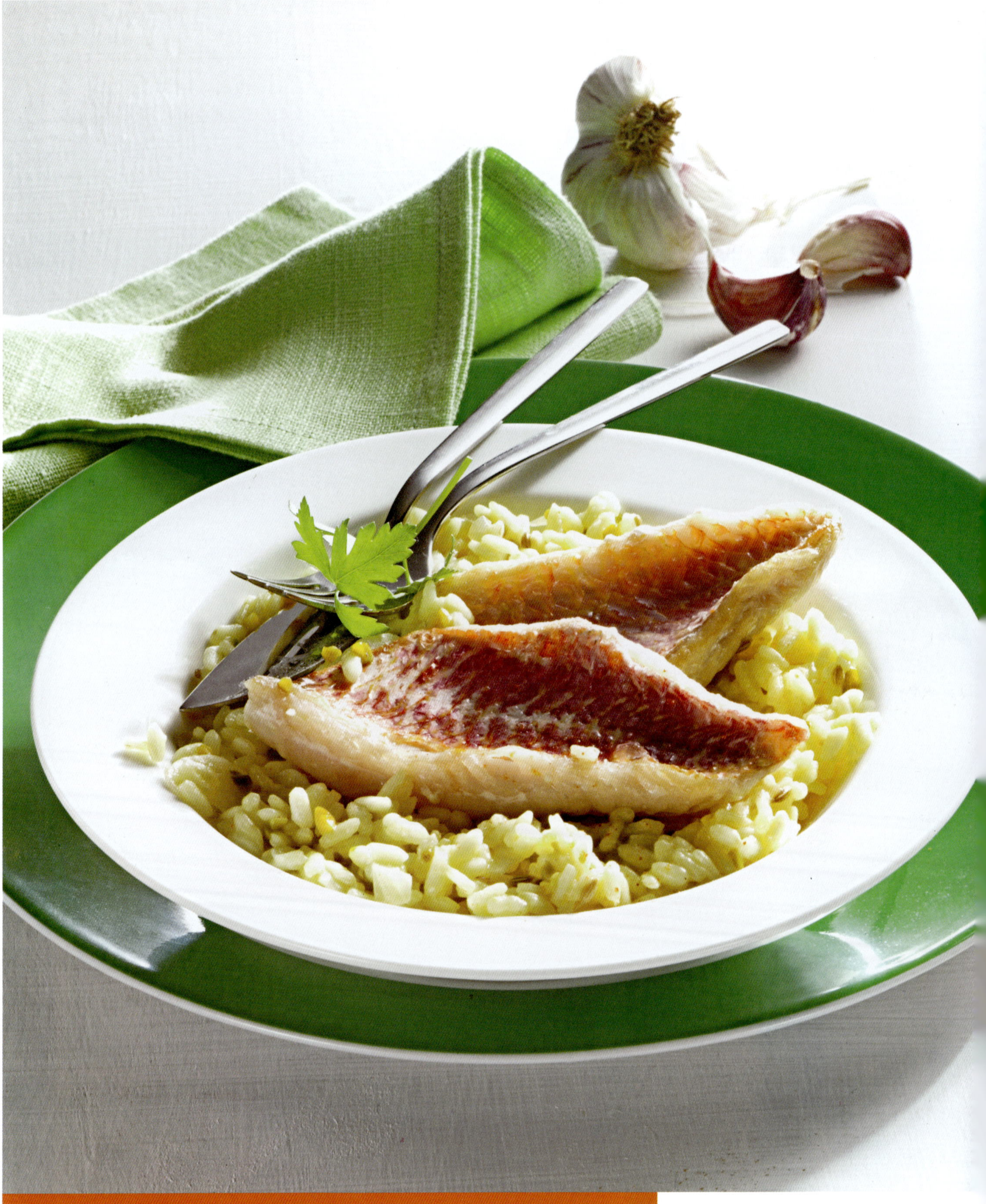

SCHON IN DER STEINZEIT EIN SNACK Die ballaststoffreichen Pistazien (30 g liefern etwa 3 g Ballaststoffe = 10 % der täglich empfohlenen Zufuhr) sind von alters her beliebt. In den grünen Steinfrüchten finden sich reichlich Vitamin B_1 und B_6 sowie einfach und mehrfach ungesättigte Fettsäuren, die den Cholesterinspiegel regulieren und vor Herzerkrankungen schützen können.

Rotbarbe auf Pistazien-Safran-Risotto

Zartes Fischfilet auf cremigem Reisbett – da läuft Ihnen sicher das Wasser im Mund zusammen. Dieses Gericht liefert Ihnen Fitmacher wie wertvolles Eiweiß, gesundes Fett, nervenstärkende B-Vitamine sowie knochenstärkende Mineralstoffe.

Für 2 Portionen

- 4–5 Safranfäden
- 450 ml Gemüsebrühe
- ½ Zwiebel
- 1 Knoblauchzehe
- 1 TL Fenchelsamen
- 2 EL Olivenöl
- 120 g Risottoreis (z. B. Arborio)
- 75 ml Weißwein
- 1 Streifen unbehandelte Orangenschale
- 30 g Pistazienkerne
- Salz
- Chiliflocken oder Chilipulver
- 4 Rotbarbenfilets mit Haut (je 50 g)
- Chilisalz

Zubereitungszeit

30 Minuten

Nährwerte pro Portion

500 kcal; 26 g Eiweiß; 49 g Kohlenhydrate; 22 g Fett; 3 g Ballaststoffe

1. Safranfäden in 2 EL Brühe einweichen. Die Zwiebelhälfte schälen und fein würfeln. Den Knoblauch schälen und in Scheiben schneiden. Fenchelsamen im Mörser zerstoßen. In einem weiten Topf 1 EL Olivenöl bei schwacher Hitze heiß werden lassen und die Zwiebelwürfel darin glasig dünsten. Den Reis hinzufügen und kurz mitdünsten. Mit dem Wein ablöschen; etwas köcheln lassen.

2. Unter gelegentlichem Rühren portionsweise etwas heiße Brühe dazugießen und einkochen lassen, bis der Reis nach 15–20 Minuten weich ist, aber noch etwas Biss hat. Nach 10 Minuten Garzeit Fenchelsamen, Knoblauch, Orangenschale und den Safran mit Brühe unter den Risotto rühren.

3. Kurz vor dem Servieren die Pistazien untermischen. Die Orangenschale entfernen und den Risotto mit Salz und einer Prise Chili würzen.

4. Etwa 5 Minuten, bevor der Risotto gar ist, die Fischfilets trocken tupfen. Das restliche Öl (1 EL) in einer Pfanne erhitzen. Die Rotbarben darin auf der Hautseite etwa 2 Minuten braten; wenden. Pfanne vom Herd nehmen und die Filets in der Resthitze 2 Minuten ziehen lassen. Herausnehmen, auf Küchenpapier abtropfen lassen; mit Chilisalz würzen. Risotto auf Teller verteilen und auf jede Portion 2 Fischfilets setzen; servieren.

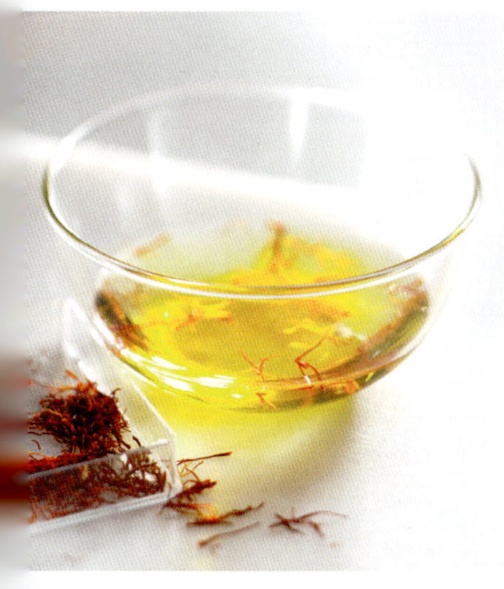

GEWUSST WIE Safranfäden sollten vor der Verwendung in etwas (warmer) Flüssigkeit eingeweicht werden, damit sich Farbe und Aroma besser entfalten.

Hähnchenbrust mit Zuckerschoten

So frisch, leicht und lecker können Sie Ihre leeren Energie- und Vitaminspeicher wohl nur selten auffüllen wie mit diesem zarten Hähnchenfleisch, das mit dem jungen Gemüse und der fruchtigen Limettenbutter die vorzüglichsten Begleiter hat.

Für 2 Portionen

- 300 g kleine Kartoffeln
- Salz
- ½ TL Kümmel
- 1 Möhre (100 g)
- 200 g Zuckerschoten
- 1 EL Olivenöl
- 2 Hähnchenbrustfilets (je 150 g)
- Pfeffer aus der Mühle
- Knoblauch-Limetten-Butter (siehe unten)
- 2–3 Stängel Basilikum
- 1 EL Butter
- Limettenscheiben zum Anrichten

Zubereitungszeit

30 Minuten

Nährwerte pro Portion

490 kcal; 43 g Eiweiß; 36 g Kohlenhydrate; 19 g Fett; 10 g Ballaststoffe

1. Die Kartoffeln waschen (nicht schälen); mit Salz und Kümmel in wenig Wasser garen. Abgießen; zugedeckt warm halten.

2. Während die Kartoffeln garen, die Möhre und die Zuckerschoten schälen bzw. putzen; die Möhre in Scheiben schneiden. Das Gemüse mit etwas Wasser, dem Öl und Salz in einem Topf etwa 5 Minuten garen. Abgießen, kalt abschrecken und abtropfen lassen.

3. Den Backofengrill vorheizen. Das Hähnchenfleisch trocken tupfen, salzen, pfeffern und in eine ofenfeste Form legen. Mit der Knoblauch-Limetten-Butter bestreichen und auf jeder Seite etwa 5 Minuten grillen.

4. Inzwischen das Basilikum waschen und trocken schwenken; die Blätter abzupfen und in Streifen schneiden. Den Grill ausschalten. Den Backofen auf 200 °C einstellen.

5. Gemüse und Kartoffeln um das gegrillte Hähnchenfleisch in der Form platzieren. Die Hälfte der Basilikumstreifen unter das Gemüse mischen und die Butter in Flöckchen darauf verteilen. Hähnchenfleisch und Gemüse im heißen Ofen noch etwa 5 Minuten garen. Mit Limettenscheiben und den restlichen Basilikumstreifen anrichten.

GEWUSST WIE Für Limettenbutter die Schale von ½ und den Saft von 1 unbehandelten Limette mit 20 g weicher Butter verrühren. 1 Knoblauchzehe dazupressen. Alles cremig rühren; die Limettenbutter mit Salz abschmecken.

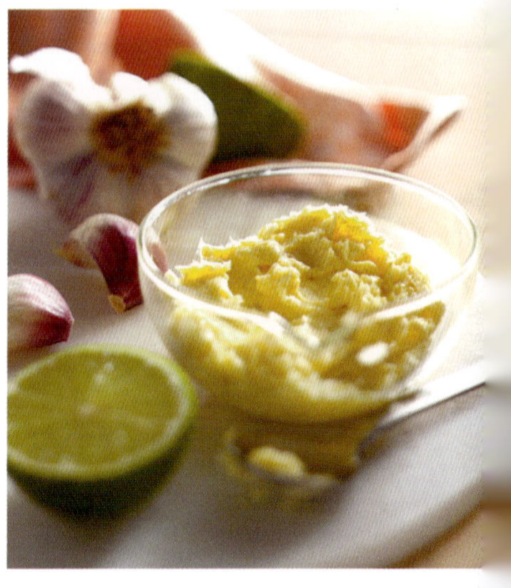

EXZELLENTE EIWEISSQUELLE Hähnchenfleisch liefert hochwertiges Protein und wenig Fett. Es ist leicht verdaulich, liegt nicht schwer im Magen und versorgt mit Eisen, Zink, Vitamin B_6 und B_{12}. Dadurch hilft es, Blutarmut vorzubeugen und die Abwehrkräfte zu stärken.

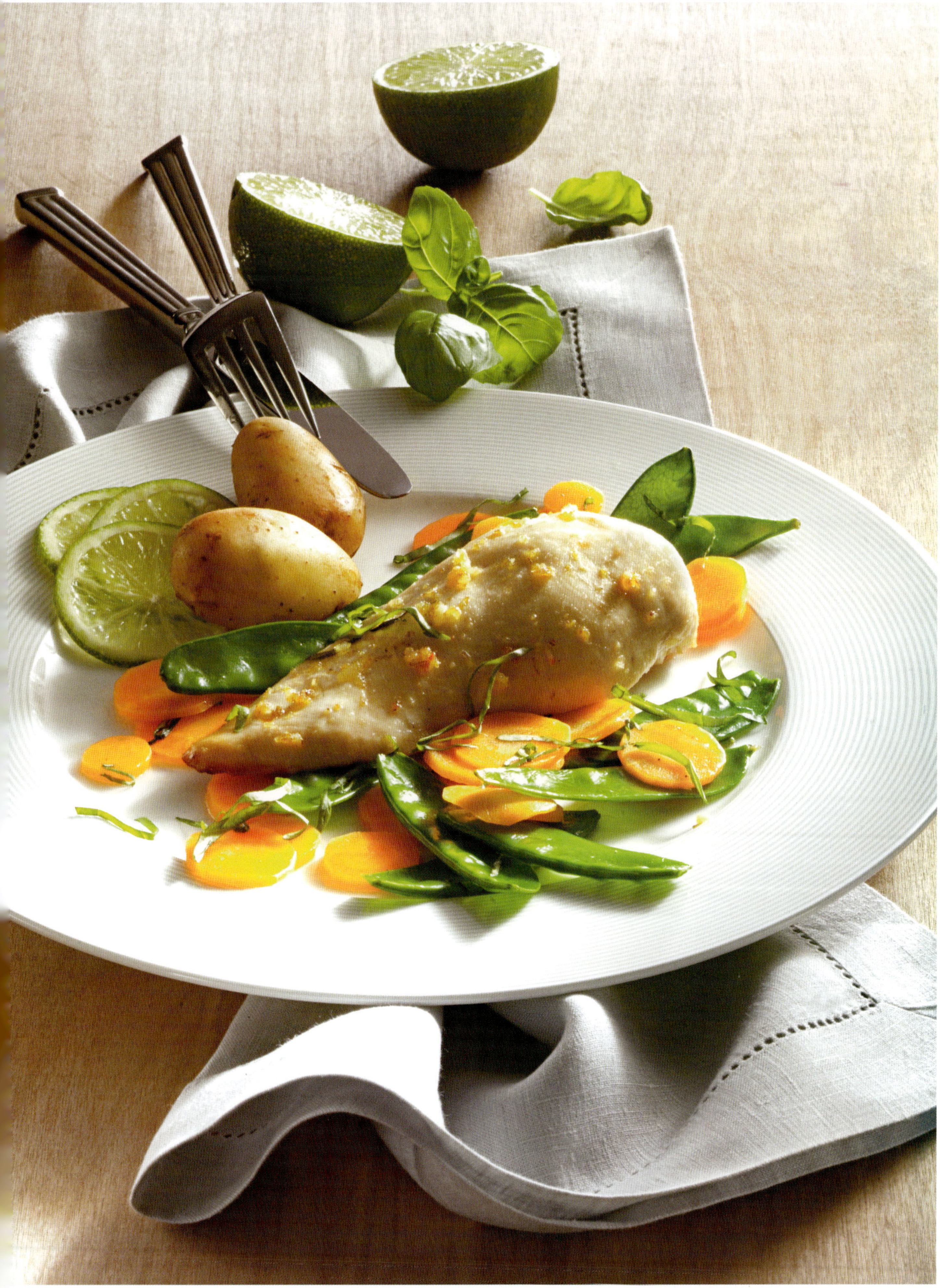

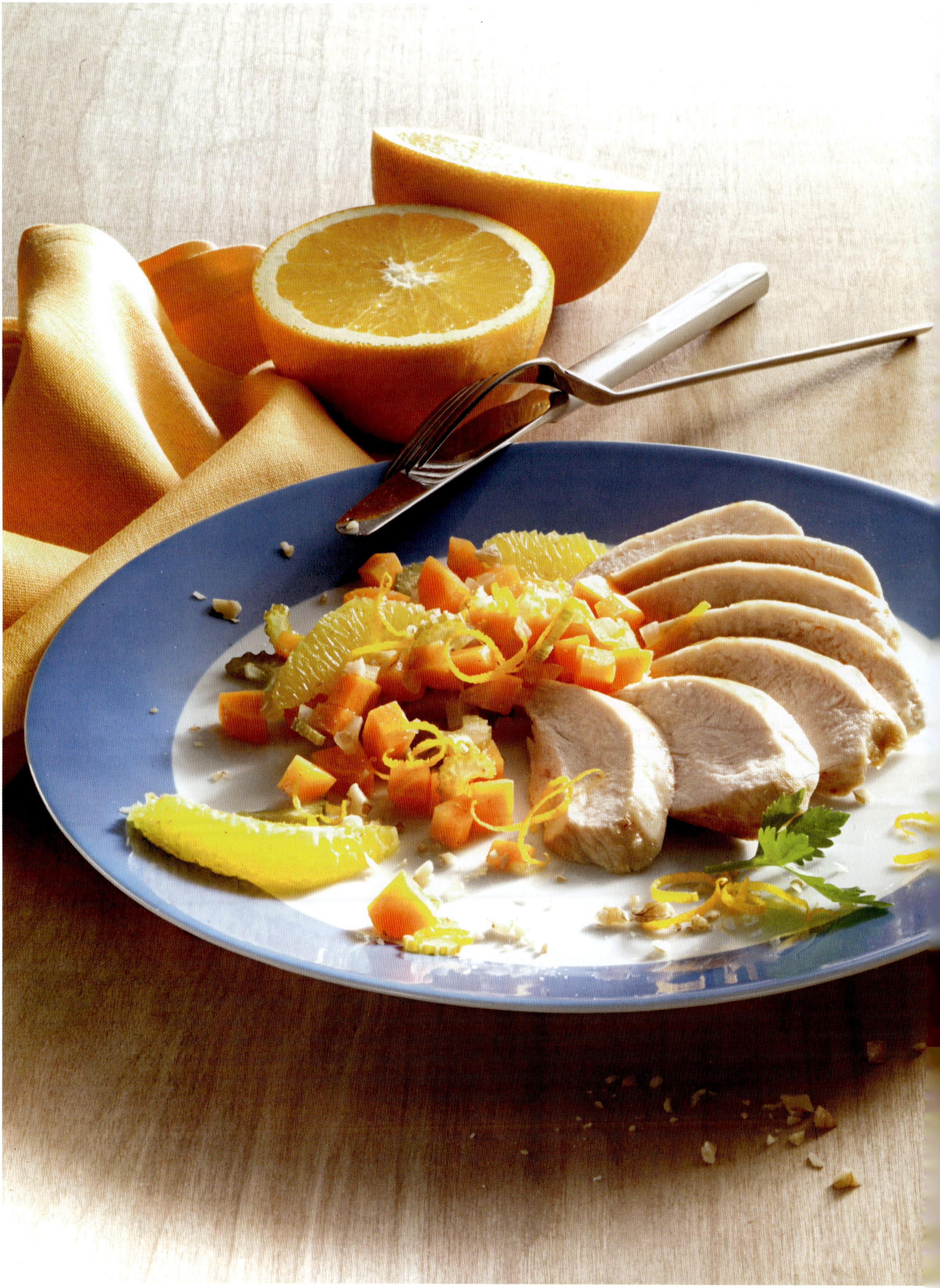

Hähnchenbrust mit Orangengemüse

Die orangefarbenen Zitrusfrüchte sind vielseitig verwendbar – sogar als würzige Beilage zu Geflügelfleisch. Probieren Sie diese besondere Kombination, die mit muskelaufbauendem Eiweiß und abwehrstärkendem Vitamin C versorgt.

Für 2 Portionen

- 2 Hähnchenbrustfilets (je 200 g)
- Salz
- Pfeffer aus der Mühle
- 2 EL Walnusskerne
- 2 unbehandelte Orangen
- 60 ml trockener Weißwein
- ¼ TL gemahlener Koriander
- 200 g Möhren
- 1 Stange Sellerie
- 1 kleine Zwiebel
- 2 EL Olivenöl
- 60 ml Hühnerbrühe
- 1 TL Zitronensaft
- je ¼ TL gemahlener Kreuzkümmel, Zimt und Zucker
- Ahornsirup

Zubereitungszeit

45 Minuten

Nährwerte pro Portion

485 kcal; 53 g Eiweiß; 21 g Kohlenhydrate; 20 g Fett; 7,5 g Ballaststoffe

1. Hähnchenfleisch trocken tupfen; salzen und pfeffern. Nüsse hacken. Von einer Orange die Schale in dünnen Streifen abschneiden. Frucht halbieren und auspressen.

2. In einer Schale Saft, 2 EL Wein und Koriander verrühren. Das Fleisch darin wenden und 20 Minuten ziehen lassen. Währenddessen Möhren und Sellerie putzen und waschen bzw. schälen. Möhren in Würfel, Sellerie in dünne Scheiben schneiden. Zwiebel schälen und fein würfeln.

3. In einer Deckelpfanne 1 EL Olivenöl erhitzen. Zwiebel, dann Möhren und Sellerie hinzufügen und dünsten. Brühe, übrigen Wein und den Zitronensaft zugießen; mit Kreuzkümmel, Zimt und Zucker würzen. Zugedeckt 15 Minuten köcheln lassen.

4. In einer zweiten Pfanne das restliche Öl (1 EL) erhitzen. Fleisch aus der Marinade nehmen, Marinade abstreifen und das Fleisch im Öl auf beiden Seiten anbraten. Mit Ahornsirup bestreichen und unter Wenden in 10 Minuten fertig braten.

5. Die zweite Orange schälen und filetieren, dabei den Saft auffangen. Orangenfilets und -saft zum Gemüse geben; erwärmen und abschmecken. Das Fleisch schräg in Scheiben schneiden und mit dem Gemüse anrichten. Mit den gehackten Nüssen und den Orangenzesten garnieren.

EXTRA VITAMIN-C-SCHUB In 100 g Orangenfruchtfleisch stecken etwa 50 mg Vitamin C. Das wasserlösliche Vitamin kann aggressive Sauerstoffmoleküle, die durch Stress, Rauchen, Alkohol und Umweltgifte entstehen, unschädlich machen. Außerdem enthalten Orangen Vitamin E, B_1, B_2, Niacin, B_6 und Bioflavone.

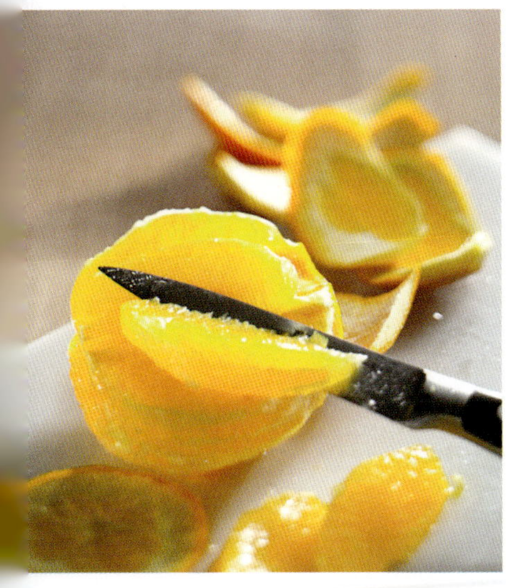

GEWUSST WIE Über einer Schüssel (für den Saft) die Orangenspalten mit einem Messer aus den Zwischenhäuten herausschneiden.

Gegrillte Poulardenbrustfilets

Probieren Sie dazu einen Paprikasalat mit frischen Aprikosen, was eine gute Portion Antioxidanzien beisteuert. So haben aggressive freie Radikale kaum eine Chance, und auch Alterungsprozesse können ausgebremst werden.

Für 2 Portionen

- 1 TL Zitronensenf
- 2 EL Traubenkernöl
- 1 TL Kräuter der Provence
- 1 EL trockener Weißwein
- 1 Knoblauchzehe
- Salz
- Pfeffer aus der Mühle
- 2 Maispoularden- oder große Hähnchenbrustfilets (je 200 g, mit Haut und Flügelansatz)
- 2 TL Zitronensaft
- 1½ EL Olivenöl
- 1 große rote Paprikaschote
- 2–3 Aprikosen (100 g)
- 4 Zweige kleinblättriges Basilikum

Zubereitungszeit

40 Minuten

Nährwerte pro Portion

430 kcal; 49 g Eiweiß; 8,5 g Kohlenhydrate; 22 g Fett; 6,5 g Ballaststoffe

1. Zitronensenf mit Traubenkernöl, Kräutern und Wein verrühren. Knoblauch schälen und zerdrücken. Die Hälfte des Knoblauchs unter die Senfcreme rühren; salzen und pfeffern.

2. Die Brustfilets trocken tupfen, mit Salz und Pfeffer würzen, dann rundherum mit der Senfcreme bestreichen. Zudecken, kühl stellen und mindestens 15 Minuten marinieren.

3. Inzwischen aus Salz, Pfeffer, Zitronensaft, Olivenöl und dem restlichen Knoblauch eine Salatsauce verrühren. Die Paprikaschote putzen, waschen und in kleine Würfel schneiden.

4. Die Aprikosen waschen, halbieren und entkernen. Das Fruchtfleisch klein würfeln. Paprika- und Aprikosenwürfel mit der Salatsauce verrühren. Basilikum waschen, Blättchen abzupfen und untermischen.

5. Die Brustfilets etwa 15 Minuten grillen, bis sie durchgegart und knusprig sind, dabei zwischendurch wenden. (Für das Grillen auf dem Holzkohlengrill empfiehlt es sich, gefettete Grillschalen zu verwenden.) Das Fleisch mit dem Paprika-Aprikosen-Salat anrichten.

GEWUSST WIE Um zu prüfen, ob Geflügelfleisch gar ist, stechen Sie mit einer Messerspitze in die dickste Stelle des Fleischs – fließt rosa Saft heraus, das Fleisch noch weitergaren, bei klarem Saft ist es gar.

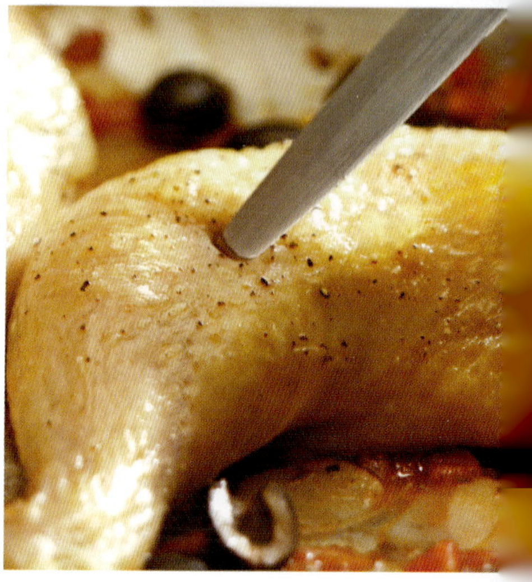

GEMEINSAM SIND SIE STARK Zartes Geflügelfleisch, rote Paprikaschoten und frische Aprikosen liefern gemeinsam u. a. das Spurenelement Zink sowie antioxidativ wirkendes Betacarotin und Vitamin C – alle drei Inhaltsstoffe sorgen für einen natürlichen Zellschutz.

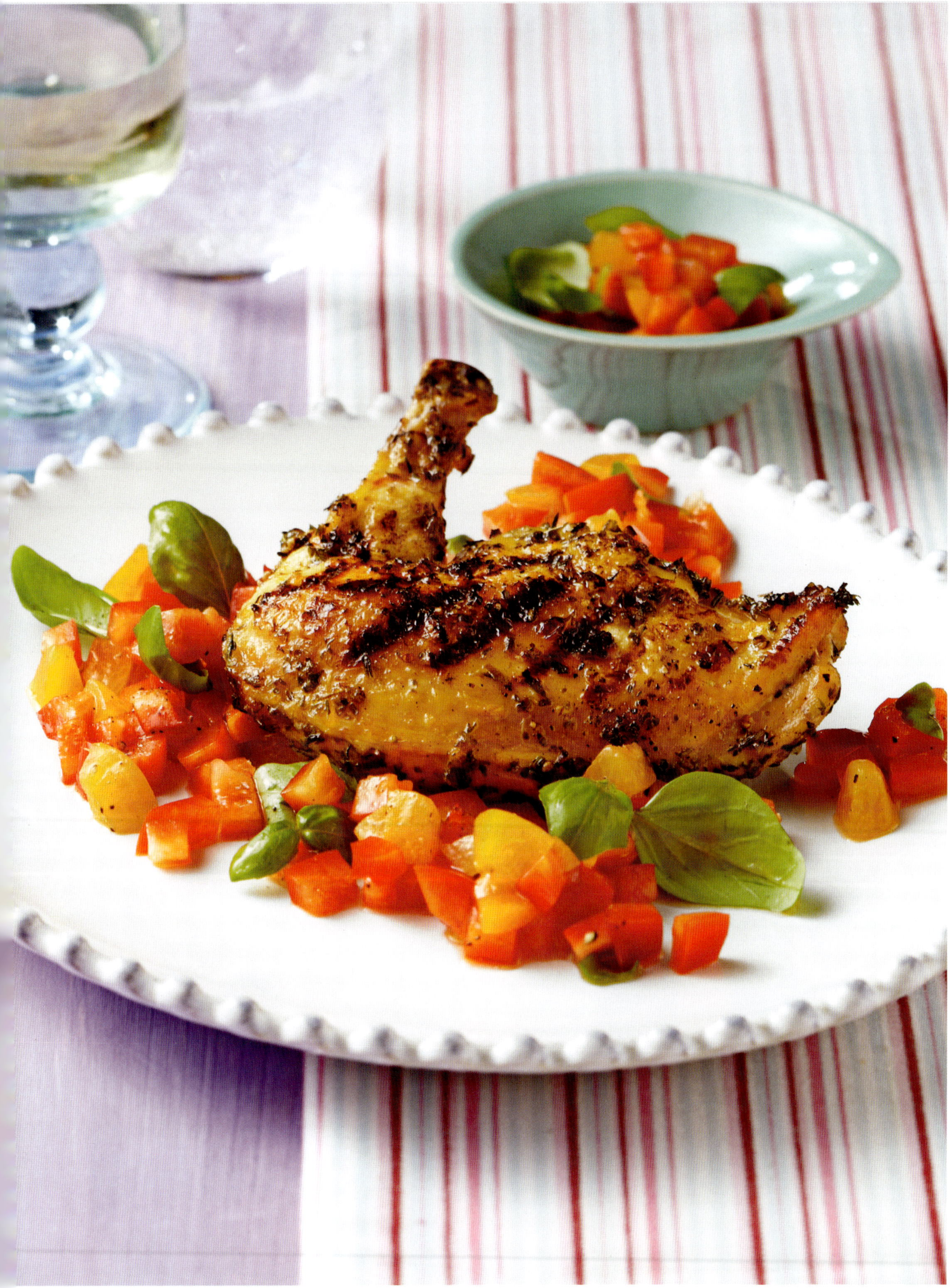

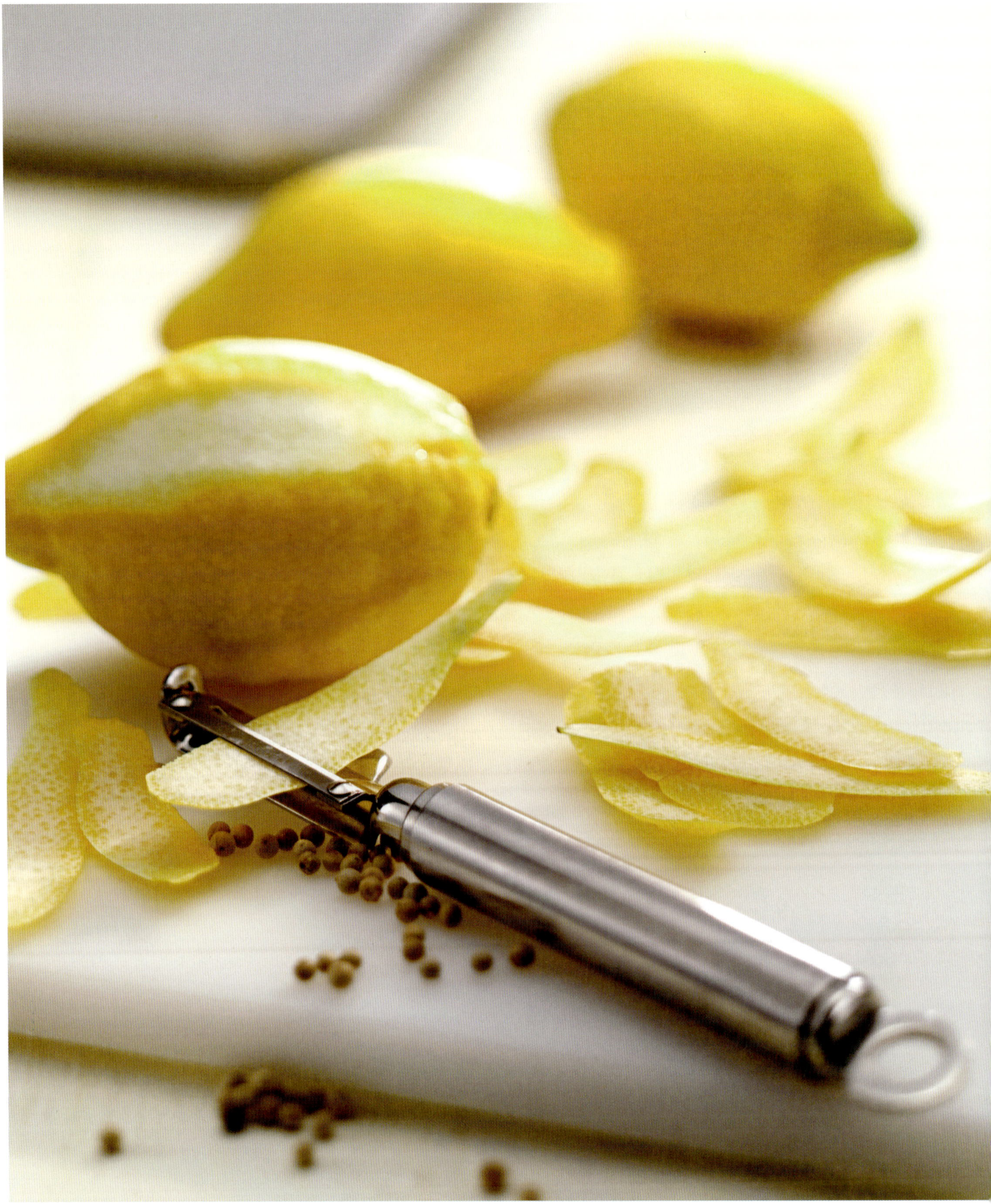

GEWUSST WIE Für Zitronenpfeffer die Schale von 4 unbehandelten Zitronen dünn abschälen. Im Ofen bei 50 °C ca. 3 Stunden trocknen. Zwei Drittel der getrockneten Schalen mit 40 g weißen Pfefferkörnern im Blitzhacker fein mahlen; 2 TL feines Meersalz untermischen. Die restliche Zitronenschale grob zerstoßen und untermischen.

Putenrollbraten mit Kräuter-Nuss-Füllung

Sie planen ein Festessen, wollen aber keinesfalls über die Stränge schlagen? Da könnte Ihnen diese Überraschungsrolle gefallen: Eine vitaminreiche, würzige Mischung wird in eiweißreiches zartes Geflügelfleisch gewickelt. Guten Appetit!

Für 2 Portionen

- 4 EL gehackte Haselnusskerne
- 2 Schalotten
- je 4 Stängel Petersilie, Basilikum und Koriandergrün
- 4 Zweige Oregano
- 2 EL Olivenöl
- 2 EL Schmand
- 1 TL scharfer Senf
- 2 EL gemahlene Haselnusskerne
- Salz
- Zitronenpfeffer (evtl. selbst gemacht, siehe S. 185 unten)
- 400 g Putenrollbraten (vom Metzger vorbereitet)
- 250 ml Gemüsebrühe
- 100 g Basmatireis
- 1 EL Speisestärke
- 2 EL Sahne

Zubereitungszeit

25 Minuten vorbereiten plus
30–40 Minuten garen im Ofen

Nährwerte pro Portion

640 kcal; 54 g Eiweiß;
49 g Kohlenhydrate; 25 g Fett;
3 g Ballaststoffe

1. Nüsse in einer beschichteten Pfanne rösten. Schalotten schälen und fein würfeln. Kräuter waschen und trocken schwenken, die Blätter fein hacken. Schalotten in 1 EL Öl glasig dünsten.

2. In einer Schüssel die Kräuter (bis auf 1 EL) mit Schalotten, Schmand, Senf, den gemahlenen und 2 EL gehackten Haselnüssen vermischen; mit Salz und Zitronenpfeffer würzen.

3. Den Backofen auf 180 °C vorheizen. Fleisch trocken tupfen und zweimal längs leicht einschneiden, damit es sich gut aufrollen lässt. Salzen und pfeffern. Kräuter-Nuss-Füllung auf dem Fleisch verstreichen. Braten aufrollen, mit Küchengarn binden.

4. Das restliche Öl in einem Bräter erhitzen. Den Braten darin anbraten, die Brühe dazugießen und den Braten 30–40 Minuten im Ofen garen. Ab und zu mit der Brühe übergießen. Inzwischen den Reis nach Packungsangabe garen. Die restlichen Nüsse daruntermischen. Braten aus dem Ofen nehmen.

5. Die Speisestärke in der Sahne auflösen; Bratensaft damit binden. Sauce abschmecken. Braten aufschneiden; mit Nuss-Reis und Sauce anrichten, mit den restlichen Kräutern bestreuen.

MIT ODER OHNE HAUT Das fettarme Putenfleisch liefert viel Eiweiß z. B. für den Muskelaufbau. Wer sich gesund ernähren möchte, sollte darauf achten, dass das schmackhafte Fleisch möglichst aus Bio-Freilandhaltung stammt.

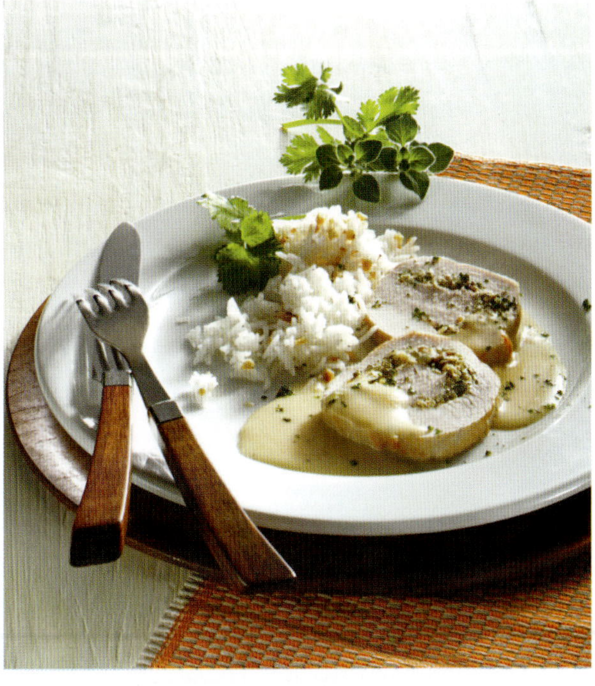

Ente mit Apfelrotkohl und Süßkartoffeln

Das Wintergericht bringt viele Farben auf den Tisch. Zu verdanken ist das den Anthocyanen, den Pflanzenfarbstoffen aus Rotkohl und Süßkartoffeln, die als Radikalfänger und Entzündungshemmer in der kalten Jahreszeit sehr nützlich sind.

Für 2 Portionen

Für den Apfelrotkohl

- 400 g Rotkohl
- 1 Apfel (180 g)
- 1 Zwiebel
- 2 EL Olivenöl
- 1 l Gemüsebrühe
- 3 Lorbeerblätter
- 3–4 Gewürznelken
- 50 ml Apfelessig
- 2 EL Himbeerkonfitüre
- Salz
- Pfeffer aus der Mühle

Für die Entenbrust

- 2 EL Olivenöl
- 400 g Entenbrustfilet
- Salz
- Pfeffer aus der Mühle
- 1 Zwiebel
- 4 EL Sahne

Zubereitungszeit

1 Stunde 20 Minuten

Nährwerte pro Portion

605 kcal; 44 g Eiweiß;
27 g Kohlenhydrate; 35 g Fett;
8 g Ballaststoffe

1. Für den Apfelrotkohl den Kohl in feine Streifen schneiden oder raspeln. Den Apfel schälen, halbieren, entkernen und in Spalten schneiden. Die Zwiebel schälen und klein würfeln. Das Öl in einem Topf erhitzen. Zuerst die Zwiebel, dann den Kohl im Öl andünsten. Die Brühe dazugießen. Lorbeer, Nelken, Apfelspalten und die Hälfte des Essigs zum Kohl geben und den Kohl zugedeckt etwa 1 Stunde schmoren.

2. Den Backofen auf 200 °C vorheizen. Für die Entenbrust in einer Pfanne das Öl erhitzen. Fleisch darin rundherum kräftig anbraten. Salzen und pfeffern. Zwiebel schälen und in Scheiben schneiden. Zur Ente in die Pfanne geben und mitbraten.

3. Entenbrust mit den Zwiebeln in eine ofenfeste Form legen und im Ofen fertig garen; zwischendurch immer wieder mit dem austretenden Bratensaft beträufeln.

4. Kurz vor dem Servieren den Kohl mit dem restlichen Essig, der Himbeerkonfitüre sowie Salz und Pfeffer abschmecken.

5. Die Sahne über das Fleisch gießen; heiß werden lassen. Das Fleisch aus dem Ofen nehmen und in dünne Scheiben schneiden. Apfelrotkohl auf Tellern verteilen, die Entenbrustscheiben mit Zwiebeln und Sahnesauce darauf anrichten. Mit Süßkartoffel- oder Kartoffelpüree servieren (siehe unten).

GEWUSST WIE **Für Süßkartoffelpüree je 150 g gegarte Süßkartoffeln und Kartoffeln mit 150 ml heißer Milch zerstampfen. Mit 2 TL Butter, Muskat, Kümmelpulver, Salz und Pfeffer würzen.**

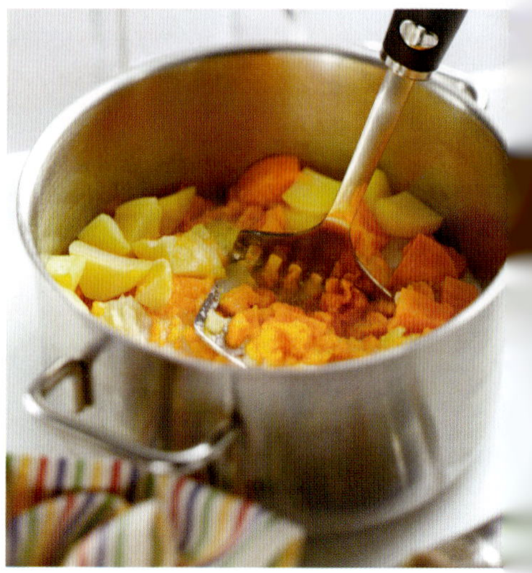

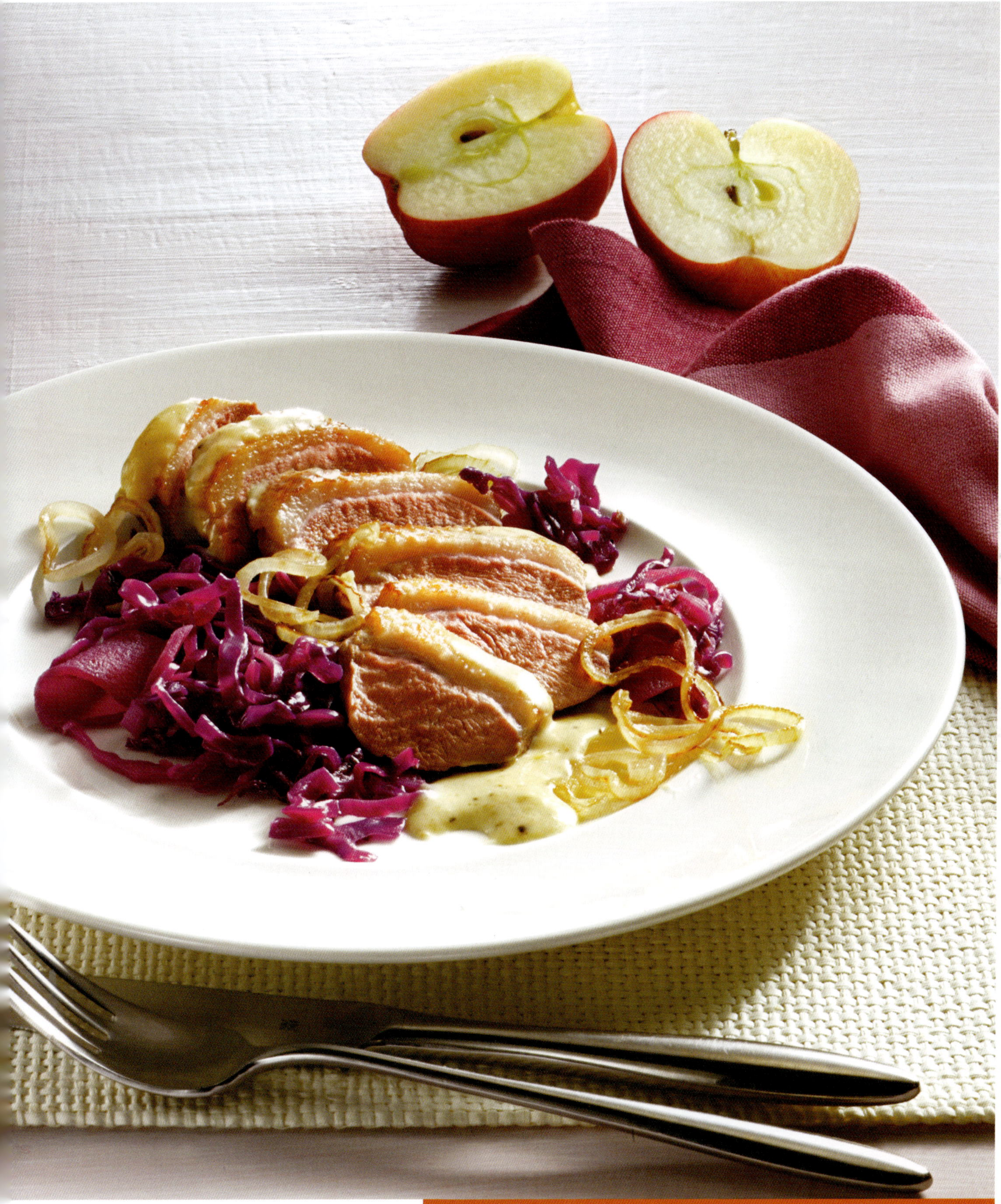

OB ROTKOHL ODER BLAUKRAUT, dank seiner Inhaltsstoffe (Anthocyane, Senföle, Mineral- und Ballaststoffe u. a.) erlangte das Gemüse seinen Ruf als Mittel gegen Stress, Infektionen und Herzprobleme. Vor allem roh genossen soll der Kohl laut neuen Studien auch eine krebshemmende Wirkung haben.

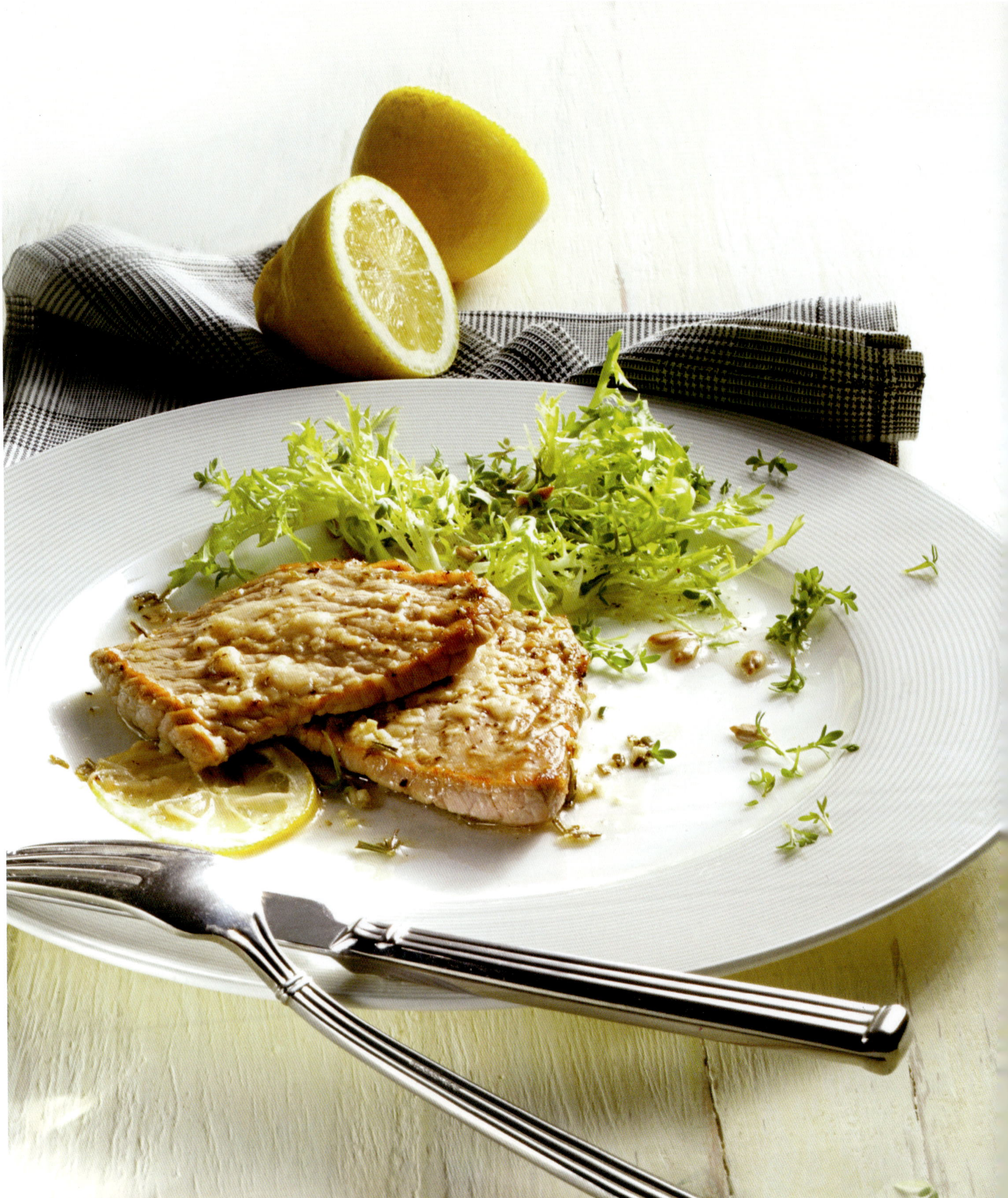

SCHMACKHAFTE SCHONKOST Neben hochwertigem Eiweiß versorgt das fettarme, zarte und leicht verdauliche Kalbfleisch mit Kalium, Eisen, Zink und Phosphor, Vitamin D und den Vitaminen der B-Gruppe. Es liefert auch viel Vitamin B_{12}, wichtig für Menschen reiferen Alters, da dessen Aufnahme mit der Zeit abnimmt.

Kalbsschnitzel mit Friséesalat

Ein wenig Urlaubsstimmung gefällig? Diese duftende Mittagsmahlzeit ist selbst bei Hitze gut bekömmlich und hat neben wertvollem Eiweiß viele Mineralstoffe und Vitamine zu bieten, die Ihnen zu Unternehmungslust und Tatkraft verhelfen.

Für 2 Portionen

Für die Schnitzel

- 2 Kalbsschnitzel (je 100 g)
- 1 unbehandelte Zitrone
- 5 Knoblauchzehen
- 1 EL Olivenöl
- 2 kleine Zweige Rosmarin
- Salz
- Pfeffer aus der Mühle
- 2 EL geriebener Parmesan

Für den Salat

- ½ Kopf Friséesalat
- 1 Kästchen Gartenkresse
- 2 EL Sonnenblumenkerne
- 2 EL Olivenöl
- 1 Knoblauchzehe
- 1 TL Zitronensaft
- Salz
- Pfeffer aus der Mühle

Zubereitungszeit

25 Minuten

Nährwerte pro Portion

375 kcal; 28 g Eiweiß;
7 g Kohlenhydrate; 26 g Fett;
3 g Ballaststoffe

1. Die Schnitzel flach drücken und quer halbieren. Die Zitrone waschen und halbieren; eine Hälfte auspressen, die andere in dünne Scheiben schneiden. Den Backofengrill vorheizen. Eine Knoblauchzehe schälen und fein hacken. Das Öl in einer Pfanne erhitzen, den Knoblauch darin dünsten, an den Pfannenrand schieben. Die Schnitzel auf jeder Seite 2 Minuten braten.

2. Den Rosmarin grob zerteilen und mit den ungeschälten Knoblauchzehen sowie den Zitronenscheiben in eine ofenfeste Form geben. Die Schnitzel darauflegen, mit dem Zitronensaft beträufeln, salzen, pfeffern und mit Parmesan bestreuen. Unter dem heißen Grill etwa 5 Minuten überbacken.

3. Friséesalat putzen, waschen und trocken schwenken. In mundgerechte Stücke zupfen und in eine Schüssel geben. Die Kresse abschneiden und dazugeben. Die Sonnenblumenkerne in 1 EL Öl rösten, auf Küchenpapier entfetten und zum Salat geben. Knoblauch schälen und fein hacken.

4. Das restliche Öl (1 EL) mit Zitronensaft und Knoblauch zu einer Marinade rühren; salzen, pfeffern und unter den Salat mischen. Schnitzel mit dem Salat anrichten und servieren.

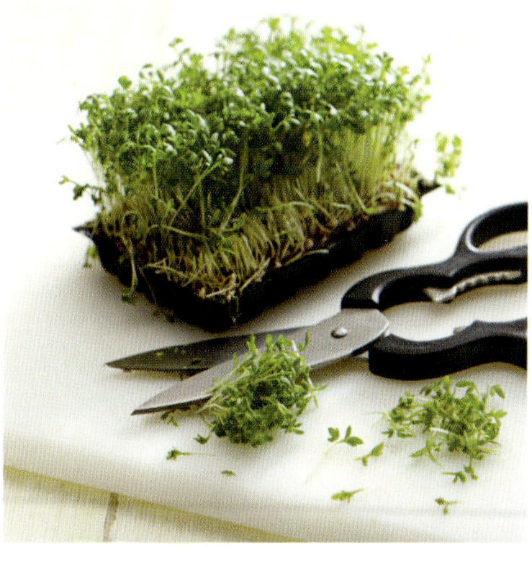

GEWUSST WIE Gartenkresse lässt sich am leichtesten mit der Küchenschere abschneiden. Vorher eventuell auf den Blättern haftende Samenhülsen mit der Hand abstreifen.

Filetsteaks mit Pimpinelle-Mayonnaise

Die vitalisierenden Kräuter Schafgarbe und Pimpinelle lassen hier keinerlei Frühjahrsmüdigkeit aufkommen. Unterstützt werden sie dabei von den Fitmachern Paprika und Rindfleisch, die Ihnen frische Energie und gute Laune schenken.

Für 2 Portionen

- 1 Zucchini
- je 1 rote und gelbe Paprikaschote
- 2 Rinderfiletsteaks (je 150 g)
- 3 EL Olivenöl
- 1 TL grobes Meersalz
- geschroteter Pfeffer aus der Mühle
- ½ TL Chiliflocken
- 4–5 Stängel Schafgarbe

Für die Mayonnaise

- 1 Ei
- 1 TL Zitronensaft
- 1 TL süßer Senf
- 75 ml Olivenöl
- 4–5 Stängel Pimpinelle
- Salz
- Pfeffer aus der Mühle
- Zucker

Zubereitungszeit

1 Stunde 30 Minuten (davon 1 Stunde Marinierzeit)

Nährwerte pro Portion (Fleisch und Gemüse)

350 kcal; 34 g Eiweiß;
4,5 g Kohlenhydrate; 21 g Fett;
4,5 g Ballaststoffe

Nährwerte pro Portion (Mayonnaise)

380 kcal; 4,2 g Eiweiß;
0,8 g Kohlenhydrate; 41 g Fett;
0,3 g Ballaststoffe

1. Das Gemüse waschen. Zucchini putzen und in Scheiben schneiden. Paprika achteln und entkernen. Die Steaks trocken tupfen; mit Zucchini und Paprika in eine Schüssel geben.

2. Das Olivenöl mit Meersalz, Pfeffer, Chiliflocken und Schafgarbe verrühren. Über Gemüse und Steaks geben und etwa 1 Stunde marinieren.

3. Für die Mayonnaise Ei, Zitronensaft und Senf verquirlen. Das Olivenöl tropfenweise unterrühren, bis eine cremige Mayonnaise entsteht. Die Pimpinelle waschen und trocken schwenken. Die Blätter abzupfen, fein hacken und unter die Mayonnaise heben. Diese mit Salz, Pfeffer und Zucker abschmecken; kühl stellen. Den Backofen auf 150 °C vorheizen.

4. Steaks und Gemüse aus der Marinade nehmen und abtropfen lassen. Die Marinade auffangen und in einer Grillpfanne erhitzen. Steaks und Gemüse nacheinander jeweils darin 4 Minuten braten. Anschließend beides in eine ofenfeste Form geben und im Ofen etwa 15 Minuten nachziehen lassen. Mit der Pimpinelle-Mayonnaise anrichten.

GEWUSST WIE Da Pimpinelle schnell welkt, lagert man sie am besten direkt nach der Ernte in einer Plastiktüte im Kühlschrank. Die Blätter sollten vor der Blüte gepflückt und möglichst frisch verwendet werden. Durch Erhitzen geht das zarte Aroma des Salatkrauts verloren. Für den Vorrat Pimpinelle am besten einfrieren oder in Essig oder Zitronensaft einlegen.

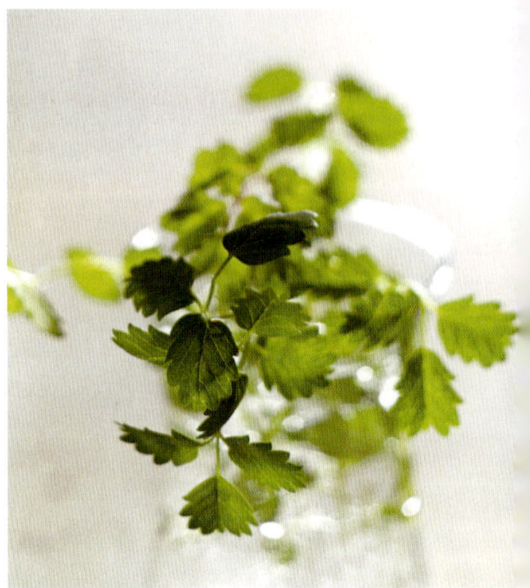

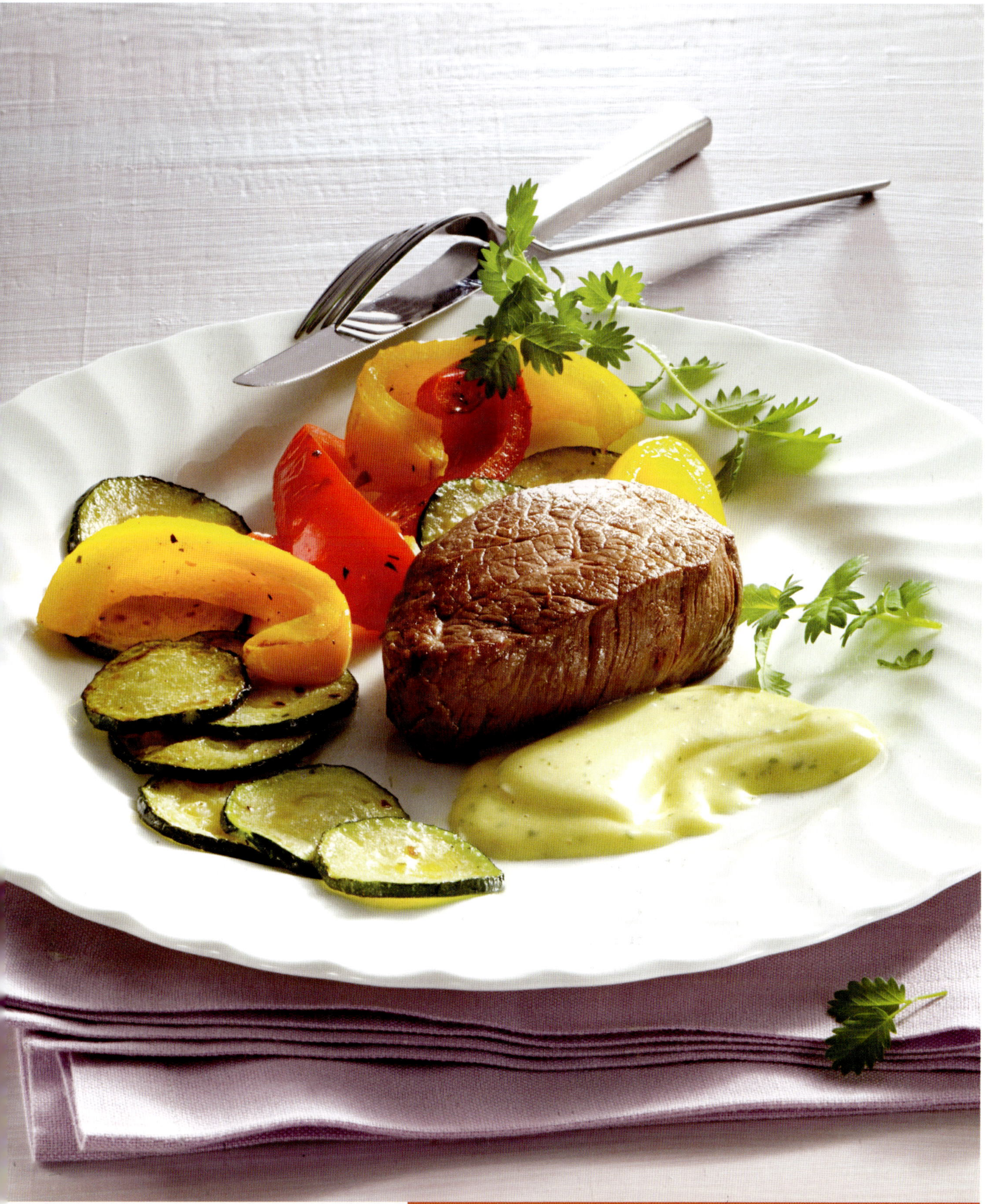

WILD UND WÜRZIG Das Küchenkraut Pimpinelle enthält u. a. Gerb- und Bitterstoffe, ätherisches Öl, Vitamin C und Kampferol. Es wird nicht nur als Salat- oder Saucengewürz, sondern auch als Heilmittel bei Frühjahrsmüdigkeit, Verdauungs- und Leberschwäche, bei Asthma, Bronchitis, Gicht und Sonnenbrand eingesetzt.

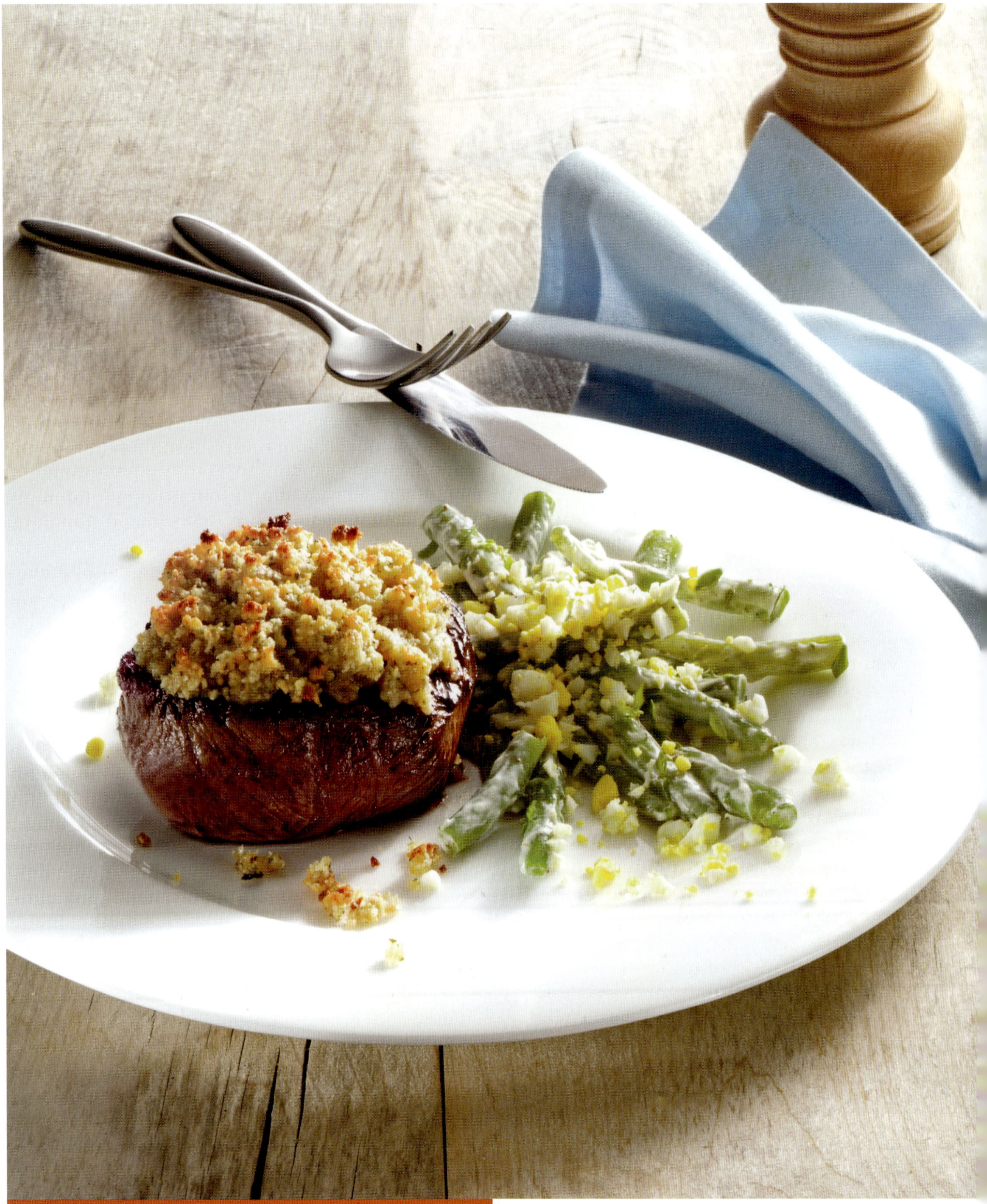

VON STANGE UND BUSCH Grüne Bohnen enthalten Kalzium, Phosphor, reichlich Eiweiß, zahlreiche Vitamine (A, B_1, B_2, C und Niacin) und Ballaststoffe. Die Hülsenfrüchte unterstützen Verdauung und Nerven, sollten aber nicht roh verzehrt werden.

Kräuter-Steaks auf Bohnensalat

Essen Sie viel Grünes! Aromatische Kräuter spielen hier eine große Rolle und verleihen dem Fleisch eine vorzügliche Vitaminhülle. Die ballaststoffreichen grünen Bohnen ergänzen das Mahl perfekt und spenden Energie.

Für 2 Portionen

- 2 Rindersteaks (je 200 g)
- Salz
- Pfeffer aus der Mühle
- 4 Zweige Zitronenthymian
- ½ Bund Zitronenmelisse
- 40 g Toastbrot
- 20 g weiche Butter
- 2 TL körniger Senf
- Meersalzflocken (z. B. Fleur de Sel)
- 1 EL Olivenöl

Für den Bohnensalat

- 300 g grüne Bohnen
- Salz
- 1 EL Olivenöl
- Pfeffer aus der Mühle
- 3 Zweige Bohnenkraut
- ½ unbehandelte Zitrone
- 2 hart gekochte Eier
- 100 g Schmand
- 1 TL Senf
- Zucker

Zubereitungszeit

35 Minuten

Nährwerte pro Portion

625 kcal; 58 g Eiweiß; 15 g Kohlenhydrate; 37 g Fett; 6,5 g Ballaststoffe

1. Die Steaks trocken tupfen, salzen und pfeffern. Den Backofen auf 180 °C vorheizen. Kräuter waschen und trocken schwenken. Blätter abzupfen und fein hacken. Toastbrot entrinden und fein hacken, mit Butter, Senf und Kräutern mischen. Mit Salzflocken und Pfeffer würzen.

2. Ein Backblech mit Backpapier belegen. In einer Pfanne das Öl erhitzen. Die Steaks auf beiden Seiten etwa 2 Minuten braten; Kräutermasse darauf verteilen und das Fleisch auf das Backblech setzen; im heißen Ofen 10–15 Minuten gratinieren.

3. Bohnen putzen, halbieren und in Salzwasser 10–15 Minuten garen. Abgießen, mit Olivenöl beträufeln, salzen und pfeffern. Bohnenkraut waschen und trocken schwenken. Blätter (bis auf ein paar) fein hacken. Zitronenschale fein abreiben.

4. Schmand mit Senf, Zitronenschale und Bohnenkraut verrühren; mit Salz, Pfeffer und Zucker abschmecken. Unter die Bohnen mischen. Eier schälen und hacken. Den Bohnensalat auf Teller verteilen, mit Ei und Bohnenkrautblättern bestreuen. Die Steaks dazu anrichten.

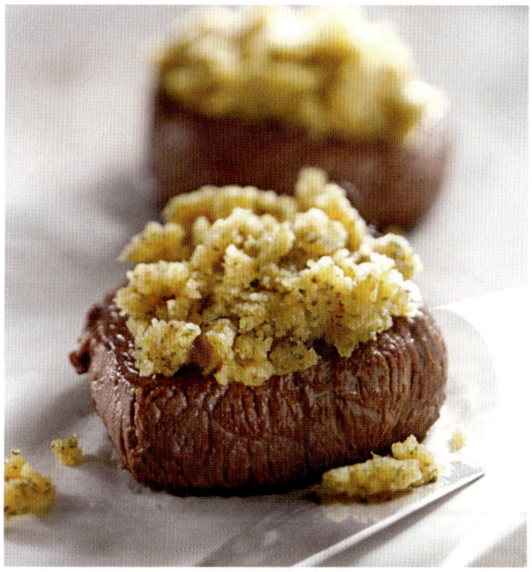

GEWUSST WIE Bei Steaks, die nach dem Braten in der Pfanne im heißen Backofen weitergaren bzw. ruhen, entspannen sich die Fleischfasern, sodass beim Anschneiden weniger Saft austritt und das Fleisch insgesamt zarter wird.

Schweinefilet mit Bambussprossen und Spinat

Asiatisch angehaucht und fix im Wok zubereitet ist dieses schmackhafte Trio aus Fleisch, Sprossen und Spinat. Es steckt voller B-Vitamine und Mineralstoffe, die Ihren Stoffwechsel anfeuern und Ihnen einen wahren Energieschub versetzen.

Für 2 Portionen

- 200 g Schweinefilet
- 2 EL Austernsauce
- Pfeffer aus der Mühle
- 250 g abgetropfte Bambussprossen (Dose; in Streifen)
- 50 g Blattspinat
- 2 unbehandelte Limetten
- 2 EL Sesamöl
- 1 TL gelbe Currypaste
- 1 TL Zucker

Zubereitungszeit

30 Minuten

Nährwerte pro Portion

225 kcal; 25 g Eiweiß; 3,5 g Kohlenhydrate; 12 g Fett; 3,5 g Ballaststoffe

Alternative

Das Gericht können Sie auch mit Rindfleisch zubereiten und dann mit roter statt mit gelber Currypaste würzen.

1. Das Schweinefilet in mundgerechte Stücke schneiden. Mit Austernsauce und ¼ TL Pfeffer mischen und etwa 15 Minuten ziehen lassen.

2. Die Bambussprossenstreifen nach Belieben in Streifen schneiden. Spinat waschen und abtropfen lassen. Eine Limette halbieren und auspressen, die andere in Spalten schneiden.

3. Den Wok erhitzen, das Öl hineingeben und das Fleisch darin bei starker Hitze unter Rühren etwa 2 Minuten anbraten.

4. Die Currypaste in den Wok geben und unter das Fleisch rühren. Bambusprossensstreifen und Spinat hinzufügen. Mit Zucker und Limettensaft abschmecken und alles bei starker Hitze unter Rühren weitere 3 Minuten braten.

5. Das Gericht auf zwei Schalen verteilen und mit den Limettenspalten garnieren. Dazu passt Basmatireis.

GEWUSST WIE Beim Pfannenrühren muss das zerkleinerte Gargut in ständiger Bewegung sein. Durch die sehr hohe Hitzeentwicklung im Wok bleiben Farben, Vitamine, Mineralstoffe und Eigenaroma der Zutaten weitestgehend erhalten.

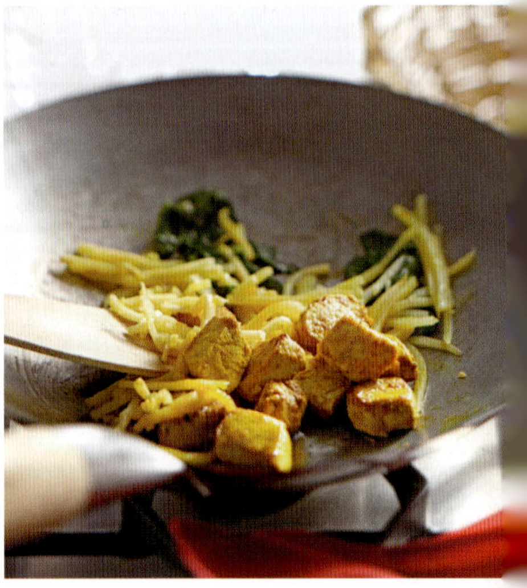

SCHÖNE SCHÖSSLINGE Zu den wichtigsten Inhaltsstoffen von Bambussprossen zählen B-Vitamine, Kalzium und Kieselsäure. Hierzulande sind die Sprösslinge des Bambus nur gegart in Dose, Glas oder Vakuumverpackung erhältlich. Durch Erhitzen wurde die in ihnen enthaltene Blausäure unschädlich gemacht.

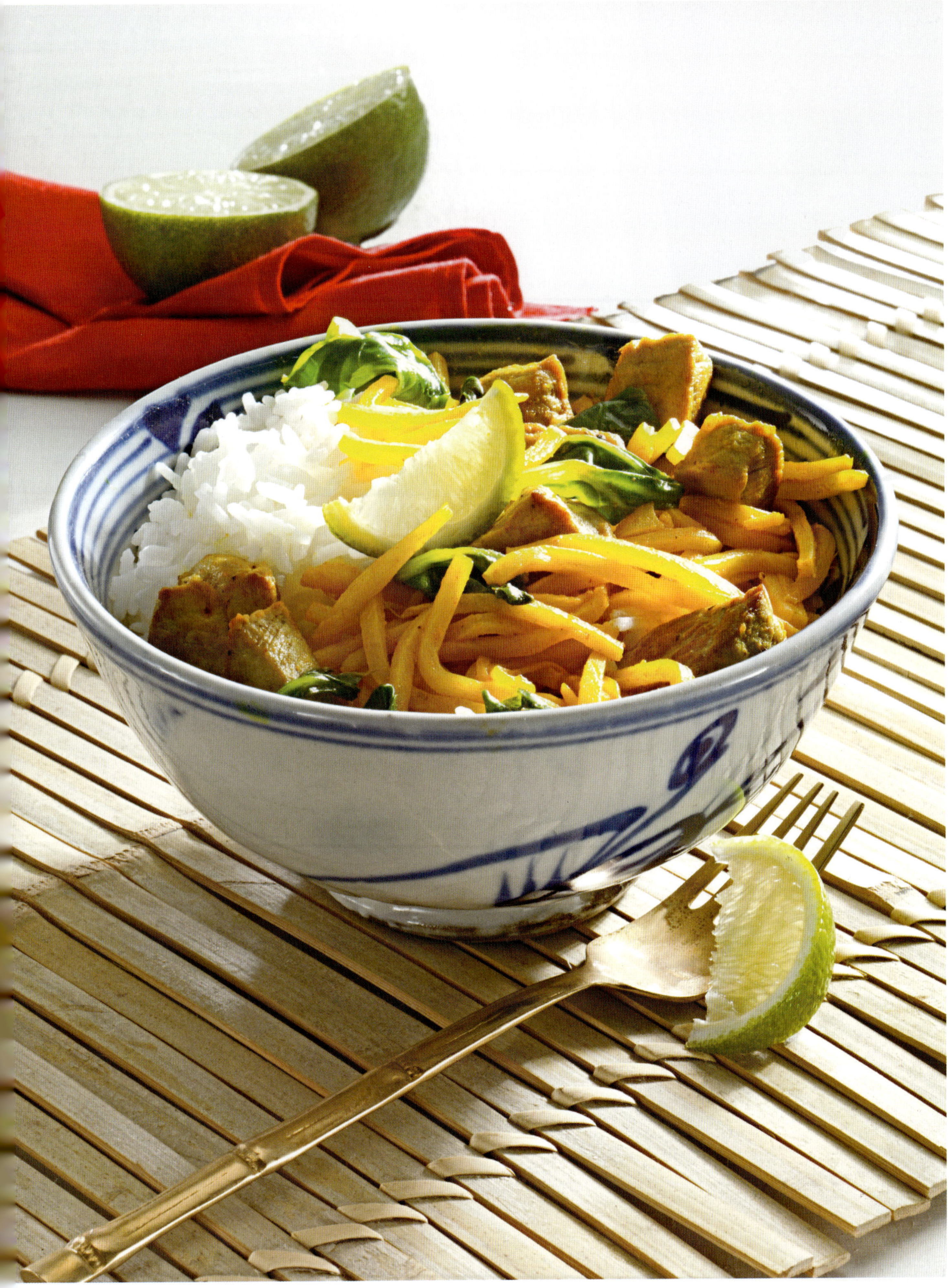

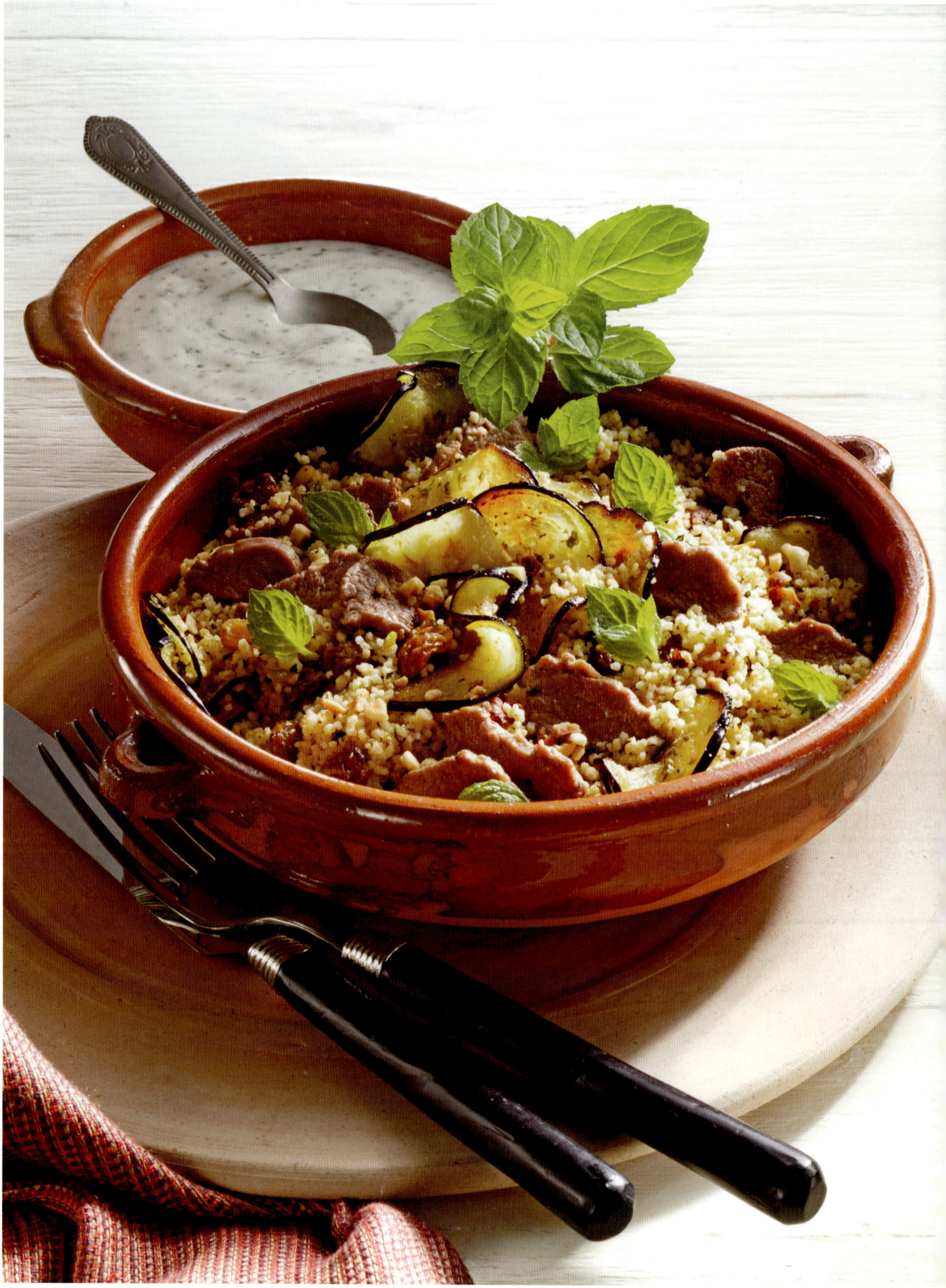

Minz-Auberginen-Couscous mit Lamm

Auch ohne Tajine, das arabische Kochgeschirr, wird Ihnen das Gericht gelingen. Und es wird mit seiner speziellen Gewürzmischung nicht nur nordafrikanisches Flair verbreiten, sondern Sie auch auf exzellente und sehr harmonische Weise sättigen.

Für 2 Portionen

- 1 schlanke Aubergine
- Kräutersalz
- 5 Stängel (Marokko-)Minze
- 120 g Instant-Couscous
- 150 ml Gemüsebrühe
- 50 g Rosinen
- 1 EL gehackte Pistazien
- 2 EL gehackte geröstete Haselnusskerne
- Pfeffer aus der Mühle
- ½ TL Ras-el-Hanout (marokkanische Gewürzmischung)
- 150 g Naturjoghurt
- 1 EL Zitronensaft
- Salz
- 1 Lammrückenfilet (Lammlachs; etwa 300 g)
- 3 EL Olivenöl

Zubereitungszeit

45 Minuten

Nährwerte pro Portion

765 kcal; 54 g Eiweiß; 65 g Kohlenhydrate; 31 g Fett; 11 g Ballaststoffe

1. Aubergine in dünne Scheiben schneiden, diese nebeneinander auf Küchenpapier legen. Mit Kräutersalz bestreuen und etwa 20 Minuten ziehen lassen. Die Minze waschen und trocken schwenken. Die Blätter (bis auf ein paar) fein hacken.

2. Den Couscous in der Gemüsebrühe nach Packungsangabe quellen lassen. Rosinen, 3 EL gehackte Minze, Pistazien und Haselnüsse unter den Couscous mischen. Mit Pfeffer und Ras-el-Hanout würzen; zugedeckt warm stellen.

3. Joghurt mit restlicher Minze und Zitronensaft verrühren. Mit Salz und Pfeffer abschmecken. Fleisch trocken tupfen, in dünne Scheiben schneiden; mit Kräutersalz und Pfeffer würzen.

4. In einer Pfanne etwa 2 EL Öl erhitzen. Auberginenscheiben trocken tupfen. Im Öl braten; herausnehmen. Fleischscheiben im restlichen Öl (1 EL) braten. Minz-Couscous, Auberginen und Lammfleisch in einer Schüssel mischen. Mit Minzeblättchen bestreuen und mit dem Joghurt servieren.

GEWUSST WIE Die Gemüsebrühe aufkochen, den Couscous einrieseln lassen; umrühren, zudecken, vom Herd nehmen und 5 Minuten warm stellen. Anschließend den Couscous mit einer Gabel auflockern, evtl. 1 TL Öl unterrühren. Wieder zudecken und in 5 Minuten fertig quellen lassen.

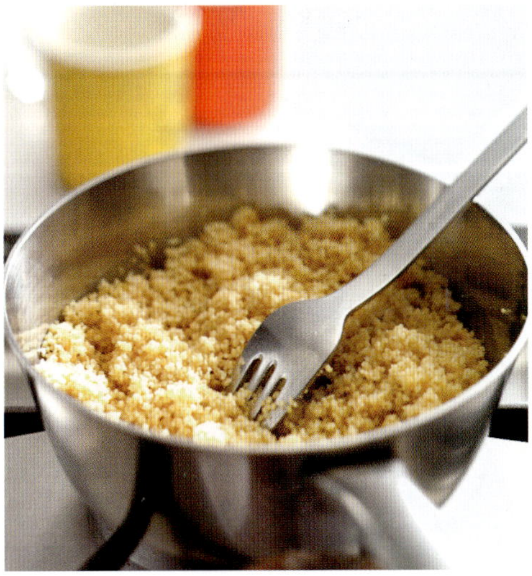

NICHT NUR ZUR OSTERZEIT Lammfleisch liefert u. a. B-Vitamine für die Nerven, Eisen für die Sauerstoffversorgung, Zink für die Wundheilung und das Immunsystem sowie Kupfer für die Blutbildung. Lammrückenfilet enthält nur etwa 4% Fett.

Rosmarin-Lamm mit Topinambur

Ein Gourmet hat sich bei Ihnen als Gast angekündigt? Voilà, bereiten Sie dieses kleine Festmahl zu, und Sie werden dafür einige Sterne erhalten. Und die Gesundheit wird nicht zu kurz kommen, dafür sorgen schon Knoblauch, Rosmarin und Co.

Für 2 Portionen

- 4 Knoblauchzehen
- 400 g Lammfleisch (aus Schulter oder Keule)
- 3 EL Olivenöl
- Blätter von 5 Rosmarin- und 2 Thymianzweigen
- 3 Schalotten
- 1 kleine Aubergine (150 g)
- 1 kleine Zucchini (100 g)
- 100 g Topinambur
- 200 g Zuckerschoten
- Kräutersalz
- Pfeffer aus der Mühle

Zubereitungszeit

40 Minuten zubereiten (vorher 12 Stunden Marinierzeit einplanen)

Nährwerte pro Portion

495 kcal; 44 g Eiweiß; 18 g Kohlenhydrate; 25 g Fett; 15 g Ballaststoffe

1. Am Vortag Knoblauch schälen und halbieren. Fleisch trocken tupfen, in eine ofenfeste Form legen und mit 2 EL Olivenöl einreiben. Knoblauch und die Hälfte der Kräuter hinzufügen; über Nacht zugedeckt kühl stellen.

2. Am nächsten Tag den Backofen auf 200 °C vorheizen. Das Fleisch im heißen Ofen (Mitte) etwa 30 Minuten garen, zwischendurch ab und zu wenden.

3. Schalotten schälen und klein würfeln. Aubergine und Zucchini putzen und in Würfel schneiden. Topinambur nach Belieben schälen und würfeln. Zuckerschoten halbieren.

4. Das restliche Olivenöl (1 EL) in einer Pfanne erhitzen. Schalotten darin glasig dünsten. Aubergine, Zucchini und Topinambur hinzufügen und mitbraten, dann die Zuckerschoten hinzufügen. Mit restlichem Rosmarin und Thymian sowie Kräutersalz und Pfeffer würzen; unter gelegentlichem Rühren 15 Minuten garen.

5. Das Fleisch aus dem Ofen nehmen und in Scheiben schneiden. Mit Kräutersalz und Pfeffer würzen. Das Gemüse auf vorgewärmten Teller verteilen und die Fleischscheiben mit Knoblauch und Kräutern darauf anrichten. Die Portionen nach Belieben mit gerösteten Cocktailtomaten garnieren.

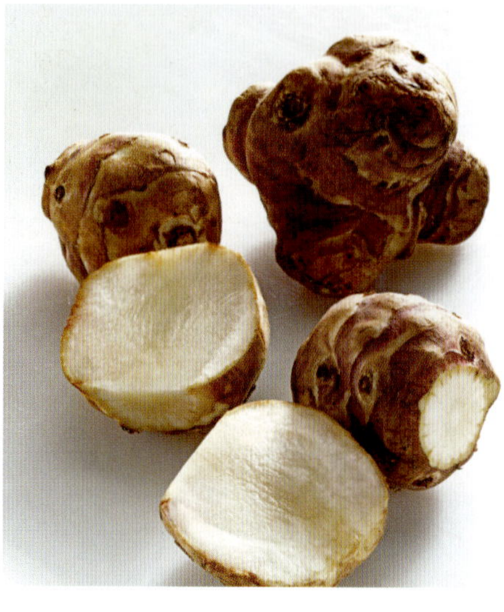

GEWUSST WIE Die Topinamburknolle hat eine dünne Schale, daher braucht man sie nicht unbedingt zu schälen, sondern nur unter fließendem kaltem Wasser abzubürsten.

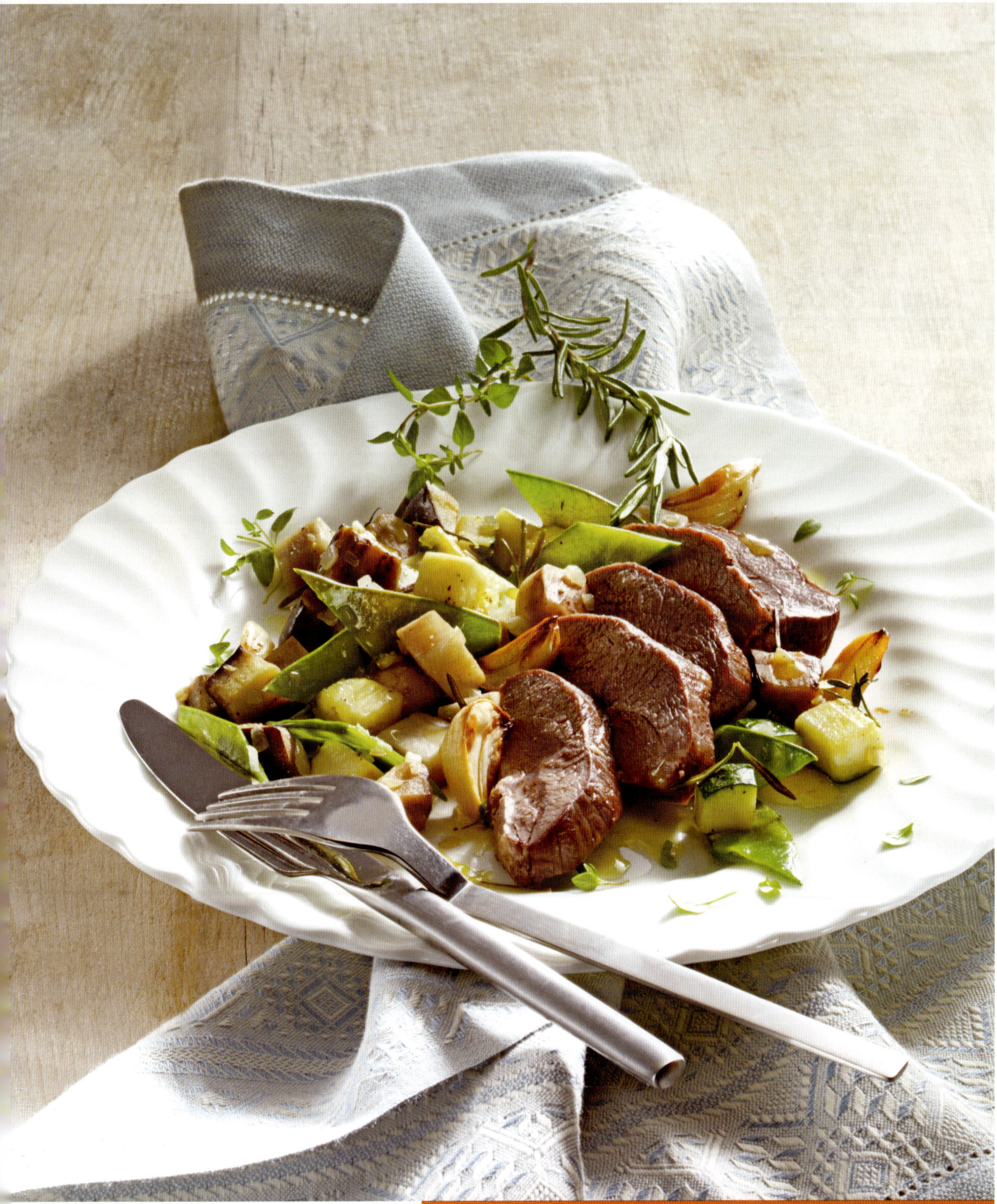

DAS DIÄT-WUNDERMITTEL Die kalorienarme, stärkereiche Topinamburknolle enthält viel Inulin, einen unverdaulichen Mehrfachzucker, der das Wachstum nützlicher Darmbakterien anregt und den Blutzuckerspiegel nicht beeinflusst; das macht die sogenannte Jerusalemartischocke zur idealen Abnehm- und Diabetikerkost.

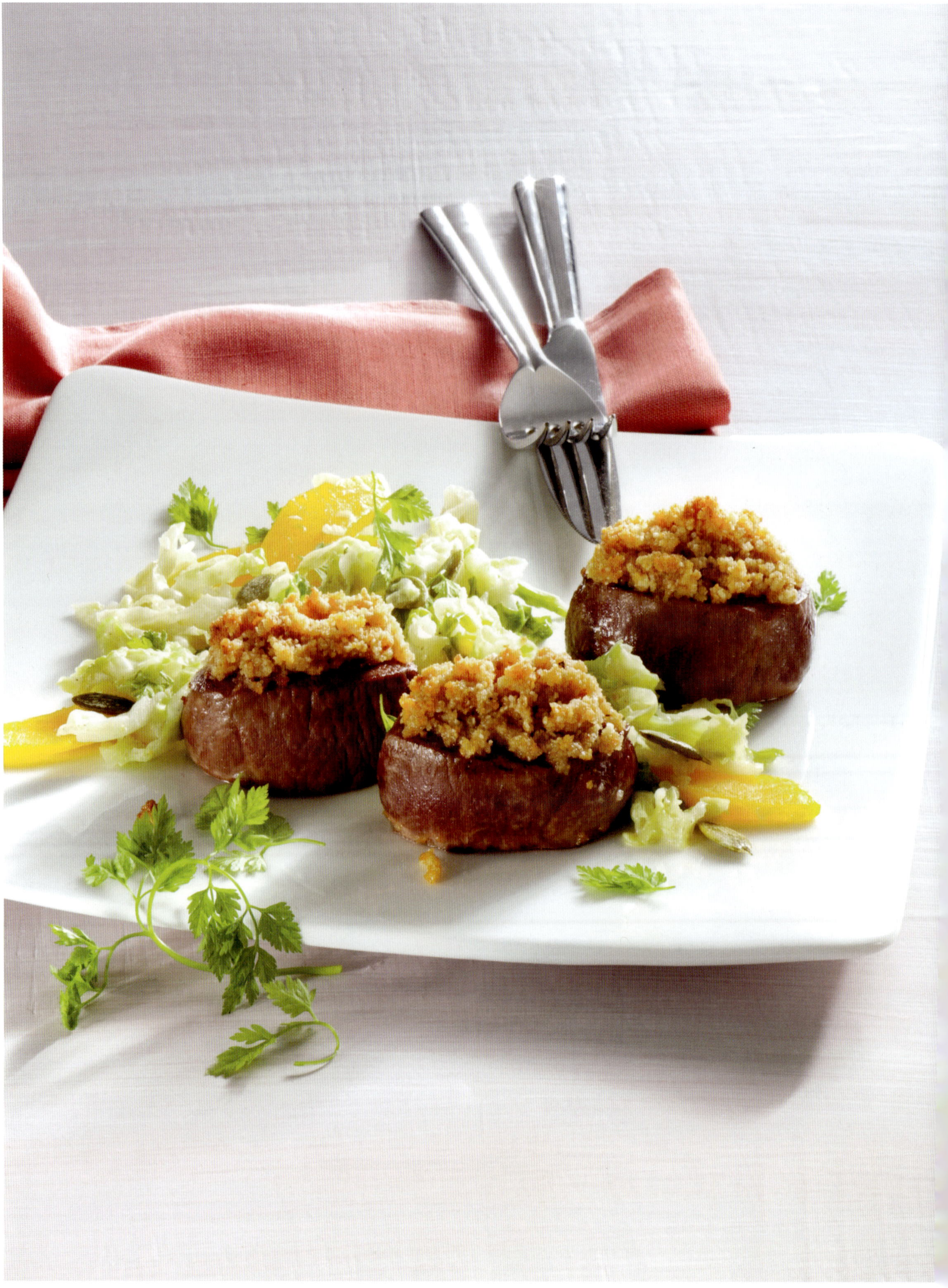

Rehmedaillons mit Kürbis-Wirsing-Gemüse

Zartes, delikat schmeckendes Rehfleisch erhält hier eine mineralstoffreiche Nusskruste und harmoniert ausgezeichnet mit dem farbigen Gemüseduo – ideal für winterliche Zeiten, denn darin sind hochwirksame Immunstimulanzien versteckt.

Für 2 Portionen

- 250 g Rehrücken, in 6 Medaillons geschnitten
- Salz
- Pfeffer aus der Mühle
- 2 EL gemahlene Haselnusskerne oder Mandeln
- 20 g Semmelbrösel oder gemahlene Kürbiskerne
- 4 EL Butter

Für das Gemüse

- ½ Zwiebel
- 80 g Wirsing
- 80 g Kürbis (Hokkaido)
- 2 TL Kürbiskernöl
- 100 ml Gemüsebrühe
- 2 EL Sahne
- Salz
- frisch geriebene Muskatnuss
- Blätter von 3 Zweigen Kerbel
- 1 EL geröstete Kürbiskerne

Zubereitungszeit

40 Minuten

Nährwerte pro Portion

510 kcal; 33 g Eiweiß; 13 g Kohlenhydrate; 37 g Fett; 3 g Ballaststoffe

1. Für das Gemüse die Zwiebel fein würfeln. Wirsing putzen, waschen und in Streifen schneiden. Kürbis schälen und ebenfalls in Streifen schneiden. Wirsing und Kürbis für etwa 2 Minuten in kochendes Wasser geben; in ein Sieb schütten, kalt abschrecken und abtropfen lassen.

2. Das Kürbiskernöl in einer Pfanne erhitzen; die Zwiebel darin glasig dünsten. Wirsing und Kürbis hinzufügen; alles 10 Minuten garen. Brühe und Sahne unterrühren. Gemüse mit Salz und Muskat würzen. Kerbel und Kürbiskerne daruntermischen.

3. Die Medaillons salzen und pfeffern. Backofen auf 190 °C vorheizen. Nüsse und Semmelbrösel oder gemahlene Kürbiskerne in 2 EL Butter rösten; salzen und pfeffern. Die restliche Butter (2 EL) in einer weiteren Pfanne erhitzen. Medaillons darin anbraten, in eine ofenfeste Form geben und die Nussmasse darauf verteilen. Im Ofen etwa 10 Minuten überbacken.

4. Medaillons aus dem Ofen nehmen. Mit dem Gemüse und nach Belieben Schlehensauce (siehe unten) servieren.

GEWUSST WIE Für Schlehensauce 70 ml Wildfond und 30 ml Schlehensaft 15 Minuten kochen lassen. Durch ein Sieb gießen; salzen und pfeffern. 1 EL Sahne dazugeben und die Sauce kurz mit dem Stabmixer aufschlagen.

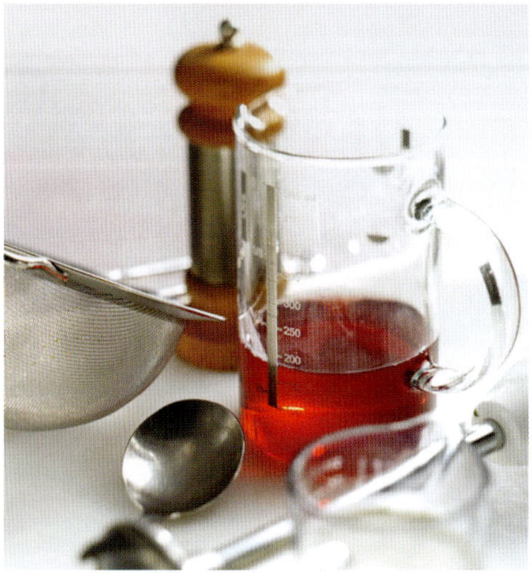

WINTERLICHES WILDGERICHT Rehfleisch als noch naturbelassenes Nahrungsmittel ist fett- und cholesterinarm und hat fast doppelt so viel hochwertiges Eiweiß zu bieten wie Schweinefleisch. Sein geringer Anteil an Bindegewebe macht es leicht verdaulich.

Rote-Bete-Orangen-Saft

Diese Mahlzeit in flüssiger Form sorgt für gute Laune und mehr Energie für den Nachmittag.

2 Stangen Sellerie, 4 Möhren und **1 Rote Bete** putzen und zerkleinern. **20 g frischen Ingwer** schälen und klein schneiden. Alles im Entsafter entsaften. **4 Saftorangen** auspressen. Orangen- und Gemüsesaft mischen, dabei **2 TL Olivenöl** hinzufügen. Den Rote-Bete-Orangen-Saft sofort in zwei hohe Gläser gießen. Nach Belieben mit Trinkhalm servieren.

Tomaten-Basilikum-Aperitif

Prost! Salute! Nach diesem Mixgetränk werden auf Gaumenfreuden keine Verdauungsbeschwerden folgen.

200 ml Artischockensaft, 200 ml Tomatensaft, 4 Basilikumblätter und **1 TL Zitronensaft** in einen Rührbecher geben, Mit **Pfeffer** würzen und mit dem Stabmixer aufschlagen. In zwei Gläser gießen und jede Portion mit **1 Basilikumblatt** und **1 Cocktailtomate** garnieren.

Grüntee-Latte

Ein hochwertiger Wachmacher, der durch seinen aufregenden Geschmack überzeugt.

200 ml kalte Milch mit **1 EL flüssigem Honig** in einen Rührbecher geben. **1 TL Matcha-Pulver** (japanisches Grünteepulver, erhältlich im gut sortierten Teehandel) dazustreuen und alles mit dem Stabmixer aufschlagen. Während des Mixens weitere **200 ml Milch** dazugießen. So lange mixen, bis ein leichter Schaum entstanden ist. Jeweils **2 Eiswürfel** in zwei Gläser geben und den Grüntee-Latte darübergießen. Das Getränk nach Belieben mit **Ingwer- oder Zitronengraspulver** bestreuen und servieren.

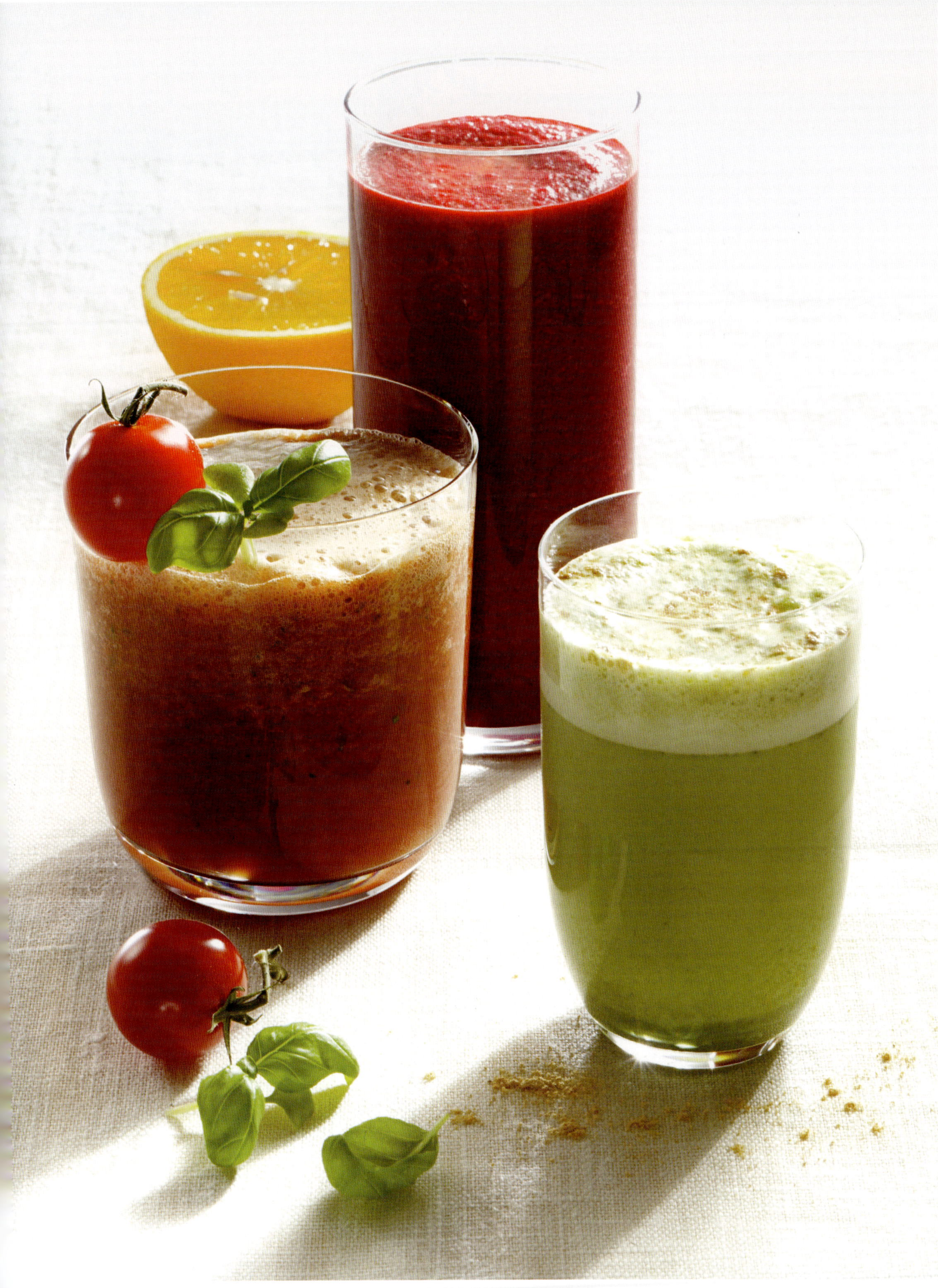

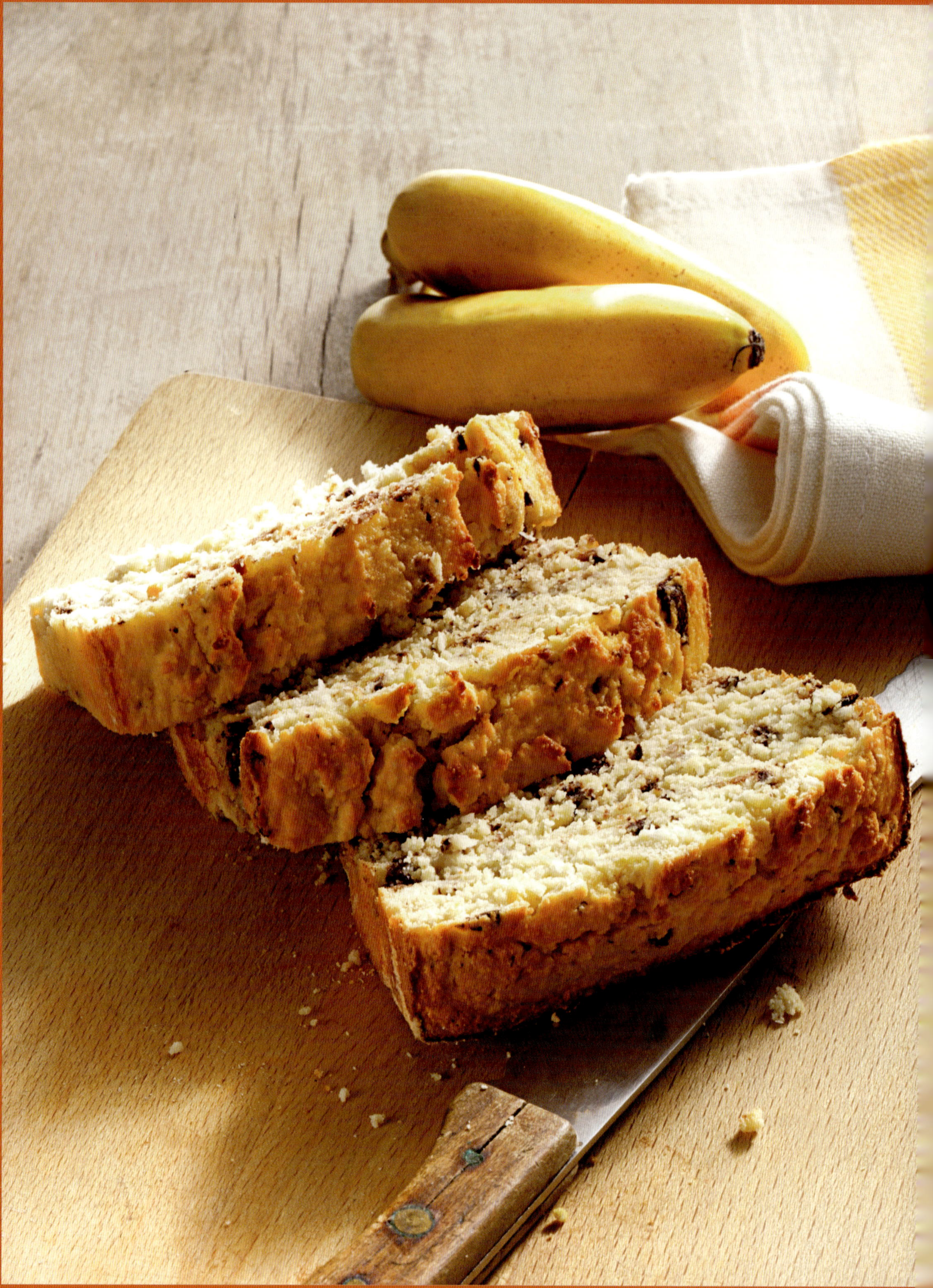

Gebäck und Desserts

Bei den süßen Verlockungen dieses Kapitels dürfen Sie zugreifen! Denn die feinen Nachspeisen und köstlichen Gebäckvariationen haben neben dem reinen Gaumenkitzel auch allerhand für Ihre Gesundheit zu bieten. Seien es Vitamine aus Früchten, Mineralstoffe aus Nüssen und Samen oder Bioaktivstoffe aus Gewürzen – alle zusammen sorgen für Wohlbefinden und Lebensfreude.

Ananassalat mit Sesamkrokant

Ein frisches Dessert für mehr Muskelkraft, bei dem das Ananas-Enzym Bromelain hilft, die Muskelfasern schnell mit wichtigen Eiweißbausteinen zu versorgen. Und Sesam steuert ausreichend Magnesium bei, auf dass Sie ohne Muskelkater Ihr Ziel erreichen!

Für 2 Portionen

- 1 TL Bio-Kokosnussöl oder Butter
- 3 EL Rohrohrzucker
- 3 EL geschälte Sesamsamen
- Fruchtfleisch von ½ kleinen Honigmelone (300 g)
- Fruchtfleisch von ½ kleinen Ananas (400 g)
- 1 EL weißer Traubensaft oder weißer Rum
- ½ EL Agavensirup
- Saft von ½ Zitrone

Zubereitungszeit

20 Minuten

Nährwerte pro Portion

310 kcal; 4,5 g Eiweiß; 52 g Kohlenhydrate; 8,5 g Fett; 5,5 g Ballaststoffe

Tipp

Statt Sesamkrokant selbst zu machen, können Sie fertigen Honig-Sesam-Krokant (Bioladen) verwenden. Diesen einfach in Stückchen brechen.

1. Kokosnussöl oder Butter zerlassen. Ein Backblech mit Alufolie belegen und die Folie mit dem Fett einpinseln.

2. Den Zucker mit 2 EL Wasser in einem Topf erhitzen und unter Rühren bei starker Hitze hellgelb karamellisieren lassen. Die Sesamsamen untermischen und die Masse weiter karamellisieren lassen, bis sie goldbraun ist. Den Sesam-Karamell auf der Folie zügig verstreichen und fest werden lassen.

3. Melonen- und Ananasfruchtfleisch in mundgerechte Stücke schneiden. Die Stücke in einer Schüssel mischen. Traubensaft oder Rum sowie Agavensirup und Zitronensaft miteinander verrühren. Die Marinade über die Früchte gießen und unterheben. Den Salat zugedeckt durchziehen lassen.

4. Inzwischen vom Sesamkrokant zwei größere Stücke abbrechen. Den restlichen Krokant fein hacken. Den Ananassalat in Dessertschalen anrichten, mit dem gehackten Krokant bestreuen und mit den Krokantplätzchen servieren.

TROPISCHE GUTE-LAUNE-FRUCHT Ananas bringt mit ihrem hohen Fruchtzuckergehalt einen schnellen Energieschub, und ihr Säuregehalt führt dazu, dass vermehrt Verdauungssäfte gebildet werden. Das Enzym Bromelain hilft dabei, Nahrungsproteine in schnell verwertbare Bruchstücke zu zerlegen.

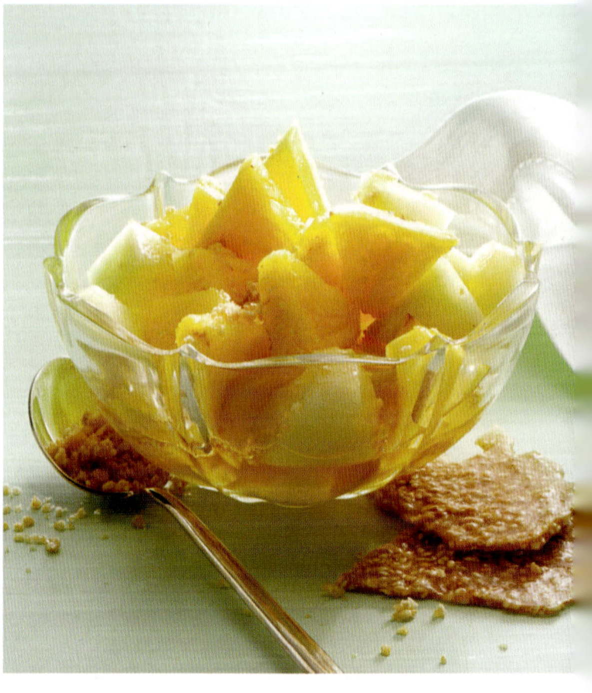

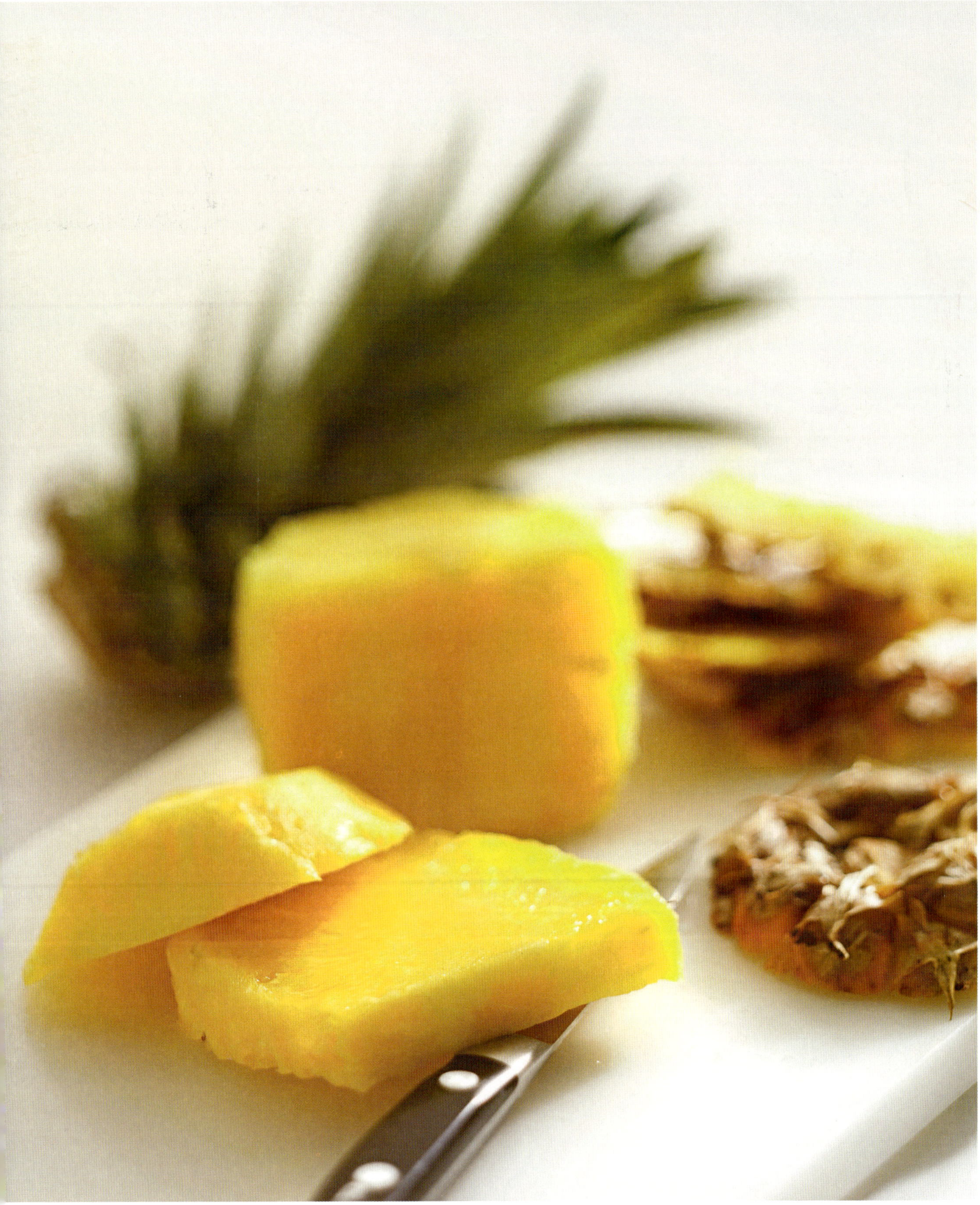

GEWUSST WIE Um das Fruchtfleisch aus der halben Ananas zu lösen, das obere und untere Ende von der Hälfte abschneiden. Die Fruchthälfte schälen, dann längs vierteln und dabei den Strunk entfernen. Die Fruchtviertel quer in Stücke schneiden.

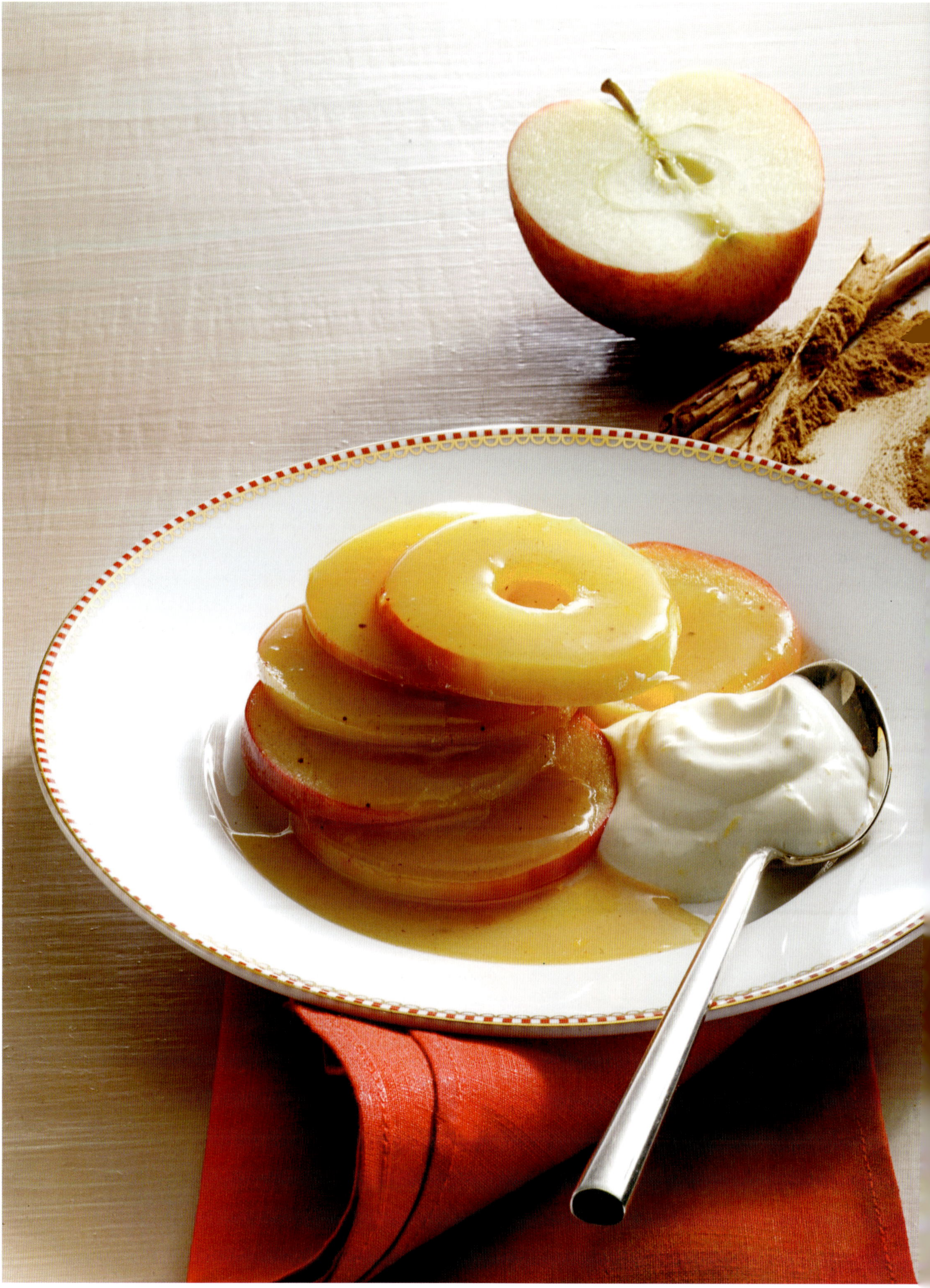

Apfelringe mit Holunderblütensauce

Ein charmantes Paar, das sich sowohl geschmacklich als auch inhaltlich ergänzt: Während der Apfel mithilfe von Pektin vor den schädlichen Auswirkungen von Umweltverschmutzung schützt, stärken Holunderblüten die Abwehrkräfte.

Für 2 Portionen

- 2 saftige säuerliche Äpfel
- ½ unbehandelte Zitrone
- ½ EL Bio-Kokosnussöl oder Butter
- ¼ TL gemahlener Zimt
- ¼ TL gemahlener Kardamom oder gemahlene Gewürznelken
- 200 ml naturtrüber Apfelsaft
- 2 EL Holunderblütensirup
- ½ TL Speisestärke oder Johannisbrotkernmehl
- 4 EL Natur- oder Sojajoghurt

Zubereitungszeit

20 Minuten vorbereiten

Nährwerte pro Portion

195 kcal; 1,5 g Eiweiß; 37 g Kohlenhydrate; 4 g Fett; 3 g Ballaststoffe

1. Die Äpfel waschen, mit einem Apfelausstecher entkernen und dann mit einem Messer in dünne Ringe schneiden. Die Schale von der Zitrone abreiben und den Saft auspressen.

2. Kokosnussöl oder Butter in einer Pfanne zerlassen. Die Apfelringe hinzufügen, mit Zimt und Kardamom oder Nelke würzen und auf beiden Seiten kurz braten. Apfelsaft, 1 EL Holunderblütensirup, Zitronensaft und die Hälfte der Zitronenschale hinzufügen. Apfelringe zugedeckt dünsten, bis sie weich sind, aber noch Biss haben. Herausnehmen und auf Dessertteller schichten.

3. Die Speisestärke mit 2 EL kaltem Wasser glatt rühren. Zur Sauce in die Pfanne geben und kurz aufkochen lassen, bis die Sauce bindet. Alternativ die Sauce nach Packungsangabe mit Johannisbrotkernmehl binden.

4. Den Joghurt mit dem restlichen Holunderblütensirup (1 EL) und der übrigen Zitronenschale verrühren. Etwas davon auf oder neben die Apfelringe setzen und die Apfel-Holunderblüten-Sauce darübergießen. Nach Belieben mit Holunderkompott anrichten oder mit Holunderblüten dekorieren.

APOTHEKE DER NATUR Holunder enthält neben Rutin, ätherischem Öl, Gerb- und Schleimstoffen auch Cholin, Saponine, Säuren, Glykoside, Flavonoide, Vitamine und Mineralstoffe und unterstützt dadurch das Immunsystem. Holunderblüten liefern den idealen Schwitztee bei Fieber und Erkältungen. Ein Tee aus den Blättern hilft bei Nieren- und Blasenleiden.

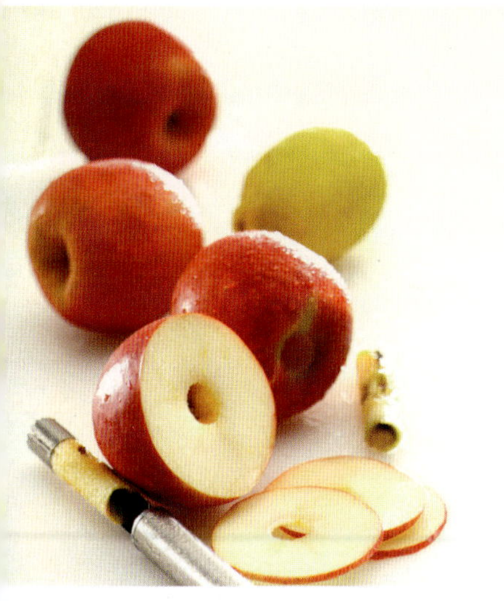

GEWUSST WIE Mit einem Apfelausstecher lassen sich die Kerngehäuse so aus den Äpfeln herauslösen, dass die Früchte anschließend in schöne Ringe geschnitten werden können.

Ahornsirupcreme mit Himbeeren

Lassen Sie die zart-kühle Creme auf der Zunge zergehen, und genießen Sie das Zusammenspiel von Süße und Säure, das den Vitamin-C-reichen Himbeeren zu verdanken ist. Sie werden sich sogleich frisch und munter fühlen.

Für 2 Portionen

- 1 Päckchen Vanillezucker
- 1 Zweig Rosmarin
- 1½ EL Pinienkerne
- 1 Blatt Gelatine
- 200 g Naturjoghurt
- 3 EL Ahornsirup
- 50 g Himbeeren

Zubereitungszeit

20 Minuten vorbereiten plus 30 Minuten ziehen und 2 Stunden kühlen

Nährwerte pro Portion

160 kcal; 5 g Eiweiß; 20 g Kohlenhydrate; 6,5 g Fett; 2 g Ballaststoffe

Tipp

Statt mit Gelatine können Sie die Creme mit 1–2 Messerspitzen Johannisbrotkernmehl andicken.

1. In einem kleinen Topf 40 ml Wasser mit dem Vanillezucker in etwa 5 Minuten sirupartig einkochen lassen. Vom Rosmarin die Blätter abzupfen und hacken; zum Sirup geben. Den Sirup 30 Minuten ziehen lassen, anschließend durch ein Sieb abgießen. Den Rosmarin aus dem Sieb aufbewahren.

2. Die Pinienkerne in einer beschichteten Pfanne ohne Fett kurz rösten; 1 EL davon fein hacken. Die Gelatine 3–5 Minuten in kaltem Wasser einweichen.

3. In einer Schüssel den Joghurt mit dem Vanille-Rosmarin-Sirup, 2 EL Ahornsirup und den gehackten Pinienkernen verrühren. Die tropfnasse Gelatine erwärmen und auflösen; unter die Joghurtmischung rühren. Die Masse in zwei Schälchen füllen und für etwa 2 Stunden in den Kühlschrank stellen.

4. Inzwischen die Himbeeren verlesen, abbrausen und trocken tupfen. Die Creme aus dem Kühlschrank nehmen und die Himbeeren darauf verteilen. Den restlichen Ahornsirup (1 EL) und die Pinienkernen dazu anrichten und alles mit dem Rosmarin garnieren.

GEWUSST WIE Rosmarin verleiht der Creme zusätzlich ein feines Aroma. Dafür gehackten Rosmarin in Vanillesirup ziehen lassen und den Sirup anschließend durch ein Sieb abgießen.

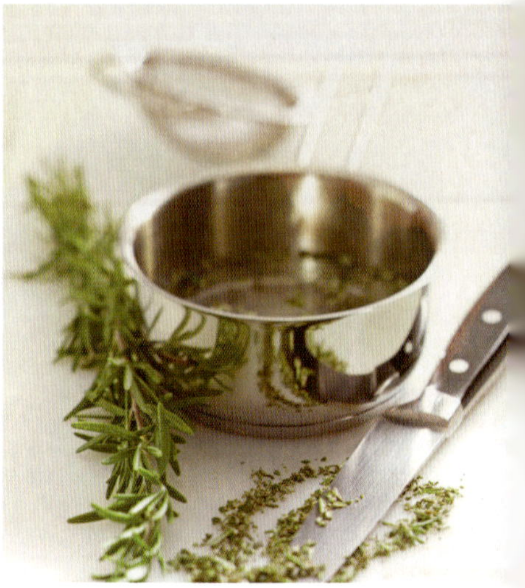

SÜSSER SAFT VOM BAUM Ahornsirup ist sehr vielseitig verwendbar, liefert mehr Mineralstoffe als Honig, hat weniger Kalorien und süßt stärker als Zucker. Bei kalten Gerichten reicht ½ EL Sirup, wo sonst 1 EL Zucker verwendet wird. Ein Glas heiße Milch mit Ahornsirup fördert einen gesunden Schlaf.

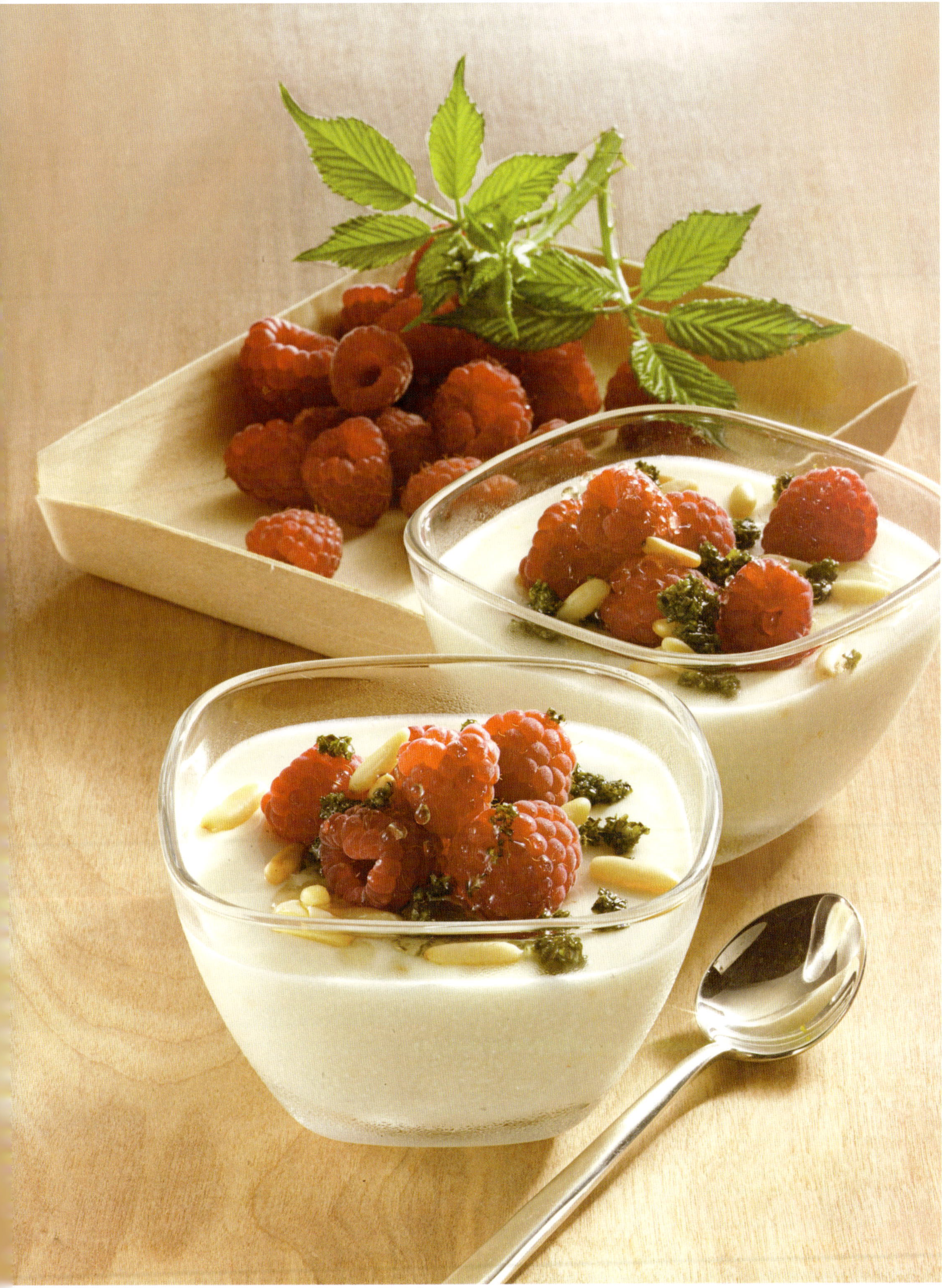

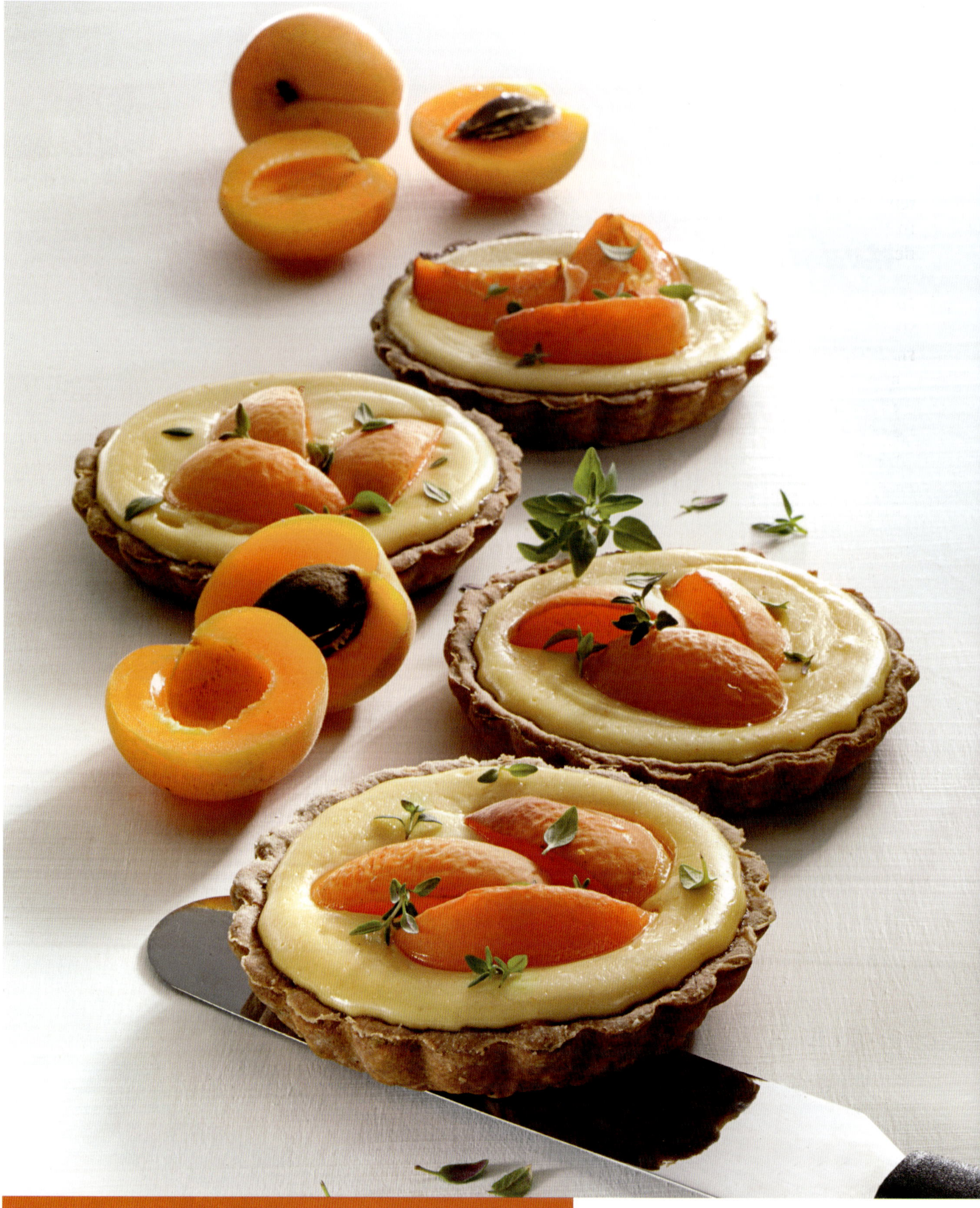

RUNDUMSCHUTZ FÜR ALLE ZELLEN Wer häufig frische oder auch getrocknete Aprikosen verzehrt, profitiert von deren hohem Vitamin-, Mineralstoff- und Antioxidanziengehalt. Dieser hilft nicht nur die Immunabwehr und die Sehkraft zu stärken, sondern senkt möglicherweise auch das Risiko für eine Krebs- oder Herzerkrankung.

Aprikosentorteletts mit Zitronenthymian

Eine verführerische Liaison – sommerliche Aprikosen und feinwürziger Zitronenthymian. Diese Köstlichkeit wird Sie in Ferienstimmung versetzen, gleichzeitig kommen Sie in den Genuss der zellschützenden Stoffe dieser Verbindung.

Für 4 Tortelettformen (je 10 cm Ø)

Für den Teig

- Blätter von ¼ Bund Zitronenthymian
- 50 g Kastanienmehl (ersatzweise Buchweizen- oder Dinkelmehl), mehr zum Arbeiten
- 2 EL Inulin
- 1 EL Traubenkernmehl
- ½ TL Backpulver
- 1 Prise Salz
- 1 Ei
- 60 g Butter, mehr für die Formen
- abgeriebene Schale von ½ unbehandelten Zitrone

Für den Belag

- 200 g Aprikosen
- 100 g körniger Frischkäse
- 1 Ei
- 1 EL Agavensirup
- 70 g Rohrohrzucker
- 1 EL Vanillezucker
- Saft von ½ Zitrone
- ¼ TL gemahlener Ingwer

Zubereitungszeit

40 Minuten vorbereiten
plus 20 Minuten backen

Nährwerte pro Tortelett

245 kcal; 7,5 g Eiweiß;
15 g Kohlenhydrate; 17 g Fett;
6,5 g Ballaststoffe

1. Für den Teig die Zitronenthymianblätter (bis auf ein paar zum Garnieren) fein hacken. Aus Kastanienmehl, Inulin, Traubenkernmehl, Backpulver, Salz, Ei und Butter sowie gehacktem Zitronenthymian und Zitronenschale einen Mürbeteig herstellen. Den Teig zur Kugel formen, in Folie wickeln und etwa 30 Minuten kühl ruhen lassen.

2. Inzwischen für den Belag die Aprikosen waschen und trocken tupfen. Die Früchte halbieren, entsteinen und in Spalten schneiden. Den Frischkäse mit Ei, Agavensirup, Zucker, Vanillezucker sowie Zitronensaft und Ingwerpulver zu einer glatten Creme verrühren. Den Backofen auf 180 °C vorheizen. Die Formen mit Butter fetten.

3. Den Teig aus dem Kühlschrank nehmen und auf der bemehlten Arbeitsfläche ausrollen. Mit einer Tasse oder einem Glas (10 cm Ø) vier Kreise ausstechen. Die Teigkreise in die Formen legen, aus dem restlichen Teig die Ränder für die Torteletts formen.

4. Die Tortelettböden im heißen Ofen etwa 10 Minuten vorbacken. Herausnehmen. Die Creme auf die Tortelettböden verteilen und darauf die Aprikosenhälften setzen. Die Torteletts 20 Minuten backen. Aus dem Ofen nehmen, mit den Zitronenthymianblättchen bestreuen und lauwarm servieren.

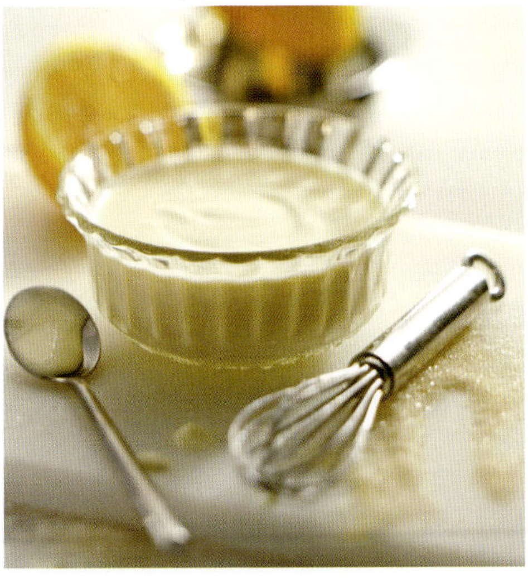

GEWUSST WIE Geschlagene Sahne oder eine Crème-fraîche-Sauce schmecken gut zu den Torteletts. Für die Sauce 120 g Crème fraîche mit 20 g Rohrohrzucker verrühren und diese Mischung mit Zitronensaft abschmecken.

Johannisbeer-Cupcakes mit Baiser

Die leicht säuerlichen Beeren, prall gefüllt mit Vitamin C und heilsamen Pflanzenstoffen, werden hier von einem süßen Teig umhüllt und von einem knusprigen Ingwerbaiser gekrönt – dem i-Tüpfelchen für Geschmack und Gesundheit.

Für 12 Stück

- 250 g Rote, Schwarze oder gemischte Johannisbeeren
- 60 g Rohrohrzucker oder 70 g Erythrit(ol) (z. B. Sucolin®)
- 50 g Butter oder Bio-Kokosnussöl
- 3 Eier
- 4–5 EL Milch
- 2 Päckchen Vanillezucker
- 150 g Naturjoghurt
- 80 g Dinkelmehl (Type 630)
- 50 g Kokosmehl
- 20 g Speisestärke
- 2 TL Backpulver
- Salz
- 5 EL Puderzucker
- 2 Msp. gemahlener Ingwer

Außerdem

12er-Muffinblech und 12 Papierförmchen oder 12 Muffinförmchen aus Silikon

Zubereitungszeit

25 Minuten vorbereiten plus 35 Minuten backen

Nährwerte pro Stück

150 kcal; 4,5 g Eiweiß; 18 g Kohlenhydrate; 6 g Fett; 4,5 g Ballaststoffe

EINE FRAGE DER FARBE Schwarze Johannisbeeren sind Vitamin-C-reicher als Rote, letztere schmecken dafür weniger bitter. Beide Sorten liefern Salicylsäure, die bei bakteriell ausgelösten Infekten im Verdauungstrakt gute Dienste leistet.

1. Die Johannisbeeren verlesen, waschen und trocken tupfen. 12 Rispen beiseitelegen, von den übrigen die Beeren abstreifen und mit der Hälfte des Zuckers bzw. Erythrit(ol)s mischen.

2. Den Backofen auf 180 °C vorheizen. 12 Muffinmulden mit Papierförmchen auskleiden. Butter oder Kokosnussöl zerlassen und abkühlen lassen.

3. Zwei Eier trennen. Die Eigelbe und das dritte Ei in eine Schüssel geben. Zerlassenes Fett, Milch, Vanillezucker und restlichen Zucker (30 g) bzw. Erythrit(ol) (35 g) hinzufügen. Alles cremig schlagen, dann den Joghurt unterrühren.

4. In einer zweiten Schüssel Dinkelmehl, Kokosmehl, Speisestärke, Backpulver und eine Prise Salz mischen. Die Mischung auf die Eiercreme sieben und unterrühren. Die gezuckerten Beeren unterheben. Den Teig auf die Förmchen verteilen und etwa 25 Minuten backen.

5. Die Eiweiße mit einer Prise Salz, dem Puderzucker und dem gemahlenen Ingwer steif schlagen. Cupcakes aus dem Ofen nehmen. Ofentemperatur auf 160 °C senken. Küchlein mit der Baisermasse dick bestreichen. Noch 10 Minuten backen, bis die Baisermasse sehr hell gebräunt ist. Aus dem Ofen nehmen und kurz abkühlen lassen. Cupcakes aus den Förmchen heben und mit den Beerenrispen garnieren.

GEWUSST WIE Für die Herstellung von Baisermasse darf das Eiweiß keine Eigelbspuren aufweisen, Schüssel und Quirle müssen fettfrei sein. Der fertige Eischnee soll matt glänzen, und beim Herausziehen der Quirle soll er in feinen Spitzen daran hängen bleiben.

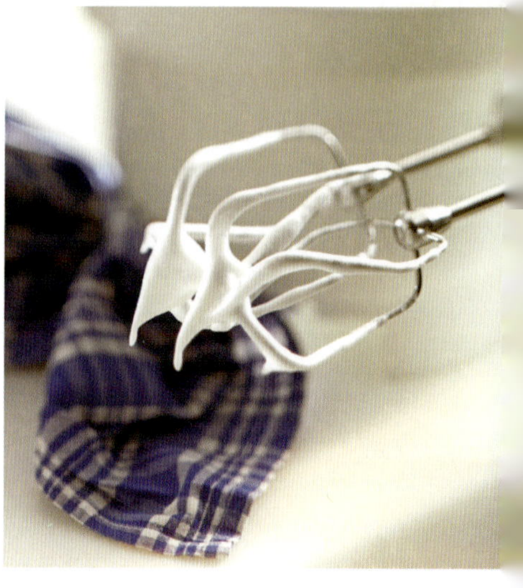

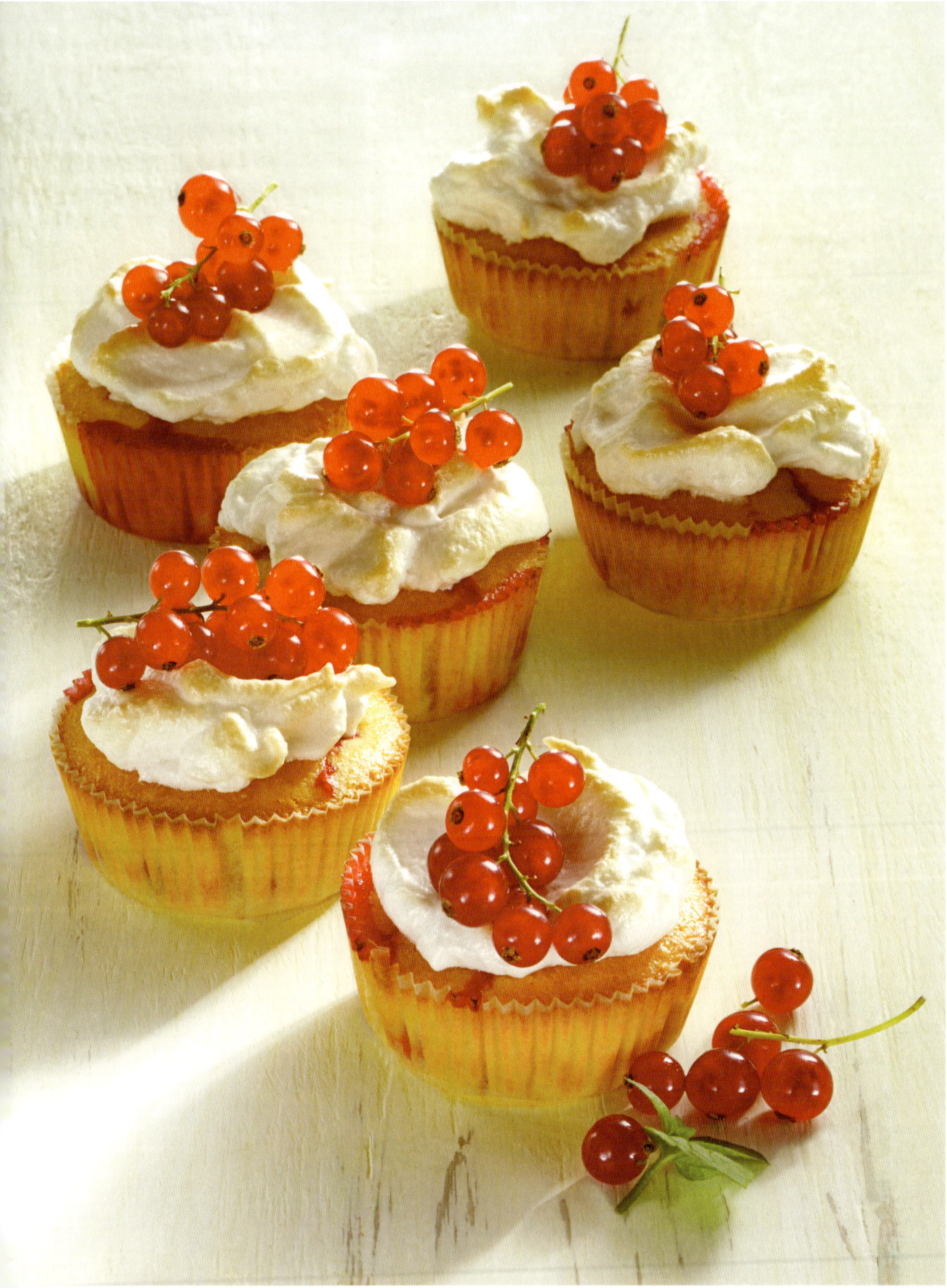

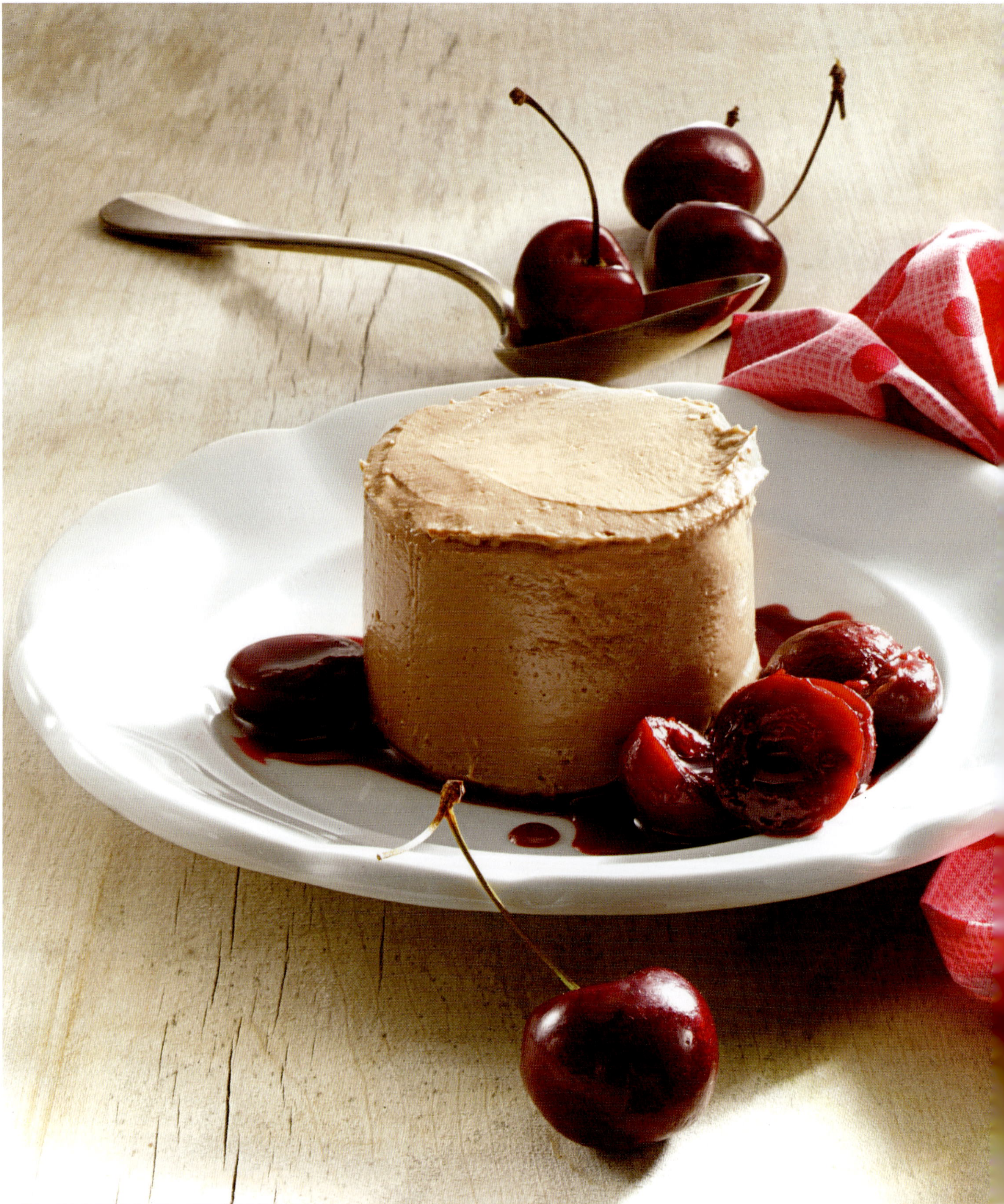

SOMMERLEICHTER SNACK Kirschen mit ihrem speziellen Fruchtaroma können nicht nur bei rheumatischen Erkrankungen und Gicht helfen, sondern sind auch eine gute Wahl für alle, die an Bluthochdruck oder Herzkrankheiten leiden. Die reichlich enthaltene Ellagsäure macht sie zu einem krebsvorbeugenden Obst.

Avocado-Schoko-Mousse mit Kirschen

Eine kleine Überraschung gefällig? Dann bereiten Sie mal dieses Dessert zu. Die Wohlfühl-Inhaltsstoffe der Schokolade verbinden sich hier elegant mit den essenziellen Fettsäuren der Avocado und den Vitaminen und Mineralstoffen der Kirschen.

Für 2 Portionen

- 60 g Bitterschokolade (70 % Kakaoanteil)
- 1 EL Espresso
- 1 EL Agavensirup oder Rohrohrzucker
- Fruchtfleisch von ½ Avocado
- 3 EL Magerquark
- 2 Eiweiß
- 1 Prise Salz
- 100 g Kirschen, entsteint (ersatzweise Kirschen aus dem Glas, ohne Zuckerzusatz)
- 1 EL Zitronensaft
- 50 ml Kirschsaft
- 1 TL rosa Pfeffer, grob zerstoßen
- 1 Prise gemahlener Zimt

Zubereitungszeit

20 Minuten vorbereiten plus 2 Stunden kühlen

Nährwerte pro Portion

375 kcal; 16 g Eiweiß; 31 g Kohlenhydrate; 21 g Fett; 8 g Ballaststoffe

1. Schokolade in Stückchen brechen. In einer Metallschüssel über dem heißen Wasserbad schmelzen lassen. Vom Wasserbad nehmen. Espresso, Agavensirup oder Zucker unterrühren.

2. Avocadofruchtfleisch würfeln und mit dem Quark pürieren. Die Eiweiße in einer zweiten Schüssel mit dem Salz steif schlagen. Die Schokoladenmasse mit dem Avocadoquark verrühren. Den Eischnee unter die Schoko-Avocado-Creme heben. Die Masse in zwei Förmchen füllen und für 2 Stunden in den Kühlschrank stellen.

3. Vor dem Servieren die Kirschen mit dem Zitronen- und dem Kirschsaft in einem kleinen Topf erhitzen. Mit Pfeffer und Zimt würzen und etwa 10 Minuten köcheln lassen.

4. Die Schoko-Mousse aus dem Kühlschrank nehmen. Auf Teller stürzen und mit dem noch warmen Kirschkompott anrichten. Sofort servieren.

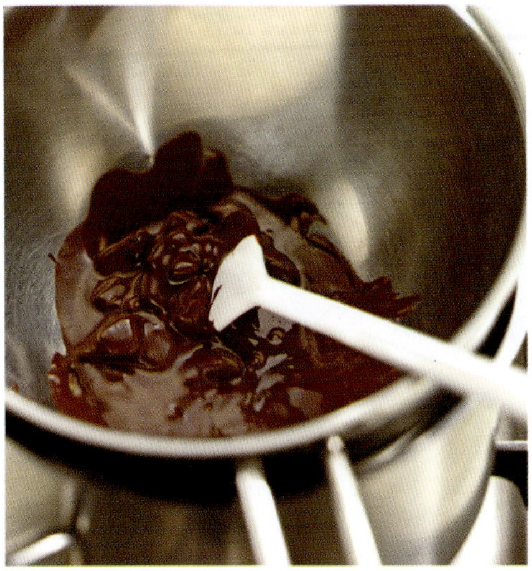

GEWUSST WIE Die Schokolade in einer Metallschüssel über dem heißen Wasserbad schmelzen lassen – die Schüssel darf das Wasser dabei nicht berühren. Anschließend Espresso und Sirup oder Zucker unter die geschmolzene Schokolade rühren.

Kokoskuchen mit Bananen

Hier kommt ein Nährstoffpaket, das Sie schnell auf Trab bringt. Sowohl Bananen als auch Kokosnuss liefern viel Kalium, das für die Funktion der Körperzellen wichtig ist. Daneben sorgen die beiden ballaststoffreichen Zutaten für eine gute Verdauung.

Für 1 Kastenform (26 cm lang)

- 3 kleine reife Bananen (400 g)
- Fett für die Form
- 2 EL Bio-Kokosnussöl
- 100 g Kokosmehl
- 50 g Kokosraspel
- 50 g Schokoladenchips (Zartbitter)
- 1 TL Backpulver
- ½ TL Salz
- 5 Eier
- 30 g Vanillezucker
- Zitronen- oder Schokoladenguss zum Bestreichen (nach Belieben)

Zubereitungszeit

15 Minuten vorbereiten
plus 35 Minuten backen

Nährwerte pro Stück (bei 16)

115 kcal; 4 g Eiweiß;
9 g Kohlenhydrate; 6,6 g Fett;
5 g Ballaststoffe

Tipp

Aus der Masse können Sie auch 12 Muffins backen. Die Backzeit beträgt dann etwa 20 Minuten.

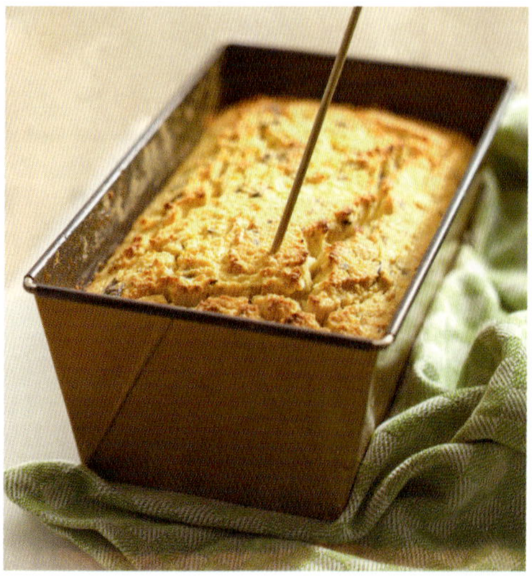

1. Die Bananen schälen, halbieren und in kleine Stücke schneiden. Den Backofen auf 170 °C vorheizen. Die Form fetten.

2. Das Kokosöl in einem kleinen Topf zerlassen und beiseitestellen. Kokosmehl, Kokosraspel, Schokochips, Backpulver und Salz in einer Schüssel miteinander mischen. Die Bananenstücke hinzufügen und unterrühren.

3. Die Eier in einer zweiten Schüssel verquirlen. Den Vanillezucker und das abgekühlte Kokosnussöl unterrühren.

4. Die Eiermischung mit einem Kochlöffel unter die Mehl-Bananen-Mischung rühren, dabei nicht zu kräftig schlagen – die Zutaten sollen gerade miteinander verbunden sein.

5. Den Teig in die Form füllen und im heißen Ofen (Mitte) etwa 35 Minuten backen. Wenn bei der Stäbchenprobe nichts haften bleibt, den Kuchen aus dem Ofen nehmen. Kurz in der Form abkühlen lassen, dann auf ein Kuchengitter stürzen und auskühlen lassen. Nach Belieben mit Zitronen- oder Schokoladenguss bestreichen.

ATTRAKTIVE ALTERNATIVE Wird das Fruchtfleisch der Kokosnuss getrocknet, entölt und vermahlen, entsteht glutenfreies Kokosmehl (Ölgehalt 12–15 %, Zucker- und Eiweißgehalt 17 %, Ballaststoffanteil 38 %). Es bindet bis zu 60 % Wasser. Verwendet man es für Kuchenteige, lassen sich 20–25 % Getreidemehl einsparen. Dank des süßlichen Geschmacks wird weniger Zucker benötigt.

GEWUSST WIE Mithilfe der Stäbchenprobe können Sie feststellen, ob der Kuchen gar ist: dafür einen Holzspieß in die Mitte des Kuchens stechen und wieder herausziehen. Bleibt kein Teig am Spieß haften, ist der Kuchen durchgebacken.

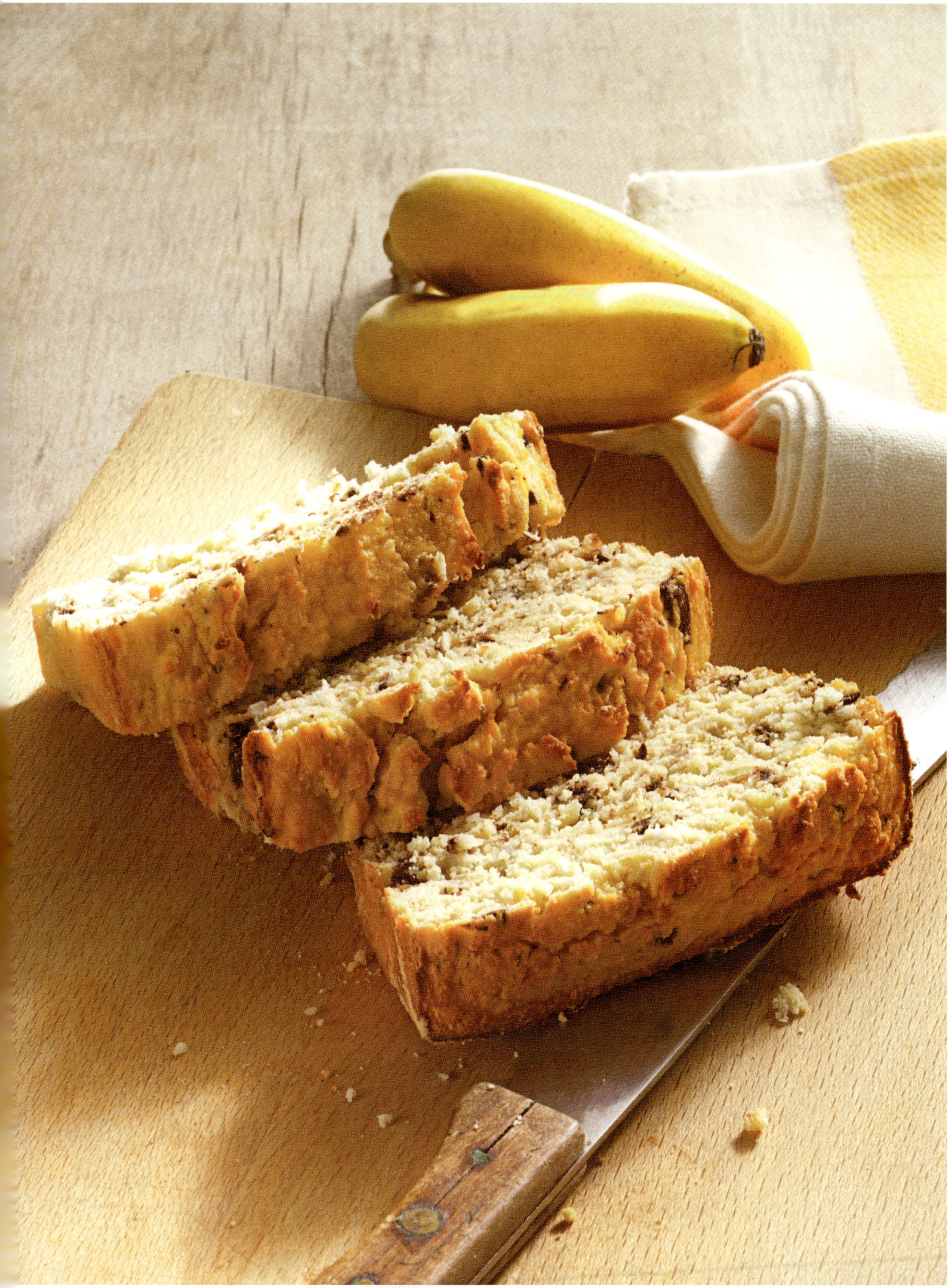

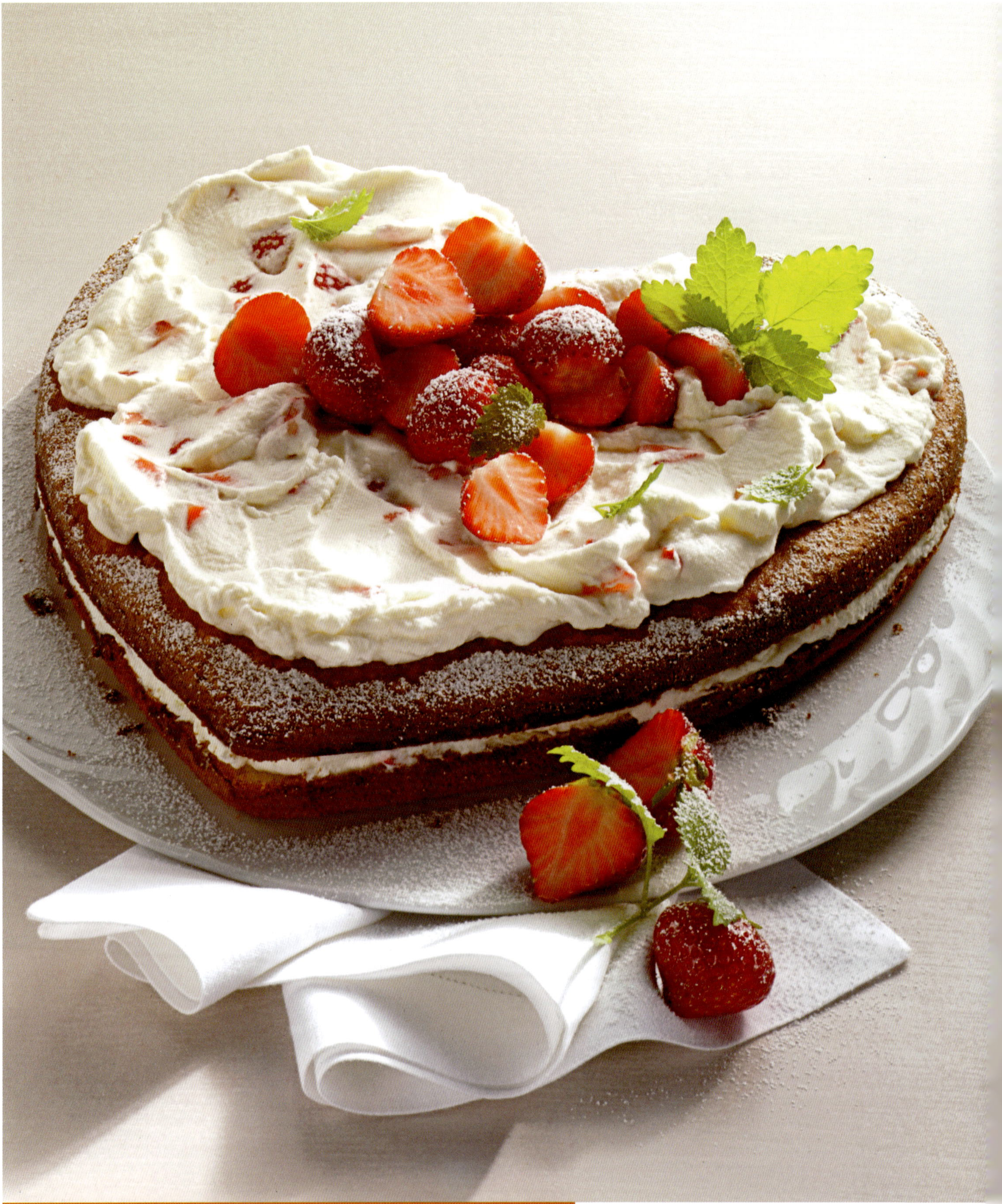

AROMATISCHE ABWEHRSPEZIALISTEN Dass Erdbeeren eine reinigende Wirkung auf den Organismus haben, hat schon der Botaniker Carl von Linné mit seiner Erdbeerkur gezeigt. Regelmäßig genossen, helfen die eisenhaltigen Beeren bei Anämie und Erschöpfung. Dank des Ellagsäuregehalts können sie Krebs vorbeugen.

Erdbeersahnetorte

Haben Sie etwas zu feiern? Dann backen Sie doch mal diesen verlockenden Augen- und Gaumenschmaus, der auch Ihrem Herzen guttut. Die Mandeln im Biskuit spenden essenzielle Fettsäuren und die Erdbeeren antioxidative Pflanzenstoffe.

Für 1 Herzbackform (2 l Inhalt) oder 1 Springform (26 cm Ø)

- Butter für die Form
- 3 große oder 4 kleine Eier
- 80 g Rohrohrzucker oder 100 g Erythrit(ol) (z. B. Sucolin®)
- 1 Päckchen Vanillezucker
- 150 g gemahlene geschälte Mandeln
- 50 g Speisestärke
- 30 g Inulin
- 250 g Erdbeeren
- 200 g Sahne
- 2 EL Puderzucker
- Zitronenmelisse zum Garnieren

Zubereitungszeit

25 Minuten vorbereiten plus 20 Minuten backen

Nährwerte pro Stück (bei 12)

200 kcal; 5 g Eiweiß; 14 g Kohlenhydrate; 14 g Fett; 4,5 g Ballaststoffe

1. Den Backofen auf 170 °C vorheizen. Den Boden der Backform mit Backpapier belegen, den Rand mit Butter fetten.

2. Die Eier mit 4 EL heißem Wasser in einer Schüssel mit dem Handrührgerät dick und schaumig schlagen, dabei nach und nach den Zucker bzw. das Erythrit(ol) und den Vanillezucker einrieseln lassen.

3. Mandeln, Speisestärke und Inulin in einer zweiten Schüssel mischen. Die Mandelmischung vorsichtig unter die Eiercreme heben. Die Masse gleichmäßig in der Form verstreichen und im heißen Ofen (Mitte) etwa 25 Minuten backen.

4. Inzwischen die Erdbeeren waschen, trocken tupfen und putzen. Einige Erdbeeren für die Garnitur beiseitelegen, die restlichen klein schneiden. Die Sahne mit 1½ EL Puderzucker steif schlagen. Die Erdbeeren unter die Sahne ziehen.

5. Den Biskuit aus dem Ofen nehmen und auf ein Geschirrtuch stürzen; das Backpapier vorsichtig abziehen. Biskuit kurz abkühlen lassen, dann in der Mitte horizontal halbieren.

6. Die untere Biskuithälfte auf eine Platte setzen und mit der Hälfte der Erdbeersahne bestreichen. Die andere Hälfte daraufsetzen. Die restliche Erdbeersahne auf dem Herzkuchen verteilen und die beiseitegelegten Erdbeeren daraufgeben. Die Torte mit Zitronenmelisse garnieren und mit dem restlichen Puderzucker (½ EL) bestäuben.

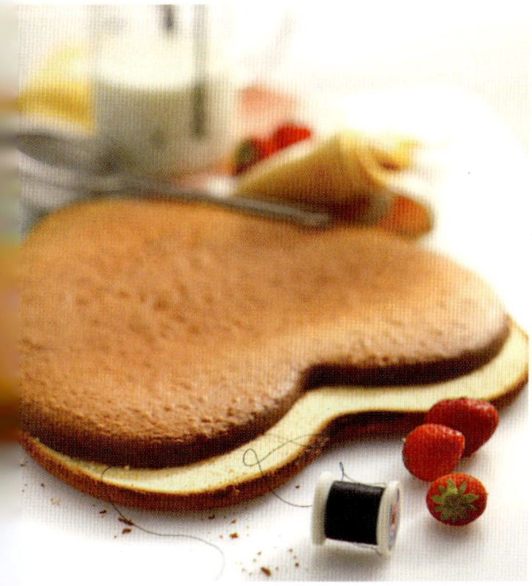

GEWUSST WIE Um den ausgekühlten Biskuitboden zu teilen, diesen rundherum etwa 1 cm tief einschneiden. Einen Faden (Zwirn) in den Einschnitt legen und die Enden über Kreuz zusammenziehen, bis das Gebäck durchgeschnitten ist.

Heidelbeer-Trifle mit Schokostreuseln

Ein süßer Dreierpack, der Sie rundum begeistern wird: Die tiefblauen Beeren liefern Ihnen Zellschutzstoffe, in der Quarkcreme steckt lebensnotwendiges Eiweiß, und die Kakaobohnen sorgen dank des Alkaloids Theobromin für Glückshormone im Gehirn.

Für 1 ofenfeste ovale Form (26 x 19 cm)

- Butter für die Form
- 2 Eier
- 100 g Rohrohrzucker
- 2 Päckchen Vanillezucker
- 60 g gemahlene geschälte Mandeln
- 30 g Speisestärke
- 1 EL Inulin
- 2 EL Kakaopulver
- 120 g Heidelbeeren (frisch oder TK)
- 1 EL Puderzucker
- 2 EL Heidelbeersaft oder -likör
- 200 g Magerquark
- 120 g Mascarpone
- 100 g Sahne
- 2 EL Schokostreusel oder -raspel

Zubereitungszeit

25 Minuten vorbereiten plus 20 Minuten backen

Nährwerte pro Portion (bei 4)

500 kcal; 18 g Eiweiß; 47 g Kohlenhydrate; 27 g Fett; 6,5 g Ballaststoffe

1. Den Backofen auf 170 °C vorheizen. Den Boden der Form mit Backpapier belegen, den Rand mit Butter fetten. Die Eier mit 2 EL heißem Wasser schaumig schlagen, dabei nach und nach 50 g Zucker und 1 Päckchen Vanillezucker hinzufügen.

2. Mandeln, Speisestärke, Inulin und Kakao in einer Schüssel mischen. Die Mischung vorsichtig unter die Eiercreme heben. Die Masse in der Form verstreichen. Etwa 25 Minuten backen.

3. Inzwischen die Heidelbeeren waschen und trocken tupfen. Einige Beeren beiseitelegen, die restlichen mit dem Puderzucker pürieren.

4. Biskuit aus dem Ofen nehmen. Auf ein Geschirrtuch stürzen. Backpapier vorsichtig abziehen und den Biskuit auskühlen lassen. Wieder in die Form legen und mit Heidelbeersaft oder -likör beträufeln. Das Püree auf dem Biskuit verstreichen.

5. Quark und Mascarpone mit dem restlichem Zucker (50 g) und dem zweiten Päckchen Vanillezucker cremig rühren. Sahne steif schlagen und (bis auf 2 EL zum Garnieren, siehe unten) unter die Quark-Mascarpone-Creme ziehen. Die Masse über die Heidelbeeren streichen; das Trifle 4 Stunden kalt stellen.

GEWUSST WIE Vor dem Servieren das Trifle mit den übrigen Beeren und der restlichen Sahne verzieren. Mit Schokostreuseln oder -raspeln bestreuen.

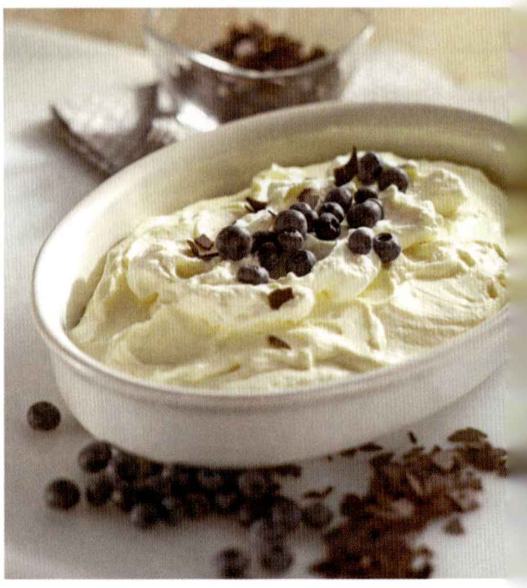

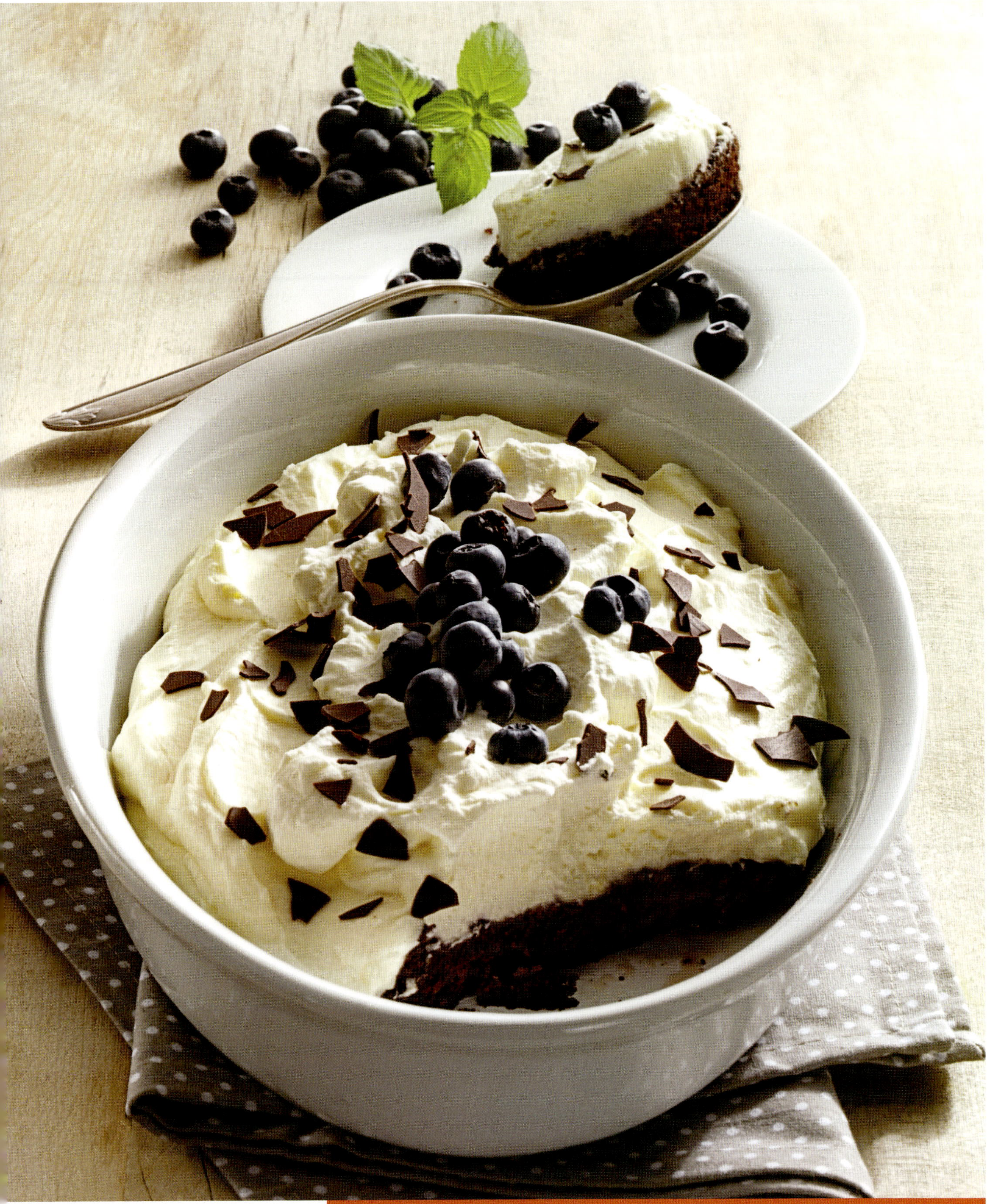

HELDEN MIT HEILKRAFT In Heidelbeeren steckt das Myrtillin. Dabei handelt es sich um einen Pflanzenfarbstoff mit antioxidativer Wirkung, der möglicherweise Krebs und Krankheiten wie Alzheimer oder anderen Formen der Demenz vorbeugen kann. Darüber hinaus wirken die Beeren positiv auf den Blutzuckerspiegel und weisen viel Vitamin C, Betacarotin sowie Eisen auf.

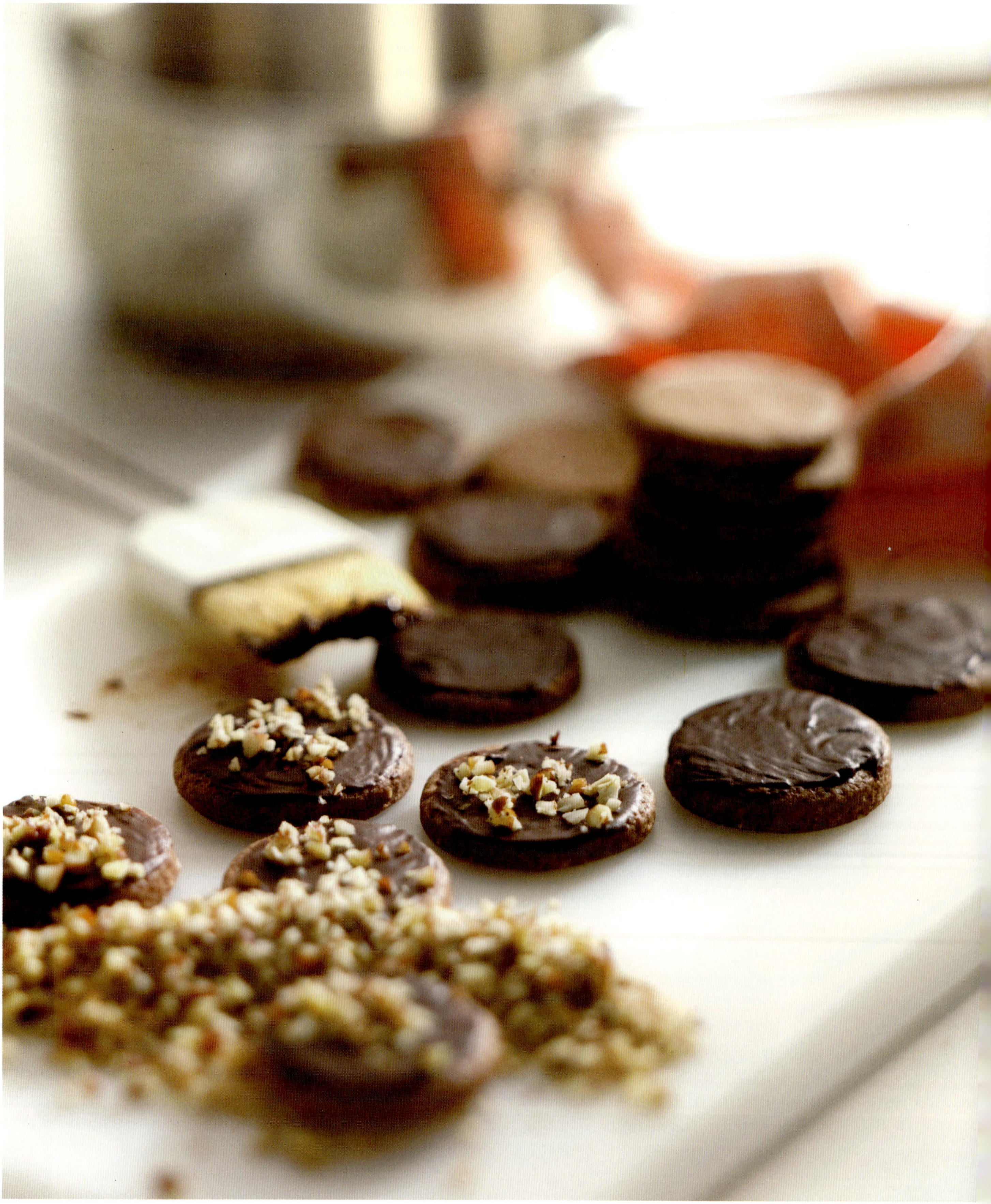

GEWUSST WIE Die gebackenen Nusstaler können Sie nach Belieben noch mit Schokoguss bestreichen und mit gehackten und evtl. zuvor gerösteten Pekannüssen garnieren.

Pekannuss-Kakao-Taler

Dieses Knuspergebäck können Sie zwischendurch knabbern oder auch zur gemütlichen Teestunde reichen. Aufgrund ihrer zahlreichen Gesundstoffe werden Pekannüsse bei Bluthochdruck und Diabetes ärztlicherseits empfohlen. Greifen Sie zu!

Für 20 Stück

- 100 g Mehl (Weizen-, Dinkel-, Buchweizen- oder Kastanienmehl)
- 50 g Puderzucker
- 1 TL gemahlener Zimt
- 3 TL Kakaopulver
- 50 g gemahlene Pekannusskerne (ersatzweise Mandeln)
- 1 Prise Salz
- 1 Ei
- 80 g Butter oder Bio-Kokosnussöl
- 3 EL Puderzucker zum Bestäuben

Zubereitungszeit

25 Minuten vorbereiten plus 1 Stunde kühlen und 10 Minuten backen

Nährwerte pro Stück

85 kcal; 1,5 g Eiweiß; 7 g Kohlenhydrate; 5,5 g Fett; 0,7 g Ballaststoffe

1. Das Mehl auf eine Arbeitsfläche häufen und eine Mulde in die Mitte drücken. Puderzucker, Zimt, Kakao, Nüsse und Salz auf dem Mehl verteilen.

2. Das Ei in die Mulde schlagen. Die Butter in kleinen Stücken dazugeben. Alle Zutaten zu einem glatten Teig verkneten. Den Teig zur Kugel formen, in Frischhaltefolie wickeln und für etwa 1 Stunde im Kühlschrank ruhen lassen.

3. Den Backofen auf 160 °C vorheizen. Ein Backblech mit Backpapier belegen. Den Teig zwischen zwei Lagen Backpapier oder Frischhaltefolie 4 mm dick ausrollen. Mit einem Glas oder einer Ausstechform 3–4 cm große Kreise ausstechen.

4. Die Teigkreise auf das Backblech legen und im heißen Ofen (Mitte) etwa 10 Minuten backen. Die Taler aus dem Ofen nehmen und abkühlen lassen. Vor dem Servieren mit Puderzucker bestäuben.

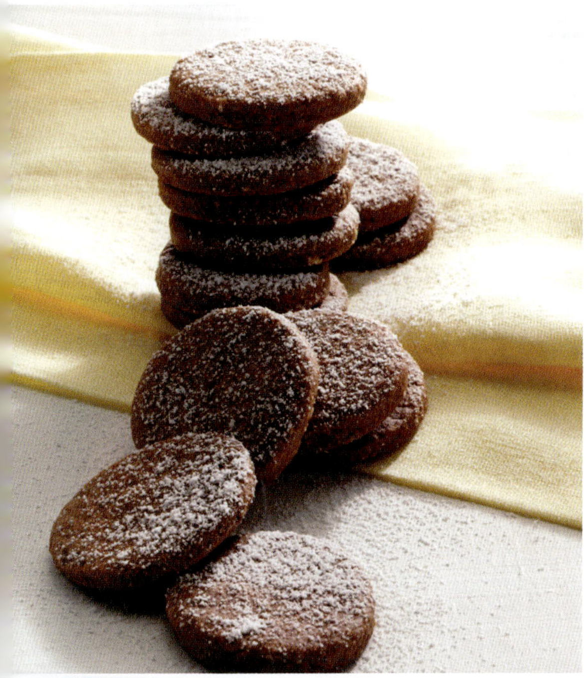

PROBLEMLOS ZU KNACKEN Pekannüsse enthalten über 70 % ungesättigte Fettsäuren, die als günstig für die Herzgesundheit gelten. An stoffwechsel- und knochenfreundlichen Mineralstoffen sind u. a. Kalzium, Kalium, Eisen, Magnesium enthalten sowie die Vitamine B_2 und E. Mit einer Handvoll Pekannüssen decken Sie Ihren Tagesbedarf an Vitamin B_1 (für Energie) und Zink (für das Gewebe).

Käsekuchen mit Cranberrys

Frischer Käsekuchen – gibt es etwas Köstlicheres? Hier finden Sie eine leicht bekömmliche Variante dieser Spezialität. Sie trumpft mit dem knochenstabilisierenden Kalzium des Quarks auf und mit dem augenfreundlichen Vitamin A der Cranberrys.

Für 1 Springform (26 cm Ø)

- 125 g getrocknete Cranberrys
- 100 g weiche Butter
- 120 g Rohrohrzucker oder
- 150 g Erythrit(ol) (z.B. Sucolin®)
- 1 Päckchen Vanillezucker
- 6 Eier
- 1 Prise Salz
- 1 unbehandelte Zitrone
- 150 g Hirseflocken
- 2 EL Inulin
- 2 TL Backpulver
- 800 g Speisequark (20 %)
- 200 g saure Sahne
- 3 EL Mandelblättchen

Zubereitungszeit

20 Minuten vorbereiten
plus 45 Minuten backen

Nährwerte pro Stück (bei 12)

240 kcal; 13 g Eiweiß;
13 g Kohlenhydrate; 15 g Fett;
2,5 g Ballaststoffe

1. Die Cranberrys in warmem Wasser einweichen. Butter, Zucker bzw. Erythrit(ol) und Vanillezucker in einer Rührschüssel mit dem Handrührgerät cremig schlagen.

2. Die Eier trennen. Die Eigelbe langsam unter die Buttermasse rühren. Die Eiweiße mit dem Salz steif schlagen. Die Zitrone heiß waschen. Die Schale abreiben und den Saft auspressen. Den Backofen auf 170 °C vorheizen. Die Form mit Butter ausfetten.

3. Hirseflocken, Inulin, Backpulver, Quark, saure Sahne sowie Zitronensaft und -schale zur Butter-Eier-Masse geben; alles gut verrühren.

4. Die eingeweichten Cranberrys in ein Sieb abgießen und mit dem Eischnee unter die Quarkmasse ziehen. Masse in die Form füllen, mit den Mandelblättchen bestreuen und im heißen Ofen (Mitte) etwa 45 Minuten backen. Herausnehmen. Kuchen kurz abkühlen lassen und noch warm servieren.

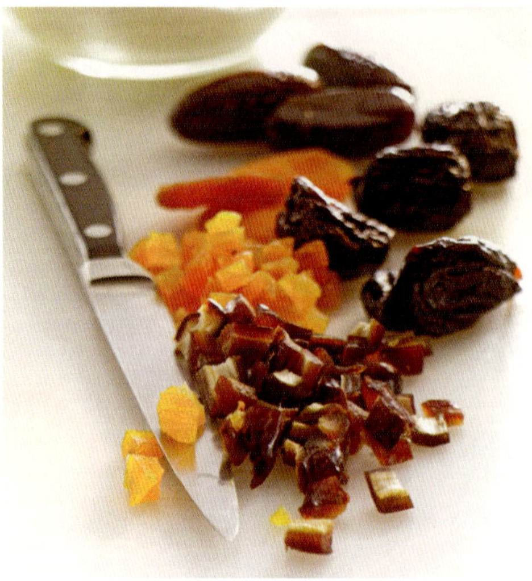

GEWUSST WIE Gut schmeckt der Käsekuchen auch mit anderen Trockenfrüchten, vorzugsweise mit sogenannten Soft-Früchten (z. B. Pflaumen oder Aprikosen). Diese ohne vorheriges Einweichen in kleine Würfel schneiden und unter die Quarkmasse mischen.

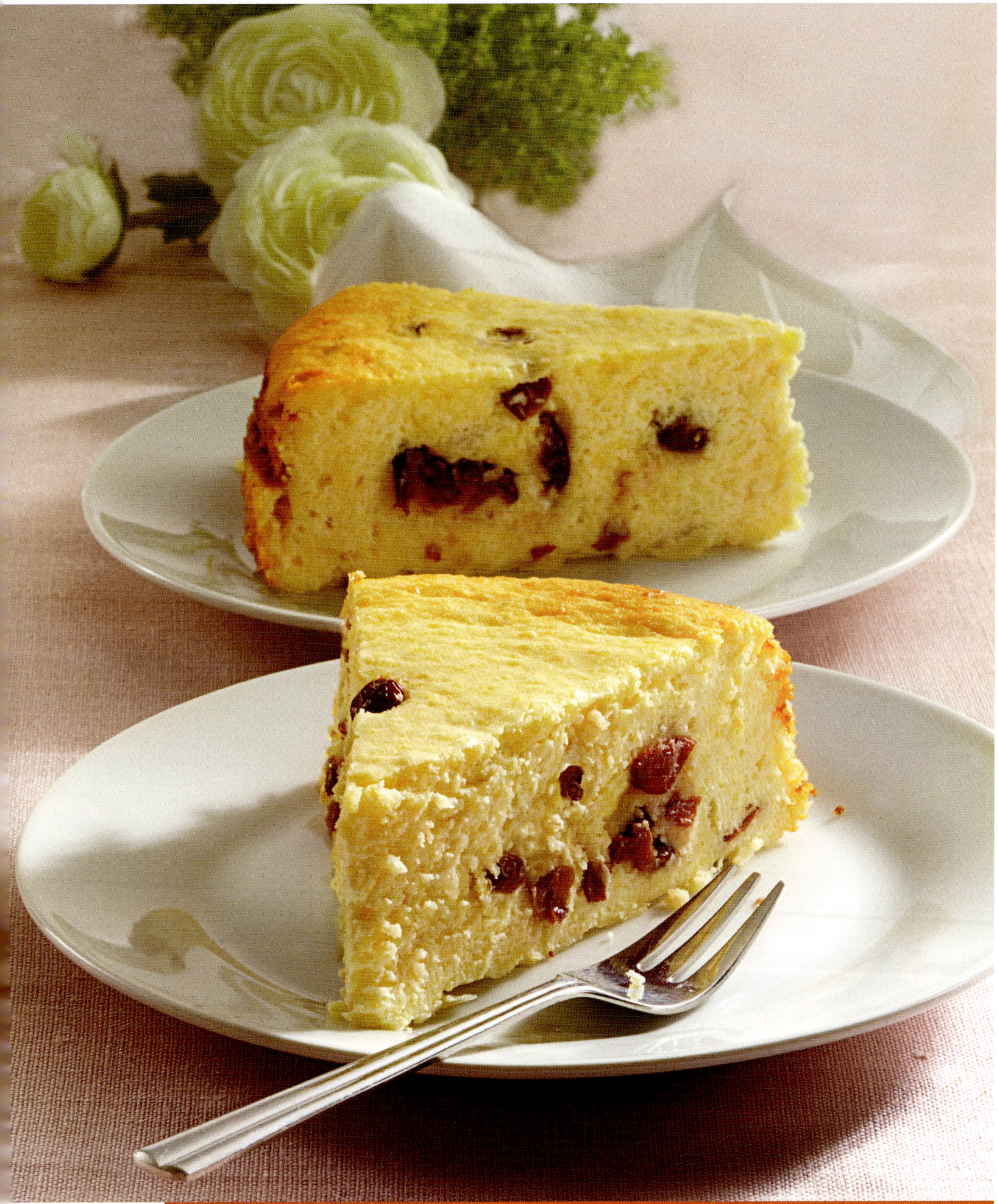

EWIG JUNG BLEIBT, WER SIE ROH ISST Die leuchtend roten Cranberrys aus Nordamerika sind eine ausgezeichnete Vitamin-C-Quelle und liefern u. a. Eisen, Vitamin A und Kalium. Inwiefern sich Cranberrysaft zur Vorbeugung wie auch zur Therapie von Harnwegsinfektionen eignet, ist unter Wissenschaftlern umstritten. Für eine bakterienhemmende Wirkung könnte das Flavonoid Proanthocyanidin verantwortlich sein.

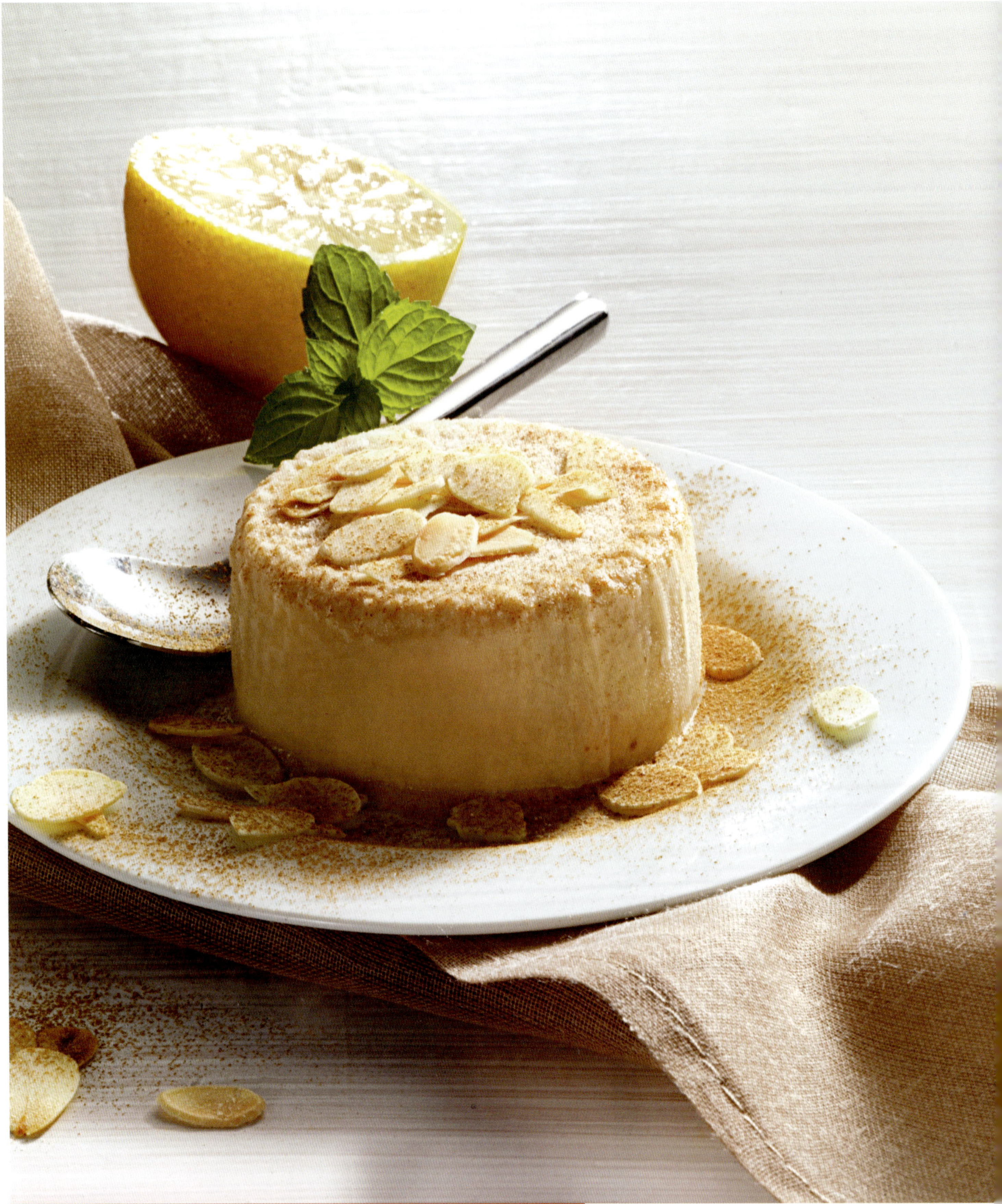

MUNTERMACHER PAR EXCELLENCE Mandeln, oft fälschlicherweise als Nüsse angesehen, spenden reichlich Protein (ein Drittel mehr als Eier), gesundes Fett sowie lebenswichtige Vitamine und Mineralstoffe. Die Steinfrüchte stärken die Knochen, schützen vor Diabetes, senken den Blutdruck und regulieren den Cholesterinspiegel.

Mandelparfait mit Zitrone und Zimt

Orientalisch inspiriert und bis zum letzten Löffel ein Gedicht: Süße Mandeln, Zitrone und Zimt wecken die Sehnsucht nach 1001 Nacht – wie gut, dass ein so märchenhaftes Dessert dank der inneren Werte dieser Zutaten der Gesundheit förderlich ist.

Für 2 Portionen

- 80 g gemahlene geschälte Mandeln
- 60 g Rohrohrzucker
- 2 Eier
- 4 EL Sahne
- abgeriebene Schale und Saft von ½ unbehandelten Zitrone
- 1 Prise Salz
- ½ TL gemahlener Zimt
- geröstete Mandelblättchen und Zimt zum Garnieren (nach Belieben)

Zubereitungszeit

25 Minuten vorbereiten plus 3 Stunden gefrieren

Nährwerte pro Portion

490 kcal; 15 g Eiweiß; 32 g Kohlenhydrate; 34 g Fett; 6 g Ballaststoffe

TIPP

Wer möchte, kann in Schritt 4 statt oder zusätzlich zum Zitronensaft noch 1 EL halbtrockenen Weißwein zum Zucker-Mandel-Sirup geben.

1. Die gemahlenen Mandeln in einer Pfanne ohne Fett bei schwacher bis mittlerer Hitze unter Rühren rösten, bis sie anfangen zu duften.

2. Den Zucker mit 150 ml Wasser in einem Topf zum Kochen bringen und etwa 4 Minuten köcheln lassen. Die Mandeln hinzufügen und alles nochmals aufkochen lassen. Den Zucker-Mandel-Sirup vom Herd nehmen; abkühlen lassen.

3. Die Eier trennen. Die Eigelbe in einer Schüssel mit dem Handrührgerät cremig schlagen, dann die Sahne unterrühren.

4. Eigelbsahne, Zitronensaft und Zitronenschale zum Zucker-Mandel-Sirup geben und erhitzen. Sobald die Mischung zu kochen beginnt, vom Herd nehmen.

5. Die Mandelcreme abkühlen lassen. Die Eiweiße mit Salz steif schlagen. Den Eischnee darunterheben und die Mandelparfaitmasse mit dem Zimt würzen. Die Masse in zwei Soufflé-förmchen füllen und für 3 Stunden ins Tiefkühlgerät stellen.

6. Vor dem Servieren etwas antauen lassen. Nach Belieben mit gerösteten Mandelblättchen und mit Zimt bestreuen.

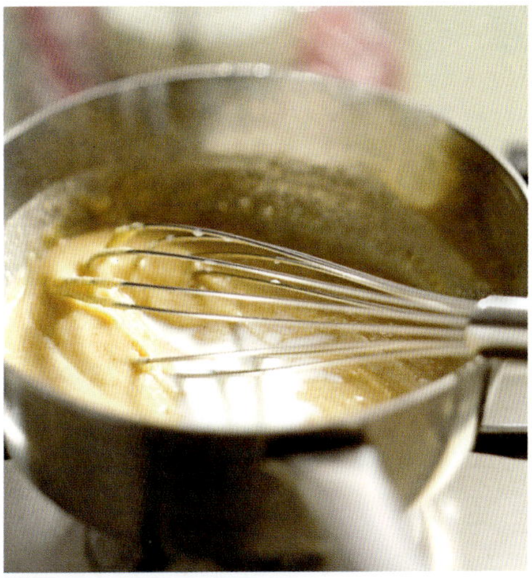

GEWUSST WIE Falls die Mandelcreme (am Ende von Schritt 4) zu dick sein sollte, einfach noch etwas Sahne unterrühren.

Rhabarber-Granité mit Minze

Sauer macht lustig – und schön. Denn alle Körperzellen lieben Rhabarber, das Obstgemüse, das mit seinen Vitaminen und Mineralstoffen Vitalität verleiht und Haut und Haar festigt. Und dabei kommt der Genuss keinesfalls zu kurz. Versprochen!

Für 2 Portionen

- 400 g Rhabarber
- 40 g Rohrohrzucker oder 50 g Erythrit(ol) (z.B. Sucolin®)
- ½ Zitrone
- 100 ml Mineralwasser mit Kohlensäure
- 2–3 Stängel Minze

Zubereitungszeit

20 Minuten vorbereiten
plus 3 Stunden gefrieren

Nährwerte pro Portion

115 kcal; 1,2 g Eiweiß;
24 g Kohlenhydrate; 0,2 g Fett;
4,5 g Ballaststoffe

Tipp

Das Mineralwasser durch einen trockenen Sekt ersetzen. Dadurch wird das Granité noch etwas spritziger.

1. Den Rhabarber waschen, schälen und in Stücke schneiden. In einem Topf 100 ml Wasser zum Kochen bringen, Zucker bzw. Erythrit(ol) unterrühren und darin auflösen. Die Rhabarberstücke hinzufügen und bei mittlerer Hitze zugedeckt in etwa 10 Minuten weich garen.

2. Die Zitrone auspressen. Das Rhabarberkompott durch ein feines Sieb in eine Edelstahlschüssel streichen. Den Zitronensaft und das Mineralwasser untermischen und das Rhabarberpüree für etwa 3 Stunden ins Tiefkühlgerät stellen.

3. Während des Gefriervorgangs die Masse ab und zu mit einer Gabel durchrühren, damit die Masse stückig gefriert (sie soll nicht so kompakt wie ein Sorbet werden).

4. Kurz vor dem Servieren die Minzestängel waschen, trocken schwenken und die Blätter abzupfen. Das Granité mit der Hälfte der Minze in zwei gekühlte Gläser füllen, mit den restlichen Blättern garnieren und sofort servieren.

GEWUSST WIE Junge, zarte Rhabarberstangen braucht man nicht zu schälen, doch bei älteren empfiehlt es sich, die Haut und/oder die Fäden abzuziehen. Dadurch lässt sich der Oxalsäuregehalt reduzieren, der in später geernteten Stangen oft sehr hoch ist.

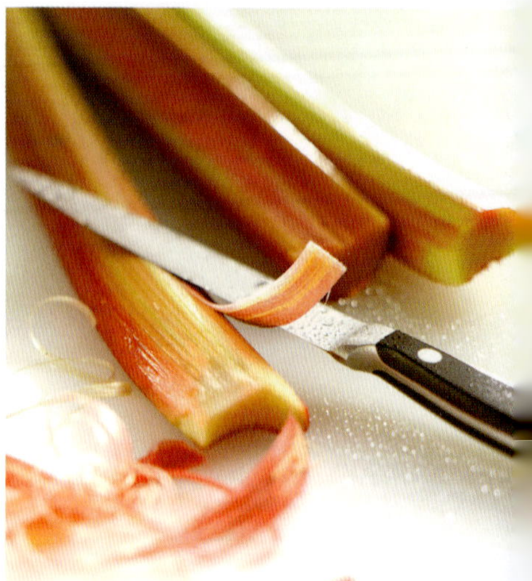

ENTSCHLACKENDE FRÜHJAHRSKUR Der Vitamin-C-reiche Rhabarber fördert nicht nur den Nährstofftransport vom Blut in die Körperzellen, sondern u. a. auch die Verdauung. Sein erfrischendes Aroma verdankt das Gemüse (!) den Fruchtsäuren. Die enthaltene Oxalsäure bildet mit Kalzium Kalziumoxalat, das sich bei manchen Menschen in Form von Nierensteinen ablagern kann.

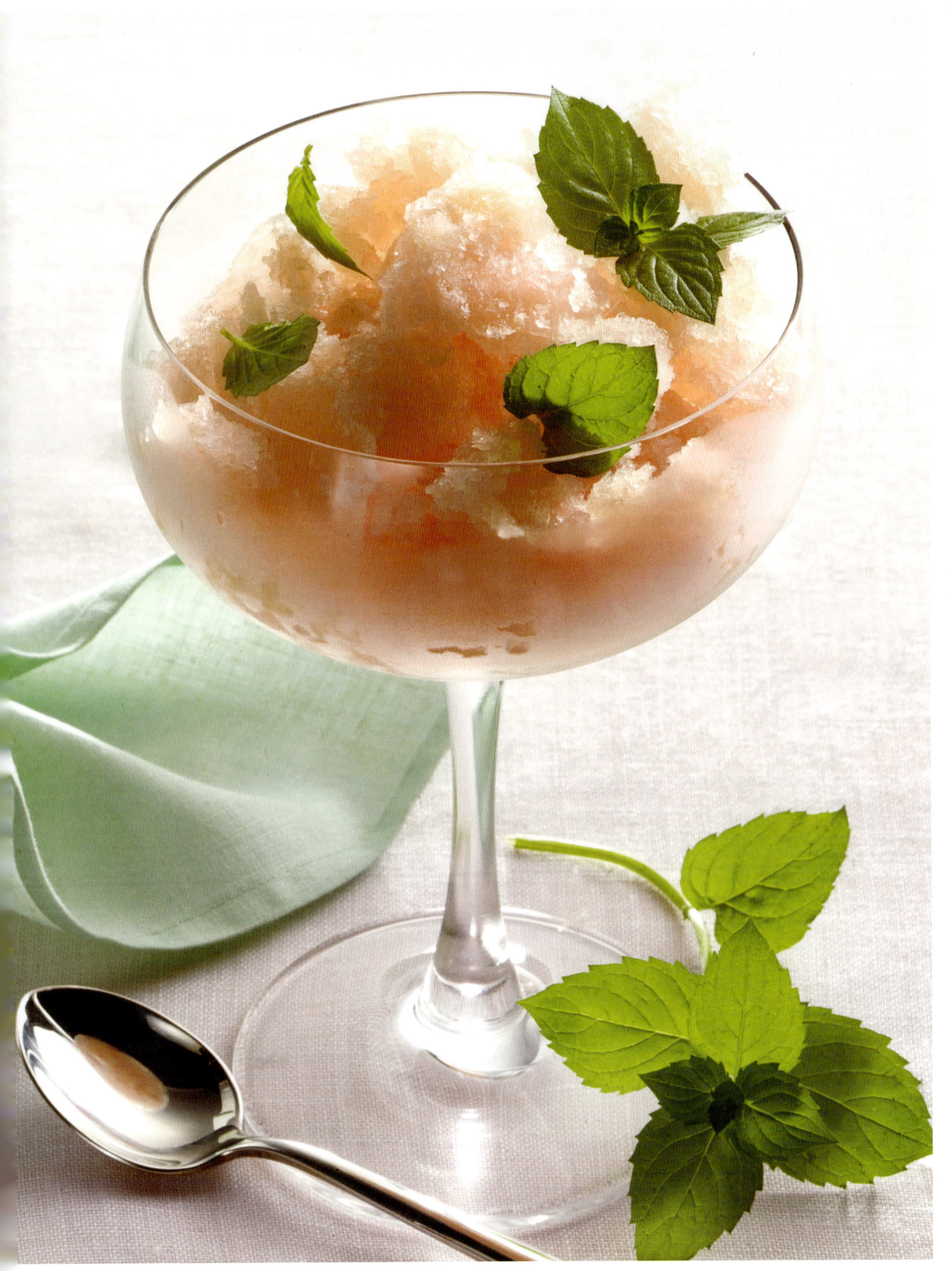

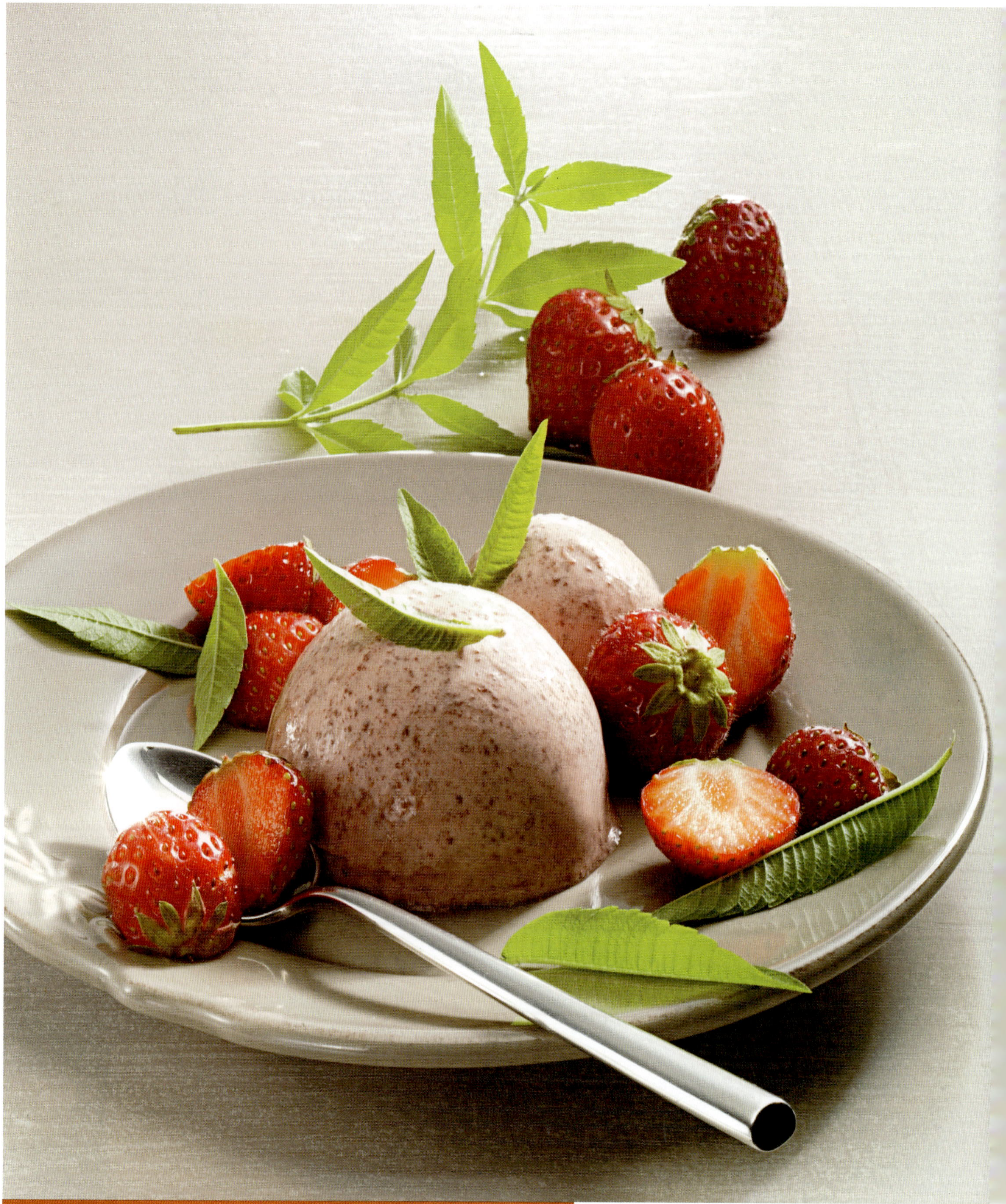

KÖSTLICHE VERLOCKUNG Erdbeeren enthalten antibakteriell wirkende Katechine – Gerbstoffe, die u. a. Schwermetalle im Körper binden. Außerdem liefern die kleinen Beeren Kalzium, Eiweiß, Eisen, Zink, Folsäure und Vitamin A und helfen bei Leber- und Gallenleiden, Herzbeschwerden, Blutarmut, Bronchitis und Erschöpfung.

Walderdbeereis mit Zitronenverbene

Lassen Sie sich verführen und gleichzeitig stärken von den aromatischen Beeren aus dem Wald! Denn auch geeist entfalten sie zusammen mit der zarten Schokolade und dem belebenden Grün des Zitronenduftstrauchs einen unnachahmlichen Zauber.

Für 2 Portionen

- 250 g Walderdbeeren oder kleine Erdbeeren
- 1–2 Stängel Zitronenverbene
- 150 g Naturjoghurt
- 2 EL Agavensirup
- 50 g Zartbitterschokolade
- 50 g Sahne

Zubereitungszeit

15 Minuten vorbereiten
plus 90 Minuten gefrieren

Nährwerte pro Portion

315 kcal; 6 g Eiweiß;
29 g Kohlenhydrate; 19 g Fett;
5,5 g Ballaststoffe

1. Die Erdbeeren unter weichem Wasserstrahl abbrausen und trocken tupfen, dann Stiele und Blätter abzupfen. Einige Beeren für die Garnitur beiseitelegen. Die Zitronenverbene waschen und trocken schwenken. Die Blätter abzupfen.

2. Die Erdbeeren mit Joghurt und Agavensirup pürieren. Die Schokolade zum Beeren-Joghurt raspeln und unterrühren. Die Sahne steif schlagen und unter die Masse ziehen.

3. Die Eismasse zugedeckt ins Tiefkühlgerät stellen und in etwa 90 Minuten gefrieren lassen, dabei etwa alle 30 Minuten kräftig durchrühren, damit das Eis schön cremig wird.

4. Sobald das Eis die gewünschte Konsistenz hat, mit dem Eisportionierer Kugeln ausstechen und auf Dessertschälchen verteilen. Mit den beiseitegelegten Beeren und den Kräuterblättchen garnieren und sofort servieren.

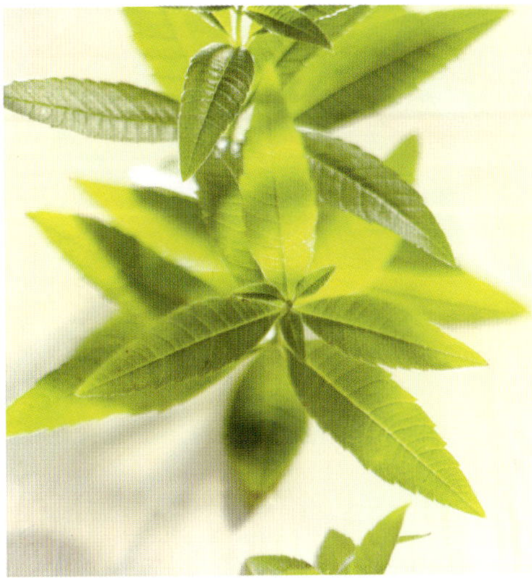

GEWUSST WIE Frische und auch getrocknete Blätter der Zitronenverbene verströmen bereits beim Zerreiben ein feines Zitrusaroma. Kenner verwenden das Kraut mit den lilafarbenen Blüten gern zum Aromatisieren von Süßspeisen und Getränken, aber auch von Salaten, Fleisch- und Pilzgerichten.

Mandelpudding mit Brombeerragout

Wenn Sie diese vitaminreiche Köstlichkeit genießen, stärken Sie gleichzeitig Ihr Immunsystem und füllen Ihre Eisenvorräte auf – da spielt es sicher keine Rolle, dass die Zubereitung für Pudding und Ragout ein wenig Zeit in Anspruch nimmt.

Für 4 Puddingformen (je 150 ml Inhalt)

- Butter, Rohrohrzucker und gemahlene geschälte Mandeln für die Förmchen
- 3 Eier
- 50 g weiche Butter
- 40 g Rohrohrzucker
- 75 g gemahlene geschälte Mandeln
- 3 TL Semmelbrösel
- Puderzucker

Für das Brombeerragout

- 150 g Brombeeren
- 1 EL Puderzucker
- 1 TL Butter
- abgeriebene Schale von ¼ unbehandelten Orange
- Blätter von 1 Zweig Minze
- 1 TL Orangenlikör

Zubereitungszeit

50 Minuten

Nährwerte pro Pudding

360 kcal; 10 g Eiweiß; 20 g Kohlenhydrate; 27 g Fett; 5,5 g Ballaststoffe

1. Den Backofen auf 180 °C vorheizen. Die Förmchen ausfetten und mit Zucker sowie gemahlenen Mandeln ausstreuen. Eine ofenfeste Form, in die die Puddingförmchen nebeneinander hineinpassen, bereitstellen.

2. Eier trennen. Butter mit 3 EL Zucker und den Eigelben cremig schlagen. Mandeln und Semmelbrösel unterrühren. Die Eiweiße steif schlagen und unter die Mandelmasse ziehen.

3. Die Mandelmasse zwei Drittel hoch in die Förmchen füllen; mit Alufolie zudecken. Die Puddingförmchen in die große Form setzen. So viel kochend heißes Wasser in die Form gießen, dass die Förmchen zu zwei Dritteln im Wasser stehen. In den Ofen schieben und die Puddings 35 Minuten garen.

4. Inzwischen die Brombeeren verlesen, waschen und trocken tupfen. Puderzucker mit Butter in einer Pfanne hell karamellisieren. Beeren und Orangenschale hinzufügen. Etwas einkochen, dann lauwarm abkühlen lassen.

5. Die Minzeblätter in Streifen schneiden. Brombeerragout mit Likör aromatisieren und die Minze unterziehen.

6. Den Mandelpudding aus dem Ofen nehmen. Vorsichtig auf Dessertteller stürzen. Mit dem Brombeerragout anrichten, nach Belieben mit Puderzucker bestäuben und servieren.

GEWUSST WIE Der Eischnee sorgt dafür, dass der Mandelpudding schön aufgeht. Am besten zuerst ein Drittel des Eischnees unter die Mandelcreme rühren, dann den restlichen Eischnee vorsichtig mit einem Teigspatel unterheben.

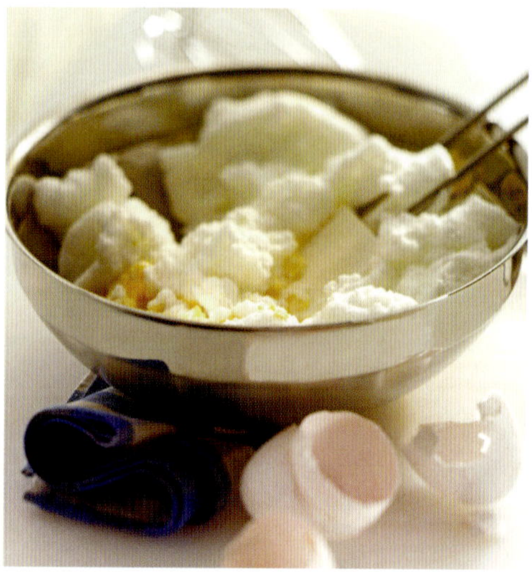

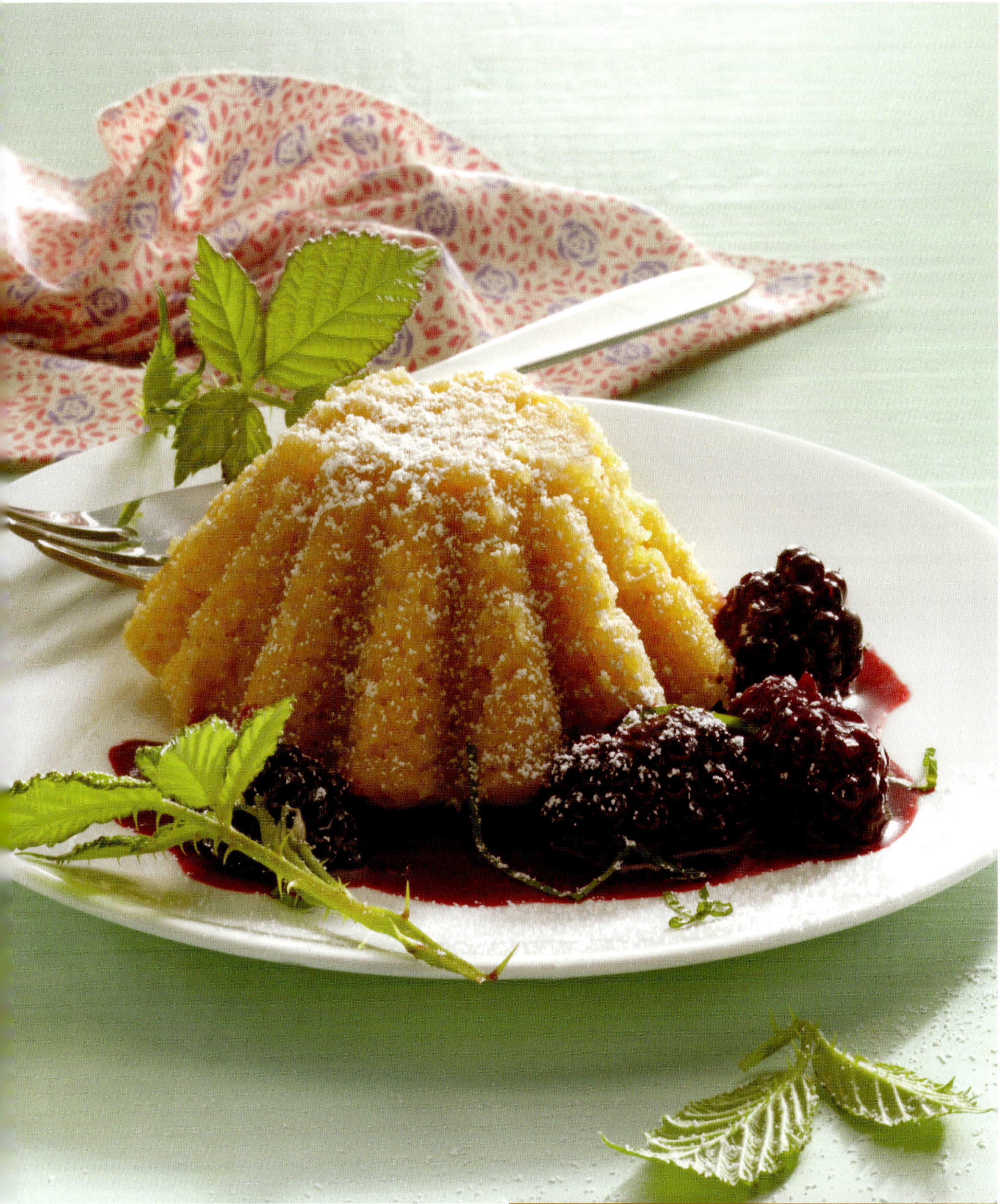

OB KULTIVIERT ODER WILD, die saftigen, eisenhaltigen Brombeeren tun allen sehr gut, die an Blutarmut leiden. Laut neuen Studien kann die in den Beeren steckende Ellagsäure vermutlich krebserregende Stoffe sowie Bakterien und Viren unschädlich machen.

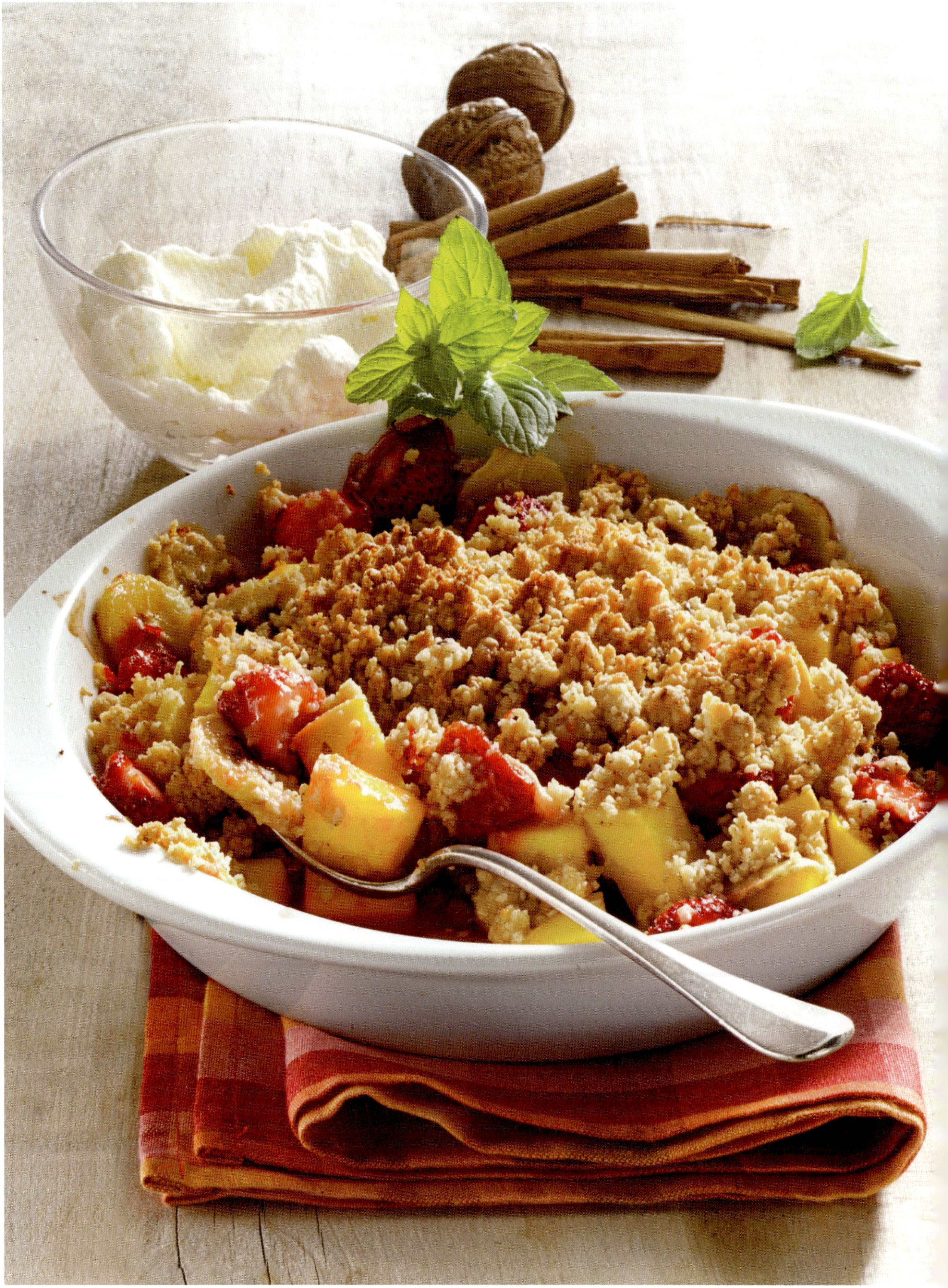

Mango-Bananen-Crumble mit Erdbeeren

Probieren Sie einmal die exotischen Früchte Mango und Banane mit knusprigen Streuseln überbacken. Diese Süßspeise liefert Ihnen einen schnellen Energieschub und mobilisiert Ihre Abwehrkräfte gegen schädliche Viren und Bakterien.

Für 2 Portionen

- 1 kleine Mango
- 1 große Banane
- 100 g Erdbeeren
- 1 unbehandelte Zitrone
- Fett für die Form
- 3 EL Rohrohrzucker
- gemahlener Zimt
- 5 EL (Vollkorn-)Semmelbrösel
- 40 g weiche Butter oder Bio-Kokosnussöl
- 2 EL gemahlene Haselnuss- oder Walnusskerne
- 2 EL geschälte Sesamsamen

Zubereitungszeit

20 Minuten vorbereiten plus 20 Minuten backen

Nährwerte pro Portion

585 kcal; 7 g Eiweiß; 77 g Kohlenhydrate; 27 g Fett; 8 g Ballaststoffe

1. Die Mango schälen. Das Fruchtfleisch auf beiden Seiten vom Kern schneiden und klein würfeln (siehe S. 67). Die Banane schälen und in Scheiben schneiden. Die Erdbeeren putzen, waschen und halbieren. Die Zitrone waschen und trocken tupfen. Die Schale abreiben und den Saft auspressen.

2. Den Backofen auf 180 °C vorheizen. Eine kleine ofenfeste Form (20 cm Ø) fetten. Mango, Banane und Erdbeeren mit Zitronenschale, Zitronensaft, 1 EL Zucker und etwas Zimt in einer Schüssel vermischen. In die Form geben.

3. Die Semmelbrösel mit 30 g Butter oder Kokosnussöl verkneten, Nüsse, Sesamsamen, den restlichen Zucker (2 EL) und eine Prise Zimt dazugeben; die Masse zu Streuseln verarbeiten und diese auf dem Obstgemisch verteilen.

4. Das Crumble mit der restlichen Butter bzw. dem restlichen Kokosnussöl (10 g) in Flöckchen belegen und etwa 20 Minuten im heißen Ofen überbacken. Nach Belieben mit geschlagener Sahne servieren.

DER APFEL DER TROPEN Eine Mango (etwa 300 g) versorgt mit mehr als der empfohlenen Tagesration an Vitamin C, zwei Dritteln der Tagesmenge an Vitamin A und einem Drittel der Dosis an Vitamin E. Mangos beugen somit Infektionen vor, schützen Haut und Schleimhäute und können bei Sehschwäche helfen.

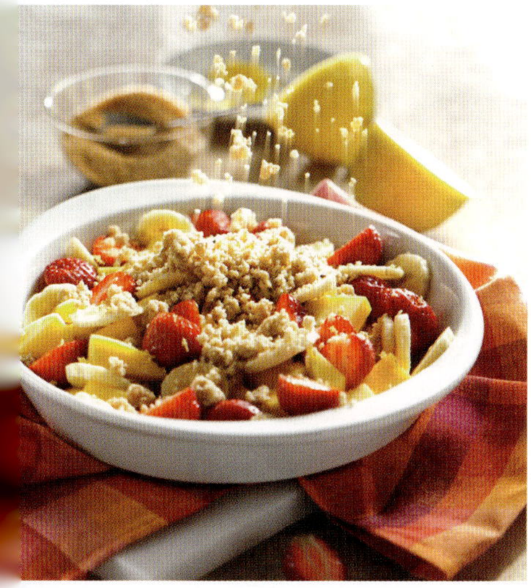

GEWUSST WIE Für die Streusel alle Zutaten mit der Hand verkneten; oder das Fett in einem Topf schmelzen lassen, Brösel, Nüsse, Samen und Zucker dazugeben und alles mit zwei Gabeln zu Streuseln verarbeiten; diese gleichmäßig auf dem Obst verteilen.

Nektarinengratin mit Pinienkernen

Verwöhnen Sie sich mit diesem bekömmlichen und belebenden Nachtisch. Kupfer, Eisen und Vitamin C aus den Nektarinen fördern die Bildung der roten Blutkörperchen und kurbeln zugleich zahlreiche Stoffwechselvorgänge an.

Für 2 Gratinformen (je 16–18 cm Ø)

- 3 Eigelb
- 40 g Rohrohrzucker oder 50 g Erythrit(ol) (z. B. Sucolin)
- Mark von 1 Vanilleschote oder 2 Msp. gemahlene Vanille
- Butter für die Formen
- 3 Nektarinen
- 4 EL Pinienkerne

Zubereitungszeit

40 Minuten

Nährwerte pro Gratin

340 kcal; 9 g Eiweiß;
42 g Kohlenhydrate; 15 g Fett;
4,5 g Ballaststoffe

Tipp

Pfirsiche, Aprikosen oder Äpfel eignen sich ebenso für das Gratin; statt Pinienkerne schmecken auch gehackte Cashewkerne oder Mandelstifte.

1. Die Eigelbe mit Zucker bzw. Erythrit(ol) und Vanille in einer Metallschüssel mit einem Schneebesen gründlich verrühren.

2. Die Schüssel auf ein heißes Wasserbad setzen und die Eigelbmischung unter ständigem Rühren erhitzen, bis sie hell und cremig ist. Schüssel vom Wasserbad nehmen, die Creme abkühlen lassen, dabei ab und zu umrühren.

3. Die Formen mit Butter ausstreichen. Die Nektarinen waschen und trocken tupfen. Die Früchte halbieren und entsteinen; die Fruchthälften in feine Spalten schneiden. Die Nektarinenspalten in die Formen schichten.

4. Den Backofengrill vorheizen. Die Creme über die Früchte gießen und die Pinienkerne darüberstreuen.

5. Die Gratins im Ofen (Mitte) unter dem heißen Grill in etwa 8 Minuten goldbraun überbacken. Aus dem Ofen nehmen, nach Belieben mit etwas Puderzucker bestäuben und noch warm servieren.

GEWUSST WIE Etwas schneller kühlt die Creme aus, wenn sie im kalten Wasserbad weitergeschlagen wird. Dadurch bekommt sie zugleich noch mehr Stand und bleibt trotzdem sehr locker.

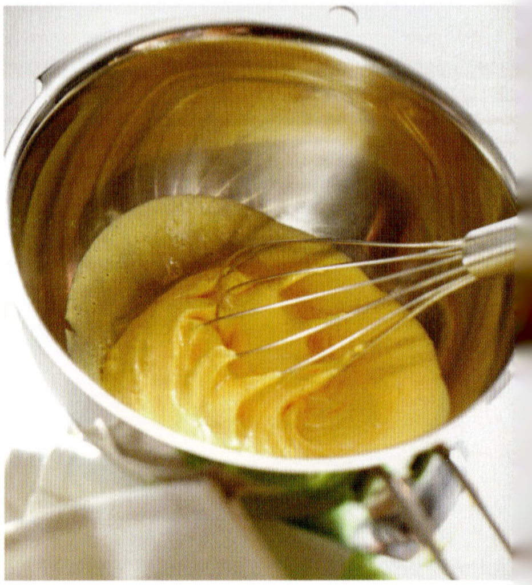

DIE GLATTHÄUTIGEN PFIRSICH-SCHWESTERN Nektarinen sind eine exzellente Betacarotin-Quelle. Sie regen den Appetit an, fördern die Verdauung, unterstützen die Nieren und entlasten dadurch Herz und Kreislauf. Zur Bildung von roten Blutkörperchen werden Kupfer und Eisen benötigt. Nektarinen liefern beides und zugleich Vitamin C, das die Eisenaufnahme fördert.

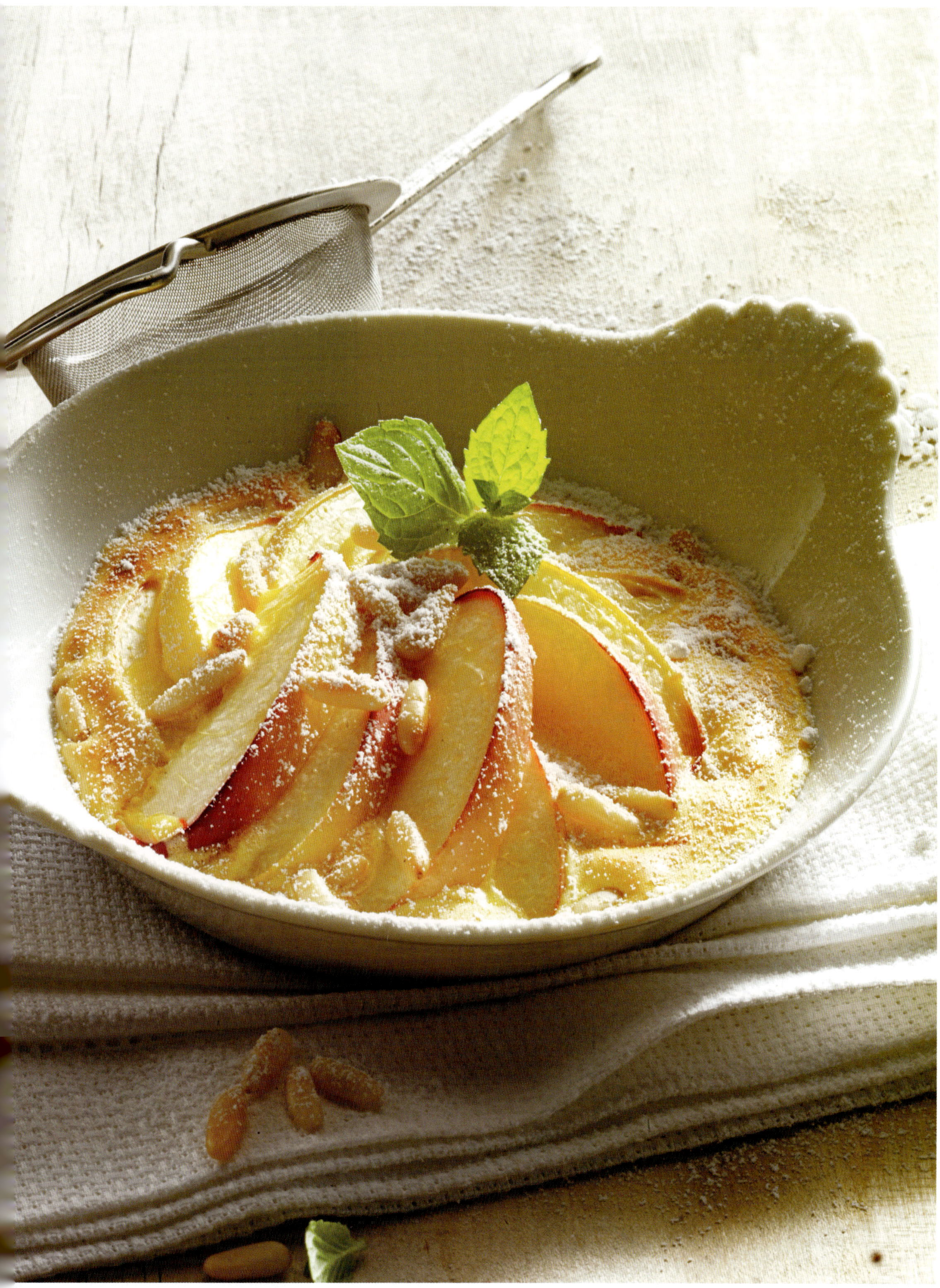

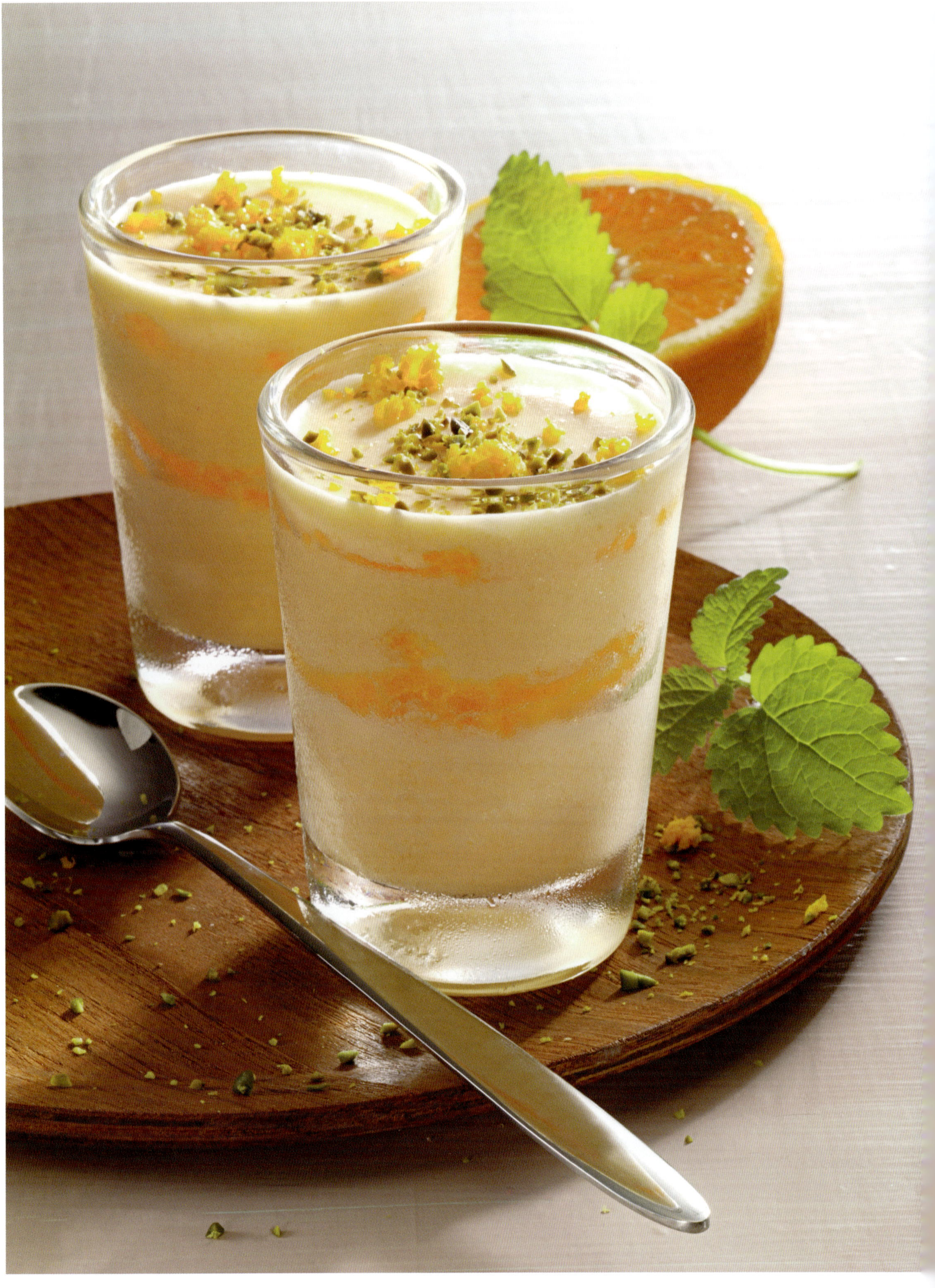

Orangencreme mit Pistazien

Gegensätze ziehen sich an: Hier verbindet sich eine zarte Fruchtcreme mit knackigen Nüssen. Welch ein Genuss für Gaumen und Gesundheit! So bekämpfen Vitamin-C-reiche Orangen freie Radikale, und fetthaltige Pistazien beugen Arteriosklerose vor.

Für 2 Portionen

- 3 unbehandelte Orangen
- ¼ TL Agar-Agar
- 1 Ei
- 30 g Rohrohrzucker
- 100 g Sahne
- 2 EL Pistazienkerne

Zubereitungszeit

25 Minuten vorbereiten
plus 4 Stunden kühlen

Nährwerte pro Portion

370 kcal; 8 g Eiweiß;
33 g Kohlenhydrate; 22 g Fett;
2,5 g Ballaststoffe

1. Die Orangen heiß waschen und trocken tupfen. Den Saft von 2 Orangen auspressen und in einem kleinen Topf bei mittlerer Hitze erwärmen. Das Agar-Agar unterrühren, die Mischung nach Packungsangabe 2–3 Minuten köcheln und anschließend abkühlen lassen.

2. Das Ei trennen. Das Eigelb mit dem Zucker schaumig schlagen. Das abgekühlte Orangengelee unter die Eigelbcreme rühren. Sahne steif schlagen; Eiweiß ebenfalls steif schlagen. Sahne und Eischnee unter die Orangenmasse ziehen.

3. Von der dritten Orange die Hälfte der Schale abreiben, dann die Orange dick schälen und das Fruchtfleisch quer in Scheiben schneiden. Die Scheiben halbieren.

4. Abwechselnd die Orangencreme mit den Orangenscheiben in zwei hohe Dessertgläser schichten und für etwa 4 Stunden in den Kühlschrank stellen.

5. Die Pistazien fein hacken. Die Orangencreme mit der Orangenschale und den Pistazien bestreuen.

FRUCHTIG-FRISCHE FITMACHER 100 g Orangenfruchtfleisch liefern rund 50 mg Vitamin C. Dessen Wirkung wird durch die in den weißen Schalenteilen und den Segmenthäuten steckenden Flavonoide noch verstärkt – auf diesem Synergieeffekt beruhen vermutlich u. a. der Schutz vor Krebs sowie die positive Beeinflussung des Cholesterinspiegels, des Blutdrucks und des Immunsystems.

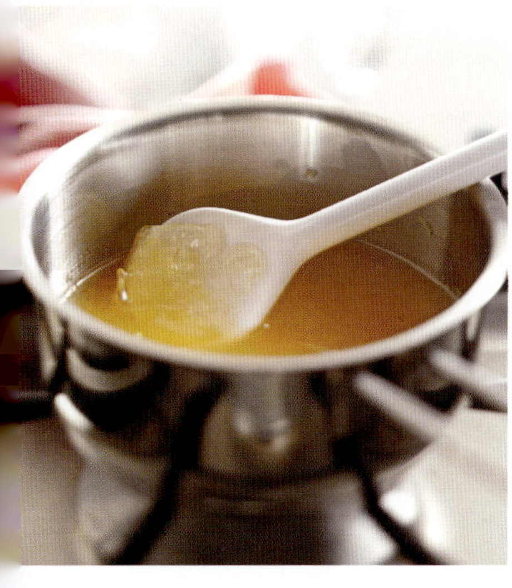

GEWUSST WIE Statt Agar-Agar können Sie Gelatine nehmen. Dafür 1–2 Blatt Gelatine einweichen, ausdrücken und im heißen Orangensaft auflösen.

Pascha mit Rosinen und Aroniabeeren

Diese Leckerei wird oft an den Osterfeiertagen aufgetischt. Sie dürfen sie jedoch immer genießen. Denn versteckt in der süßen Quarkcreme sind antioxidativ wirkende Aroniabeeren, die auch Ihre Blutfettwerte regulieren können.

Für 2 Portionen

- 250 g Sahnequark
- 1 EL geschälte Mandeln
- 1 TL Rosinen
- 4 TL getrocknete Aroniabeeren (siehe S. 245)
- 1 Eigelb
- 30 g Butter
- 30 g Rohrohrzucker
- 1 Päckchen Vanillezucker
- 30 g Crème fraîche
- abgeriebene Schale von ½ unbehandelten Zitrone
- schokolierte Aroniabeeren und Mandelblättchen zum Garnieren

Zubereitungszeit

30 Minuten vorbereiten
plus 12 Stunden kühlen

Nährwerte pro Portion

535 kcal; 13 g Eiweiß;
29 g Kohlenhydrate; 41 g Fett;
2 g Ballaststoffe

1. Den Quark durch ein Sieb streichen. Mandeln, Rosinen und Aroniabeeren klein hacken. Eigelb und Butter mit Zucker und Vanillezucker in einer Schüssel cremig schlagen. Crème fraîche hinzufügen und unterrühren.

2. Die Eigelb-Butter-Masse über dem heißen Wasserbad in etwa 10 Minuten dick-cremig schlagen. Vom Wasserbad nehmen und kurz kalt schlagen. Mandeln, Rosinen, Aroniabeeren, Zitronenschale und Quark unter die cremige Masse rühren.

3. Mit einer Schere in den Boden von zwei Joghurtbechern ein paar Löcher bohren. Jeden Becher mit einer doppelten Lage Küchenpapier so auslegen, dass es oben etwas übersteht.

4. Die Quarkmasse hineinfüllen und das Papier darüberklappen. Die Becher in eine Schüssel stellen, kleine Teller oder Schälchen daraufsetzen und mit Gewichten beschweren. Die Masse in den Bechern über Nacht im Kühlschrank abtropfen und fest werden lassen.

5. Am nächsten Tag die Paschas aus dem Kühlschrank nehmen. Jede auf einen Teller stürzen und das Papier abziehen. Mit schokolierten Aroniabeeren und Mandelblättchen bestreuen und servieren.

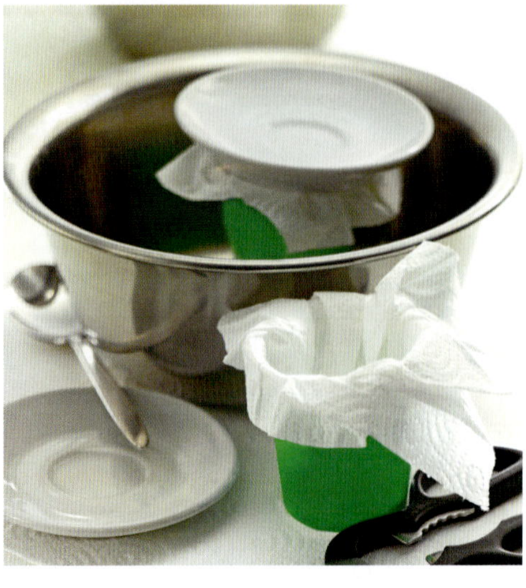

GEWUSST WIE Damit die Quarkmasse fest wird, muss sie über Nacht in Joghurtbechern abtropfen. Dafür die Becher vorher am Boden mit einer Schere perforieren und mit einer doppelten Schicht Küchenpapier auskleiden. Die Quarkmasse in die Becher füllen, mit einem kleinen Teller bedecken und beschweren.

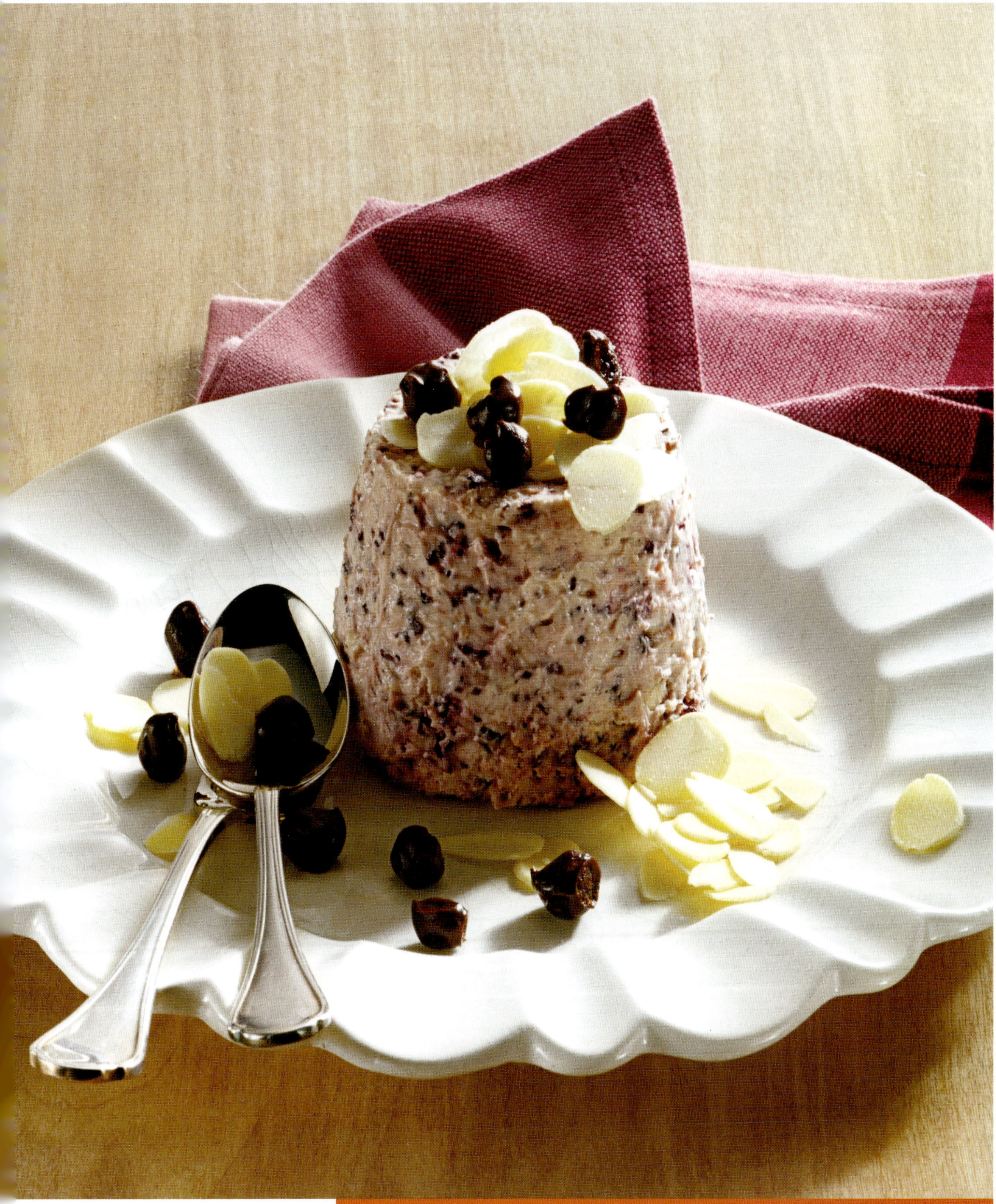

HERVORRAGENDE RADIKALFÄNGER Forscher haben Aroniafruchtextrakt eingehend untersucht und entdeckt, dass Aroniabeeren (auch: Apfelbeeren) den Blutzucker stabilisieren, die Herzgesundheit unterstützen und sogar Tumoren schrumpfen lassen. Aufgrund ihres hohen Tanningehalts schmecken die Beeren leicht bitter, was durch Erhitzen oder Tiefgefrieren vermindert wird.

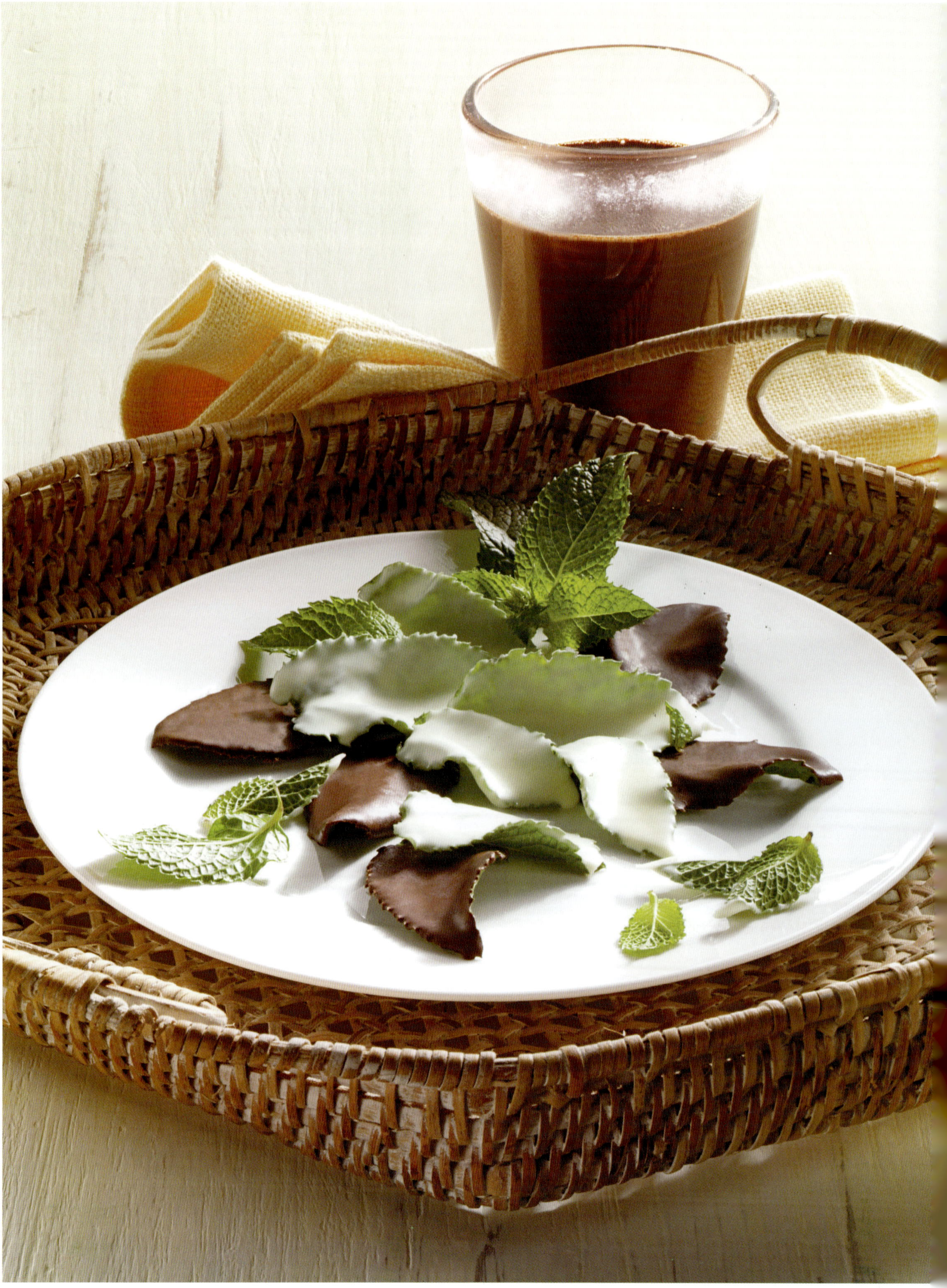

Schokoladen-Pfefferminz-Blätter

Eine süße Erfrischung gefällig, die den Magen pflegt und die Laune hebt? Genießen Sie mal die nach ätherischen Ölen duftenden Pfefferminzblätter, eingetaucht in dunkle und helle Schokolade, die Ihnen glücklich machende Endorphine spendet.

Für etwa 20 Stück

- 1 Bund Pfefferminze
- 50 g Zartbitterschokolade
- 2 TL Bio-Kokosnussöl oder Butter
- 50 g weiße Schokolade

Zubereitungszeit

30 Minuten

Nährwerte pro Stück

30 kcal; 0,4 g Eiweiß; 2,7 g Kohlenhydrate; 2 g Fett; 0,3 g Ballaststoffe

Tipp

Die Schokoladen-Pfefferminz-Blätter sind im Kühlschrank etwa eine Woche haltbar.

1. Die Pfefferminze waschen und trocken schwenken. Die Blätter vorsichtig von den Stielen zupfen und nebeneinander auf einen Bogen Backpapier legen.

2. Die Zartbitterschokolade in kleine Stücke brechen und die Stückchen mit 1 TL Kokosnussöl bzw. Butter in eine Metallschüssel geben. Schokolade und das Fett unter Rühren über dem heißen Wasserbad schmelzen.

3. Auf die Hälfte der Pfefferminzblätter jeweils etwas geschmolzene Schokolade setzen. Diese mit einem Messer auf den Blättern verstreichen und fest werden lassen.

4. Die weiße Schokolade in kleine Stücke brechen und in einer zweiten Metallschüssel mit dem restlichen Kokosnussöl bzw. der Butter (1 TL) über dem heißen Wasserbad schmelzen. Die restlichen Pfefferminzblätter jeweils mit etwas weißer Schokolade bestreichen. Fest werden lassen. Die Blätter mit Trinkschokolade (siehe unten) servieren.

MIT KÜHLEM NACHGESCHMACK Pfefferminze verdankt ihre Wirkkraft u. a. den in ihr enthaltenen ätherischen Ölen. Weitere Inhaltsstoffe sind Terpene, Flavonoide und Gerbstoffe. Der aus den Blättern aufgebrühte Tee regt Appetit und Verdauung an, bekämpft Übelkeit und Magenbeschwerden und hilft bei Kopfschmerzen.

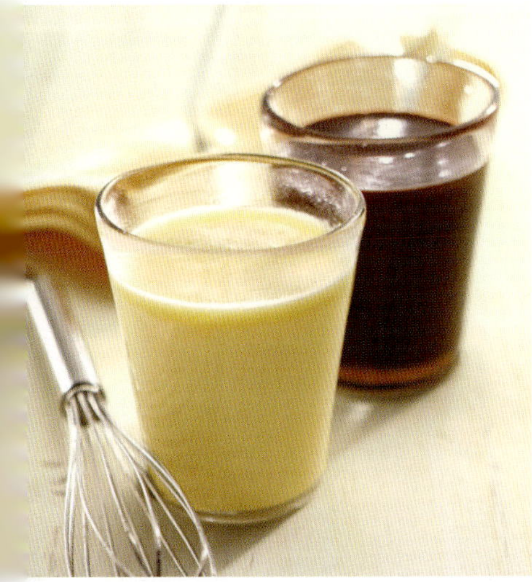

GEWUSST WIE Für helle oder dunkle Trinkschokolade je 100 ml kochend heiße Milch in die Metallschüsseln mit den fest gewordenen Schokoladenresten gießen. Die Schokoladen unter Schlagen mit dem Schneebesen auflösen. Jede Trinkschokolade in ein Glas gießen.

Stachelbeerkompott mit Vanillecreme

Extravagante Verbindung: sanfte, süße Creme mit säuerlichen Beeren! Diese wirken mit ihrem Ballaststoffgehalt wie eine Putzkolonne auf den Organismus und lassen mithilfe von Zink und Magnesium Herz und Muskeln störungsfrei arbeiten.

Für 2 Portionen

Für das Kompott

250 g Stachelbeeren

40 g Zucker oder 50 g Erythrit(ol) (z. B. Sucolin®)

10 g Butter

Für die Vanillecreme

½ Vanilleschote

50 g Sahne

250 ml Milch

2 Eigelb

40 g Zucker

1 Msp. Speisestärke

Zitronenschale in feinen Streifen zum Garnieren

Zubereitungszeit

30 Minuten

Nährwerte pro Portion

475 kcal; 9 g Eiweiß; 57 g Kohlenhydrate; 23 g Fett; 3,5 g Ballaststoffe

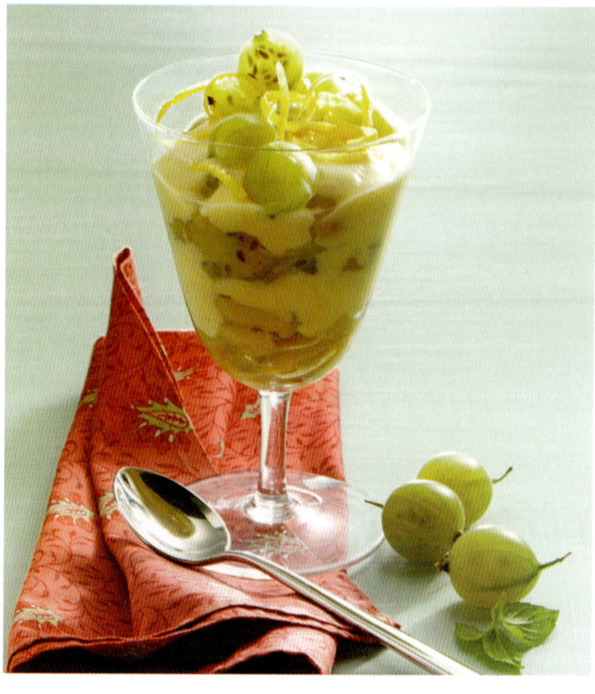

1. Die Stachelbeeren waschen und putzen, dabei Stielchen und Blütenansätze entfernen. Zucker bzw. Erythrit(ol) und Butter in einem Topf unter Rühren langsam erhitzen. Sobald die Masse homogen ist, die Stachelbeeren (bis auf ein paar für die Garnitur) untermischen. Die Beeren sanft garen, bis die Schalen aufplatzen. Das Kompott vom Herd nehmen, abkühlen lassen und die Beeren leicht zerdrücken.

2. Das Mark aus der Vanilleschote kratzen. Mark und Schote mit Sahne und Milch in einen Topf geben und unter Schlagen mit dem Schneebesen zum Kochen bringen. Sobald die Masse kocht, den Topf vom Herd nehmen und die Vanilleschote aus der Sahne-Milch-Mischung herausnehmen.

3. Eigelbe und Zucker in einer Schüssel mit dem Handrührgerät in etwa 4 Minuten schaumig schlagen, dabei die Speisestärke hinzufügen. Die noch warme Sahne-Milch unter Rühren zur Eigelbcreme gießen. Die Creme zurück in den Topf geben und langsam unter Rühren erhitzen, bis sie eindickt. Vom Herd nehmen und in eine Schale gießen.

4. Kompott und Vanillecreme in zwei Dessertgläser schichten. Mit der Vanillecreme abschließen. Bis zum Servieren kühl stellen. Die Stachelbeeren für die Garnitur halbieren. Die Desserts mit den halbierten Beeren und der Zitronenschale garnieren.

DERBE SCHALE, SÜSSES INNERES

Der Pektingehalt von Stachelbeeren hilft, den Darm zu reinigen, das Spurenelement Zink stabilisiert mit Magnesium Herz und Muskeln. Des Weiteren sind u. a. Silizium zur Stärkung des Bindegewebes, Vitamin C fürs Immunsystem und der Krebshemmer Quercetin in den säuerlichen Beeren gut vertreten.

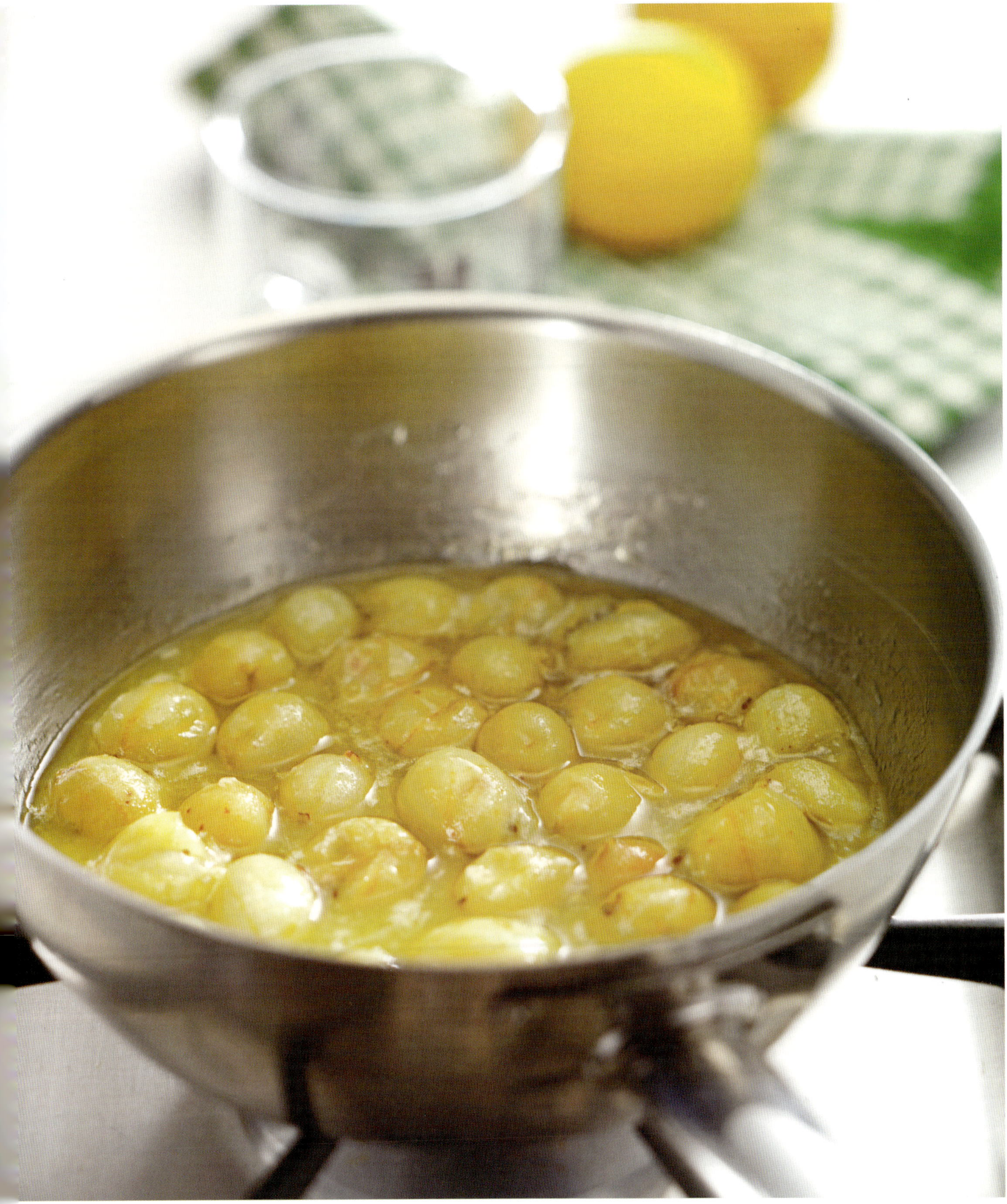

GEWUSST WIE Für das Kompott die geputzten Stachelbeeren in den Topf zur köchelnden Butter-Zucker-Mischung geben und bei schwacher Hitze nur so lange darin garen, bis die Schale der Beeren ein wenig aufplatzt.

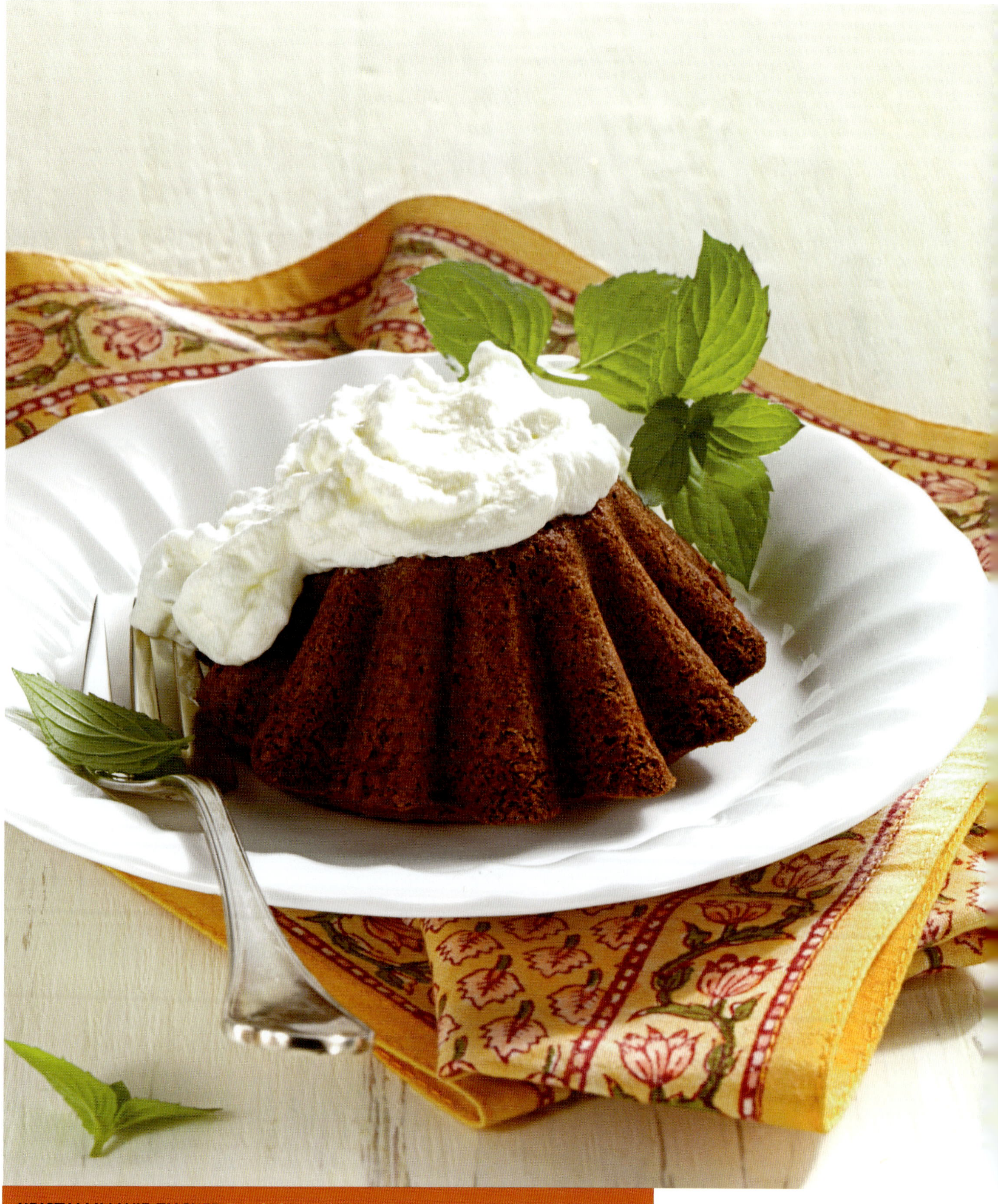

KRISTALLIN WIE ZUCKER Das kalorienfreie und gut verträgliche, alternative Süßungsmittel Erythrit(ol) hat eine etwas geringere Süßkraft als Zucker: Die Süßkraft von 10 g entspricht der von 7,5 g Zucker. Es wird durch Fermentation von Früchten gewonnen, ist zahnfreundlich und hat keine Auswirkungen auf den Blutzuckerspiegel.

Warme Schoko-Nuss-Küchlein

Ob als Dessert nach einem Festmenü oder als Star auf einer Kaffeetafel – diese wunderbaren Küchlein werden Sie begeistern. Wenngleich sie kalorienmäßig keine Leichtgewichte sind, haben die Küchlein doch viele lebenswichtige Nährstoffe zu bieten.

Für 6 Gugelhupf- oder Souffléformen (je 10 cm Ø)

- 300 g Sahne
- 3 Eier
- 2 Päckchen Vanillezucker
- 50 g Rohrohrzucker oder 65 g Erythrit(ol) (z. B. Sucolin®)
- Salz
- 100 g gemahlene Haselnusskerne
- 100 g gemahlene Mandeln
- 100 g geriebene Zartbitterschokolade
- 50 g Kastanienmehl (ersatzweise Maismehl), mehr für die Formen
- 1 Päckchen Backpulver
- Butter für die Formen
- Schlagsahne nach Belieben

Zubereitungszeit

20 Minuten vorbereiten
plus 40–45 Minuten backen

Nährwerte pro Küchlein

530 kcal; 11 g Eiweiß;
26 g Kohlenhydrate; 43 g Fett;
6,5 g Ballaststoffe

1. Die Sahne in eine Rührschüssel geben und halbsteif schlagen. Den Backofen auf 180 °C vorheizen.

2. Die Eier trennen. Die Eigelbe sowie Vanillezucker und Zucker bzw. Erythrit(ol) zur Sahne geben und alles cremig rühren. Die Eiweiße mit einer Prise Salz steif schlagen.

3. Nüsse, Mandeln und Schokolade mit Kastanienmehl, Backpulver und einer Prise Salz mischen. Die Nussmischung mit einem Kochlöffel unter die Sahne-Ei-Masse rühren, dann den Eischnee unterheben.

4. Die Formen mit reichlich Butter ausstreichen und mit etwas Kastanienmehl ausstreuen. Den Teig in die Formen füllen und die Küchlein im heißen Ofen 40–45 Minuten backen.

5. Die Küchlein aus den Formen auf Teller stürzen, nach Belieben mit Schlagsahne garnieren und noch warm servieren.

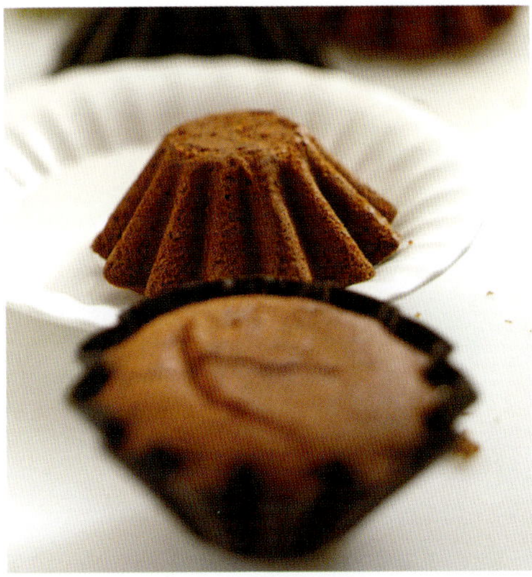

GEWUSST WIE Wurden die Formen vor dem Einfüllen des Teigs gut ausgefettet und mit Mehl ausgestreut, lassen sich die fertigen Küchlein leicht stürzen.

Zwetschgen-Maultaschen mit Fruchtsauce

Freuen Sie sich auf diese süße Maultaschen-Version! Und ganz gleich, wie Sie das aromatische Gericht abwandeln, es wird Ihnen immer viele gesunde „Kraftstoffe“ aus den Früchten, den Kartoffeln und den Gewürzen schenken.

Für 2 Portionen

Für die Maultaschen

- 500 g mehligkochende Kartoffeln
- 1–2 EL Kartoffelstärke
- ¼ TL gemahlener Zimt
- frisch geriebene Muskatnuss
- Salz
- 4 Zwetschgen, entsteint (ersatzweise Aprikosen, Kirschen u. a.)
- 1½ EL Bio-Kokosnussöl

Für die Fruchtsauce

- 80 g eingeweichte Trockenpflaumen (siehe unten)
- ½ Apfel
- ¼ TL gemahlener Zimt
- ½ TL gehackter frischer Ingwer
- abgeriebene Schale und Saft von ½ unbehandelten Zitrone

Zubereitungszeit

1 Stunde 20 Minuten

Nährwerte pro Portion

405 kcal; 7 g Eiweiß; 76 g Kohlenhydrate; 7 g Fett; 11 g Ballaststoffe

1. Für die Maultaschen die Kartoffeln in der Schale weich dämpfen. Pellen und heiß durch die Kartoffelpresse drücken. Kartoffelstärke, Zimt, etwas Muskat und ½ TL Salz hinzufügen und alles zu einem glatten Teig verarbeiten; diesen zugedeckt etwas ruhen lassen.

2. Den Backofen auf 180 °C vorheizen. Aus dem Teig eine etwa 7 cm dicke Rolle formen. Die Rolle in acht Scheiben schneiden, die Scheiben etwas flach drücken. Auf vier Teigkreise je eine Zwetschge setzen und diese mit den übrigen Teigkreisen bedecken. Die Ränder zusammendrücken.

3. Das Kokosnussöl in eine ofenfeste flache Form geben. Kurz in den Ofen stellen, damit das Öl flüssig wird. Die Maultaschen nebeneinander in die Form setzen und dabei mit Öl bestreichen. Im Ofen (Mitte) etwa 40 Minuten backen.

4. Für die Fruchtsauce die eingeweichten Pflaumen in ein Sieb gießen; das Einweichwasser auffangen. Die Pflaumen klein schneiden. Apfel waschen, trocken tupfen, entkernen und ebenfalls klein schneiden.

5. Zerkleinertes Obst und Einweichwasser mit Zimt, Ingwer und Zitronenschale unter gelegentlichem Rühren 15 Minuten köcheln lassen. Falls nötig, noch Wasser hinzufügen.

6. Die Fruchtsauce pürieren. Zitronensaft hinzufügen und die Sauce noch einige Minuten köcheln, dann abkühlen lassen. Maultaschen aus dem Ofen nehmen. Mit der Fruchtsauce anrichten. Nach Belieben mit Zimt-Zucker bestreuen.

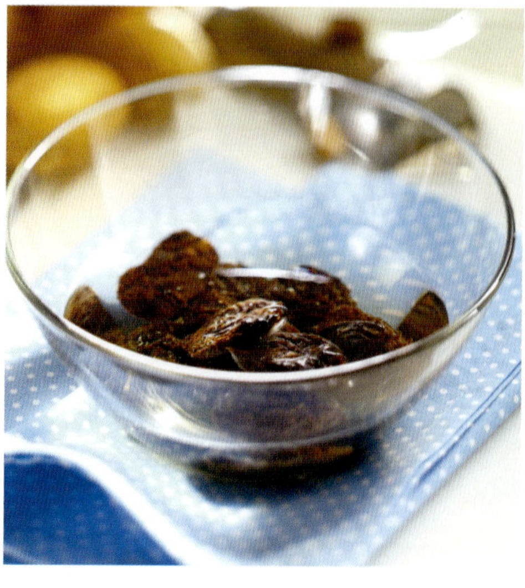

GEWUSST WIE Für die Fruchtsauce die Trockenpflaumen 45 Minuten in 150 ml lauwarmem Wasser einweichen. In dieser Zeit am besten die Kartoffeln für die Maultaschen garen.

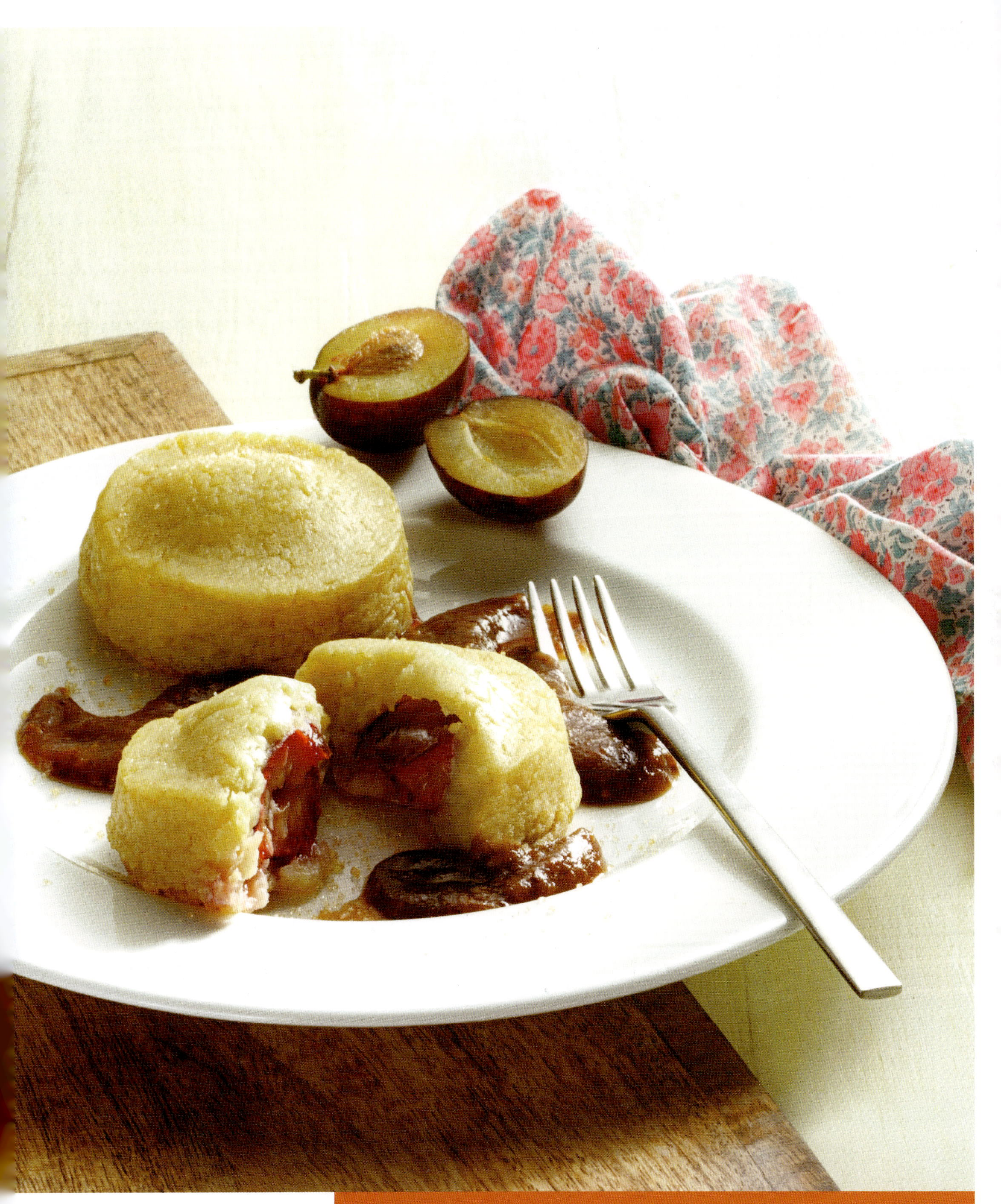

BLAUE ANTI-STRESS-PILLEN Aufgrund des hohen Gehalts an Polyphenolen und Antioxidanzien tragen Zwetschgen und Pflaumen zum Schutz vor Herz-Kreislauf-Erkrankungen und Krebs bei. Neben nervenstärkenden und stimmungsaufhellenden B-Vitaminen liefert das Steinobst u. a. viele wasserlösliche Ballaststoffe, die im Darm aufquellen und verdauungsfördernd wirken.

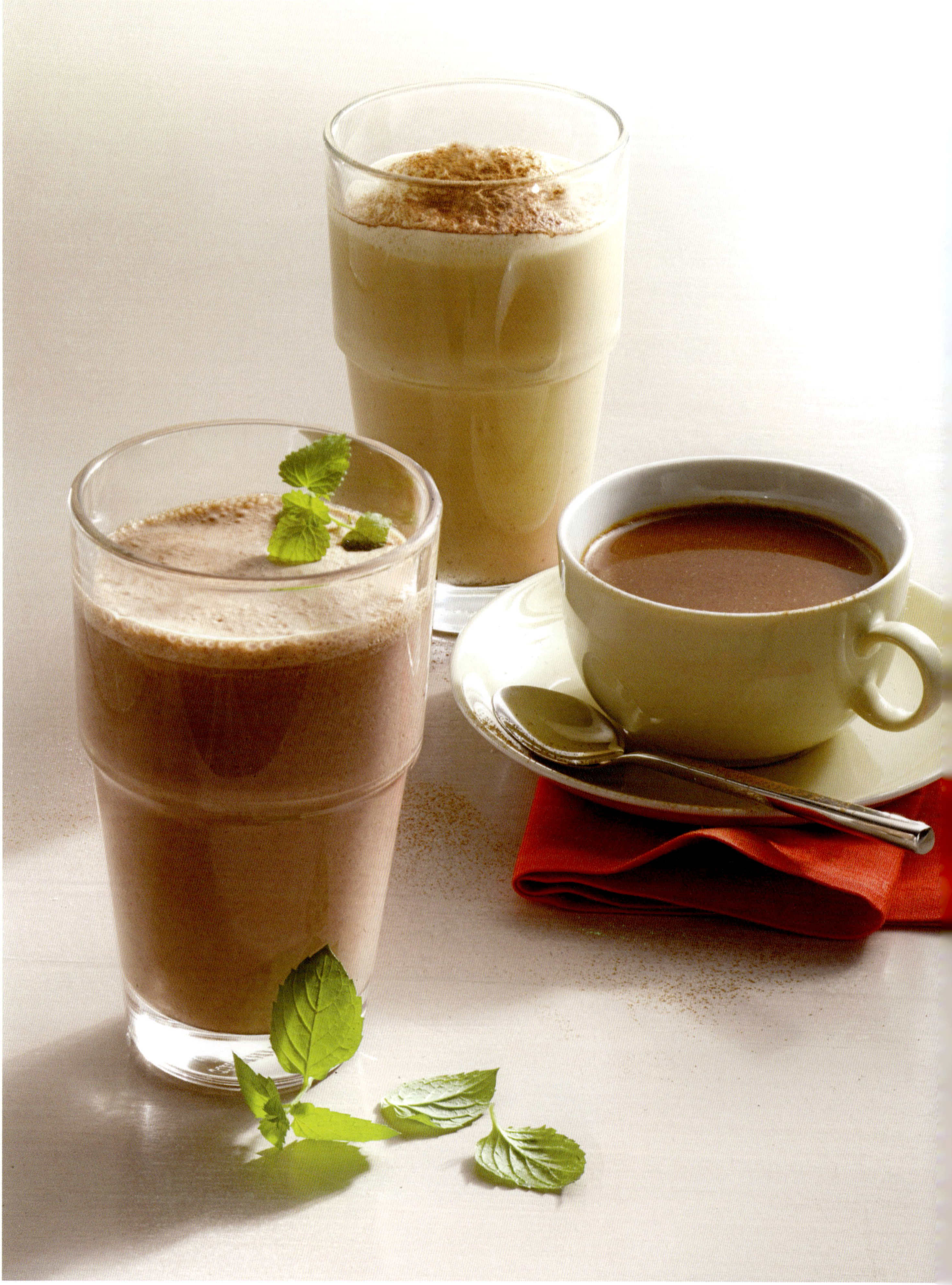

Darjeeling-Tee mit Vanilleeis

Eine eiskalte Verführung, die es in sich hat, die Lebensgeister weckt und herrlich erfrischt.

2 Teebeutel Darjeeling-Tee mit **400 ml kochend heißem Wasser** übergießen; 3–4 Minuten ziehen lassen. Den Tee mit **2 TL Honig** süßen und für 2 Stunden kalt stellen. Anschließend **50 ml Milch** und **50 g Sahne** unter den Tee mischen. Mit **Muskatblüte und Piment** kräftig würzen. **Pro Portion 1 Kugel Vanilleeis** mit der Hälfte der Teemischung mit dem Stabmixer kurz aufschäumen. Etwas zerstoßenes Eis in zwei Gläser füllen und den Eistee darübergießen. Die Portionen mit etwas **Piment** bestäuben . Nach Belieben mit geschlagener Sahne garnieren und sofort servieren.

Nusskaffee

Wahrer Muntermacher nach dem Mittagsschläfchen – ein kleiner Schuss Likör darf gern hinein.

80 ml Milch mit **2 EL gemahlenen Haselnusskernen** und **3 TL Rohrohrzucker** in einem Topf aufkochen lassen. Vom Herd nehmen und mit dem Handrührgerät etwa 30 Sekunden aufschlagen. **2 cl Nusslikör** unterrühren. **300 ml heißen starken Kaffee** auf zwei Tassen verteilen. Die Haselnussmilch durch ein Sieb zum Kaffee gießen und alles gut verrühren. Nach Belieben mit einer Prise Anis, Zimt, Muskatnuss oder Kardamom aromatisieren.

Eisschokolade mit Zitronenmelisse

Belebend und zugleich entspannend – an einem heißen Sommertag lässt sich dieser Drink so richtig genießen.

Die Blätter von **2 Stängeln Zitronenmelisse**, bis auf ein paar für die Garnitur, fein hacken. **50 g Zartbitterschokolade** in Stücke brechen und in einem Topf mit **500 ml Milch**, der gehackten Zitronenmelisse und **1 EL Vanillezucker** 30 Minuten ziehen lassen. Anschließend erhitzen, bis sich die Schokolade aufgelöst hat. Durch ein Sieb abgießen, abkühlen lassen und 1 Stunde kalt stellen. In zwei hohe Gläser füllen, mit den Zitronemelisseblättern garnieren und servieren.

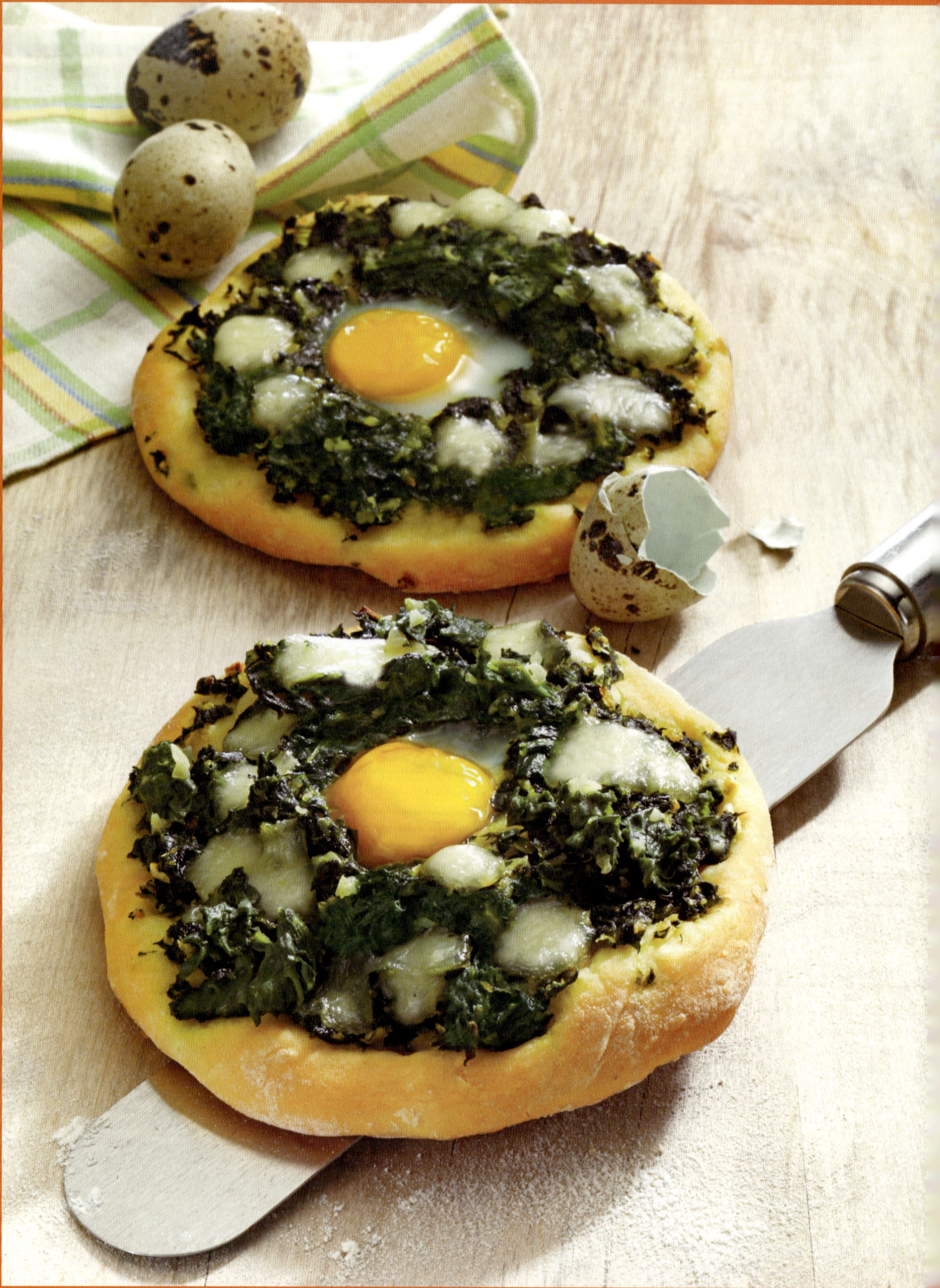

Abendessen

Was darf es zum Abschluss des Tages sein? Ein Gericht, das Ihre Kraftreserven wieder auffüllt wie Tafelspitz mit Bouillonkartoffeln oder Kürbislasagne mit Pak-Choi oder steht Ihnen der Sinn mehr nach einer leichten Minestrone mit Eierflöckchen oder einem knusprigen Kastanienfladen mit Olivendip? Sie haben die Wahl. Wenn Sie vor dem Zubettgehen noch eine heiße Honig-Mandel-Milch genießen, sinken Sie garantiert in einen erholsamen Schlaf.

Chicoréesalat mit Hähnchenbrust

Bitter-zarte Staudenblätter und süße Früchtchen laden zum abendlichen Genuss ein, dabei liefern sie hochwirksame Verjüngungssubstanzen und bilden den wohlschmeckenden Rahmen für das würzig-leichte Geflügelfleisch.

Für 2 Portionen

- 1 Hähnchenbrustfilet (160 g)
- Salz
- Cayennepfeffer
- ½ EL Honig
- 1 EL Sesamöl
- 150 g weißer Spargel
- 1 Prise Zucker
- 3 EL Öl (z. B. Arganöl, Hanföl)
- 1 TL Butter oder Ghee
- 1½ EL Erdbeer- oder Himbeer-essig (ersatzweise milder Balsamico-Essig)
- 2 Stauden Chicorée (350 g)
- 150 g Erdbeeren

Zubereitungszeit

35 Minuten

Nährwerte pro Portion

350 kcal; 23 g Eiweiß; 12 g Kohlenhydrate; 23 g Fett; 5 g Ballaststoffe

1. Das Hähnchenbrustfilet trocken tupfen; mit Salz und etwas Cayennepfeffer würzen. Honig und Sesamöl verrühren, das Fleisch in der Mischung wenden und einige Minuten darin marinieren.

2. Den Spargel schälen und die Enden abschneiden. Die Spargelstangen in 0,5 cm dicke Scheiben schneiden, diese in reichlich kochendem Salzwasser etwa 12 Minuten garen. In ein Sieb abgießen, kalt abschrecken und abtropfen lassen.

3. Butter oder Ghee in einer Pfanne erhitzen. Das Fleisch darin auf beiden Seiten 2 Minuten anbraten, dann bei schwacher Hitze etwa 10 Minuten garen, dabei gelegentlich wenden.

4. Für die Vinaigrette den Essig mit einer Prise Salz und dem Zucker verrühren. Nach und nach das Öl unterschlagen. Spargel mit der Vinaigrette vermischen und durchziehen lassen.

5. Die äußeren Blätter vom Chicorée ablösen; waschen und als Schiffchen auf zwei Tellern anrichten. Den Strunk keilförmig aus jeder Staude und die restlichen Blätter in Streifen schneiden. Erdbeeren waschen, putzen und vierteln. Das Fleisch quer in dünne Scheiben schneiden.

6. Erdbeeren, Chicoréestreifen und Spargel mit der Vinaigrette in die Schiffchen geben. Das Fleisch dazu anrichten und nach Belieben mit geröstetem Brot servieren.

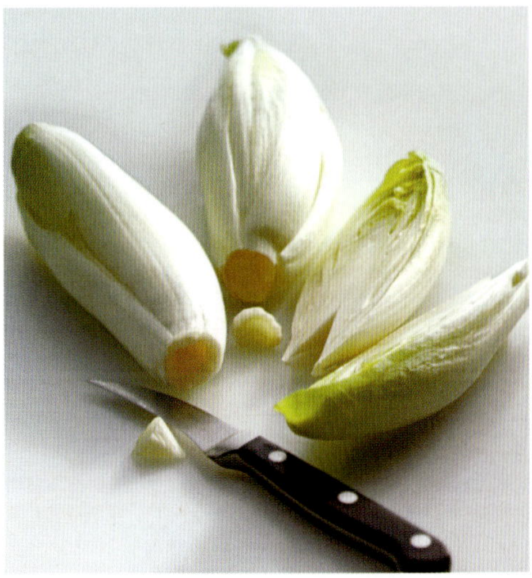

GEWUSST WIE Wer den leicht bitteren Geschmack der Chicoréeblätter etwas abmildern möchte, kann die Blätter vor der Verwendung kurz mit warmem Wasser abbrausen oder in Milch legen.

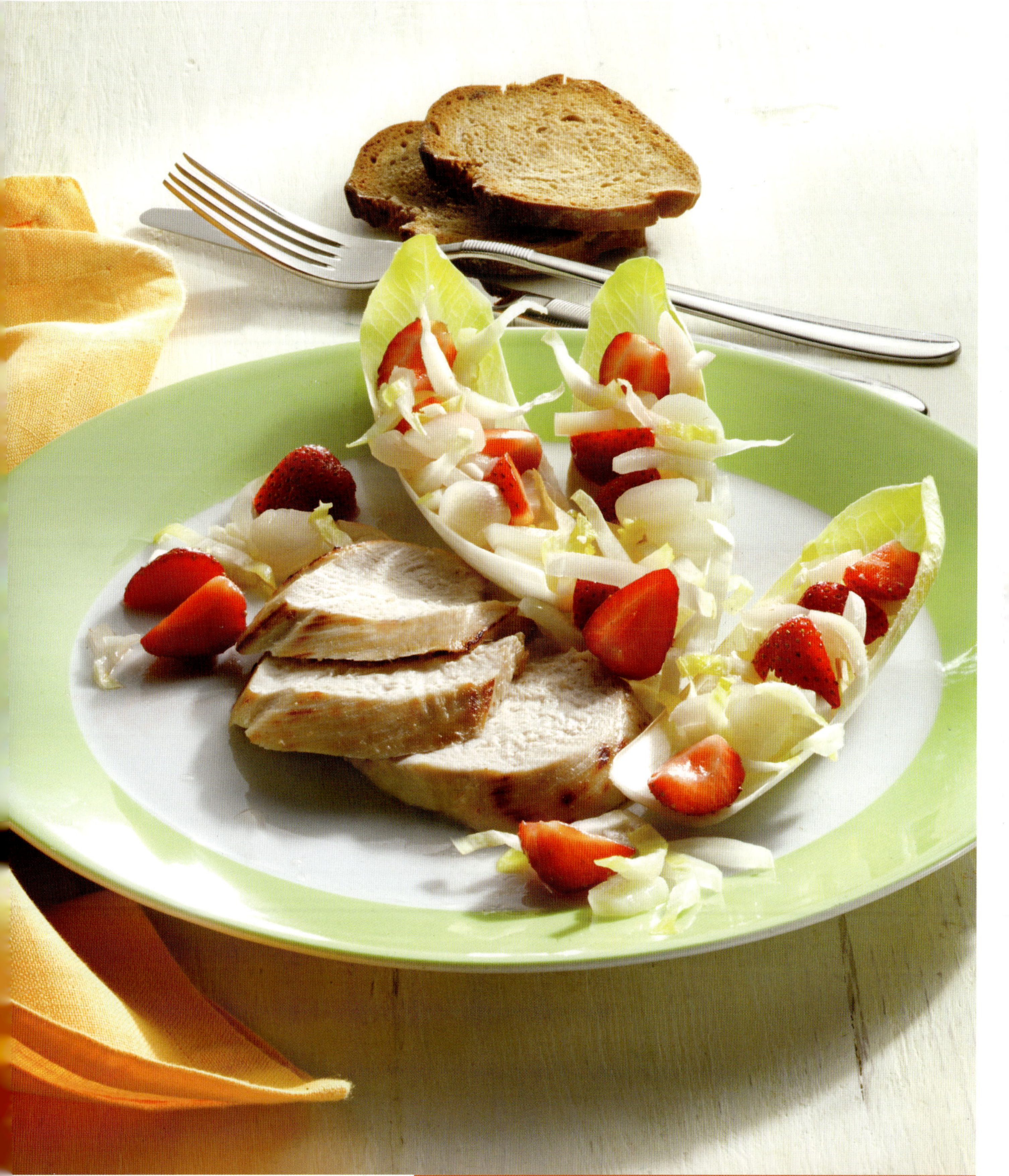

SO GUT WIE EIN MAGENBITTER Chicorée ist reich an Vitamin B_1, B_2 und C sowie an Betacarotin. Er enthält Folsäure, Kalium, Kalzium und Magnesium – wichtig für die Blutbildung, den Muskel- und Nervenstoffwechsel sowie den Knochenaufbau. Der Bitterstoff Intybin hilft, schwer bekömmliche Speisen leichter zu verdauen.

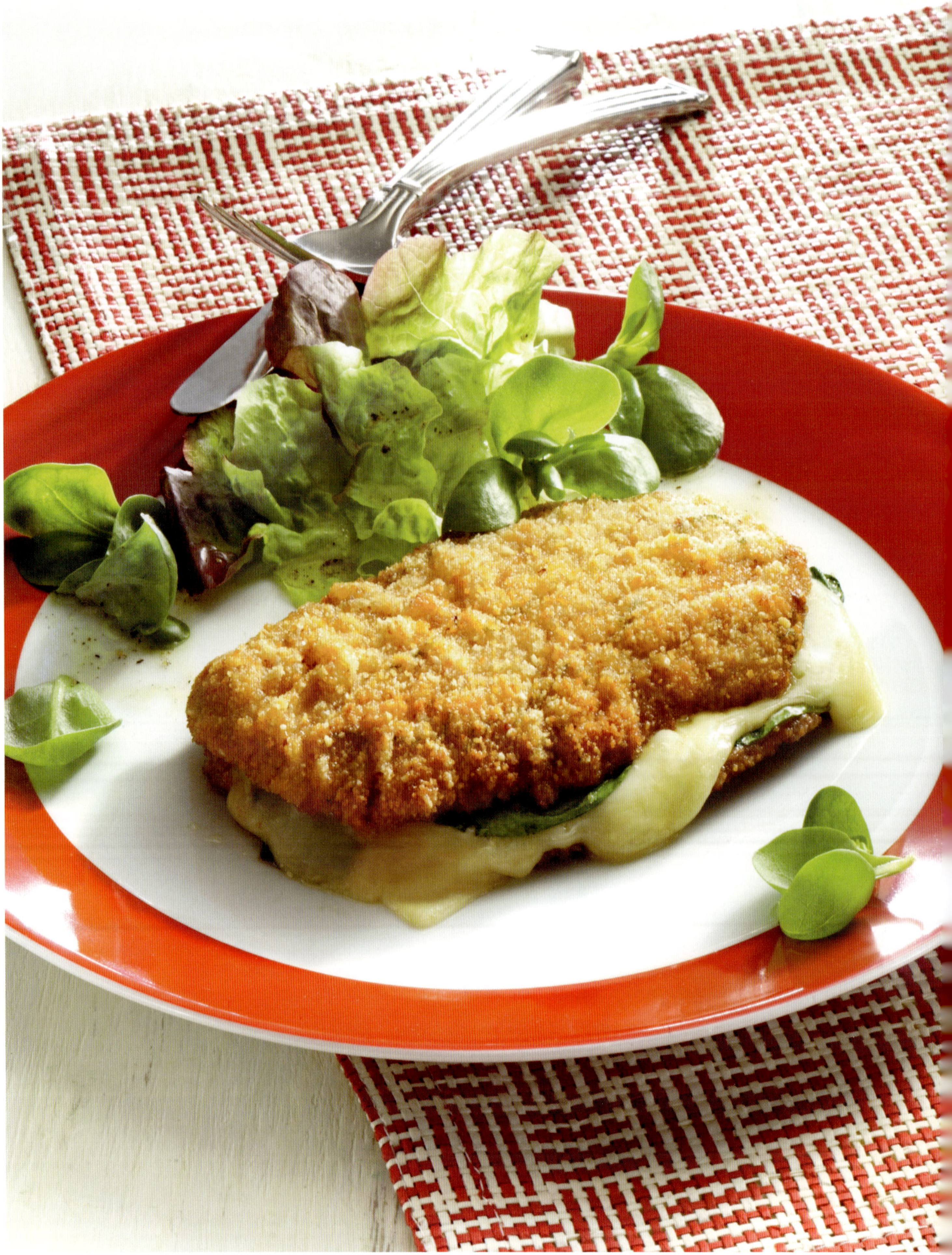

Cordon bleu mit Bärlauch

Begrüßen Sie mit diesem herzhaft-würzigen Gericht den Frühling und gewinnen Sie neuen Schwung und frischen Mut. Der wilde Waldknoblauch mit seinen ätherischen Ölen und Senfölglykosiden wird Ihren Stoffwechsel so richtig auf Trab bringen.

Für 2 Portionen

- 8 Bärlauchblätter
- 4 dünne Kalbsschnitzel (je 100 g)
- Salz
- Pfeffer aus der Mühle
- 4 dünne Scheiben Käse (z. B. Butter- oder Raclettekäse)
- 1 Ei
- 1 EL Sahne
- ½ TL Salz
- ½ TL Paprikapulver
- 2 EL gemahlene Mandeln
- 3 EL Semmelbrösel
- 1 EL Mehl
- 2 EL Bio-Kokosnussöl oder Ghee

Zubereitungszeit

35 Minuten vorbereiten

Nährwerte pro Portion

595 kcal; 58 g Eiweiß;
16 g Kohlenhydrate; 33 g Fett;
2,3 g Ballaststoffe

1. Die Bärlauchblätter waschen und trocken schwenken. Die Schnitzel trocken tupfen und flach drücken; salzen und pfeffern. Mit je zwei Bärlauchblättern und einer Scheibe Käse belegen. Je zwei belegte Schnitzel aufeinanderlegen und mit Zahnstochern zusammenstecken.

2. Für die Panade die restlichen Bärlauchblätter in feine Streifen schneiden. Das Ei mit der Sahne verquirlen. Mit Salz, Pfeffer und Paprikapulver würzen; Bärlauchstreifen unterrühren.

3. Die Mandeln auf einem Teller mit den Semmelbröseln mischen. Das Mehl auf einen zweiten Teller geben. Den Backofen auf 150 °C vorheizen. Ein Backblech mit Backpapier belegen.

4. Die gefüllten Schnitzel nacheinander sorgfältig im Mehl, dann in der Ei-Sahne-Mischung und zum Schluss in der Mandel-Brösel-Mischung wenden.

5. Das Fett in einer Pfanne erhitzen. Die Schnitzel darin auf beiden Seiten etwa 3 Minuten braten. Herausnehmen und auf das Backblech legen. Im Ofen noch etwa 10 Minuten garen. Auf Tellern nach Belieben mit grünen Blattsalaten anrichten.

RIECHT WIE KNOBLAUCH, IST ABER KEINER Bärlauch mit seinen schwefelhaltigen ätherischen Ölen hilft bei Magen-Darm-Problemen und regt den Appetit an. Zudem wirkt das Kraut positiv auf Leber, Galle und Blutdruck, reguliert den Cholesterinspiegel sowie den Fettstoffwechsel und kann vor Arterienverkalkung schützen.

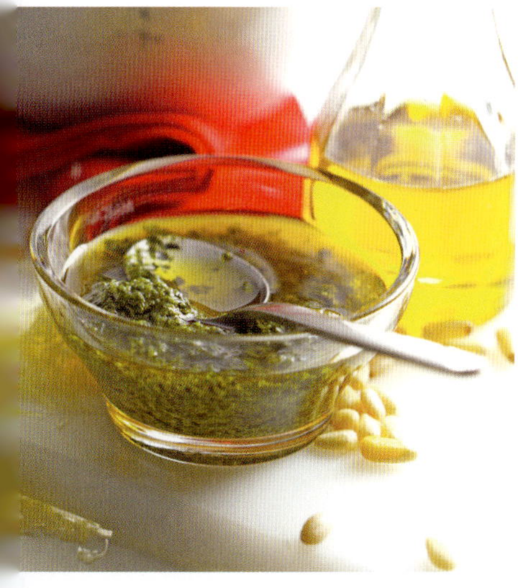

GEWUSST WIE Für ein Bärlauchpesto mit Walnüssen 50 g zerkleinerte Bärlauchblätter mit 30 g gehackten Walnüssen mit dem Stabmixer pürieren. Anschließend 70 ml Olivenöl und 30 g geriebenen Pecorino oder Parmesan untermixen. Das Pesto mit Salz und Pfeffer abschmecken.

Feldsalat mit Käsecroûtons

Kommen Sie schön und gesund durch die kalte Jahreszeit! Der Salat mit seinem starken Trio aus Vitamin C, Eisen und Betacarotin macht die Abwehrzellen fit, und Zink, das essenzielle Spurenelement aus dem Käse, sorgt für eine glatte Haut.

Für 2 Portionen

- 100 g Feldsalat
- 100 g Champignons
- 1 Apfel
- 20 g Walnusskerne
- 1 EL Apfelessig
- 1 EL Orangensaft
- 1 TL Dijonsenf
- Zucker
- Salz
- Pfeffer aus der Mühle
- 2 EL Olivenöl
- 2 kleine Scheiben Roggen- oder Bauernbrot
- 50 g Gorgonzola dolce

Zubereitungszeit

30 Minuten vorbereiten

Nährwerte pro Portion

330 kcal; 10 g Eiweiß; 18 g Kohlenhydrate; 25 g Fett; 5 g Ballaststoffe

1. Den Feldsalat putzen, gründlich waschen und trocken schwenken. Die Champignons putzen, trocken abreiben und in Scheiben schneiden. Den Apfel waschen, vierteln, entkernen und in dünne Spalten schneiden. Die Nüsse hacken.

2. Aus Essig, Orangensaft, Senf, Zucker, Salz, Pfeffer und Öl eine Vinaigrette zubereiten. Salatblätter, Apfelspalten und Pilze auf zwei Tellern oder Schalen verteilen und mit der Vinaigrette beträufeln. Den Salat mit den Walnusskernen bestreuen.

3. Den Backofengrill vorheizen. Ein Backblech mit Backpapier belegen. Die Brotscheiben entrinden und zweimal diagonal durchschneiden, sodass vier Dreiecke entstehen. Den Gorgonzola in Stücke schneiden und auf den Brotecken verteilen.

4. Die Brote auf das Blech setzen und unter dem Backofengrill etwa 2 Minuten rösten, bis der Käse geschmolzen ist. Die Käse-Croûtons aus dem Ofen nehmen und auf dem Salat anrichten.

GEWUSST WIE Für die Croûtons eignen sich auch Vollkorntoast und ein aus Ziegenmilch hergestellter besonders milder Gorgonzola.

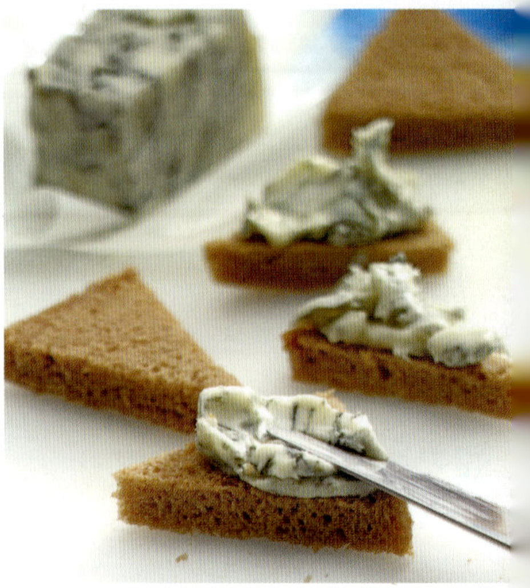

OB VON KUH, SCHAF ODER ZIEGE – Käse ist eine wichtige Quelle für Kalzium, Eiweiß, die Vitamine A, B und D sowie für den Mineralstoff Zink, der in leicht resorbierbarer Form vorliegt. 100 g Käse decken ein Viertel des täglichen Zinkbedarfs eines Erwachsenen. Nach dem Genuss von Käse ist der pH-Wert im Mund erhöht, was den Angriff von Kariesbakterien auf den Zahnschmelz stoppt.

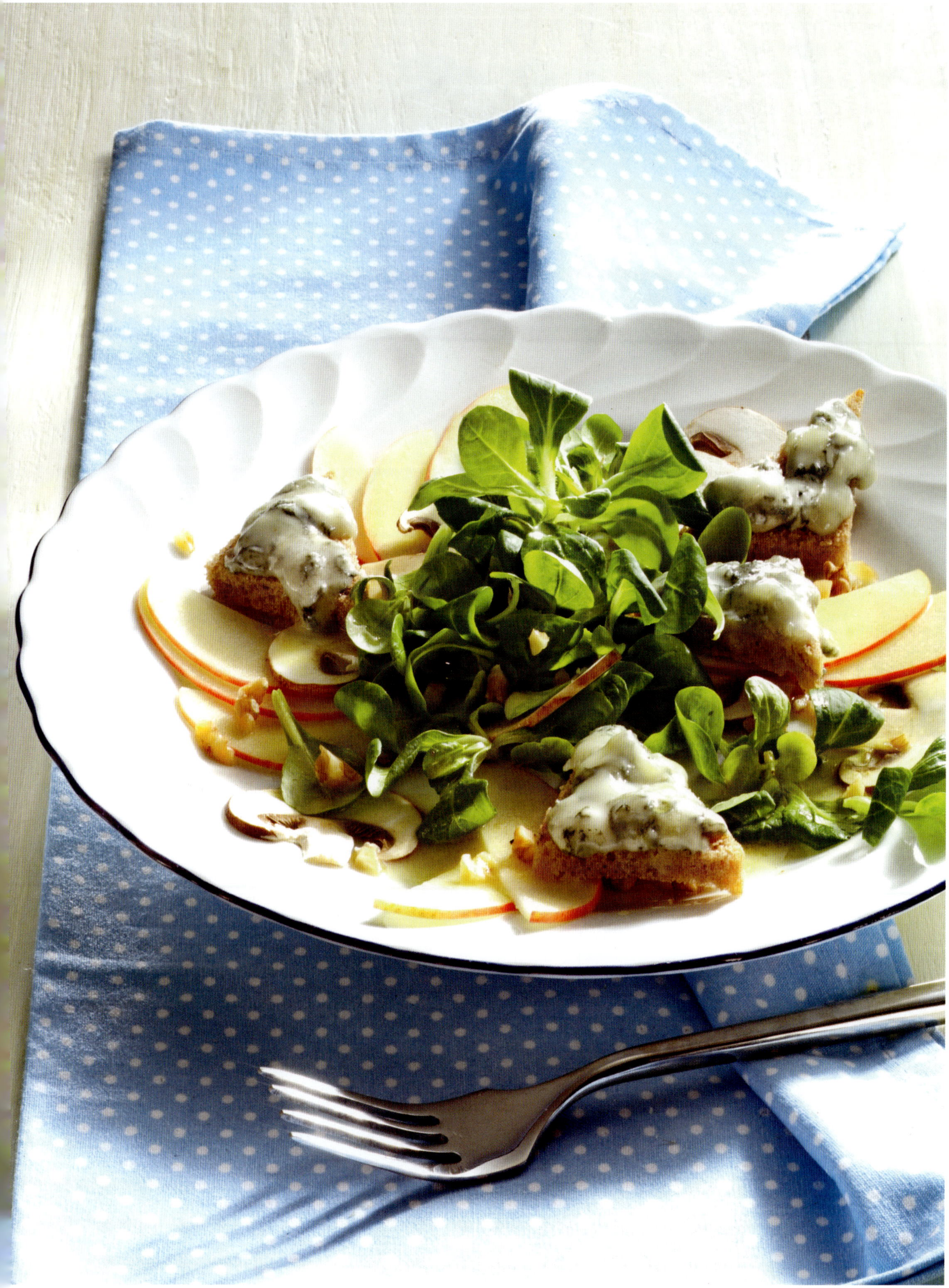

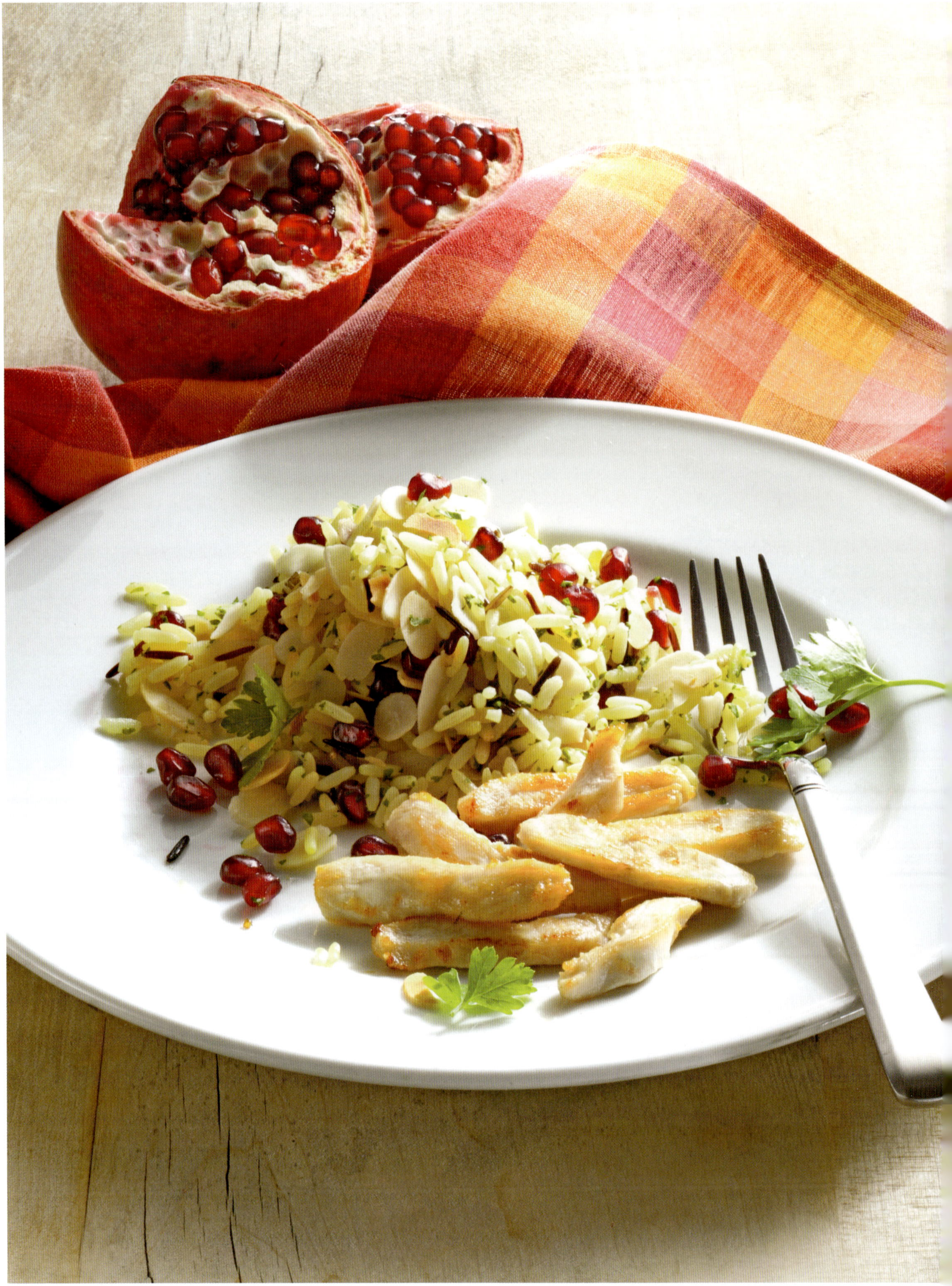

Safranreis mit Mandeln und Granatapfel

Diese exotische Reismahlzeit mit saftig-knackigen Granatapfelkernen bietet eine ganze Reihe bioaktiver Inhaltsstoffe. Die „Frucht der Götter“ beeindruckt nicht nur kulinarisch, sondern belebt und vitalisiert auch Geist und Körper.

Für 2 Portionen

- 2 EL Olivenöl
- 150 g Wildreismischung (Langkorn- und Wildreis)
- 1 Prise Safranfäden
- Salz
- 30 g Mandelblättchen
- ½ Granatapfel
- ¼ Bund Petersilie

Zubereitungszeit

25 Minuten

Nährwerte pro Portion

300 kcal; 5 g Eiweiß;
28 g Kohlenhydrate; 19 g Fett;
3,8 g Ballaststoffe

Tipp

Statt der Granatapfelkerne können Sie Rosinen, aber auch Mandarinen- oder Orangenstücke nehmen.

1. In einem Topf 1 EL Olivenöl bei mittlerer Hitze erwärmen. Den Reis darin andünsten. Den Safran in 2 EL Wasser auflösen und mit 300 ml Wasser zum Reis geben. Das Ganze salzen, unter Rühren aufkochen lassen und den Reis zugedeckt bei schwächster Hitze etwa 20 Minuten quellen lassen.

2. Inzwischen die Mandeln in einer beschichteten Pfanne ohne Fett rösten. Die Kerne vorsichtig aus der Granatapfelhälfte herauslösen (siehe unten). Die Petersilie waschen und trocken schwenken. Die Blätter abzupfen und fein hacken.

3. Den gegarten Reis mit einer Gabel auflockern. Das restliche Öl, die Granatapfelkerne, die Mandelblättchen und die Petersilie untermischen. Den Reis mit Salz abschmecken. Nach Belieben gewürzten Joghurt oder gebratene Hähnchenbruststreifen dazu reichen.

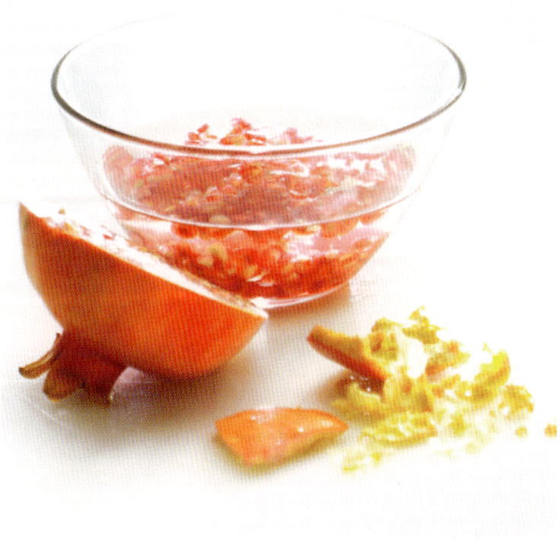

GEWUSST WIE Um die Kerne aus Granatäpfeln zu lösen, die Frucht quer halbieren. Die Hälften in eine Schüssel mit Wasser geben und in Stücke brechen. Die Kerne (im Wasser) aus den Kammern lösen – sie sinken auf den Schüsselboden. Schalenteile herausnehmen, weiße Häutchen oben entfernen. Die Kerne mit dem Wasser in ein Sieb abgießen, um sie aufzufangen.

SYMBOL DER EWIGEN JUGEND Der Granatapfel, auch „Apfel der Aphrodite“ genannt, kann u. a. aufgrund seines hohen Gehalts an Polyphenolen und Vitamin C vor Infektionen, frühzeitiger Alterung, Krebs und Herz-Kreislauf-Problemen schützen.

Rote-Bete-Suppe mit Ingwer und Kokosmilch

Ein wenig antriebslos? Vergessen Sie Ihre Müdigkeit und alle Vorurteile gegenüber den roten Knollen, denn sie enthalten reichlich zellschützende Bioflavonoide. Hier entfalten sie dank Kokosmilch, Zimt, Anis und Ingwer ein umwerfendes Aroma.

Für 2 Portionen

- 300 g Rote Beten
- 2 Frühlingszwiebeln
- 20 g frischer Ingwer
- ½ unbehandelte Orange
- 1 EL Butter oder Ghee
- 300 ml Gemüsebrühe
- 120 ml Kokosmilch
- Cayennepfeffer
- Salz
- Pfeffer aus der Mühle
- ¼ Zimtstange
- ½ Sternanis

Zubereitungszeit

20 Minuten vorbereiten
plus 30 Minuten garen

Nährwerte pro Portion

225 kcal; 4 g Eiweiß;
19 g Kohlenhydrate; 15 g Fett;
4,5 g Ballaststoffe

1. Die Roten Beten schälen und in schmale Spalten schneiden. Die Frühlingszwiebeln putzen und waschen. Nur die weißen Teile fein würfeln, die grünen Teile in feine Streifen schneiden.

2. Den Ingwer schälen und fein reiben. Die Orangenschale abreiben, den Saft auspressen.

3. Butter oder Ghee in einem Topf bei mittlerer Hitze erwärmen. Die Roten Beten und die gewürfelten Frühlingszwiebeln darin andünsten. Die Gemüsebrühe zu den Roten Beten gießen, dann 100 ml Kokosmilch hinzufügen.

4. Cayennepfeffer, Salz, Ingwer, Orangensaft und -schale, Zimtstange und Sternanis dazugeben. Die Suppe zugedeckt etwa 30 Minuten köcheln lassen. Anschließend mit Salz und Pfeffer abschmecken. Die Zimtstange aus der Suppe nehmen.

5. Die Suppe fein pürieren und auf Teller verteilen. Mit der restlichen Kokosmilch ein Muster in jede Portion zeichnen; die Frühlingszwiebelstreifen darüberstreuen.

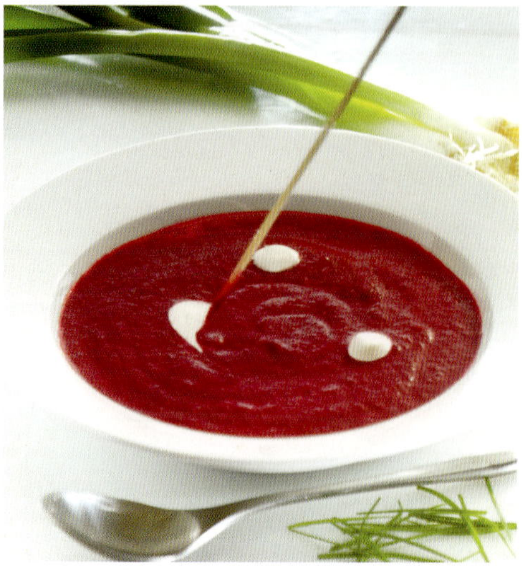

GEWUSST WIE Geben Sie ein paar Tropfen Kokosmilch in die Suppe und malen Sie mit einem Holzstäbchen daraus ein schönes Muster.

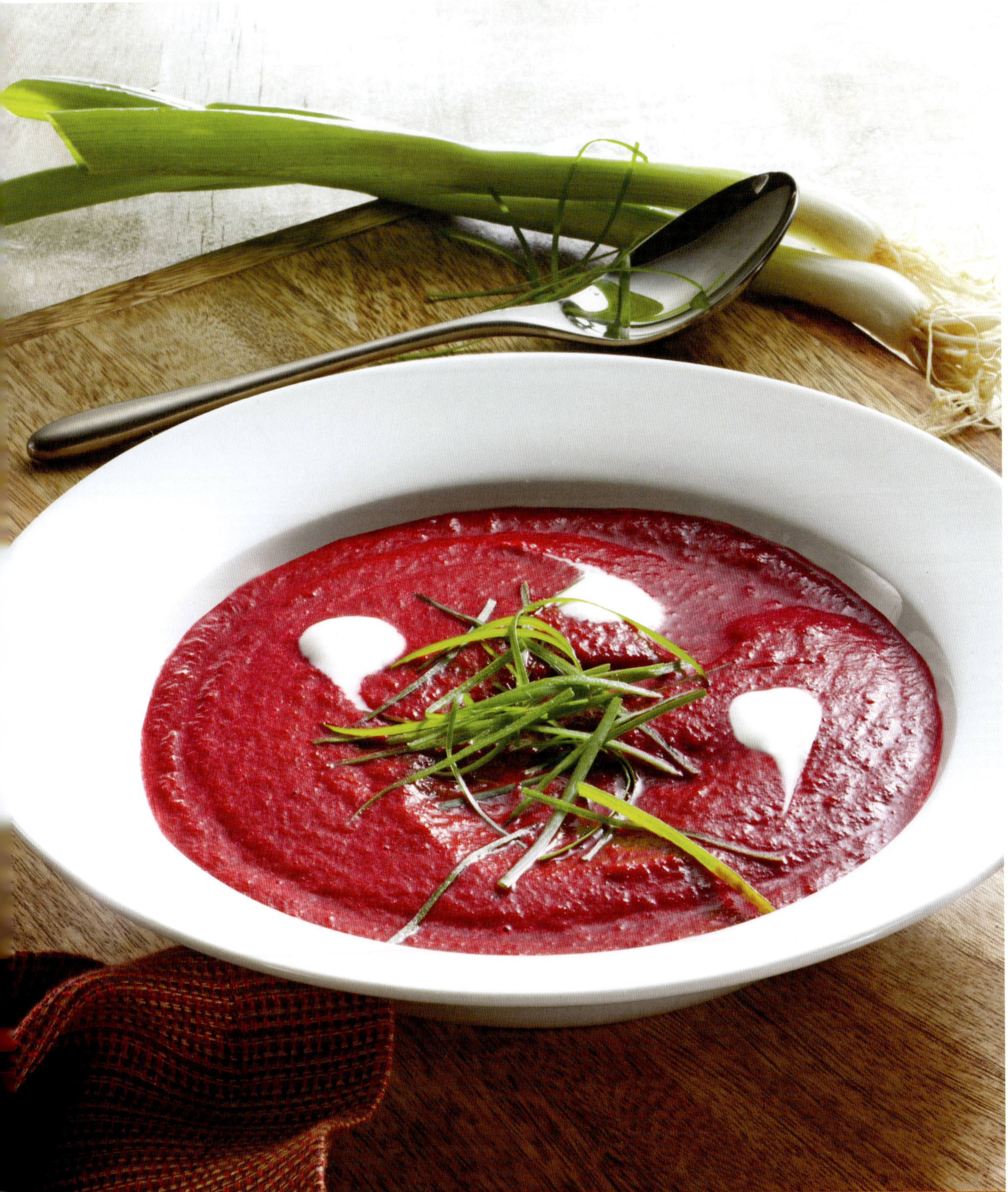

ROT WIE BLUT Ihre Farbe verdanken Rote Bete Betanin, einem Glykosid, das vermutlich Tumorwachstum hemmen kann. Aufgrund ihres Folsäure- und Eisengehalts tragen die Knollen zum Schutz vor Blutarmut bei. Darüber hinaus enthalten sie weitere B-Vitamine sowie Betacarotin, Vitamin C, Kalium, Magnesium.

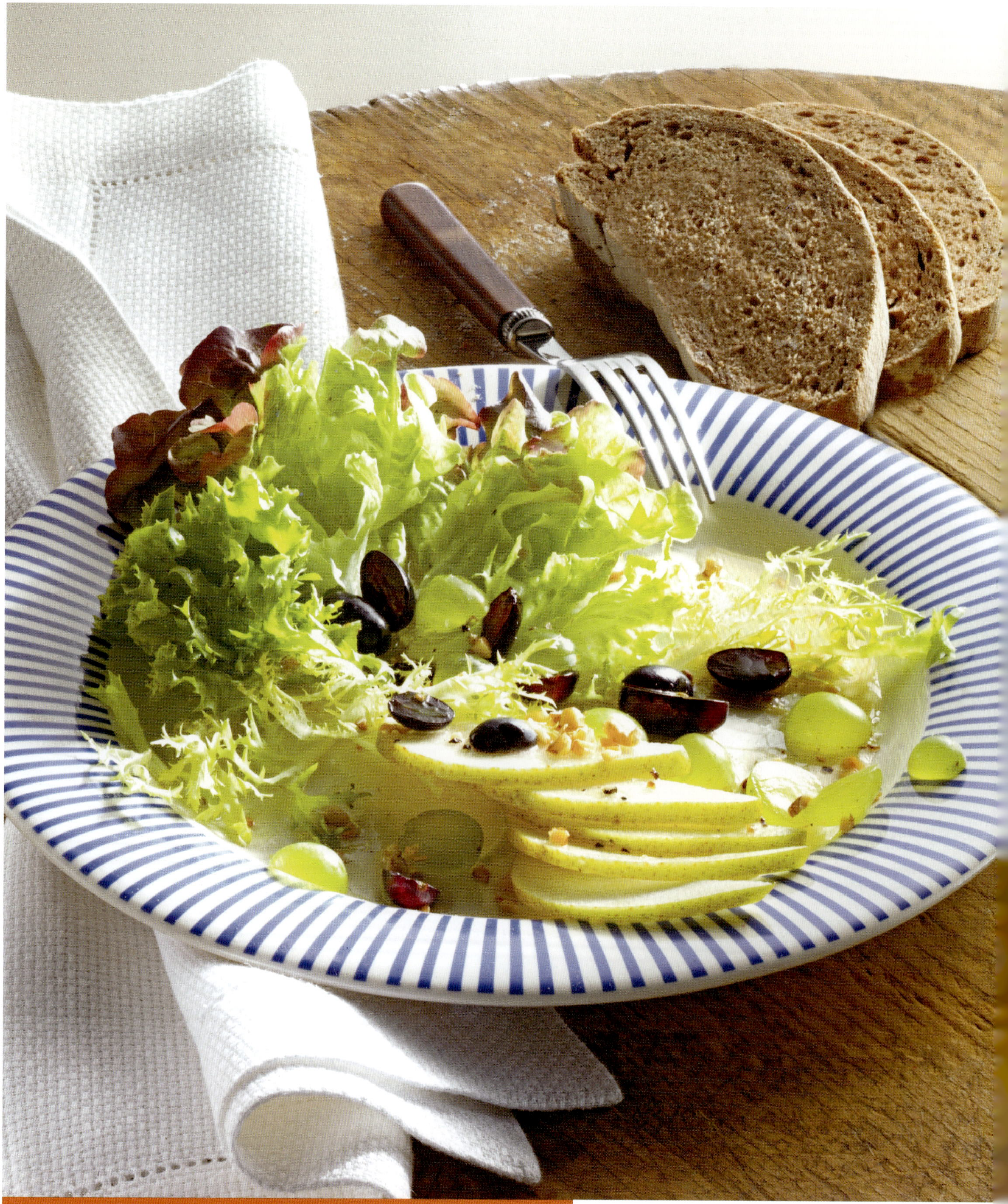

AUSGEZEICHNETE ANTIOXIDANZIENQUELLE Das ballaststoffreiche und geschmacksneutrale Traubenkernmehl liefert Substanzen, die als effektive Radikalenfänger gelten. Es kann bis zu 10 % herkömmliches Mehl in Gebäck ersetzen und auch zum Mehlieren von Fleisch oder Fisch verwendet werden.

Traubenkern-Ciabatta mit buntem Salat

Profitieren Sie vom reichhaltigen Spektrum der Weintrauben: Sowohl die frischen, Vitamin-C-haltigen Früchte im Salat als auch die gemahlenen Traubenkerne für das Brot können eine besonders zellschützende Wirkung entfalten.

Für 1 Brot (15 Scheiben)

- 420 g Dinkelmehl (Type 630) oder Weizenmehl (Type 550)
- 5 EL Traubenkernmehl
- 1 TL Salz
- 1 TL getrockneter Thymian
- ½ TL gemahlener Kümmel
- ½ Würfel Hefe (21 g)
- 1 TL Rohrohrzucker
- 3 EL Olivenöl

Für den Salat (2 P+ortionen)

- 150–180 g Salatblätter (z. B. Frisée, Eichblatt, Lollo rosso)
- je 50 g helle und blaue Weintrauben
- 1 kleine Birne
- 2 TL Trauben-Balsamico-Essig
- ½ TL Ahornsirup
- Salz, Pfeffer aus der Mühle
- je 1 EL Traubenkern- und Walnussöl
- 1–2 EL Walnusskernhälften, gehackt und geröstet

Zubereitungszeiten

2 Stunden 45 Minuten (Brot)
15 Minuten (Salat)

Nährwerte (Brot) pro Scheibe

370 kcal; 13 g Eiweiß; 64 g Kohlenhydrate; 6,5 g Fett; 3,5 g Ballaststoffe

Nährwerte (Salat) pro Portion

190 kcal; 2,5 g Eiweiß; 15 g Kohlenhydrate; 13 g Fett; 3,5 g Ballaststoffe

1. Die Mehle mit Salz, Thymian und Kümmel in einer Schüssel mischen. Hefe in 350 ml lauwarmem Wasser auflösen; den Zucker unterrühren. Das Hefewasser 15 Minuten stehen lassen.

2. In die Mitte der Mehlmischung eine Mulde drücken. Hefewasser und Öl hineingießen. Alles zu einem geschmeidigen Teig kneten. Falls er zu trocken ist, etwas Wasser, falls er zu feucht ist, etwas Mehl unterkneten. Den Teig zugedeckt an einem warmen Ort etwa 1 Stunde gehen lassen. Ein Backblech mit Backpapier belegen. Den Backofen auf 210 °C vorheizen.

3. Den Teig auf einer bemehlten Arbeitsfläche zu einem Rechteck ausrollen und zu einer Ciabatta formen. Auf das Backblech legen, mit einem Tuch bedecken; 30 Minuten gehen lassen. Danach im heißen Ofen (Mitte) 45 Minuten backen. Das Brot herausnehmen und auf einem Kuchengitter abkühlen lassen.

4. Inzwischen die Salatblätter waschen, trocken schwenken und in mundgerechte Stücke zupfen. Die Trauben waschen und halbieren, nach Belieben entkernen. Die Birne waschen, vierteln und entkernen; in schmale Spalten schneiden.

5. Aus Essig, Sirup, Salz, Pfeffer und den Ölen eine Vinaigrette herstellen. Salatblätter mit Vinaigrette mischen; auf zwei Teller verteilen. Trauben, Birnen und Nüsse darauf anrichten. Traubenkern-Ciabatta in Scheiben schneiden und dazu reichen.

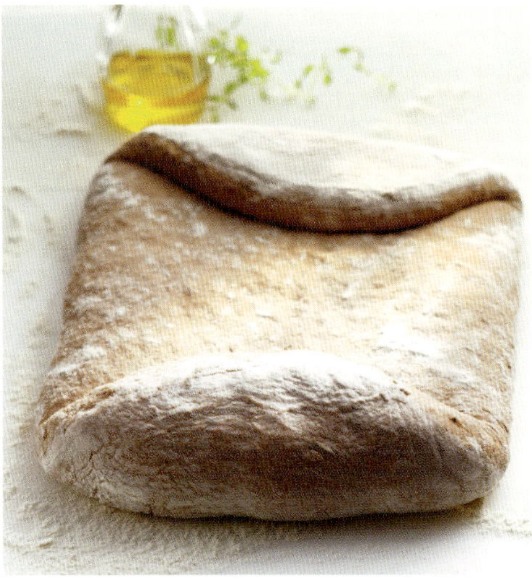

GEWUSST WIE Den Teig zu einer Ciabatta formen. Dafür die kurzen Seiten des Teigrechtecks nach innen einschlagen und den Teig zu einem länglichen Laib formen.

Joghurt-Mischbrot mit Sonnenblumenkernen

Backen Sie mal diese Version eines Sonnenblumenbrots. Es schmeckt fantastisch und ist glutenfrei. Die nährstoffreichen Sonnenblumenkerne stärken zudem Herz und Kreislauf und hellen die Stimmung auf.

Für 1 längliches Brot (20 Scheiben)

- je 50 g Reis- und Maismehl
- 100 g Kastanienmehl
- 150 g Buchweizenmehl
- 50 g Traubenkernmehl
- 1 Päckchen Backpulver
- 2 TL Salz
- 2 TL Guarkernmehl (ersatzweise Johannisbrotkernmehl)
- 50 g geschrotete Leinsamen
- je 50 g gemahlene und ganze Sonnenblumenkerne
- 50 g gemahlene Nüsse (z. B. Mandeln, Haselnuss- oder Walnusskerne)
- 6 Eier
- 200 g Naturjoghurt
- 4 EL Rapsöl (ersatzweise Sonnenblumenöl)
- 40–50 ml Mineralwasser mit Kohlensäure

Zubereitungszeit

15 Minuten vorbereiten plus
1 Stunde backen

Nährwerte pro Scheibe

155 kcal; 6 g Eiweiß;
15 g Kohlenhydrate; 8 g Fett;

1. Alle Mehlsorten mit Backpulver, Salz, Guarkernmehl, Leinsamen, gemahlenen Sonnenblumenkernen, der Hälfte der ganzen Sonnenblumenkerne und den gemahlenen Nüssen mischen. Ein Backblech mit Backpapier belegen. Den Backofen auf 200 °C vorheizen.

2. Eier mit Joghurt, 2 EL Öl und Mineralwasser verrühren. Die Mehlmischung unter das Eier-Joghurt-Gemisch rühren und zu einem geschmeidigen Teig verarbeiten. Diesen mit bemehlten Händen zu einem länglichen Laib formen. Auf das Blech setzen; oben mit einem Messer schräg einschneiden.

3. Das Brot 45 Minuten im heißen Ofen (Mitte) backen. Danach mit dem restlichen Öl (2 EL) bestreichen und mit den übrigen Sonnenblumenkernen bestreuen.

4. Die Ofentemperatur auf 180 °C reduzieren und das Brot noch 15 Minuten backen. Mit einem Holzspieß die Garprobe (siehe S. 72) machen. Das fertig gebackene Brot auf einem Kuchengitter auskühlen lassen.

GEWUSST WIE **Das Brot schmeckt frisch am besten. Wenn Sie es aber immer vorrätig haben möchten, das Brot einfach in Scheiben schneiden, einfrieren und nach Bedarf im Toaster aufbacken.**

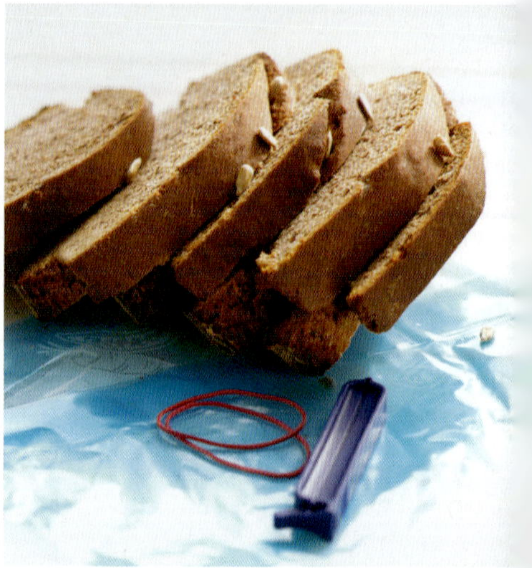

KLEINE KRAFTPAKETE **Sonnenblumenkerne sind reich an Proteinen, B-Vitaminen, Ballast- und Mineralstoffen sowie mehrfach ungesättigten Fettsäuren. Der regelmäßige Verzehr der Kerne hilft gegen Erschöpfung und Depression, unterstützt Herz und Kreislauf und hält die Blutfettwerte im Lot.**

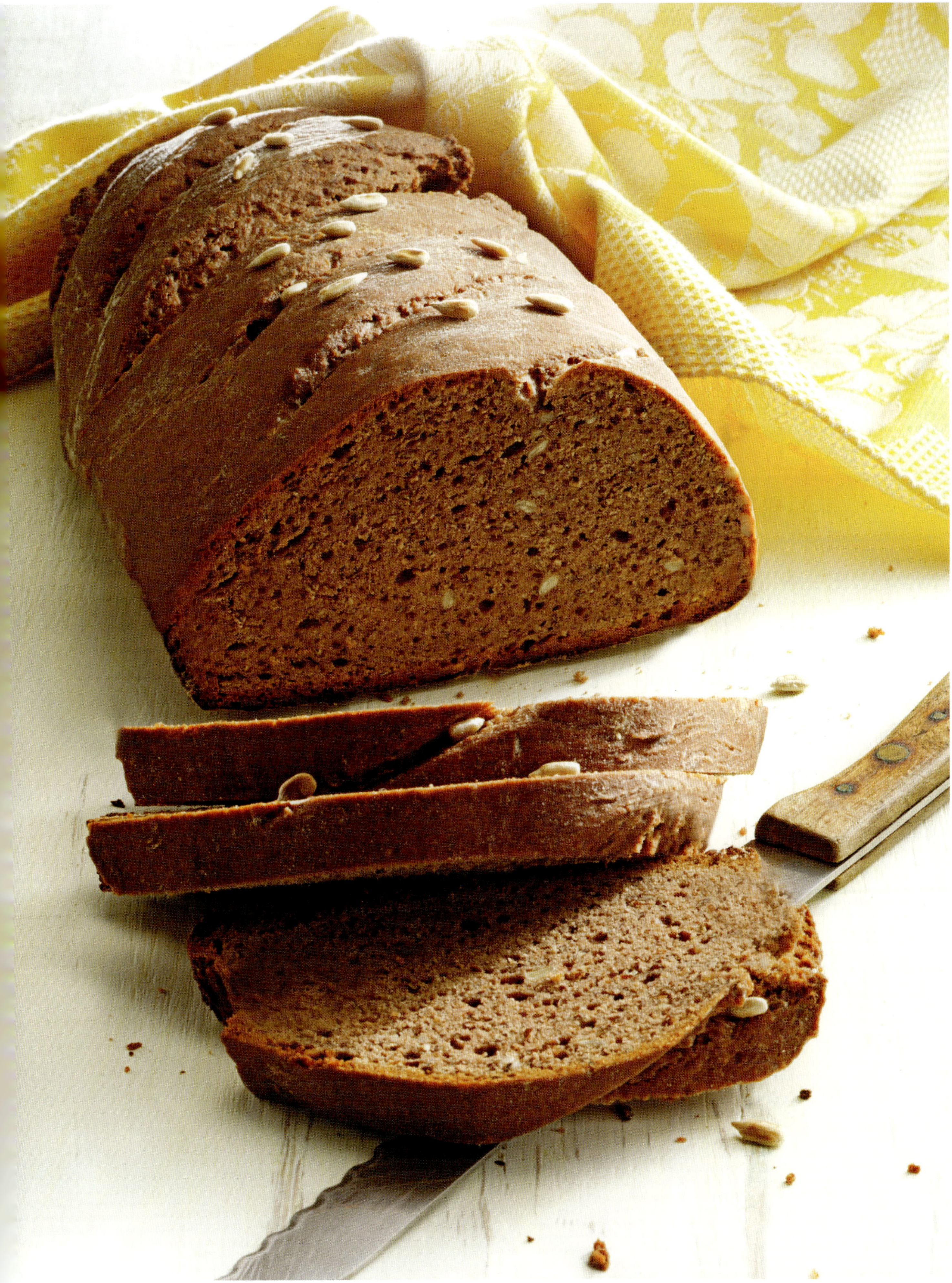

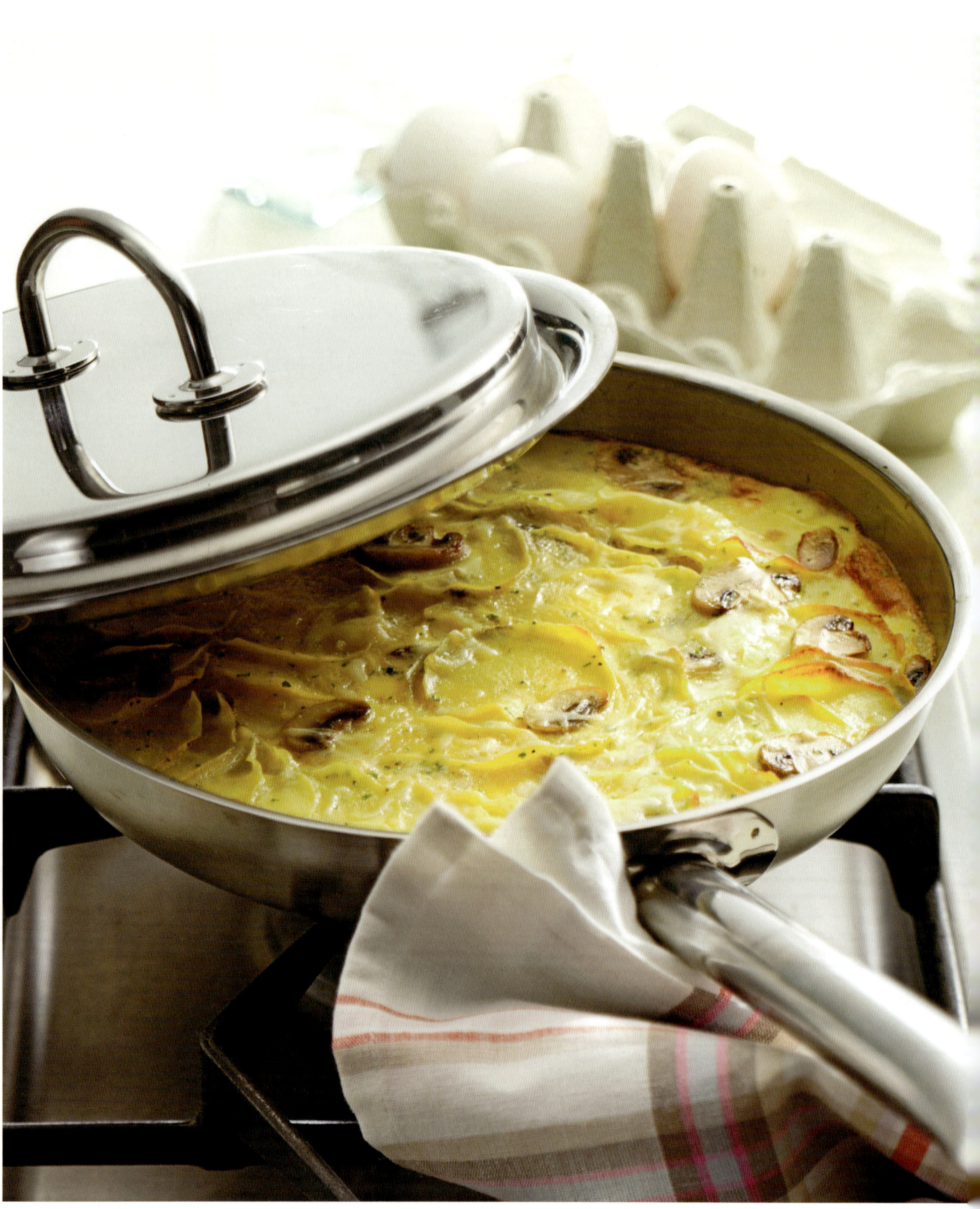

GEWUSST WIE Einen Teller verkehrt herum oder den Deckel auf die Pfanne legen, fest auf die Pfanne drücken und alles mit Schwung herumdrehen, sodass die Tortilla auf dem Teller bzw. dem Pfannendeckel liegt. Zum Braten auf der anderen Seite die Tortilla vom Teller bzw. Deckel zurück in die Pfanne gleiten lassen.

Kartoffel-Tortilla mit Champignons

Ob mittags oder abends – dieses würzige Kartoffelgericht versorgt Sie mit reichlich Eiweiß, Mineral- und Ballaststoffen. Kombinieren Sie es noch mit einem vitaminreichen Salat, dann ist Ihr Menü perfekt – und jeglicher Stress verflogen!

Für 2 Portionen

- 300 g festkochende Kartoffeln
- 200 g Champignons
- 1 kleine Zwiebel
- 1 Knoblauchzehe
- 4 Stängel Petersilie
- 4 EL Olivenöl
- Salz
- 4 Eier
- 8 EL Milch
- Pfeffer aus der Mühle
- ½ TL Paprikapulver
- 2 EL geriebener Käse (z. B. Etorki oder Gouda)

Zubereitungszeit

30 Minuten

Nährwerte pro Portion

520 kcal; 24 g Eiweiß; 27 g Kohlenhydrate; 35 g Fett; 6 g Ballaststoffe

1. Kartoffeln schälen, waschen und in dünne Scheiben hobeln. Pilze putzen, abreiben und in feine Scheiben schneiden. Zwiebel und Knoblauch schälen; die Zwiebel würfeln. Petersilie waschen und trocken schwenken; die Blätter fein hacken.

2. Das Öl in einer großen Pfanne erhitzen. Die Zwiebel darin glasig dünsten, die Kartoffeln hinzufügen und bei schwacher Hitze zugedeckt mitgaren, bis sie weich sind. An den Pfannenrand schieben und die Champignons in der Pfannenmitte braten. Den Knoblauch dazupressen und kurz mitbraten. Alles mit Salz würzen und kurz abkühlen lassen.

3. Die Eier mit der Milch verquirlen. Mit Salz, Pfeffer und Paprikapulver würzen; die Petersilie unterrühren. Die Eier-Sahne-Milch unter Kartoffeln und Champignons mischen und bei schwacher Hitze stocken lassen, bis die Unterseite der Tortilla leicht gebräunt ist.

4. Die Tortilla mit 1 EL Käse bestreuen, wenden und zugedeckt 5 Minuten weiterbraten. Mit restlichem Käse bestreuen, nach Belieben nochmals wenden und auf der Oberseite kurz braten. In Stücke schneiden und mit Salat servieren.

DUNKLER HUT STEHT IHNEN GUT

Besonders aromatisch sind Champignons mit dunkler Hutfarbe. Die kalorienarmen, aber mineralstoffreichen Speisepilze liefern wertvolles Eiweiß und reichlich B-Vitamine – laut neuester Forschung sogar Vitamin B_{12} – sowie Vitamin E und Selen. B-Vitamine gelten als Nervennahrung und regen die Gehirntätigkeit positiv an.

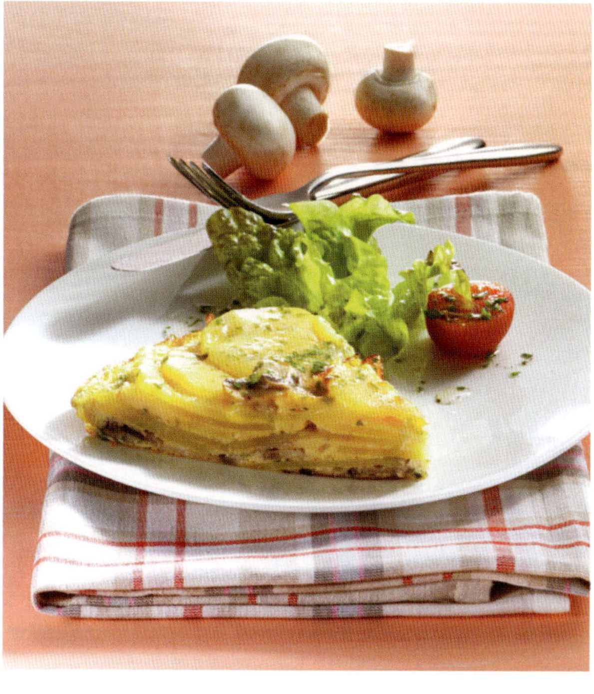

Kastanienfladen mit Olivendip

Brauchen Sie ein wenig Urlaubsstimmung? Versuchen Sie es mit diesem mediterran angehauchten Abendbrot. Backen Sie die Vitamin-B-reichen Fladen, und tauchen Sie sie in den würzigen Dip, der Ihnen eine Menge sekundärer Pflanzenstoffe schenkt.

Für 2 Portionen

- 200 g Kastanienmehl
- je 50 g Buchweizen- und Maismehl (ersatzweise 100 g Dinkelmehl Type 630)
- ½ frische Hefe (21 g Würfel)
- 1 Prise Zucker
- ½–1 TL Salz
- Salz
- 3 EL Olivenöl, mehr für das Blech und zum Bestreichen
- 2 Zweige Rosmarin
- 60 g Pinienkerne
- 1–2 TL grobes Meersalz

Für den Dip

- 100 g Frischkäse
- 2 EL Sahne
- 30 g grüne Oliven (ohne Stein)
- ½ TL Zitronenschale
- ½ TL Currypulver
- Salz
- Pfeffer aus der Mühle

Zubereitungszeit

30 Minuten vorbereiten plus 45–55 Minuten gehen lassen und 15–20 Minuten backen

Nährwerte pro Fladen

660 kcal; 13 g Eiweiß; 77 g Kohlenhydrate; 33 g Fett; 9,5 g Ballaststoffe

Nährwerte (Dip) pro Portion

100 kcal; 2 g Eiweiß; 1 g Kohlenhydrate; 10 g Fett; 0,3 g Ballaststoffe

1. Die Mehle in einer Schüssel vermischen; in die Mitte eine Mulde drücken. Die Hefe hineinbröckeln. Mit 200 ml lauwarmem Wasser und Zucker verrühren; 15 Minuten gehen lassen. Danach Salz und Öl in die Schüssel geben und alle Zutaten zu einem geschmeidigen Teig verkneten. Zudecken und an einem warmen Ort 30–40 Minuten gehen lassen.

2. Rosmarin waschen und trocken schwenken. Die Blätter abzupfen und klein hacken. Den Backofen auf 200 °C vorheizen. Die Hälfte der Pinienkerne in einer Pfanne ohne Fett goldbraun rösten; abkühlen lassen und grob hacken.

3. Den aufgegangenen Teig kurz durchkneten, dabei die gehackten Pinienkerne und die Hälfte der Rosmarinnadeln untermischen. Ein Backblech fetten. Aus dem Teig zwei Fladen formen. Diese auf das Blech legen, in Form drücken und mit etwas Öl bestreichen. Die restlichen ganzen Pinienkerne und die übrigen Rosmarinnadeln sowie das Meersalz auf die Fladen streuen. Die Fladen in 15–20 Minuten goldbraun backen. Herausnehmen und abkühlen lassen.

4. Für den Dip den Frischkäse mit der Sahne glatt rühren. Die Oliven fein hacken und mit der Zitronenschale unterrühren. Den Dip mit Currypulver, Salz und Pfeffer würzen. Die Kastanienfladen mit dem Olivendip servieren.

GEWUSST WIE Schneiden Sie Rohkost wie Paprika, Stangensellerie oder Möhren in Streifen bzw. lange Stifte (siehe S. 99), und servieren Sie diese mit dem Dip. Ebenfalls gut dazu schmeckt der Orangensalat von S. 112.

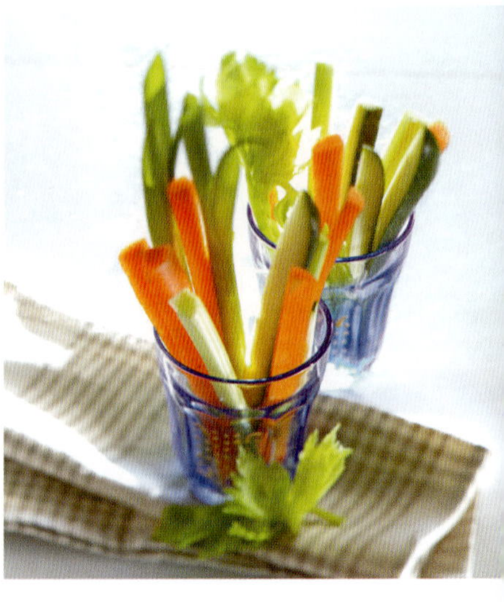

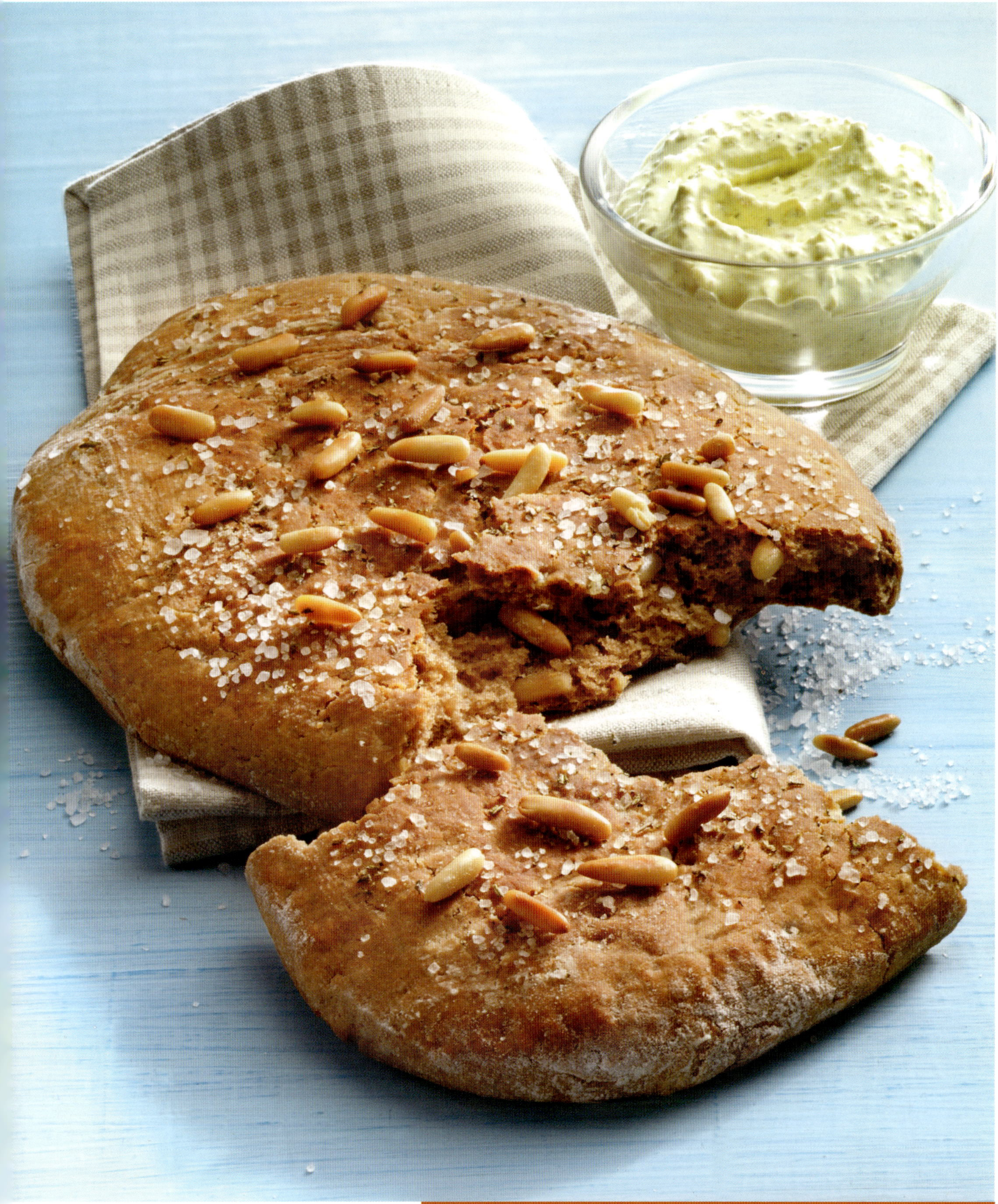

DAS BROT VOM BAUM Esskastanien (auch: Maronen) eignen sich gekocht für süße oder pikante Gerichte, geröstet liefern sie ein glutenfreies Mehl. Die stärkereichen Nussfrüchte sind fettarm und enthalten weniger Eiweiß als Nüsse. Nennenswert ist u. a. ihr Gehalt an den Vitaminen C und E sowie Vitaminen der B-Gruppe.

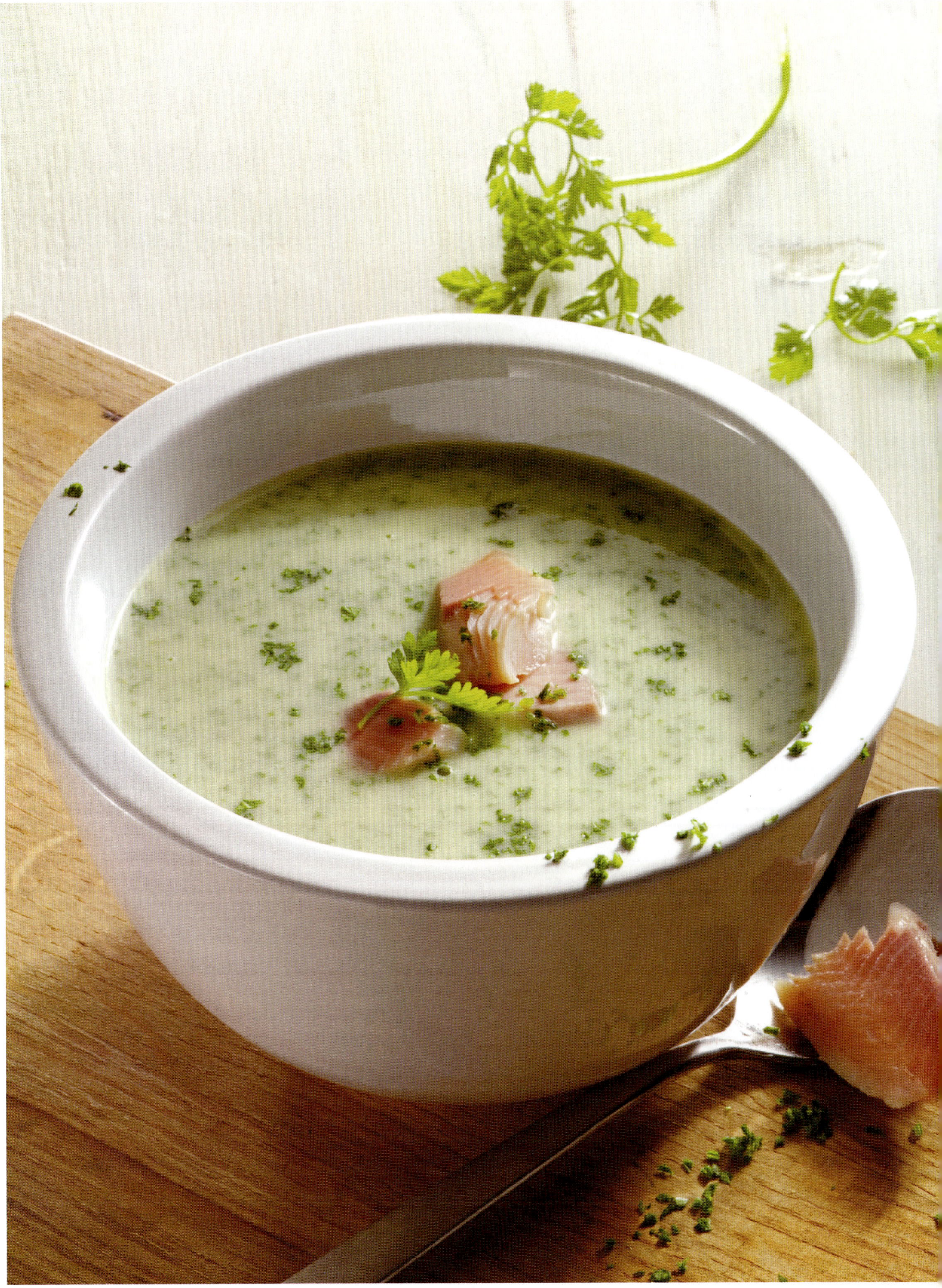

Kerbelsuppe mit geräucherter Lachsforelle

Das feine Frühlingssüppchen mit Fischeinlage wird Sie durch seinen besonderen Duft verführen. Gleichzeitig versorgt es Sie mit wertvollen Substanzen wie Vitamin B_{12} und D, die Ihnen frisches Blut und gesunde Knochen garantieren.

Für 2 Portionen

- 1 kleine Zwiebel
- 1 Kartoffel
- 2 EL Butter
- 600 ml Gemüsebrühe
- 30 g Kerbel
- 60 g Sahne
- Salz
- Pfeffer aus der Mühle
- frisch geriebene Muskatnuss
- 1 EL Zitronensaft
- 70 g geräuchertes Lachsforellenfilet
- gehackte Petersilie zum Bestreuen

Zubereitungszeit

25 Minuten

Nährwerte pro Portion

280 kcal; 12 g Eiweiß; 15 g Kohlenhydrate; 19 g Fett; 3 g Ballaststoffe

1. Die Zwiebel schälen und fein würfeln. Die Kartoffel schälen und in kleine Würfel schneiden. Die Butter in einem Topf erhitzen und die Zwiebel darin glasig dünsten, die Kartoffelwürfel hinzufügen und mitdünsten.

2. Die Hälfte der Gemüsebrühe zu Zwiebel und Kartoffel gießen; köcheln lassen, bis die Kartoffelwürfel weich sind.

3. Den Kerbel waschen und trocken schwenken, die Blätter abzupfen und grob hacken. Zu den Kartoffeln in den Topf geben und alles mit dem Stabmixer pürieren.

4. Die restliche Gemüsebrühe und die Sahne hinzufügen. Die Suppe erhitzen, aber nicht aufkochen lassen; mit Zitronensaft, Salz, Pfeffer und Muskat abschmecken.

5. Das Lachsforellenfilet in mundgerechte Stücke zerteilen und in zwei vorgewärmte Suppenschalen geben. Die Kerbelsuppe daraufschöpfen. Die Portionen mit Petersilie bestreuen und servieren.

AROMATISCH UND APPETITANREGEND Seinen anisähnlichen Duft verdankt Kerbel dem ätherischen Öl Isoanethol. Weitere Inhaltsstoffe sind Flavonoide, Cumarine, Bitterstoffe, die Vitamine A und C, Magnesium und Eisen. Aufgrund der blutreinigenden und harntreibenden Wirkung empfiehlt sich das Kraut als Frühjahrskur.

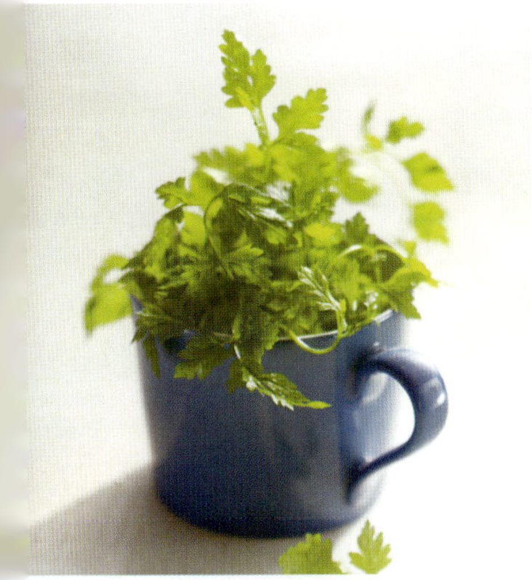

GEWUSST WIE Da Kerbel hitzeempfindlich ist, sollte er möglichst nicht mitgekocht werden. Das frische Kraut ist im Topf oder geschnitten erhältlich.

Kürbislasagne mit Pak-Choi und Soja

Eine bunte Gemüsetruppe formt hier ein Gericht, das Sie sicher kennen, so aber noch nie genossen haben. Wagen Sie sich an diese Variante und profitieren Sie vom wertvollen Eiweiß, dem Lecithin und den Omega-3-Fettsäuren, die die Sojazutat liefert.

Für 1 Lasagneform (26 x 19 cm)

- 1 kleiner Hokkaidokürbis (600 g)
- 3 EL Olivenöl, mehr für die Form
- Salz
- Pfeffer aus der Mühle
- 1 Knoblauchzehe
- 50 g feine Soja-Schnetzel (Bioregal im Supermarkt oder Reformhaus)
- 200 g stückige Tomaten
- 1 TL gehackter Thymian
- 300 g Pak-Choi (ersatzweise Spinat, Wirsing oder Grünkohl)
- 400 ml Gemüsebrühe
- 2 EL Butter
- 2 EL Mehl oder Speisestärke
- 40 g Parmesan, gerieben
- Paprikapulver
- frisch geriebene Muskatnuss
- 150 g Lasagneblätter (ohne Vorkochen)
- 2 EL gehackte Kürbiskerne

Zubereitungszeit

40 Minuten vorbereiten plus 30 Minuten garen

Nährwerte pro Portion (bei 4)

415 kcal; 23 g Eiweiß; 29 g Kohlenhydrate; 18 g Fett; 8 g Ballaststoffe

1. Den Backofen auf 180 °C vorheizen. Den Kürbis schälen, entkernen und in kleine Stücke schneiden. Diese auf einem Backblech verteilen; mit 1 EL Öl beträufeln, salzen und pfeffern. Im heißen Ofen etwa 30 Minuten garen, bis die Kürbisstücke weich sind und zu bräunen beginnen.

2. Gleichzeitig für die Tomatensauce Knoblauch schälen und zerkleinern. In einer Pfanne 1 EL Öl erhitzen. Knoblauch darin andünsten. Soja-Schnetzel dazugeben und mitdünsten. Tomaten, Thymian und ½ Tasse Wasser (80 ml) dazugeben; alles 20 Minuten köcheln lassen; salzen und pfeffern.

3. Pak-Choi putzen, waschen und in feine Streifen schneiden. Restliches Öl (1 EL) in einem Topf erhitzen. Kohl darin andünsten, die Gemüsebrühe dazugießen und das Gemüse 15 Minuten garen. In ein Sieb gießen, dabei die Flüssigkeit auffangen.

4. Aus Butter, Mehl oder Stärke und 300 ml Kochflüssigkeit eine Béchamelsauce zubereiten (siehe unten). Die Hälfte des Parmesans in die Sauce rühren. Köcheln lassen, bis die Sauce andickt. Falls nötig, noch etwas Brühe unterrühren. Mit Salz, Pfeffer, Paprikapulver und Muskat abschmecken.

5. Die Form fetten. Kürbis, Lasagneblätter, Kohl, Tomaten- und Béchamelsauce hineinschichten. Mit einer Lage Lasagneblätter und Béchamelsauce abschließen. Mit restlichem Parmesan und den Kürbiskernen bestreuen. Im heißen Ofen etwa 30 Minuten garen.

GEWUSST WIE Für die Béchamelsauce die Butter in einem Topf zerlassen, Mehl oder Speisestärke darin anschwitzen. Unter Rühren nach und nach etwa 300 ml Kohl-Kochwasser zugießen. Bei mittlerer Hitze unter Rühren aufkochen lassen.

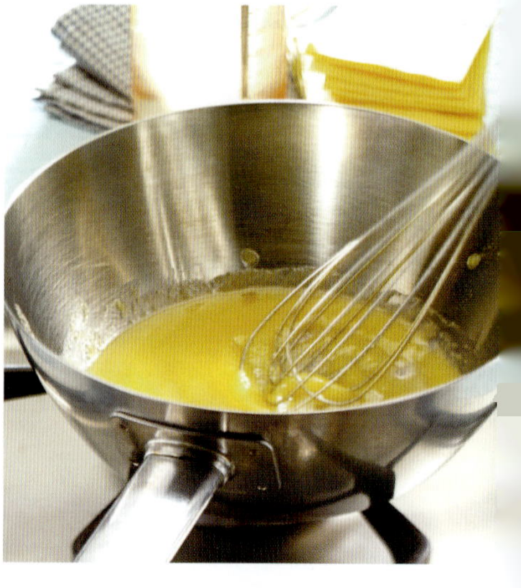

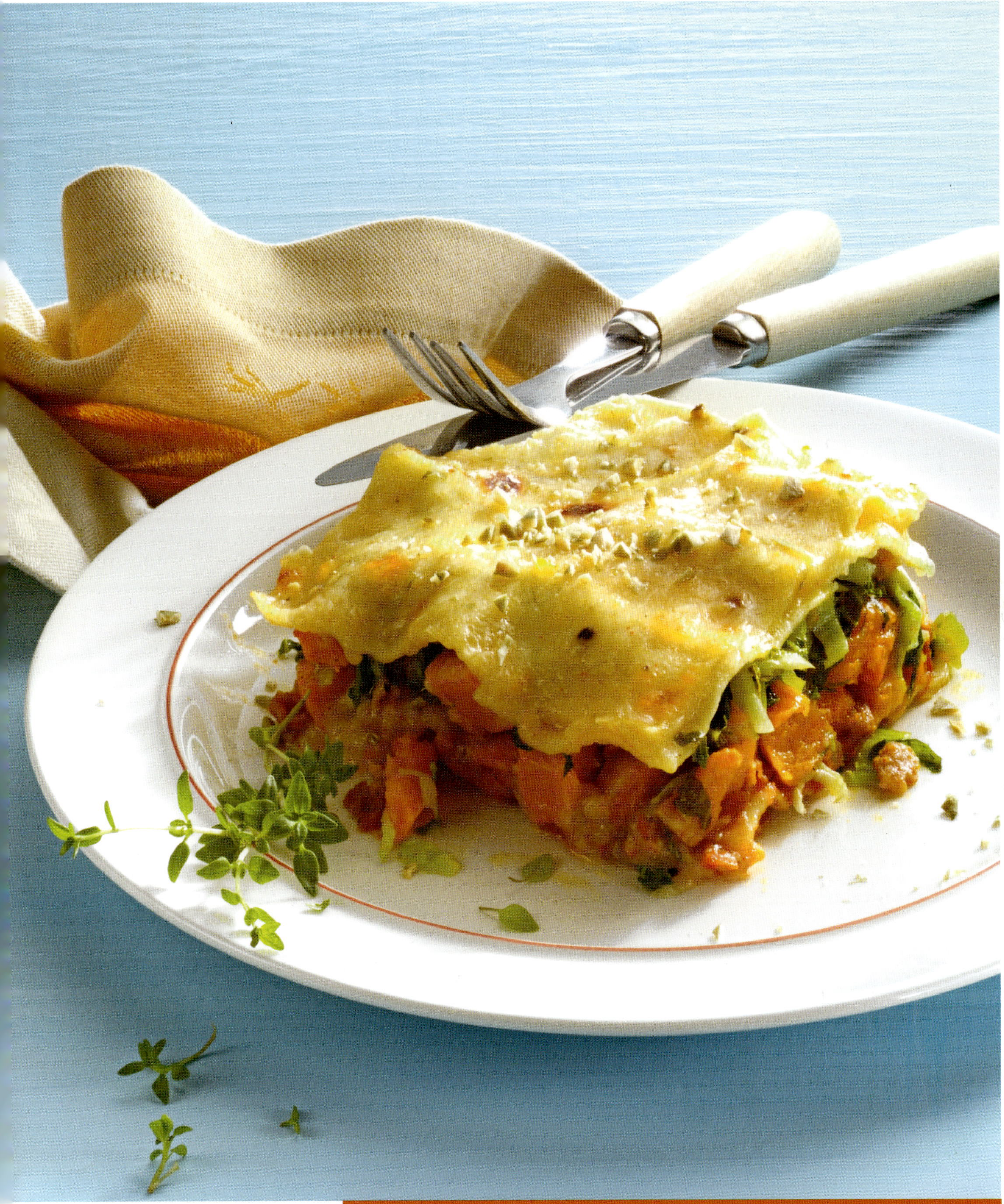

KREBSHEMMENDER KREUZBLÜTLER Pak-Choi lässt sich braten, dünsten oder als Salat verwenden. Die Blätter des Asia-Kohls liefern viel Betacarotin – wichtig für Immunsystem und Sehkraft. Des Weiteren finden sich neben Mineralstoffen und Aminosäuren Senföle, die antibiotisch und reinigend wirken, sowie antikanzerogene Substanzen wie Brassinin und Sulforaphan.

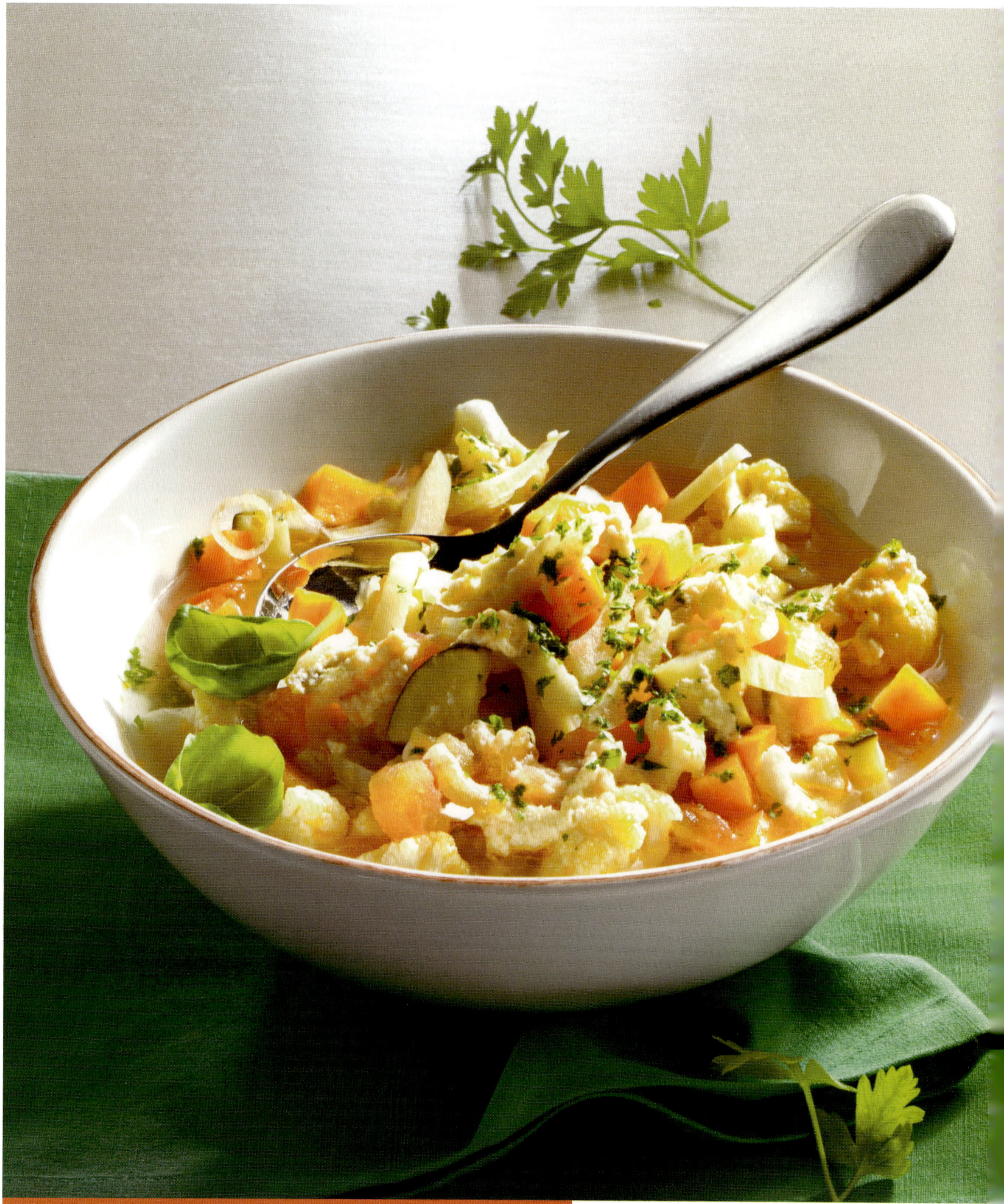

DIE MISCHUNG MACHT'S Miso, die hellgelbe bis dunkelbraune Würzpaste aus milchsauer vergorenen Sojabohnen, Salz und Getreide, kann sehr gut als Salzersatz verwendet werden. Sie enthält viel Eiweiß, Eisen und B-Vitamine (auch B_{12}), sorgt für eine gesunde Darmflora und beugt Arteriosklerose und Magenkrebs vor.

Leichte Minestrone mit Eierflöckchen

Hält Leib und Seele zusammen: die würzige Gemüsesuppe mit ihrem reichhaltigen und ausgewogenen Vitamin- und Mineralstoffcocktail. Und mit der Einlage von Eierflöckchen oder Kräuterklößchen kommt auch Ihr Eiweißbedarf nicht zu kurz.

Für 2 Portionen

- 1 Frühlingszwiebel
- 1 kleine Petersilienwurzel
- 1 kleine Süßkartoffel (100 g)
- ½ Fenchelknolle
- 1 kleine Zucchini
- 2 Tomaten
- 1 EL Olivenöl
- 100 g Blumenkohlröschen
- 2 EL körnige Miso-Bouillon (ersatzweise ½ Gemüsebrühwürfel)
- 2 Eier
- Salz
- Pfeffer aus der Mühle
- gehackte Petersilie und gehacktes Basilikum zum Bestreuen
- Parmesan zum Darüberhobeln (nach Belieben)

Zubereitungszeit

45 Minuten

Nährwerte pro Portion

265 kcal; 14 g Eiweiß;
23 g Kohlenhydrate; 13 g Fett;
10 g Ballaststoffe

TIPP

Geben Sie anstelle von Eierflöckchen luftgetrockneten Bauchspeck (Pancetta), Suppennudeln oder Kräuterklößchen (siehe rechts) in die Minestrone.

1. Frühlingszwiebel putzen, waschen und in Ringe schneiden. Petersilienwurzel schälen, längs halbieren und in feine Scheiben schneiden. Die Süßkartoffel schälen und würfeln. Fenchel und Zucchini putzen, waschen und klein schneiden. Tomaten überbrühen und häuten, dann entkernen und klein schneiden.

2. Olivenöl in einem Topf erhitzen. Frühlingszwiebel darin andünsten. Petersilienwurzel, Süßkartoffel, Blumenkohl, Fenchel, Zucchini und Tomaten hinzufügen und mitdünsten.

3. Die Miso-Bouillon in 600 ml kochend heißem Wasser auflösen; zum Gemüse gießen. Aufkochen und das Gemüse etwa 15 Minuten köcheln lassen.

4. Die Eier mit etwas Salz würzen und mit einer Gabel verquirlen. Die Suppe nochmals aufkochen lassen, die Eier hineinrühren und darin stocken lassen. Die Minestrone mit Salz und Pfeffer würzen. Auf Suppenschalen verteilen, mit den Kräutern bestreuen und nach Belieben Parmesan darüberhobeln.

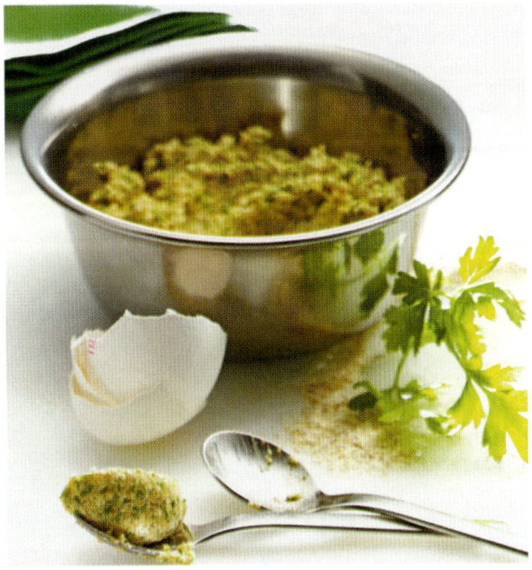

GEWUSST WIE Für Kräuterklößchen 1½ EL Butter cremig schlagen. 40 g Vollkorndinkelgrieß oder Maisgrieß (Polenta), ein Ei sowie je 1 EL gehackte Petersilie, Basilikum und Schnittlauchröllchen unterrühren. Mit Salz, Pfeffer und Muskat würzen. 20 Minuten ruhen lassen. Mit zwei Löffeln Klößchen abstechen; diese im kochenden Salzwasser gar ziehen lassen.

Mini-Spinatpizzas mit Wachtelei

Das i-Tüpfelchen auf diesen leckeren Pizzas ist das Wachtelei, das eine reiche Palette lebenswichtiger Aminosäuren bietet – auch für alle, die gegen Hühnereiweiß allergisch sind. Und der nährstoffreiche Spinat bildet den richtigen Rahmen dafür.

Für 4 Stück

- 70 g Magerquark
- Salz
- 1 EL Olivenöl
- 1 Ei
- 100 g Dinkelmehl (Type 630) oder Weizenmehl (Type 550)
- 1 TL Backpulver
- 300 g Blattspinat
- 1 kleine Zwiebel
- 1 Knoblauchzehe
- 1 EL Butter
- Pfeffer aus der Mühle
- frisch geriebene Muskatnuss
- 125 g Mozzarella
- 4 Wachteleier

Zubereitungszeit

45 Minuten vorbereiten plus 20 Minuten backen

Nährwerte pro Stück

275 kcal; 17 g Eiweiß; 19 g Kohlenhydrate; 14 g Fett; 3 g Ballaststoffe

Tipp

Falls keine Wachteleier erhältlich sind, einfach ein großes Hühnerei verquirlen und etwas salzen; in die Mulden des Belags geben.

1. Den Quark mit einer Prise Salz, dem Öl, dem Ei, dem Mehl und dem Backpulver zu einem glatten Teig verarbeiten. Zugedeckt 30 Minuten kühl ruhen lassen.

2. Spinat verlesen und waschen. Tropfnass in einen Topf geben und bei mittlerer Hitze zusammenfallen lassen. In einem Sieb abtropfen lassen, ausdrücken und hacken.

3. Zwiebel und Knoblauch schälen. Die Zwiebel fein würfeln und in der Butter glasig dünsten. Den Knoblauch dazupressen. Den Spinat hinzufügen. Alles mit Salz, Pfeffer und Muskat würzen; einige Minuten dünsten, dann abkühlen lassen. Den Mozzarella in Würfel schneiden.

4. Den Backofen auf 180 °C vorheizen. Ein Backblech mit Backpapier belegen. Den Teig auf einer bemehlten Arbeitsfläche kneten und in vier gleich große Stücke teilen. Diese mit dem bemehlten Nudelholz zu runden Pizzaböden ausrollen. Auf das Backblech legen und jeweils einen Rand formen.

5. Spinat und Mozzarella auf den Böden verteilen. In die Mitte eine Vertiefung drücken, jeweils ein aufgeschlagenes Wachtelei hineingleiten lassen und mit wenig Salz würzen. Die Pizzas im heißen Ofen etwa 20 Minuten backen. Herausnehmen und nach Belieben einen Tomatensalat dazu reichen.

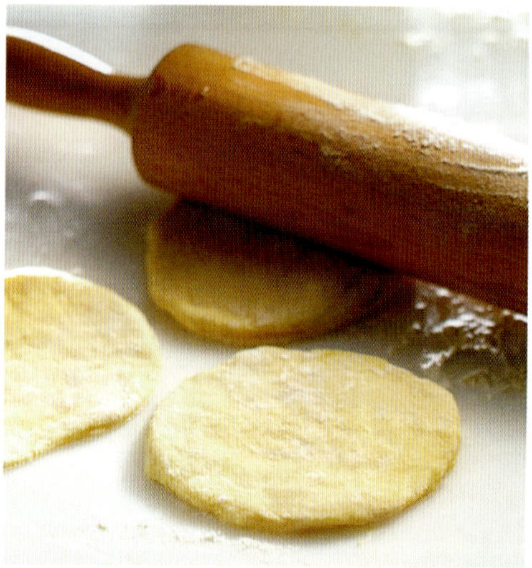

GEWUSST WIE Die vier Teigstücke mit dem bemehlten Nudelholz zu runden Pizzaböden ausrollen. Jeweils einen Rand formen und die Teigfladen auf das Backblech legen.

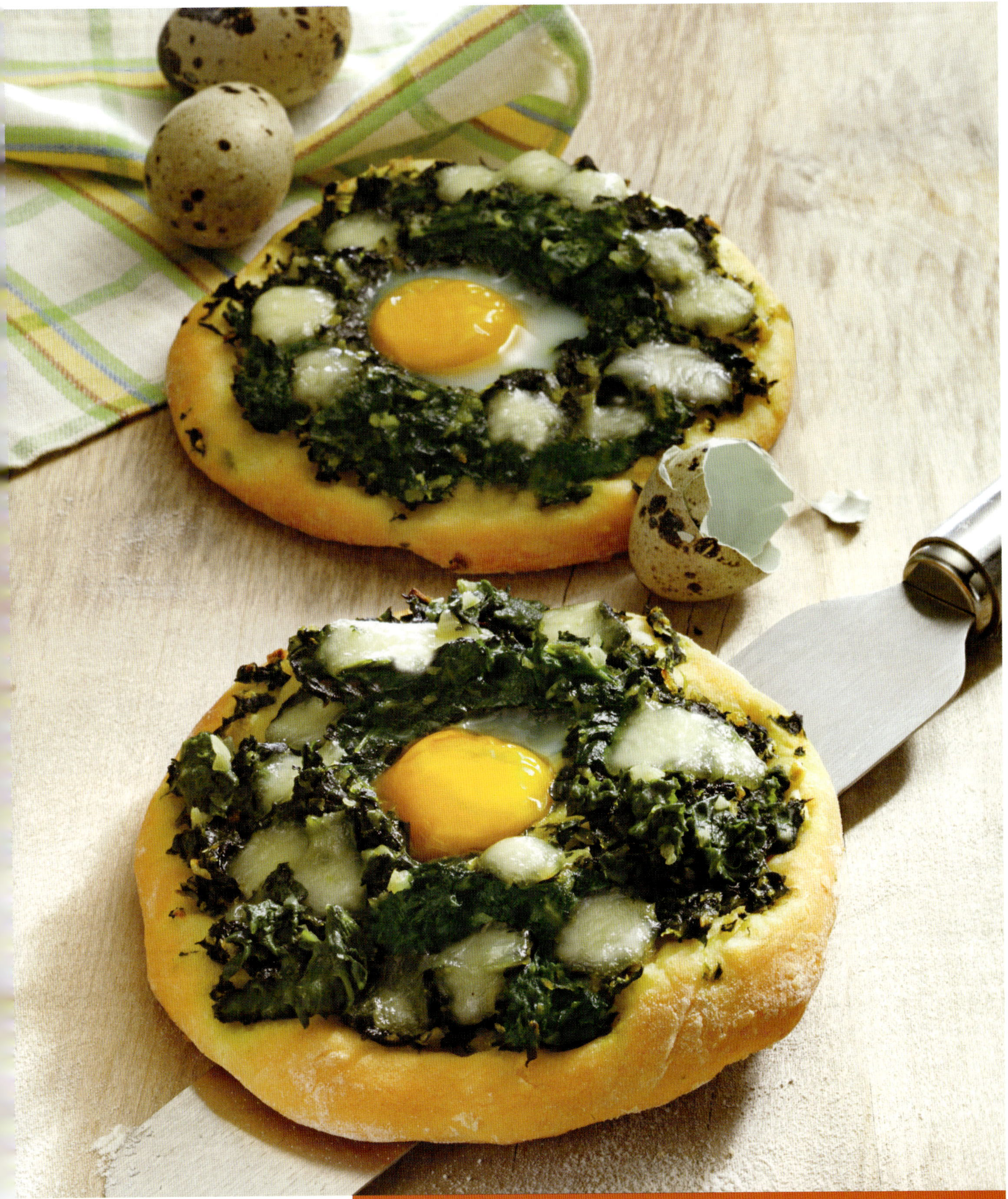

NATÜRLICHES HEILMITTEL IM KLEINFORMAT Wachteleier sind vitamin- und mineralstoffreicher als Hühnereier. Sie liefern neben den Vitaminen A, B_1, B_2, Biotin und Folsäure auch Enzyme sowie alle acht essenziellen Aminosäuren. Das hochwertige Protein und die ungesättigten Fettsäuren in den kleinen Eiern unterstützen Wohlbefinden, Vitalität und Potenz.

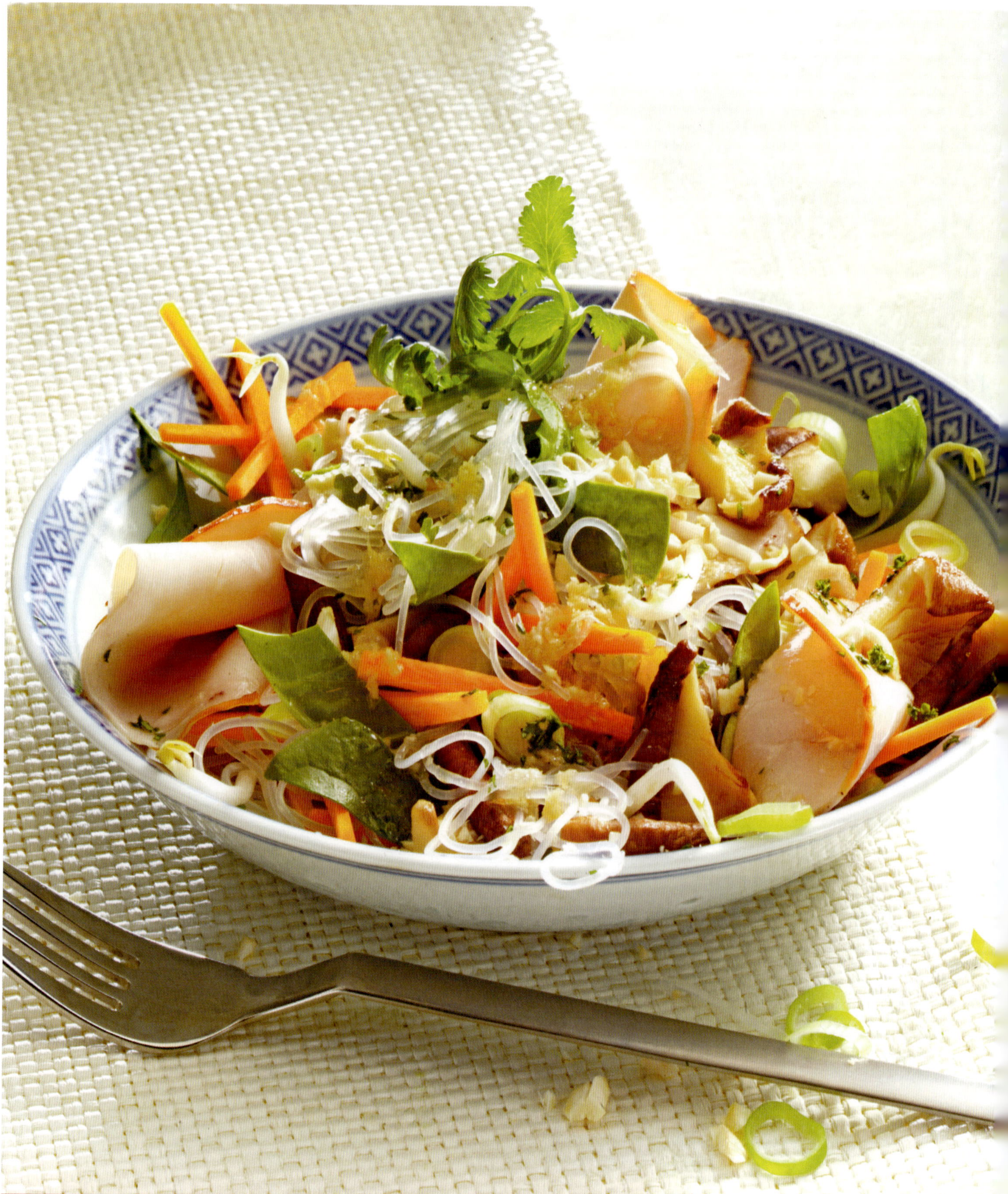

GESUNDE PÄCKCHEN In den erbsengroßen fett- und kalorienarmen Mungobohnen stecken die Vitamine A, B_1, B_2, Niacin, Folsäure, C und E sowie Kalium, Phosphor, Eisen, Kalzium und Magnesium. Sie wirken antikanzerogen und steigern durch ihren hohen Eiweißgehalt Vitalität und Lebenslust. Das Mehl von getrockneten Mungobohnen dient zur Glasnudelherstellung.

Glasnudelsalat mit geräucherter Putenbrust

In dem asiatisch angehauchten Salat entfalten die Mungobohnen ihr großes Gesundheitspotenzial – als Nudeln und als Sprossen. Sie versorgen mit lebenswichtigen Proteinen, Ballast- und Mineralstoffen sowie mit dem Verjüngungsvitamin E.

Für 2 Portionen

- 100 g Glasnudeln (ersatzweise Reis- oder Mie-Nudeln)
- 50 g Shiitakepilze
- 1 EL Bio-Kokosnussöl oder Butter
- 2 Frühlingszwiebeln
- 1 kleine Möhre (120 g)
- 20 g Mungobohnensprossen
- 30 g junge Spinatblätter
- 80 g geräucherte Putenbrust
- 2 Stängel Koriandergrün oder Petersilie
- 1–2 EL Cashewkerne
- 1 TL Sojasauce
- 1 EL trockener Sherry
- Pfeffer aus der Mühle
- ½ EL geriebener Meerrettich
- ½ TL geriebener Ingwer
- 1 EL Walnussöl

Zubereitungszeit

40 Minuten

Nährwerte pro Portion

370 kcal; 13 g Eiweiß; 51 g Kohlenhydrate; 12 g Fett; 4,3 g Ballaststoffe

1. Die Nudeln nach Packungsangabe in heißem Wasser quellen lassen. In ein Sieb abgießen, mit kaltem Wasser abspülen, gut abtropfen lassen und mit einer Küchenschere klein schneiden. Pilze putzen, trocken abreiben und vierteln. Kokosnussöl bzw. Butter in einer Pfanne erhitzen; die Pilze darin anbraten.

2. Frühlingszwiebeln putzen, waschen und in feine Ringe schneiden. Möhre putzen, schälen und in feine Stifte schneiden. Bohnensprossen kalt abbrausen und abtropfen lassen. Spinat verlesen, dabei grobe Stiele entfernen. Die Blätter waschen, trocken schwenken und in breite Streifen schneiden.

3. In einer großen Schüssel alle vorbereiteten Zutaten mit den Nudeln mischen. Putenbrust in dünne Scheiben schneiden. Koriandergrün oder Petersilie waschen und trocken schwenken, Blätter abzupfen und fein hacken. Cashewkerne hacken.

4. Für die Marinade die Sojasauce mit Sherry, Pfeffer, Meerrettich und Ingwer verrühren, dann das Walnussöl darunterschlagen. Die Marinade unter den Salat mischen. Den Salat etwa 5 Minuten ziehen lassen.

5. Salat auf zwei Schälchen verteilen und mit den Putenbrustscheiben belegen. Mit Koriandergrün und Cashewkernen bestreuen und servieren.

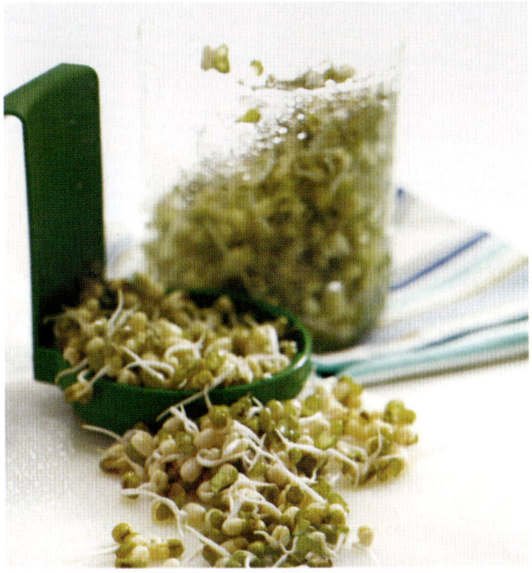

GEWUSST WIE Mungobohnensprossen selber ziehen: Mungobohnen über Nacht in reichlich Wasser einweichen. Am nächsten Tag das Wasser abgießen. Die Bohnen in Keimschalen zwischen 18 und 22 °C sprießen lassen. Täglich spülen; nach 3–4 Tagen können Sie 1–2 cm lange Sprossen ernten. Aus einer Tasse Samen entstehen sieben Tassen Sprossen.

Orangensalat mit Rucola und Fenchel

Angesichts der Bioflavonoide aus den Orangen, der Bitterstoffe aus den Rucolablättern und der ätherischen Öle aus den Fenchelknollen haben Bakterien und Viren wirklich keine Chance. Ein guter Grund, diesen raffinierten Salat öfter zu genießen.

Für 2 Portionen

- 60 g Rucola
- 1 kleine Fenchelknolle
- 2 Orangen, 1 davon unbehandelt
- 8 Kirschtomaten
- 2 EL Pinienkerne
- 20 g Parmesan
- 2 EL heller Balsamico-Essig
- 1 TL Honig oder Agavensirup
- Salz
- Pfeffer aus der Mühle
- 1 Prise Chilipulver
- 2 EL Oliven- oder Arganöl

Zubereitungszeit

25 Minuten

Nährwerte pro Portion

310 kcal; 10 g Eiweiß;
24 g Kohlenhydrate; 18 g Fett;
9 g Ballaststoffe

1. Rucola verlesen, dabei harte Stiele entfernen. Anschließend waschen, trocken schwenken und auf zwei Tellern anrichten. Fenchel putzen und waschen. Knolle halbieren, mit dem Gemüsehobel in feine Streifen hobeln; auf dem Rucola verteilen.

2. Eine Orange schälen und quer in Scheiben schneiden. Die zweite Orange halbieren. Eine Hälfte schälen und ebenfalls in Scheiben schneiden, die andere auspressen.

3. Die Orangenscheiben um Rucola und Fenchel legen. Die Kirschtomaten waschen, halbieren und auf dem Salat verteilen.

4. Die Pinienkerne ohne Fett in einer beschichteten Pfanne rösten; über den Salat streuen. Den Parmesan in groben Spänen darüberhobeln.

5. Essig, Orangensaft und Honig bzw. Agavensirup in ein Schraubdeckelglas geben. Salz, Pfeffer, Chilipulver und Öl hinzufügen. Glas verschließen und kräftig schütteln. Das Dressing über die Salatportionen träufeln. Kastanienfladen (siehe S. 274) oder Traubenkern-Ciabatta (siehe S. 269) dazu reichen.

GRUSS AUS DER TOSKANA Rucola – auf Deutsch Salatrauke – enthält neben vielen Vitaminen und Mineralstoffen organische Säuren, die den Appetit anregen. Aufgrund des Gehalts an Senfölen und aromatischen Bitterstoffen wirkt Rucola belebend auf den Organismus und stärkt das Immunsystem.

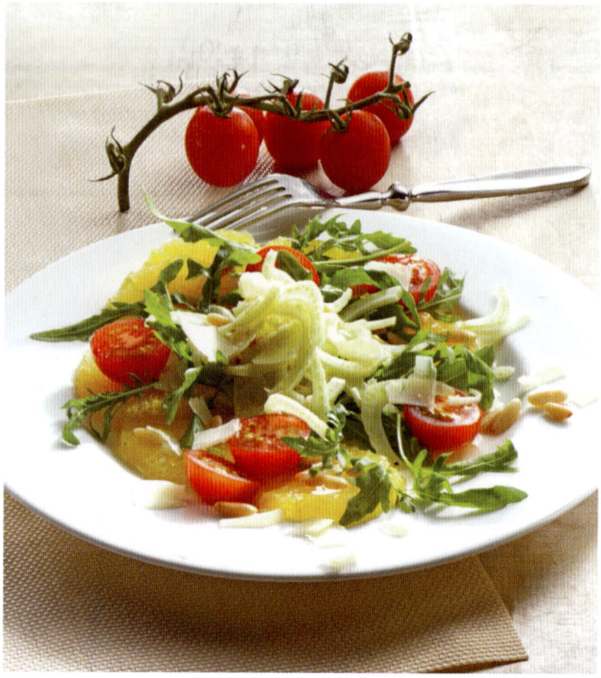

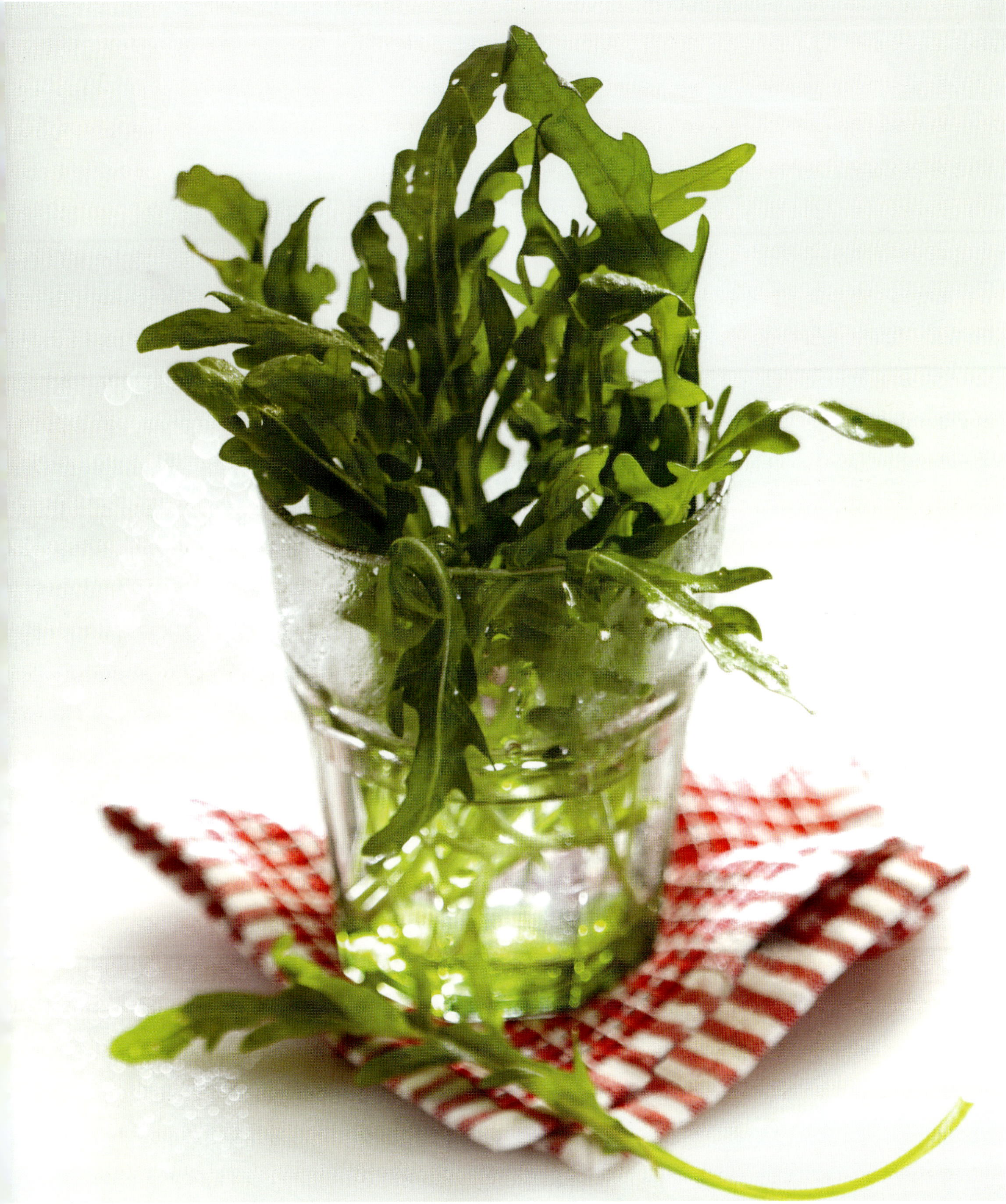

GEWUSST WIE In ein Glas Wasser gestellt oder in ein feuchtes Tuch gewickelt, hält sich Rucola im Kühlschrank einige Tage frisch.

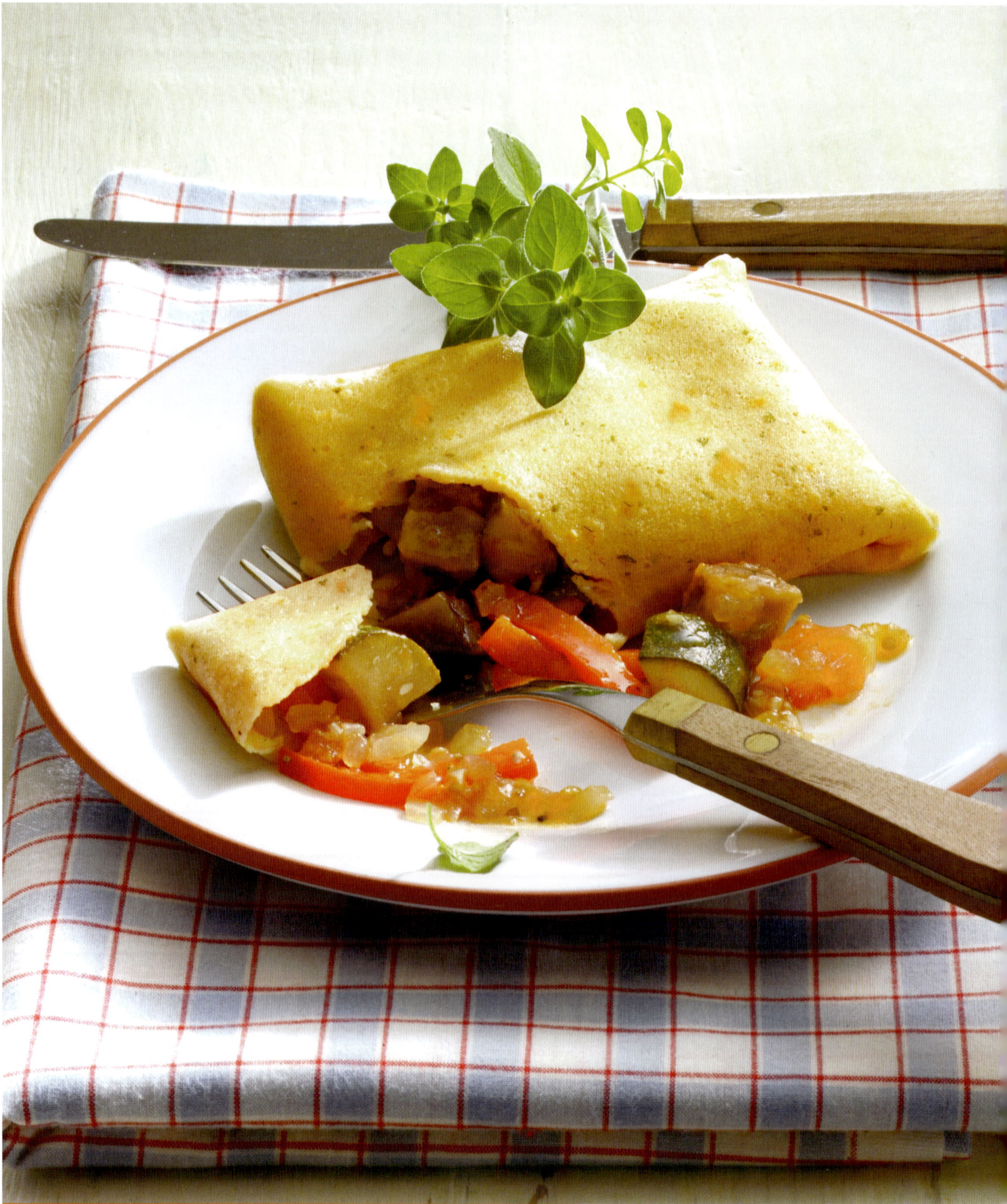

WEIZEN, NUR DEM NAMEN NACH Buchweizen enhält neben Rutin, das die Blutgefäße stärkt, u. a. essenzielle Aminosäuren sowie Vitamine und Mineralstoffe. Aus den zellschützenden, stärkenden und beruhigenden Samen des Knöterichgewächses wird glutenfreies Mehl gewonnen.

Oregano-Galettes mit Ratatouille

Nicht nur duftender Oregano und eine feine Gemüsefüllung stecken in den frischen Buchweizenpfannkuchen, sondern auch Bioaktivstoffe, herzfreundliches Vitamin E und lebenswichtige Eiweiße, die Ihnen Gelassenheit und Geduld bescheren.

Für 2 Portionen

- 2 Eier
- ½ TL Salz
- 1 TL Paprikapulver
- 100 g Buttermilch
- 120 g Buchweizenmehl
- 1 TL gehackter Oregano
- 100 ml Mineralwasser mit Kohlensäure
- 2 EL zerlassene Butter
- 1 kleine Zwiebel
- 1 Knoblauchzehe
- 1 Zucchini (150 g)
- 1 kleine Aubergine (200 g)
- 1 Paprikaschote (200 g)
- 4 Tomaten
- 1 EL Olivenöl
- Pfeffer aus der Mühle

Zubereitungszeit

45 Minuten

Nährwerte pro Portion

485 kcal; 17 g Eiweiß;
55 g Kohlenhydrate; 21 g Fett;
11 g Ballaststoffe

1. Aus Eiern, Salz, ½ TL Paprikapulver, Buttermilch, Mehl, ½ TL Oregano, Mineralwasser und zerlassener Butter einen Pfannkuchenteig herstellen. Mindestens 30 Minuten ruhen lassen.

2. Zwiebel und Knoblauch schälen und klein würfeln. Zucchini und Aubergine waschen, putzen und in etwa 2 cm große Würfel schneiden. Paprika putzen, waschen und in kleine Streifen schneiden. Tomaten waschen und zerkleinern.

3. In einem Topf Zwiebel und Knoblauch im Öl kurz dünsten. Zucchini, Aubergine und Paprika hinzufügen; unter Wenden einige Minuten mitbraten. Tomaten und 200 ml Wasser dazugeben. Gemüse mit Salz, Pfeffer sowie restlichem Oregano und Paprikapulver würzen; 15 Minuten köcheln lassen.

4. Eine große beschichtete Pfanne erhitzen. Vom Herd nehmen. Die Hälfte des Teigs in die Pfanne geben und darin gleichmäßig verteilen. Pfanne wieder auf den Herd stellen und die Galette bei mittlerer Hitze backen. Sobald sich die Ränder lösen, die Galette wenden und auf der anderen Seite backen.

5. Die Galette aus der Pfanne auf einen Teller gleiten lassen und warm stellen, bis die zweite Galette aus dem restlichen Teig gebacken ist. Danach jede Galette mit Ratatouille füllen und servieren.

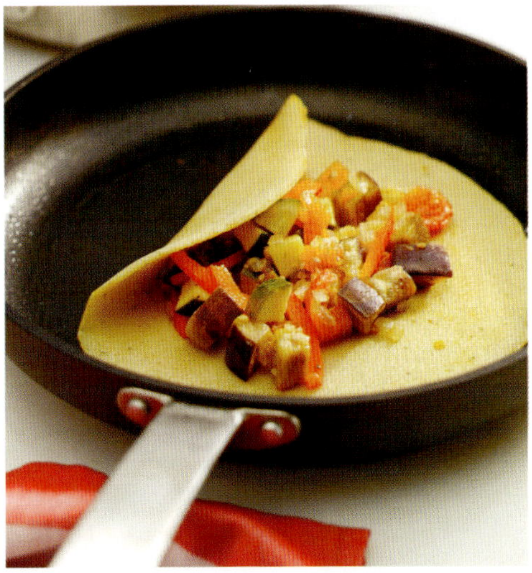

GEWUSST WIE Die Hälfte der Ratatouille auf die Mitte der Galette geben. Den rechten und linken Rand darüberklappen, dann den gefüllten Pfannkuchen zusammenfalten.

Petersilienkartoffeln mit Thunfischdip

Dieses leichte Sommergericht bringt viele Muntermacher auf den Tisch: hochwertiges Eiweiß, Mineralstoffe und ätherische Öle. Und da es im Handumdrehen zubereitet ist, wäre es kein Wunder, wenn Sie es zu Ihrem Lieblingsessen machen würden.

Für 2 Portionen

- 600 g kleine neue Kartoffeln
- 1 Dose Thunfisch (im eigenen Saft, Abtropfgewicht 150 g)
- 1 unbehandelte Zitrone
- 150 g Naturjoghurt
- 2 EL Salatmayonnaise
- Salz
- Pfeffer aus der Mühle
- 3 TL Kapern
- ½ Bund Petersilie
- 1 EL Olivenöl oder Ghee
- 1 TL Butter oder Ghee

Zubereitungszeit

30 Minuten

Nährwerte pro Portion

570 kcal; 26 g Eiweiß; 53 g Kohlenhydrate; 27 g Fett; 7,5 g Ballaststoffe

1. Die Kartoffeln waschen und abbürsten. In der Schale in wenig Wasser etwa 25 Minuten zugedeckt garen. Abgießen, abtropfen lassen und im Topf zugedeckt warm halten.

2. Inzwischen den Thunfisch abtropfen lassen. Die Zitrone waschen und halbieren. Von einer Hälfte die Schale abreiben und den Saft auspressen, die andere Hälfte in Scheiben schneiden.

3. In einer Schüssel den Joghurt mit der Mayonnaise und dem Zitronensaft verrühren. Den Thunfisch zerpflücken und unter die Joghurt-Mayo-Mischung rühren. Mit Salz und Pfeffer würzen und pürieren. Anschließend die Kapern unterheben.

4. Die Petersilie waschen und trocken schwenken. Die Blätter abzupfen, einige für die Garnitur beiseitelegen; die restlichen grob hacken.

5. Öl und Butter oder Ghee in einer Pfanne erhitzen. Die Kartoffeln darin kurz anbraten. Die Zitronenschale und die gehackte Petersilie (bis auf ½ EL) hinzufügen; salzen und pfeffern.

6. Die Kartoffeln mit dem Thunfischdip auf zwei Tellern anrichten. Mit der übrigen gehackten Petersilie, den ganzen Petersilienblättern und Zitronenscheiben garnieren.

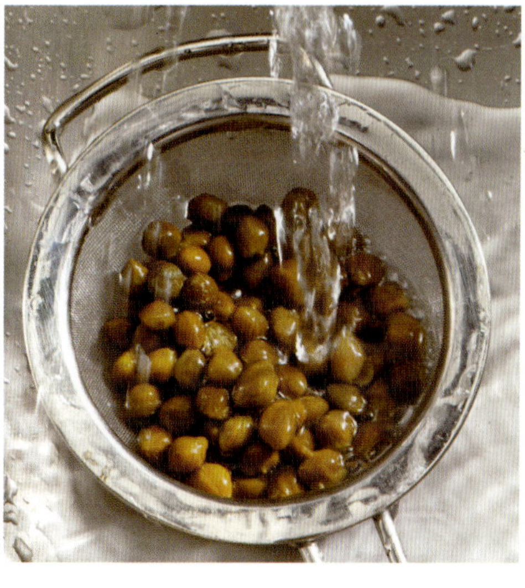

GEWUSST WIE Kapern gibt es in verschiedenen Größen in Salz oder in Lake eingelegt, wobei die kleinen die aromatischeren sind. Eingesalzene Kapern vor der Verwendung unter kaltem Wasser abbrausen, in Lake eingelegte gut abtropfen lassen.

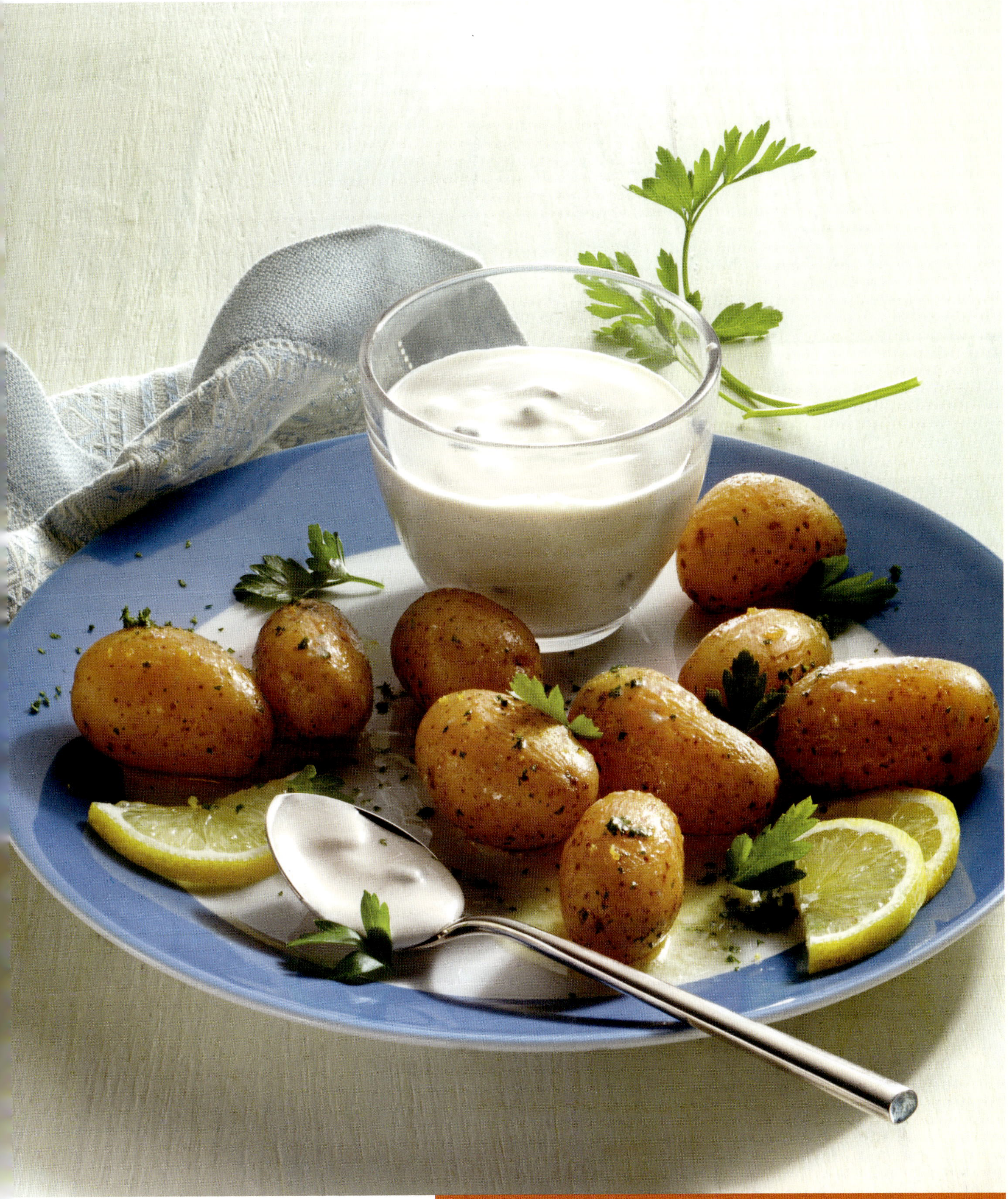

GLATT ODER KRAUS Petersilie, das beliebte Küchenkraut, unterstützt Leber und Nieren, regt den Stoffwechsel an und hilft bei Rheuma und Gicht – dank Vitamin C und Betacarotin, ätherischen Ölen, Mineral- und sekundären Pflanzenstoffen, die entzündungshemmend, antiallergisch und antikanzerogen wirken.

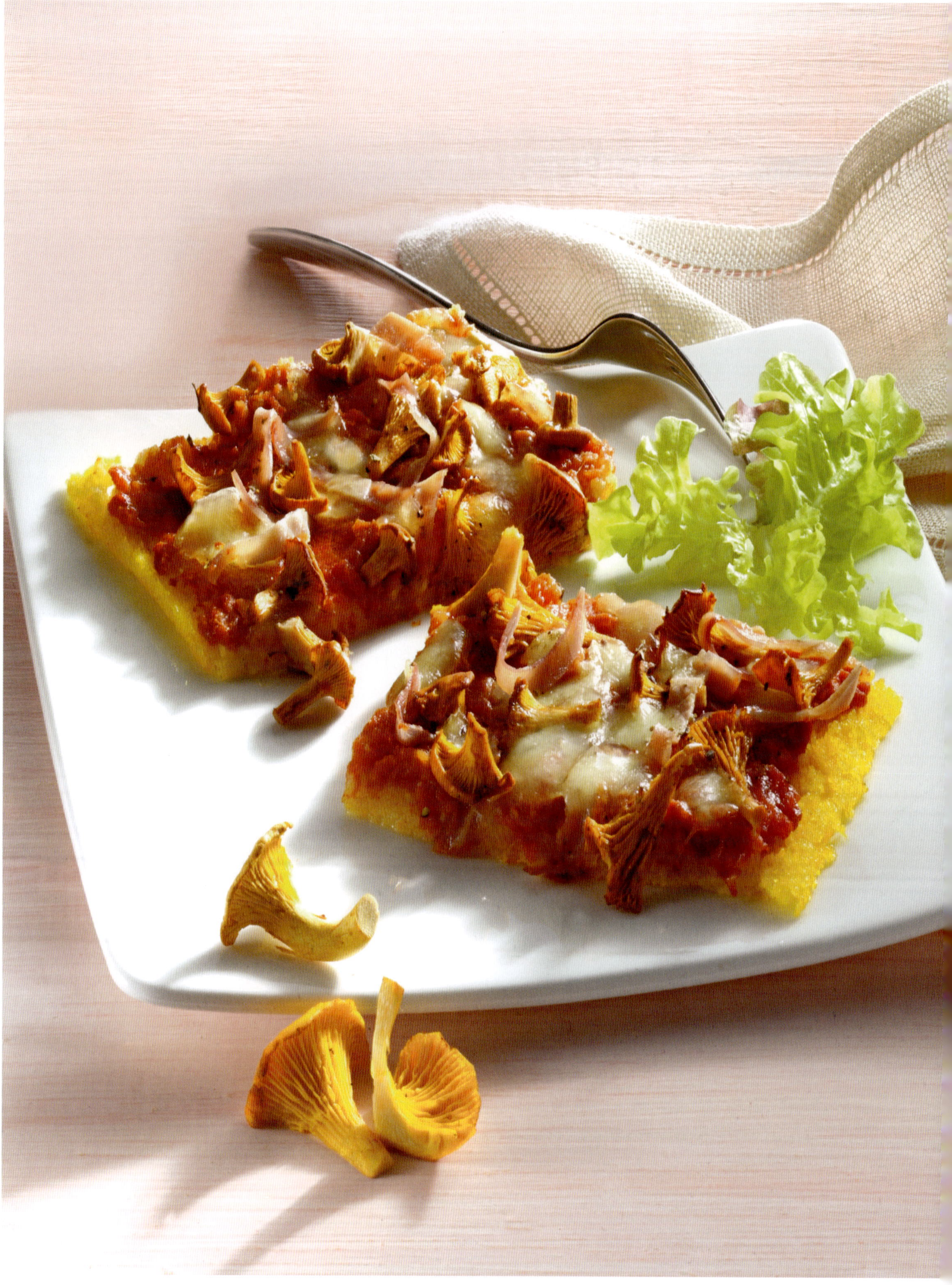

Polenta-Pizza mit Pfifferlingen

Diese Pizza-Version wird auch Diabetikern gefallen, da die Kohlenhydrate des Maisgrieß nur langsam ins Blut übergehen. Dazu versorgen die Tomaten mit zellschützendem Lykopin und die feinen Pilze mit knochenstärkendem Vitamin D.

Für 1 kleines Backblech (24 x 24 cm)

Für den Teig

- ¼ TL Salz
- 1 TL Butter
- 125 g Maisgrieß (Polenta)

Für den Belag

- 400 g stückige Tomaten (Dose)
- 100 g Pfifferlinge
- 250 g Mozzarella
- 100 g gekochter Schinken
- Salz
- Pfeffer aus der Mühle
- 1 TL getrockneter Oregano oder Pizzakräuter
- 1 EL Olivenöl

Zubereitungszeit

30 Minuten vorbereiten plus 30 Minuten backen

Nährwerte pro Stück (bei 4)

325 kcal; 21 g Eiweiß; 25 g Kohlenhydrate; 16 g Fett; 3,5 g Ballaststoffe

1. Für die Polenta in einem Topf 375 ml Wasser mit Salz und Butter zum Kochen bringen. Den Maisgrieß einrieseln lassen, 5 Minuten bei mittlerer Hitze unter Rühren kochen, dann bei schwacher Hitze etwa 20 Minuten bzw. nach Packungsangabe quellen lassen. Immer wieder umrühren.

2. Den Backofen auf 180 °C vorheizen. Das Backblech mit etwas Öl bestreichen. Polenta 2 cm dick auf das Blech streichen; im Ofen etwa 10 Minuten backen. Ofen nicht ausschalten.

3. Die Tomaten abtropfen lassen. Die Pfifferlinge putzen, trocken abreiben und klein schneiden. Die Polenta aus dem Ofen nehmen; Tomatenstücke und Pfifferlinge darauf verteilen.

4. Den Mozzarella in kleine Stücke und den Schinken in Streifen schneiden. Die Polenta gleichmäßig damit belegen. Mit Salz, Pfeffer und Oregano würzen und dann mit Olivenöl beträufeln. Die Polenta-Pizza im heißen Ofen etwa 30 Minuten backen. In Stücke schneiden und warm oder kalt servieren.

GEWUSST WIE Die Polenta-Pizza schmeckt auch kalt ausgezeichnet. Sie können sie statt mit Schinken mit Salami oder Thunfisch (aus der Dose) belegen und den Mozzarella durch Emmentaler ersetzen.

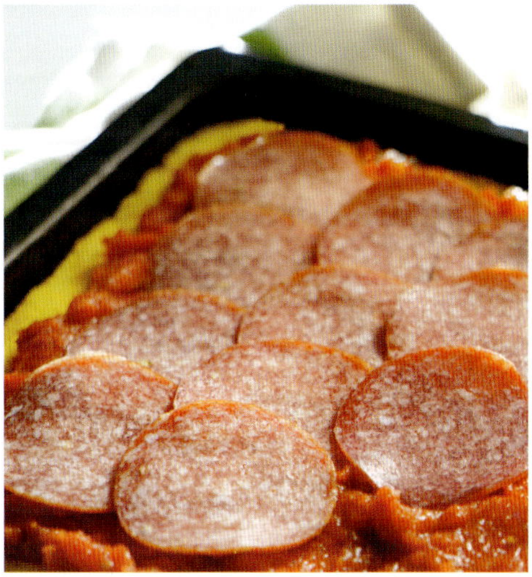

GOLDGELBES WUNDER AUS DER NEUEN WELT Sogenannte Protease-Inhibitoren im Maiskorn unterstützen die körpereigenen Reparaturmechanismen. Weitere Inhaltsstoffe von Polenta sind u. a. B-Vitamine, Kalium, Eisen und Zink. Der hohe Ballaststoffgehalt fördert die Verdauung. Menschen, die Gluten nicht vertragen, können Mais, Maisgrieß und Maismehl bedenkenlos essen.

Rote Linsensuppe mit Kreuzkümmel

Wer diese wunderbar aromatische Suppe löffelt, bekommt nicht nur Gutes in den Magen, sondern auch pure Energie fürs Köpfchen! Denn die delikaten Hülsenfrüchte wirken positiv auf das Gehirn und regen zu geistigen Höhenflügen an.

Für 2 Portionen

- 1 Schalotte
- 1 Knoblauchzehe
- ½ Stange Sellerie
- 1 Möhre
- 50 g rote Linsen
- 3 EL Olivenöl
- ½ EL Tomatenmark
- 400 ml Gemüsebrühe
- 1 TL Zitronensaft
- ½ EL Kreuzkümmel
- 1 TL Weißwein- oder Obstessig
- 2 Zweige Minze
- Salz
- schwarzer Pfeffer aus der Mühle

Zubereitungszeit

30 Minuten

Nährwerte pro Portion

230 kcal; 8,5 g Eiweiß; 14 g Kohlenhydrate; 16 g Fett; 3,3 g Ballaststoffe

1. Schalotte und Knoblauch schälen, beides fein hacken. Die Selleriestange waschen, putzen und klein schneiden. Die Möhre putzen, schälen und raspeln. Die Linsen in einem Sieb mit kaltem Wasser abbrausen.

2. In einem Topf 2 EL Öl erwärmen. Schalotten, Knoblauch und Sellerie darin etwa 3 Minuten dünsten. Etwa 2 EL von der Mischung herausnehmen und beiseitestellen.

3. Das Tomatenmark zur Schalotten-Knoblauch-Mischung in den Topf geben und mitdünsten. Linsen, Gemüsebrühe und Möhrenraspel hinzufügen. Unter gelegentlichem Rühren die Linsen etwa 15 Minuten köcheln lassen.

4. Inzwischen den Kreuzkümmel im restlichen Öl (1 EL) rösten. Abkühlen lassen und den Essig untermischen. Minze waschen und trocken schwenken. Blätter abzupfen und grob hacken.

5. Die Linsensuppe mit Salz und Pfeffer abschmecken und auf zwei vorgewärmte Teller verteilen. Mit der beiseitegestellten Schalotten-Knoblauch-Mischung und der Minze garnieren und mit der Kreuzkümmel-Öl-Mischung beträufeln.

GEWUSST WIE Um Blähungen vorzubeugen, ist es empfehlenswert, Linsen mit Kreuzkümmel oder auch Fenchel und Knoblauch zu würzen.

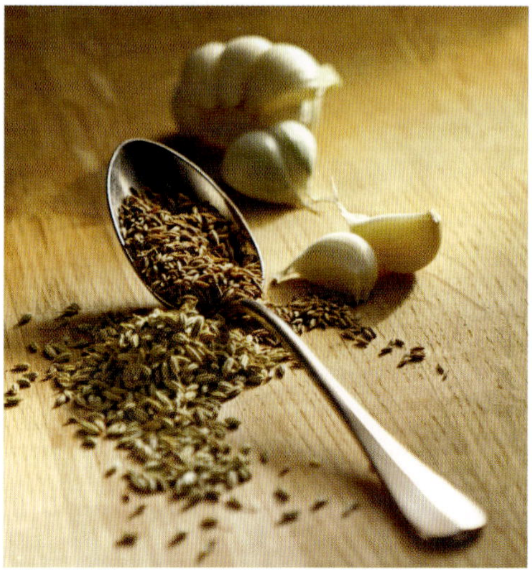

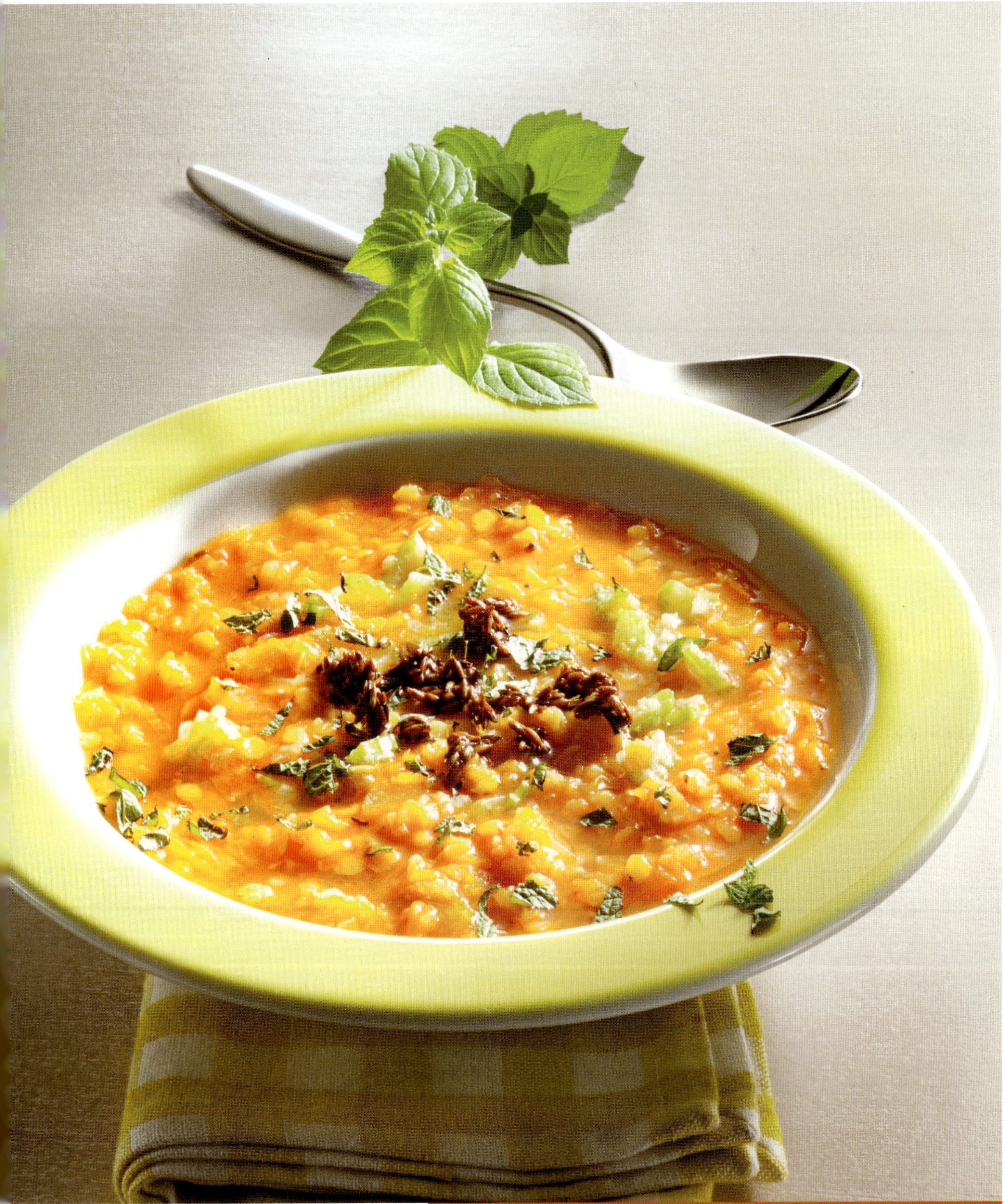

KULINARISCHE MULTITALENTE Linsen, ob rot, schwarz oder braun, weisen eine ideale Zusammensetzung in Bezug auf (wenig) Fett, wertvolles Eiweiß und Kohlenhydrate auf. Neben B-Vitaminen liefern sie Lecithin für gute Nerven; ihr hoher Ballaststoffanteil macht anhaltend satt und fördert die Darmtätigkeit.

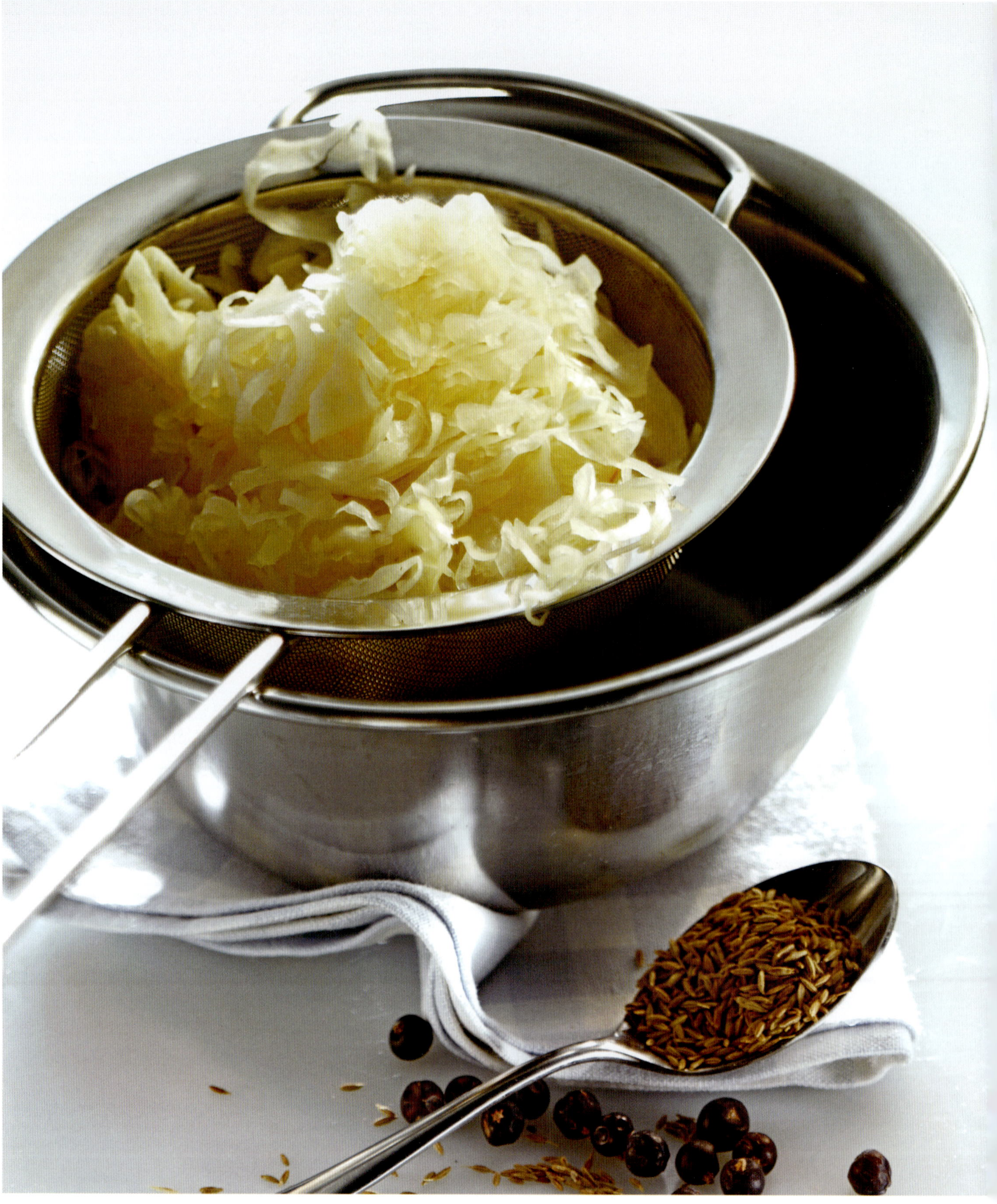

GEWUSST WIE Das Sauerkraut nicht waschen, damit alle Geschmacksstoffe und Vitamine erhalten bleiben. Außerdem sollte es möglichst roh gegessen werden, damit es seine gesundheitliche Wirkung besonders gut entfalten kann. Mit Kümmelsamen und Wacholderbeeren würzen – das wirkt Blähungen entgegen.

Sauerkraut-Möhren-Salat mit Nüssen

Knackig-frisch – auch im Winter – ist dieses vitaminreiche Rohkostgericht. In Kombination mit dem wertvollen Fett der Nüsse und den Bioaktivstoffen der Möhren bringt der köstliche Salat Ihr Immunsystem nachhaltig auf Vordermann.

Für 2 Portionen

- 150 g frisches Sauerkraut (nicht aus der Dose)
- 200 g Möhren
- 2 EL Haselnusskerne (ersatzweise Walnusskerne)
- ¼ Bund Petersilie
- 50 g saure Sahne
- 1 Prise Zucker
- Salz
- Pfeffer aus der Mühle
- 1 EL Walnuss- oder Hanföl
- 1 EL geschälte Hanfsamen

Zubereitungszeit

20 Minuten

Nährwerte pro Portion

205 kcal; 5,7 g Eiweiß;
7,5 g Kohlenhydrate; 17 g Fett;
7,3 g Ballaststoffe

1. Das Sauerkraut mit einer Gabel etwas auflockern und in mundgerechte Stücke schneiden. Die Möhren putzen, schälen und grob raspeln.

2. Die Nüsse fein hacken. Die Petersilie waschen und trocken schwenken. Die Blätter von den Stielen zupfen, einige Blätter zum Garnieren beiseitelegen und die restlichen fein hacken.

3. Für das Dressing die saure Sahne mit dem Zucker, der Hälfte der Haselnüsse sowie etwas Salz und Pfeffer verrühren, dann das Öl unterschlagen. Abschmecken und die gehackte Petersilie unterrühren.

4. Das Sauerkraut und die Möhren mit dem Dressing vermischen. Den Salat auf zwei Teller oder Schalen verteilen und mit den restlichen Nüssen und den Hanfsamen bestreuen. Mit den Petersilienblättern garnieren und servieren.

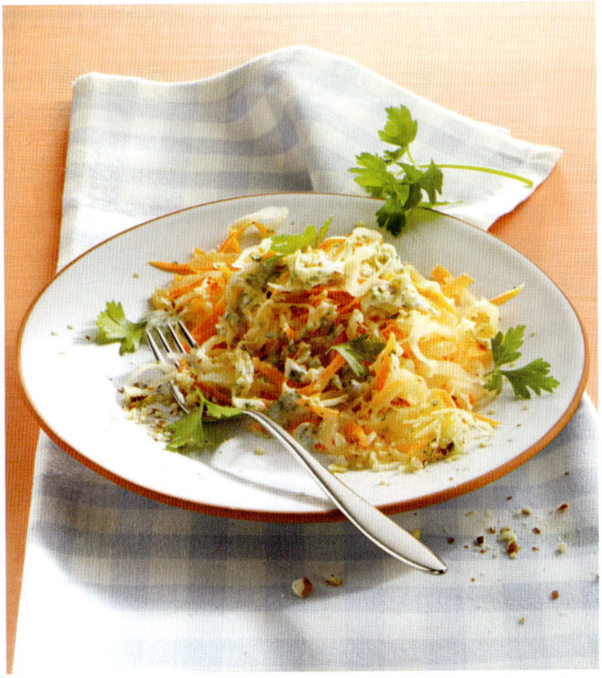

URALTES SUPER-ESSEN Sauerkraut liefert neben Vitamin C, B_{12}, Folsäure u. a. lebendige probiotische Milchsäurebakterien, die für eine gesunde Darmflora sorgen und das Immumsystem im Kampf gegen Viren, Parasiten und chronische Erkrankungen unterstützen.

Schwarzwurzel-Speck-Quiche

Für jeden eine kleine Quiche auf den Tisch! Lassen Sie sich von einer alten, zu Unrecht vergessenen Gemüsesorte überraschen, die hier mit Thymian, Speck und Eiern nicht nur die Knochen stärkt, sondern auch wohlige Entspannung am Abend schenkt.

Für 2 kleine Tarteformen (je 16 cm ∅)

Für den Teig

- 100 g Dinkelmehl (Type 630) oder je 50 g Buchweizen- und Kastanienmehl
- ½ TL Salz
- 50 g kalte Butter, mehr für die Formen

Für den Belag

- 150 g Schwarzwurzeln
- 1 EL Olivenöl
- Salz
- Pfeffer aus der Mühle
- 1 TL Thymianblättchen
- 70 g gewürfelter Bauchspeck
- 2 Eier
- 100 ml Milch
- 80 g saure Sahne
- frisch geriebene Muskatnuss

Zubereitungszeit

30 Minuten vorbereiten plus 30 Minuten backen

Nährwerte pro Tarte

620 kcal; 24 g Eiweiß; 39 g Kohlenhydrate; 41 g Fett; 3,8 g Ballaststoffe

Tipp

Gewaschene Schwarzwurzeln in Essigwasser legen und darin mit dem Sparschäler schälen. So werden Hände und Geräte durch den austretenden und stark anhaftenden Milchsaft nicht schwarz verfärbt.

1. Aus Mehl, Salz, Butter und 30 ml kaltem Wasser einen Mürbeteig herstellen. Den Teig in Frischhaltefolie wickeln und 30 Minuten im Kühlschrank ruhen lassen.

2. Den Backofen auf 200 °C vorheizen. Die Schwarzwurzeln putzen und schälen (siehe Tipp). Auf ein Backblech legen und mit ½ EL Öl bestreichen. Mit Salz, Pfeffer und der Hälfte der Thymianblättchen bestreuen. Im heißen Ofen etwa 30 Minuten garen. Danach die Ofentemperatur auf 180 °C senken.

3. Inzwischen die Tarteformen mit Butter ausstreichen. Den Teig aus dem Kühlschrank nehmen und halbieren. Jede Hälfte auf der bemehlten Arbeitsfläche auf Formgröße ausrollen und die Formen damit auskleiden.

4. Speckwürfel im restlichen Öl braten. Mit den Schwarzwurzeln auf den Teigböden verteilen. Eier mit Milch und Sahne verquirlen. Den Eierguss mit Salz, Pfeffer und Muskat würzen. Den restlichen Thymian unterrühren und den Guss über Schwarzwurzeln und Speck gießen.

5. Die Quiches etwa 30 Minuten im heißen Ofen backen. Kurz abkühlen lassen, dann noch warm in den Formen mit einem Salat servieren.

GEWUSST WIE Für mehrere Portionen einfach die Zutaten verdoppeln und die Quiche wie im Rezept beschrieben in einer Form mit 26 oder 28 cm Durchmesser backen.

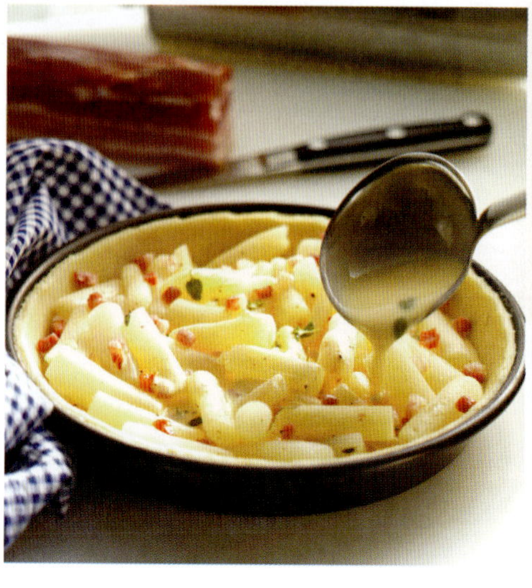

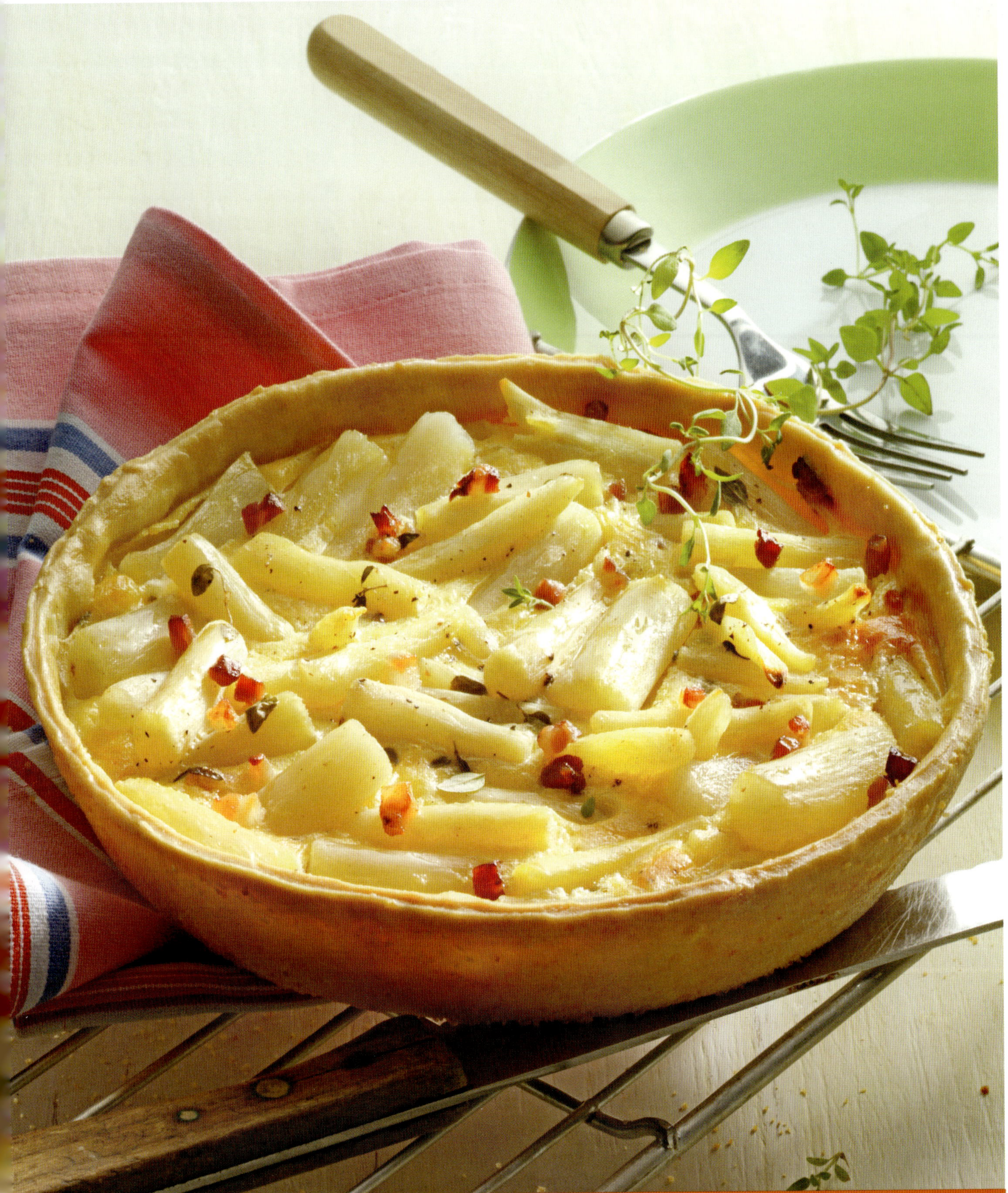

WINTER- ODER ARBEITERSPARGEL sind weitere Namen der Schwarzwurzel, die dank ihrer zahlreichen Inhaltsstoffe wiederentdeckt wird. Sie wirkt harntreibend, beruhigend, leberentgiftend, knochenstärkend und blutbildend. Neben drüsenanregenden Bitterstoffen findet sich in dem Gemüse auch Inulin, ein löslicher Ballaststoff, der die Darmflora positiv beeinflusst.

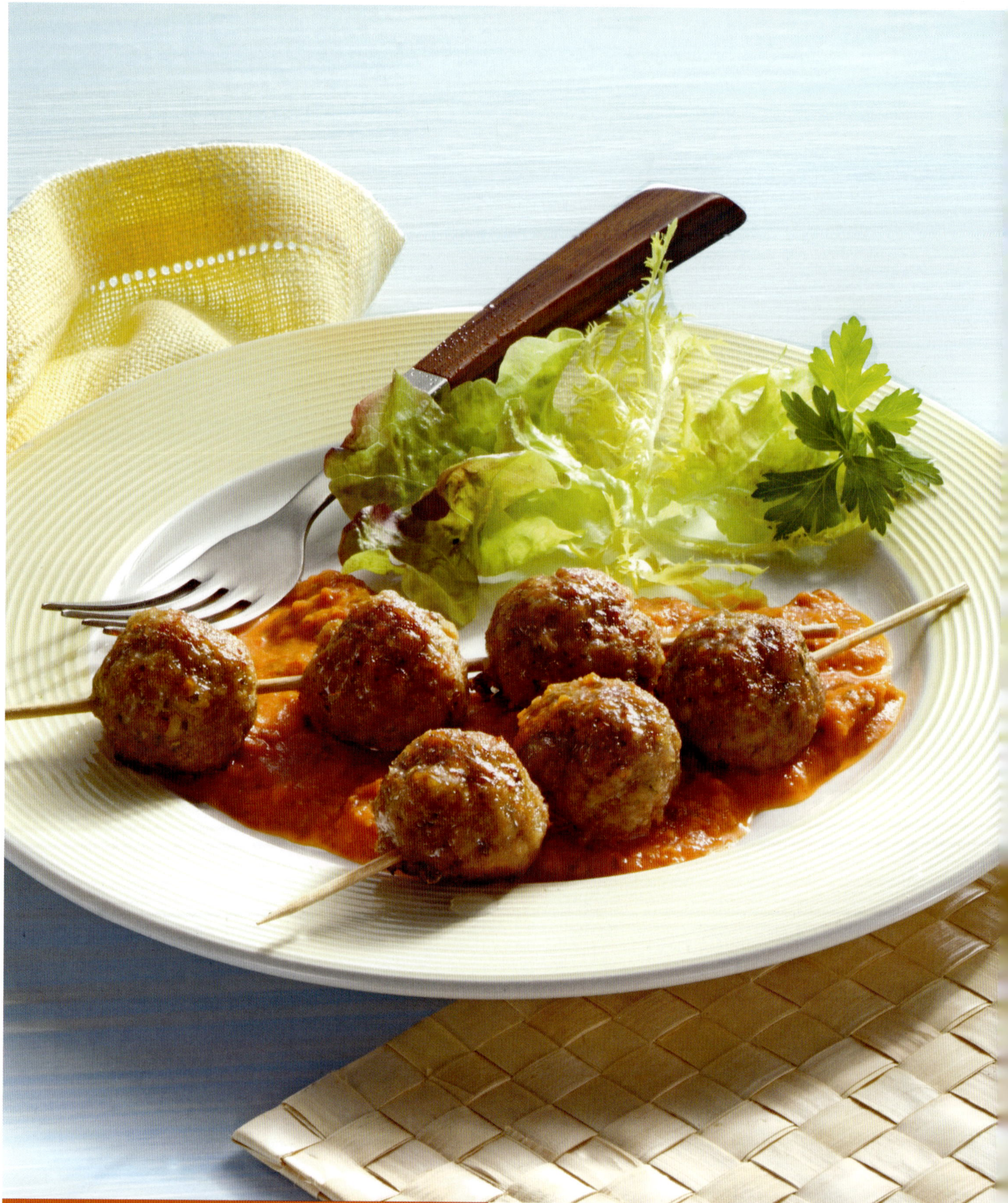

PRÄCHTIGE PARADIESFRÜCHTE Reife Tomaten enthalten mehr als 200 flüchtige Bestandteile, die ihren einzigartigen Geschmack und Geruch ausmachen, darunter das antioxidativ wirkende Lykopin, Betacarotin, Vitamin C und E – gut fürs Herz-Kreislauf-System.

Lammhackbällchen mit Tomatensugo

Ob im Sommer oder Winter: Diese würzige Abendmahlzeit verbreitet mediterranes Flair, ist ruck, zuck zubereitet und versorgt Sie mit einer Reihe zellschützender Substanzen wie Betacarotin, Vitamin C und Lykopin aus den Tomaten.

Für 2 Portionen

- 2 Zwiebeln
- 2 Knoblauchzehen
- 4 Zweige Minze
- 4 Stängel Petersilie
- 1 EL Olivenöl
- 1 Dose stückige Tomaten (400 g)
- Salz
- 1 Prise Cayennepfeffer
- 2 EL Pinienkerne
- 250 g mageres Lammhackfleisch
- Pfeffer aus der Mühle
- 1 kleines Ei (S)
- 2 EL (Vollkorn-)Semmelbrösel
- 2 EL Joghurt oder Sahne

Zubereitungszeit

35 Minuten

Nährwerte pro Portion

405 kcal; 45 g Eiweiß;
14 g Kohlenhydrate; 18 g Fett;
3,2 g Ballaststoffe

1. Zwiebeln und Knoblauch schälen. Beides fein würfeln. Minze und Petersilie waschen und trocken schwenken, die Blätter abzupfen und fein hacken.

2. Das Öl in einem Topf erhitzen. Die Hälfte von Zwiebeln und Knoblauch darin kurz dünsten. Tomaten mit Salz und Cayennepfeffer dazugeben; offen unter gelegentlichem Rühren etwa 20 Minuten einköcheln lassen.

3. Inzwischen den Backofen auf 220 °C vorheizen und die Grillfunktion dazuschalten. Pinienkerne, restliche Zwiebeln und restlichen Knoblauch im Mixer fein zerkleinern. Lammhack und die Hälfte der Kräuter hinzufügen. Mit Salz und Pfeffer würzen. Das Ei verquirlen und mit den Semmelbröseln unter die Fleischmasse mischen.

4. Aus der Hackfleischmasse Bällchen formen, diese auf lange Holzspieße stecken und unter dem Backofengrill auf jeder Seite 3–5 Minuten grillen.

5. Die Tomatensauce pürieren und erneut erhitzen. Die restlichen Kräuter untermischen, die Sauce abschmecken und mit Joghurt oder Sahne verfeinern. Hackbällchen mit der Tomatensauce anrichten. Dazu passt Reis und/oder ein grüner Salat.

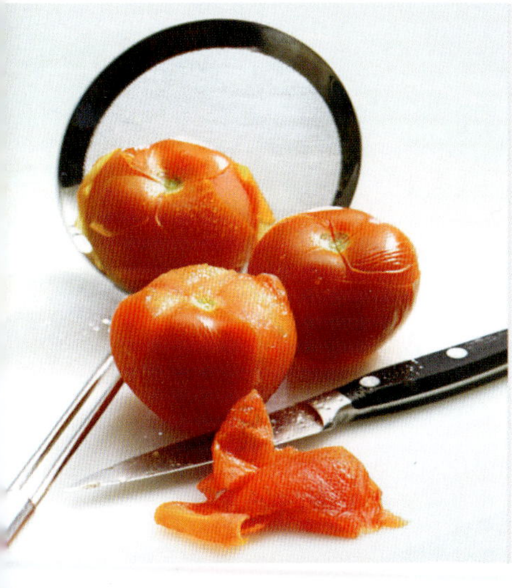

GEWUSST WIE Noch gesünder wird der Sugo, wenn Sie dafür frische Tomaten überbrühen und die Haut abziehen. Das Fruchtfleisch klein schneiden und dabei die ballaststoffreichen Kerne nicht entfernen.

Seeteufel mit zweierlei Selleriepüree

Die Volksmedizin schreibt dem Sellerie eine antirheumatische Wirkung zu. Ob zu Recht oder Unrecht – Ihre Gesundheit wird auf alle Fälle profitieren, da sich das vitamin- und mineralstoffreiche Gemüse hier so gut mit dem Fischeiweiß verträgt.

Für 2 Portionen

- 1 kleine und 1 mittlere Sellerieknolle
- 200 ml Gemüsebrühe
- 100 g Sahne
- 300 g Seeteufelfilet (ohne Haut)
- 1 Bund Petersilie
- 2 EL Olivenöl
- Salz
- Pfeffer aus der Mühle
- frisch geriebene Muskatnuss
- 2 EL Zitronensaft

Zubereitungszeit

45 Minuten

Nährwerte pro Portion

410 kcal; 29 g Eiweiß; 11 g Kohlenhydrate; 28 g Fett; 12 g Ballaststoffe

1. Die Sellerieknollen schälen. Die kleine Knolle fein würfeln, die größere in 4 etwa 2 cm dicke Scheiben schneiden; den Rest der Knolle ebenfalls würfeln. Den Backofen auf 200 °C vorheizen. Ein Backblech mit Backpapier belegen.

2. Die Gemüsebrühe in einem Topf zum Kochen bringen. Sahne und Selleriewürfel hinzufügen und den Sellerie zugedeckt in etwa 15 Minuten weich kochen. Die Selleriescheiben auf das Backblech legen, mit etwas Öl beträufeln und im heißen Ofen in etwa 20 Minuten knusprig backen.

3. Inzwischen das Seeteufelfilet trocken tupfen und in mundgerechte Stücke schneiden. Die Petersilie waschen und trocken schwenken. Einige Stängel beiseitelegen, von den restlichen die Blätter abzupfen und fein hacken.

4. Das Olivenöl in einer Pfanne erhitzen. Die Petersilienstängel darin knusprig frittieren, herausnehmen und auf Küchenpapier abtropfen lassen. Den Fisch im verbliebenen Öl rundherum 5 Minuten braten. Aus der Pfanne nehmen; warm halten.

5. Die Selleriewürfel in einem Sieb abtropfen lassen. Erst eine Hälfte der Würfel pürieren, dann die zweite Hälfte mit der gehackten Petersilie pürieren. Beide Pürees mit Salz, Pfeffer und Muskat würzen.

6. Die Fischstücke mit Zitronensaft beträufeln und mit Salz und Pfeffer würzen. Die Selleriescheiben auf zwei Teller verteilen. Den Fisch mit dem weißen und dem grünen Selleriepüree darauf anrichten. Alles mit der frittierten Petersilie garnieren und sofort servieren.

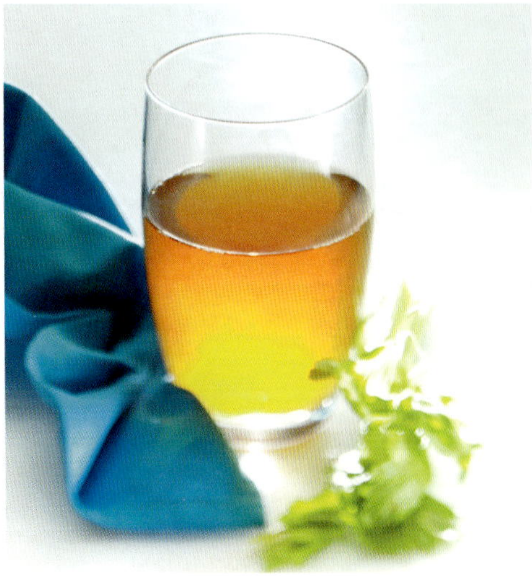

GEWUSST WIE Einen Monat lang jeden Morgen ein halbes Glas Selleriesaft auf nüchternen Magen zu trinken soll bei rheumatoider Arthritis helfen.

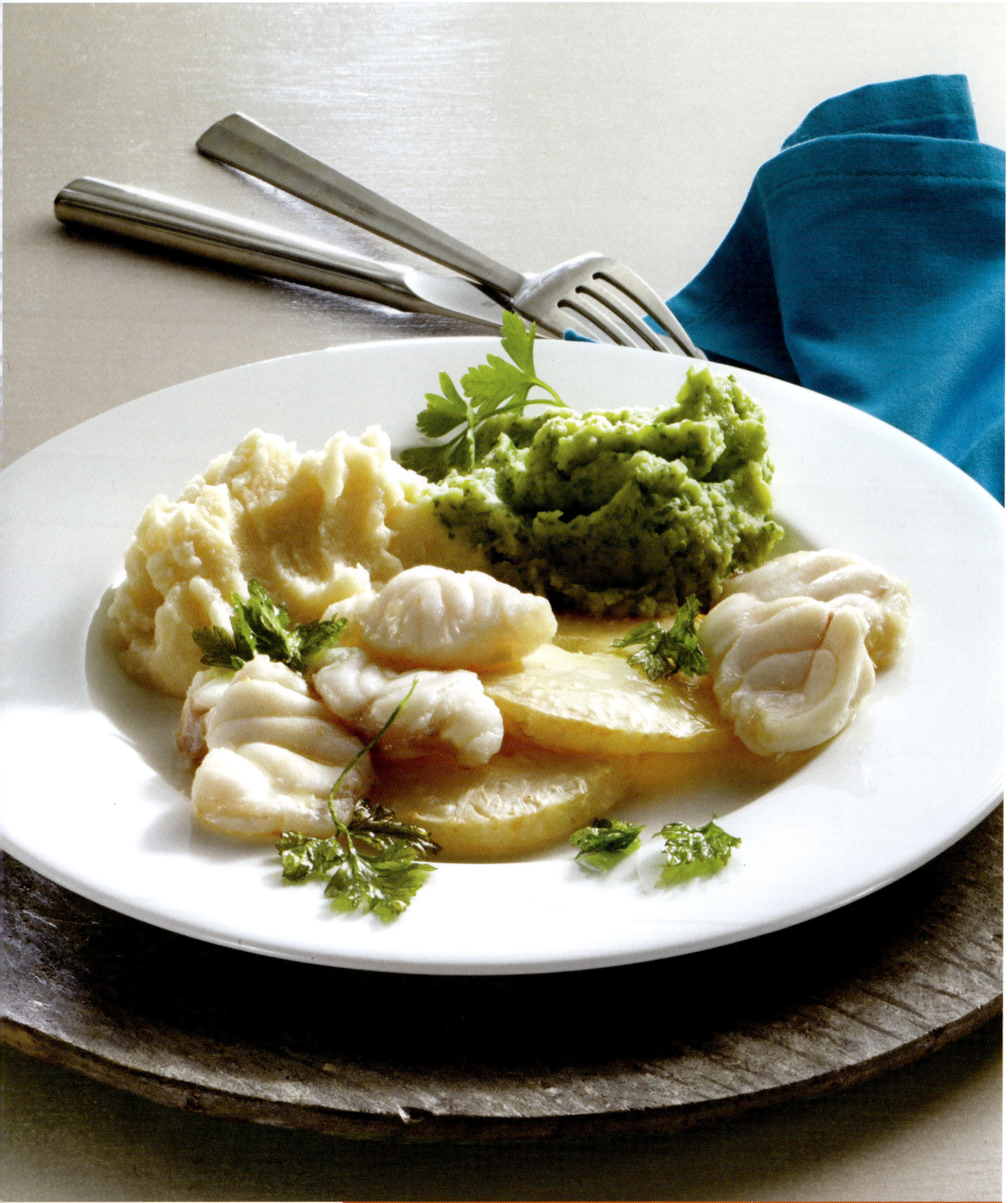

KNOLLE ODER STANGE Sein Aroma verdankt Sellerie u. a. dem sekundären Pflanzenstoff D-Limonen, der den Stoffwechsel anregen und Nierensteine verhindern kann. Aufgrund seiner vielen Gesundstoffe legte das nationale amerikanische Krebsforschungsinstitut (NCI) fest, dass Sellerie zu den zehn Lebensmitteln gehört, die Krebs am besten bekämpfen können.

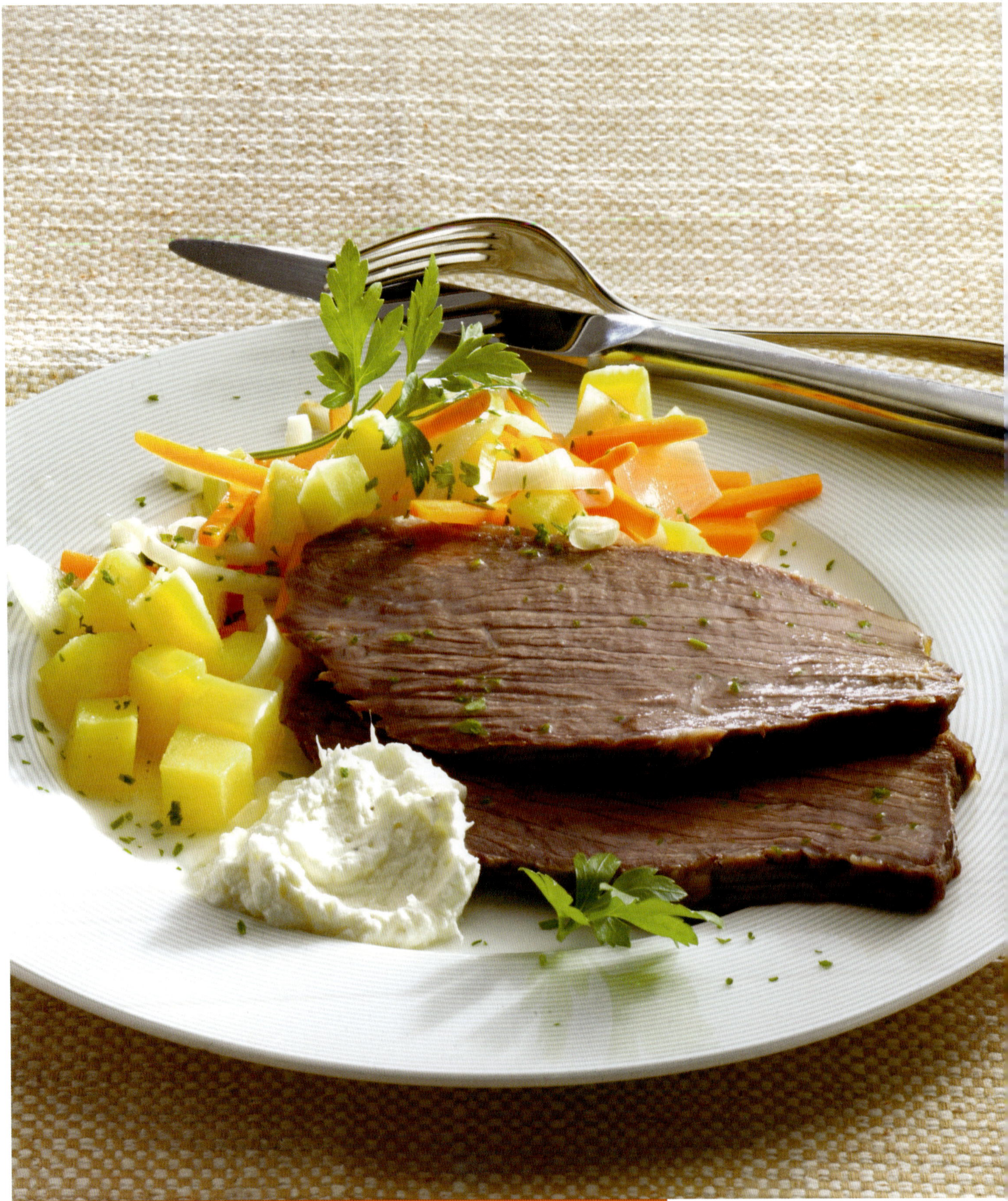

EISENLIEFERANT NUMMER EINS Rindfleisch von guter Qualität versorgt nicht nur mit Eisen, sondern auch mit wertvollem Eiweiß, ungesättigten Fettsäuren, B-Vitaminen wie Vitamin B_{12} und Niacin sowie Mineralstoffen und Spurenelementen wie Zink: ideal für die Blutbildung, das Immunsystem, den Stoffwechsel und gut funktionierende Nerven.

Tafelspitz mit Bouillonkartoffeln

Ein beliebter Klassiker aus der österreichischen Küche, der reichlich Gesundstoffe aus Fleisch und Gemüse für die Blutbildung und den Stoffwechsel zu bieten hat. Garniert wird er mit einem geschmacklichen i-Tüpfelchen – frischem Sahne-Meerrettich.

Für 2 Portionen

- Salz
- 400 g Tafelspitz
- ½ TL schwarze Pfefferkörner
- 200 g Möhren
- 150 g Knollensellerie
- 2 Zwiebeln
- 1 Stange Lauch
- 300 g festkochende Kartoffeln
- 50 g Sahne
- Pfeffer aus der Mühle
- 1 Stück frische Meerrettichwurzel (nach Geschmack)
- gehackte Petersilie zum Bestreuen

Zubereitungszeit

30 Minuten vorbereiten plus 1½–2 Stunden garen

Nährwerte pro Portion

530 kcal; 54 g Eiweiß; 36 g Kohlenhydrate; 19 g Fett; 14 g Ballaststoffe

1. In einem Topf etwa 2 l Wasser mit 1 TL Salz zum Kochen bringen. Fleisch und Pfefferkörner hineingeben; die Hitze reduzieren. Das Fleisch in 1½–2 Stunden gar ziehen lassen, dabei immer wieder den aufsteigenden Schaum abschöpfen.

2. Inzwischen Möhren und Sellerie putzen, schälen und in Stifte schneiden. Zwiebeln schälen und vierteln. Lauch putzen, längs halbieren, waschen und in Streifen schneiden. Gut 30 Minuten, bevor das Fleisch gar ist, das Gemüse in die Brühe geben und mitgaren.

3. Die Kartoffeln schälen und in kleine Würfel schneiden. 500 ml Tafelspitzbrühe abnehmen und die Kartoffeln darin zugedeckt in 15–20 Minuten garen. Die Sahne steif schlagen, mit Salz und Pfeffer würzen. Den Meerrettich schälen, fein reiben und mit der Sahne verrühren.

4. Das Fleisch aus der Brühe nehmen, abtropfen und kurz ruhen lassen, dann in Scheiben schneiden. Den Tafelspitz mit dem Gemüse und der Meerrettichsahne auf zwei vorgewärmten Tellern anrichten. Mit Petersilie bestreuen und servieren.

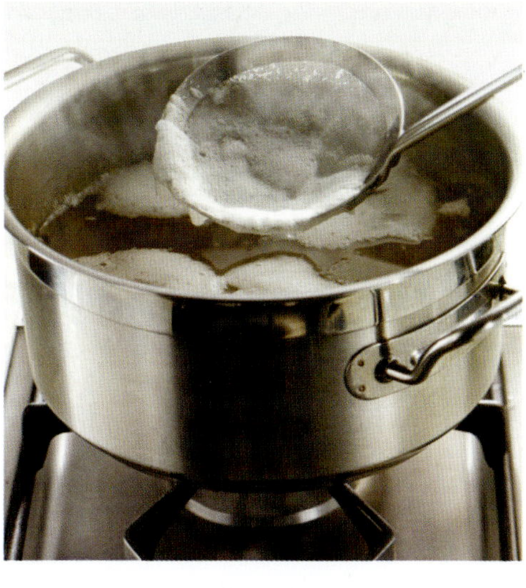

GEWUSST WIE Während das Fleisch gar zieht, immer wieder den Schaum vom Garsud abschöpfen.

Tofubratlinge mit Thai-Dip

Zusammen mit Ei decken diese nährstoffreichen Sojabratlinge fast die Hälfte Ihres täglichen Eiweißbedarfs. Und der exotische Paprika-Limetten-Dip liefert nicht nur das zur Proteinaufnahme nötige Vitamin C, sondern auch das geschmackliche Extra.

Für 2 Portionen

Für die Bratlinge

- 200 g Tofu
- je 1 rote und grüne kleine Chilischote
- ½ Zwiebel
- 1 kleine Möhre
- 50 g geriebener Gouda oder Emmentaler
- 2 EL gehackte Petersilie
- 1 Ei
- Salz
- Pfeffer aus der Mühle

Für den Dip

- 1 kleine gelbe Paprikaschote
- 1 Knoblauchzehe
- 2 EL Reisessig
- 1 EL Limetten- oder Zitronensaft
- 1 TL Rohrohrzucker
- 1 EL Sojaöl

Zubereitungszeit

1 Stunde 20 Minuten

Nährwerte pro Portion

340 kcal; 28 g Eiweiß;
9,4 g Kohlenhydrate; 21 g Fett;
5,7 g Ballaststoffe

1. Den Tofu in Würfel schneiden. Die Chilischoten längs halbieren, entkernen und waschen. Die grüne Chilischote fein würfeln, die rote Chili beiseitelegen. Die Zwiebel schälen und fein würfeln. Die Möhre putzen, schälen und fein reiben. Alles mit dem Stabmixer pürieren.

2. Käse, Petersilie und Ei sowie Salz und Pfeffer zur Tofumasse geben. Alles nochmals durchmixen und die Masse für etwa 1 Stunde in den Kühlschrank stellen.

3. Inzwischen für den Dip die Paprikaschote putzen, entkernen und waschen. Paprika und rote Chilischote in feine Würfel schneiden. Den Knoblauch schälen und fein würfeln.

4. In einen Topf 200 ml Wasser geben. Die Hälfte der Paprikawürfel, den Knoblauch und die Chilischote hinzufügen. Mit Essig, Limetten- oder Zitronensaft und Zucker würzen; aufkochen lassen und offen in etwa 15 Minuten einköcheln lassen.

5. Aus der Tofumasse mit angefeuchteten Händen flache Bratlinge formen. Das Öl in einer Pfanne erhitzen und die Sojabratlinge darin rundherum goldbraun braten. Aus der Pfanne nehmen und auf Teller verteilen. Mit den restlichen gelben Paprikawürfeln bestreuen und mit dem Dip anrichten.

GEWUSST WIE Schmeckt auch ausgezeichnet: Falls die Bratlinge zu weich sind, einfach in Sesamsamen wenden und dann in der Pfanne braten.

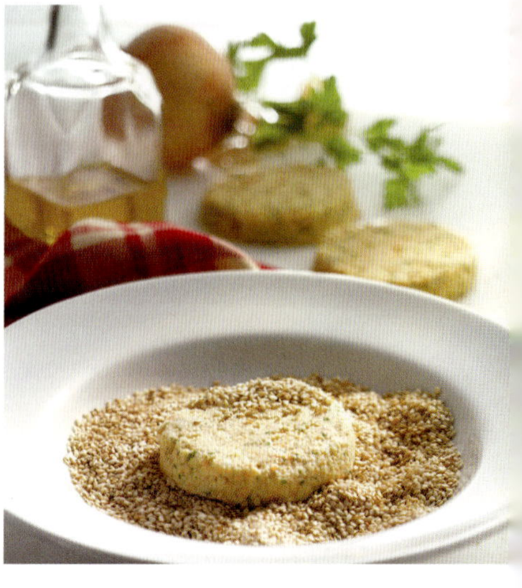

PFLANZLICHES EIWEISSWUNDER Tofu, der aus gestockter Sojamilch hergestellte Quark, liefert neben wertvollem Eiweiß die Mineralstoffe Kalium, Magnesium und Kalzium sowie B-Vitamine. Darüber hinaus enthält er Isoflavone – sekundäre Pflanzenstoffe, die den Cholesterinspiegel im Lot halten.

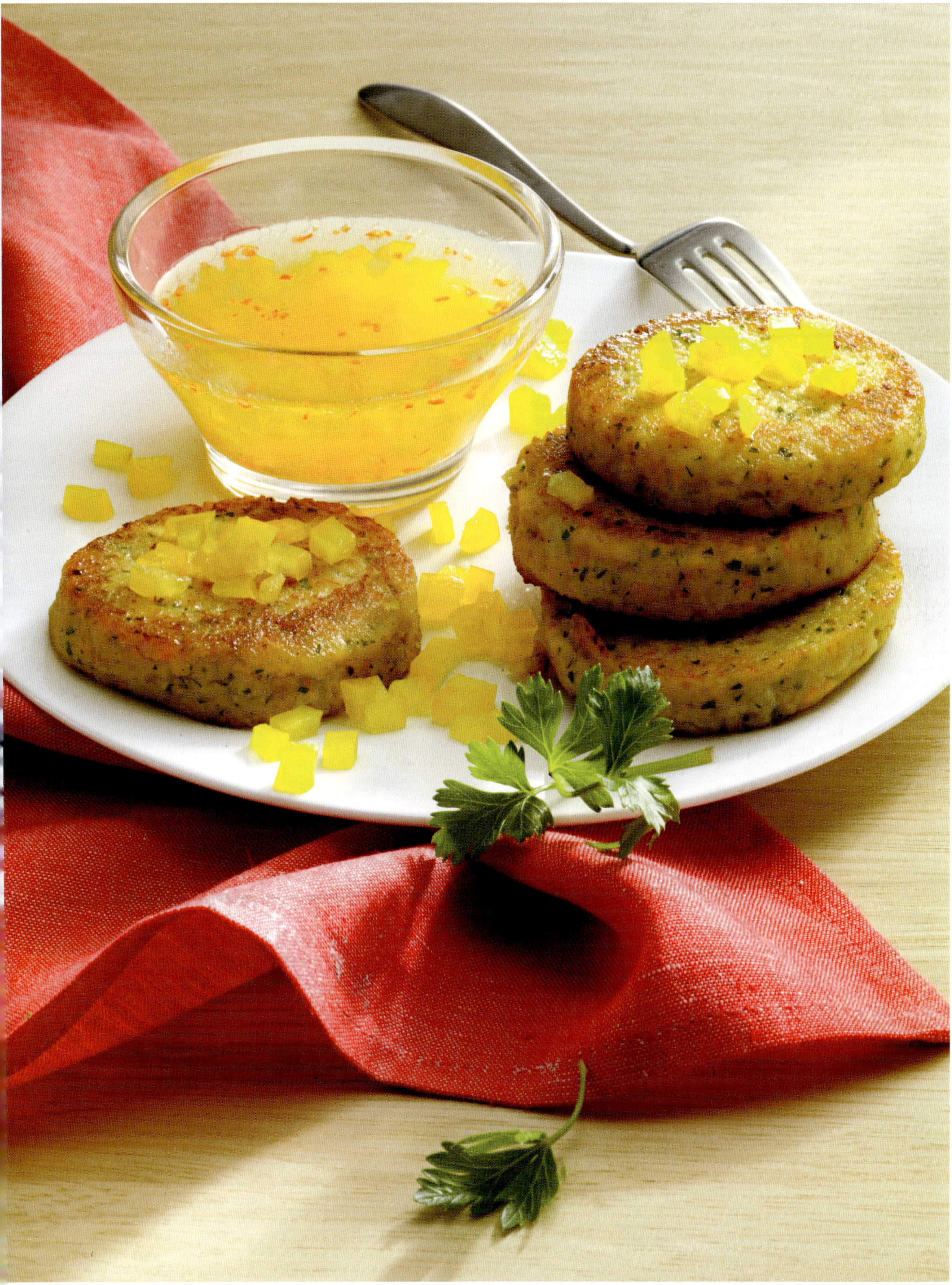

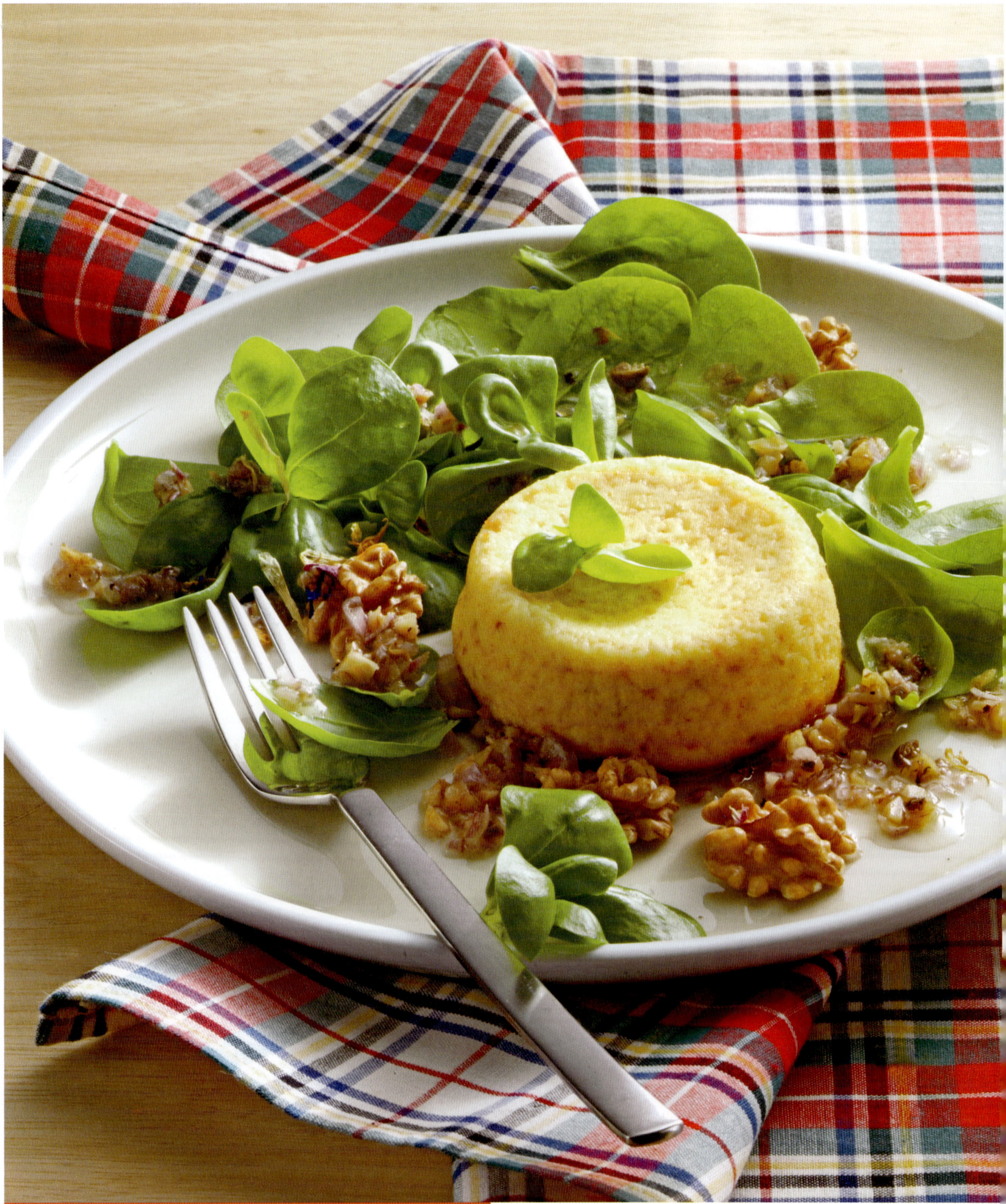

HEILENDES GARTENUNKRAUT Der nussig schmeckende Portulak schmeckt roh als Salat oder gedünstet als Gemüse. Seine Blütenknospen eignen sich als Kapernersatz, die Vitamin-C-reichen Blätter wirken antibakteriell, blutreinigend, harntreibend und kräftigend.

Ziegenkäseflan mit Portulaksalat

Haben Sie Lust auf eine Delikatesse, die Ihren Gaumen verwöhnt und dabei den Aufbau Ihrer Knochen unterstützt? Hier kommt sie und versorgt Sie mit den unentbehrlichen Vitaminen A, B und D sowie den Mineralstoffen Kalzium und Zink.

Für 2 Souffléformen (je 10–12 cm Ø)

Für den Flan

- 400 g Ziegenfrischkäse
- 2 kleine Eier
- 2 EL Sahne
- Salz
- Pfeffer aus der Mühle
- 1 TL Butter
- gemahlene Walnusskerne oder Semmelbrösel für die Formen

Für den Salat

- 1 Schalotte
- 1 Sardellenfilet
- 30 g Walnusskerne
- 1 TL Kapern
- 2 EL Olivenöl
- Pfeffer aus der Mühle
- 100 g Portulak
- 100 g Baby-Spinat

Zubereitungszeit

30 Minuten vorbereiten

Tipp

Portulak hält sich im Nullgradfach des Kühlschranks höchstens 5 Tage.

Nährwerte pro Flan

515 kcal; 44 g Eiweiß; 11 g Kohlenhydrate; 32 g Fett; 4,2 g Ballaststoffe

1. Für den Flan den Backofen auf 180 °C vorheizen. Den Ziegenfrischkäse mit den Eiern vermischen, die Sahne unterrühren und die Masse mit Salz und Pfeffer würzen.

2. Die Souffléformen mit der Butter ausstreichen und mit Walnüssen oder Semmelbröseln ausstreuen. Die Käsemasse hineinfüllen und im heißen Ofen etwa 20 Minuten backen.

3. Inzwischen für den Salat die Schalotte schälen. Das Sardellenfilet abtupfen und einige Walnusskerne für die Garnitur beiseitelegen.

4. Die restlichen Nüsse, die Kapern, die Schalotte und das Sardellenfilet grob hacken und alles mischen. Mit dem Öl verrühren und mit Pfeffer abschmecken.

5. Den Portulak und den Baby-Spinat verlesen, waschen und trocken schwenken. Auf zwei Teller verteilen und mit der Sauce beträufeln.

6. Die Ziegenkäseflans aus dem Ofen nehmen und neben den Portulaksalat auf die Teller stürzen. Mit den beiseitegelegten Nüssen bestreuen und servieren.

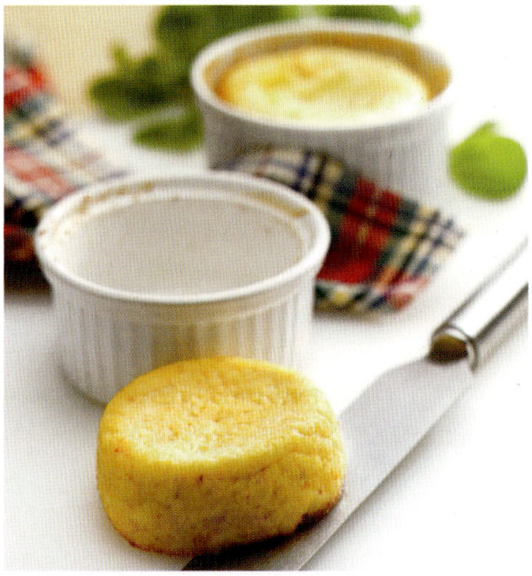

GEWUSST WIE Die Flans aus dem Ofen nehmen, kurz abkühlen lassen und aus den Formen stürzen. Falls das nicht gelingt, am besten direkt aus den Formen löffeln.

Granatapfel-Drink

Verleiht neue Energie nach einem anstrengenden Tag und schmeckt auch ausgezeichnet als alkoholfreier Aperitif vor einem feinen Menü.

2–3 Saftorangen (je nach Größe) halbieren und auspressen. Mit **125 ml Möhrensaft** sowie **150 ml Granatapfelsaft** vermischen, das Ganze mit **1 Prise Salz** abschmecken. Den Drink in zwei Gläser füllen, nach Belieben mit je einer Orangenscheibe garnieren und sofort servieren. Wenn möglich, den Möhrensaft frisch im Entsafter herstellen.

Honig-Mandel-Milch

Diese delikate Kreuzung aus Trinkdessert und mildem Süppchen versüßt die Abendstunden, beruhigt die Nerven und vertreibt jeden Stress.

50 g fein gemahlene geschälte Mandeln mit **125 ml Milch** pürieren. In einem Topf **375 ml Milch** zum Kochen bringen. Unter ständigem Rühren **1 Päckchen Vanillezucker** und das Mandel-Milch-Püree hinzufügen. Alles bei schwacher Hitze etwa 10 Minuten köcheln lassen. Vom Herd nehmen und mit **2 EL Akazien- oder Orangenhonig** süßen. Die Honig-Mandel-Milch in zwei Trinkschalen gießen. Mit etwas gemahlenem Zimt bestreuen und heiß servieren.

Abendtrunk mit Holundersirup

Für einen entspannten Feierabend: Der aromatische Wohlfühl-Cocktail regeneriert und sorgt für eine erholsame Nachtruhe.

20 g Baldrianwurzel, 10 g Hopfenzapfen, 10 g Melissenblätter, 10 g Pfefferminzblätter und **5 g Pomeranzenschale** vermischen. Für eine Tasse **3 Teelöffel** von der **Kräutermischung** mit **250 ml kochendem Wasser** überbrühen; zugedeckt 15 Minuten ziehen lassen. Abseihen und mit **1–2 TL Holunderblütensirup** süßen. **3 frische Zitronenmelisseblätter** und **1 Zitronenscheibe** hinzufügen. Jeweils eine Tasse abends und eine vor dem Schlafengehen trinken.

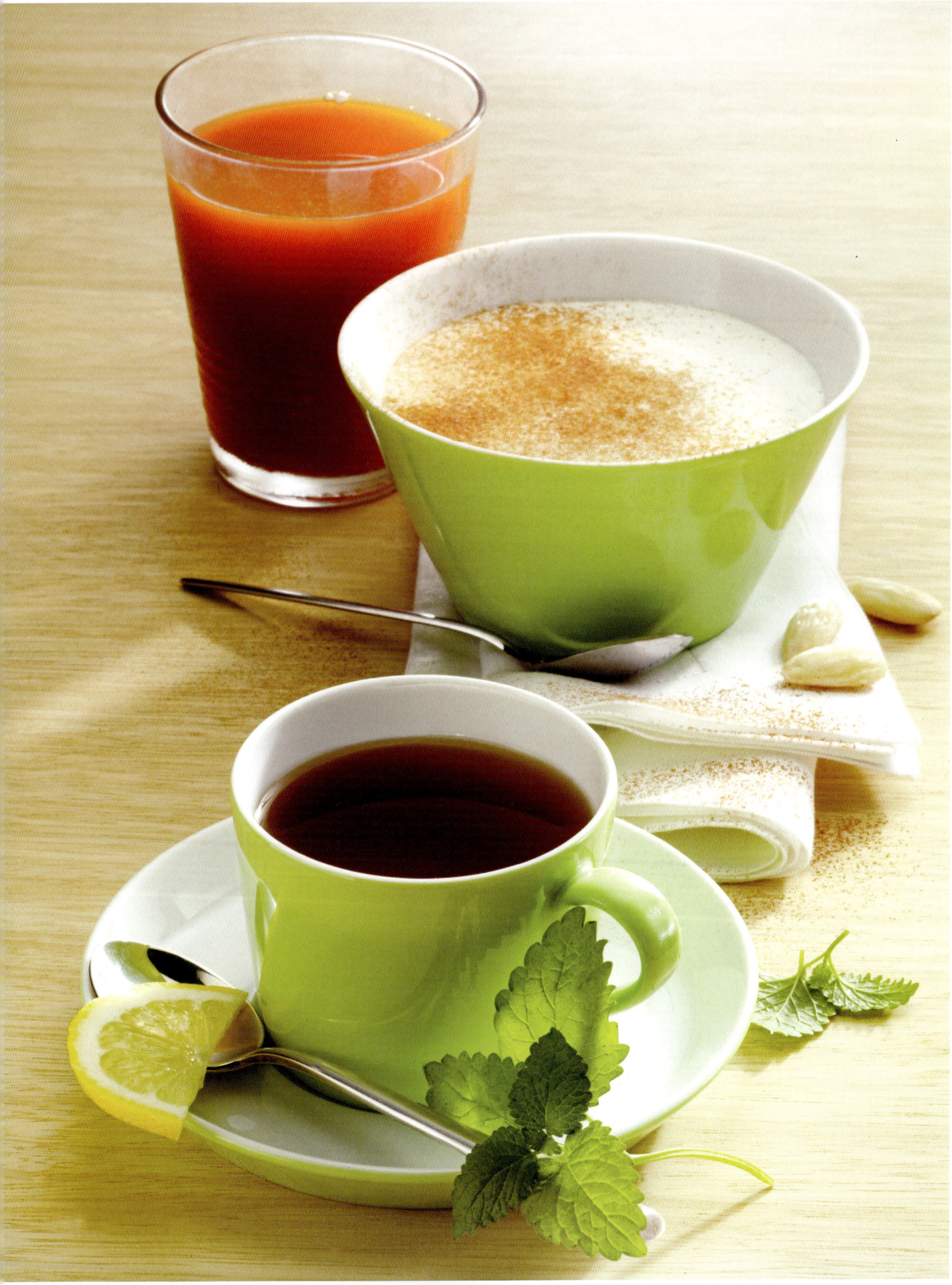

Glossar

Allergene Stoffe, die im Körper heftige Reaktionen unter Beteiligung des Immunsystems auslösen. Der Körper bildet Antikörper, es kommt zur Allergie.

Aminosäuren „Bausteine", aus denen Eiweiße (Proteine) bestehen. Die menschlichen Proteine sind aus 21 Aminosäuren aufgebaut (siehe S. 18); 9 davon sind ➔ essenziell.

Antioxidanzien fangen im Körper ➔ Freie Radikale ab und tragen so zum Zellschutz bei.

Ballaststoffe sind vom Körper nicht verwertbare Kohlenhydrate aus der Nahrung, die fast unverändert ausgeschieden werden (siehe S. 20).

Betacarotin Die Vorstufe von Vitamin A gehört zu den ➔ Carotinoiden. Das Provitamin findet sich in nennenswerten Mengen in gelben und orangefarbenen Früchten sowie in grünem Blattgemüse.

Carotinoide Gelbe und rote fettlösliche Pflanzenfarbstoffe. Am bekanntesten ist ➔ Betacarotin. Weitere Carotinoide sind Lycopin (z. B. in Tomaten), Lutein (in Eigelb und dunklen Blattgemüsen) und Zeaxanthin (u. a. in Maiskörnern und Eigelb).

Cholesterin Fettähnliche Substanz, die der Körper u. a. für die Bildung von Zellwänden, Hormonen, Gallensäuren und Vitamin D größtenteils selbst produziert. Störungen des Cholesterinstoffwechsels können die Entstehung von Arteriosklerose und Herz-Kreislauf-Erkrankungen begünstigen.

Endorphine Schmerzunterdrückende bzw. -lindernde Substanzen, die der Körper z. B. in einer Notfall-situation selbst produziert. Auch bei positiven Erlebnissen oder beim Essen von Schokolade wird die Endorphinausschüttung angeregt.

Essenziell bedeutet „unentbehrlich". Das gilt z. B. für Vitamine, Mineralstoffe, Amino-und Fettsäuren, die der Körper nicht selbst herstellen kann und die mit der Nahrung aufgenommen werden müssen.

Fette oder **Lipide**. Nahrungsfette bestehen aus drei Fettsäuren, die mit Glycerin verbunden sind (deshalb die Bezeichnung Triglyceride). Je nach Fettsäurenzusammensetzung gibt es Fette mit gesättigten sowie einfach und mehrfach ungesättigten Fettsäuren. Fettsäuren können kurz-, mittel oder langkettig sein (siehe S. 19). Von den Hauptnährstoffen liefern Fette die meiste Energie: 1 g Fett liefert gute 9 kcal.

Flavonoide sind ➔ sekundäre Pflanzenstoffe mit ➔ antioxidativer Wirkung (siehe S. 22–23). Sie stecken z. B. in Grünem Tee, Äpfeln (Schale), Kirschen.

Gluten ist das Klebereiweiß im Weizen und in anderen Getreidesorten. Wer an ➔ Zöliakie leidet, muss sich glutenfrei ernähren.

Insulin ist ein Hormon, das in der Bauchspeicheldrüse gebildet wird. Es wird ausgeschüttet, sobald der Blutzuckerspiegel sich erhöht, und wird als Medikament in der Therapie von Diabetes eingesetzt.

Isoflavone sind pflanzliche Hormone (Phytoöstrogene) und gehören zu den ➔ sekundären Pflanzenstoffen (siehe S. 23).

Kalorien (kcal) Die Maßeinheit für Energie. International wird im Bereich der Ernährung die Einheit Kilojoule (kJ) verwendet (1 kcal entspricht 4,184 kJ).

Kanzerogen bedeutet „krebserregend".

Kieselsäure (Silizium) wird im Körper für die Knochenbildung und den Bindegewebsstoffwechsel benötigt. Hirse ist besonders reich an Kieselsäure.

Kohlenhydrate Diese Hauptnährstoffe sind wichtige Energielieferanten (1 g Kohlenhydrat liefert dem Körper 4,1 kcal). Man unterteilt sie in Einfachzucker (Monosaccharide; z. B. Glukose und Fruktose), Zweifachzucker (Disaccharide; z. B. Saccharose und Laktose) und Mehrfachzucker (Polysaccharide; z. B. Stärke und Ballaststoffe) (siehe S. 20).

Kollagen Gewichtsmäßig macht dieses ➔ Protein etwa 30 % der im Körper vorhandenen Eiweiße aus.

Bindegewebe besteht zu etwa 70% aus Kollagen. Zur Herstellung von Kollagen ist Vitamin C nötig.

Konjugierte Linolsäure oder **CLA** (**C**onjugated **L**inoleic **A**cid) ist eine modifizierte Form der ➔ Linolsäure. In Tierversuchen konnten u. a. ➔ antikanzerogene und ➔ antioxidative Wirkungen von CLA nachgewiesen werden. Ob diese Ergebnisse auf den Menschen übertragbar sind, wird noch erforscht.

Lecithin Fettähnlicher Stoff, der u. a. für die Fettverdauung und die Zellneubildung benötigt wird; wirkt auch als Emulgator. Natürlicherweise kommt Lecithin insbesondere in Eigelben vor.

Linolsäure Die zweifach ungesättigte Fettsäure gehört zu den Omega-6-Fettsäuren (siehe S. 19).

MCT-Fette (**M**edium **C**hain **T**riglycerides) sind mittelkettige Triglyceride. Sie werden leichter als andere Fette verdaut, weil der Körper sie ohne Gallensäuren und fettspaltende Enzyme aufschließen kann. In der Natur kommen diese gesättigten Fettsäuren nur in Kokos- und Milchfett sowie Palmöl vor.

Mineralstoffe kann der Körper nicht selbst herstellen; sie sollten daher täglich mit der Nahrung zugeführt werden (siehe S. 22–23).

Osteoporose Bei dieser Erkrankung kommt es zur Abnahme von Knochenmasse und Knochendichte. Zur Vorbeugung und zur Therapie werden u. a. Kalzium und Vitamin D eingesetzt; zudem Bewegung wirkt positiv bei Osteoporose.

Proteine (Eiweiße) sind Hauptnährstoffe, die weniger zur Deckung des Energiebedarfs, sondern mehr z. B. als Zellbausteine, zum Transport von Stoffen wie Cholesterin und Vitaminen, für die Funktion der Muskulatur und des Immunsystems benötigt werden (siehe S. 18–19). 1 g liefert 4,2 kcal.

(Freie) Radikale Reaktionsfreudige Atome oder Moleküle, die natürlicherweise im Körper entstehen, aber auch durch Umwelteinflüsse, Zigarettenrauch, falsche Ernährung und einige Krankheiten. Zu viele freie Radikale können u. a. Herz-Kreislauf-Erkrankungen, Grauen Star und Krebs verursachen. ➔ Antioxidanzien können freie Radikale neutralisieren und damit unschädlich machen. Wichtig ist daher eine Ernährung, die reich an natürlichen Antioxidanzien ist.

Sekundäre Pflanzenstoffe oder Bioaktivstoffe sind Substanzen, die eine Pflanze vor Schäden z. B. durch Fressfeinde, Krankheitserreger oder UV-Strahlung schützen oder ihnen ihre Farbe verleihen. Im menschlichen Körper wirken sekundäre Pflanzenstoffe u.a. ➔ antikanzerogen und ➔ antioxidativ. Die etwa 100 000 sekundären Pflanzenstoffe werden in Gruppen eingeteilt: Polyphenole, Carotinoide, Phytoöstrogene, Glucosinolate, Sulfide, Monoterpene, Saponine, Protease-Inhibitoren, Phytosterine und Lektine (siehe S. 23).

Spurenelemente gehören zu den ➔ Mineralstoffen. Der menschliche Organismus benötigt sie in allerdings nur in sehr geringen Mengen, also Spuren (siehe S. 22).

Sulfide sind ➔ antioxidative ➔ sekundäre Pflanzenstoffe, die überwiegend in Lauchgewächsen wie Knoblauch, Zwiebeln und Bärlauch vorkommen.

Vitamine sind Mikronährstoffe, die an fast allen Stoffwechselvorgängen beteiligt. Nur die Vitamine D und K kann der Körper selbst herstellen, alle anderen müssen mit der Nahrung zugeführt werden. Fettlöslich sind Vitamin A (Retinol), Vitamin D (Calciferol), Vitamin E (Tocopherol) und Vitamin K (Phyllochinon). Wasserlöslich sind die Vitamine B_1 (Thiamin), B_2 (Riboflavin), B_6 (Pyridoxin) und B_{12} (Cobalamin) sowie Vitamin C, Niacin, Pantothensäure, Vitamin H (Biotin) und Folsäure (siehe S. 21).

Zöliakie Eine Darmerkrankung mit noch unbekannter Ursache; vermutlich spielen genetische Faktoren eine Rolle. Bei Zöliakie handelt es sich um eine Unverträglichkeit gegenüber ➔ Gluten und keine Allergie. Die Krankheit kann in jedem Lebensalter auftreten.

Sachregister

A

B

C

D

E

F

G

H

I/J

K

Rezeptregister

Küchentipps sind *kursiv* gesetzt

A

B

C/D

E

F

G

H/J

K

L

M

N/O

P

Q

R

Dieses Buch entstand in Zusammenarbeit zwischen Reader's Digest Deutschland, Schweiz, Österreich – Verlag Das Beste GmbH und der ADAC Verlag GmbH & Co. KG, München

Autorin: Julei M. Habisreutinger
Producing: Redaktionsbüro Cornelia Klaeger, München (Satz: Regina Rechter, Redaktion: Adelheid Schmidt-Thomé, Regine Brams)

Reader's Digest
Redaktion: Falko Spiller (Projektleitung)
Grafik: Peter Waitschies (Projektleitung)
Bildredaktion: Sabine Schlumberger
Prepress: Frank Bodenheimer

Chefredaktion Ressort Buch: Dr. Renate Mangold
Art Director: Susanne Hauser

Druckvorstufe
GroupFMG Print

Druck und Binden
Leo Paper Products Ltd. Hongkong

GR 1985/IC

Printed in China

ISBN 978-3-89915-909-7

Bildnachweis

S. 4 unten: IS/Mark Bowden; S. 6 und 21: IS/Cristian Baitg; S. 14: IS/Mark Bowden; S. 16: IS/Grady Reese; S. 17: IS/gpointstudio; S. 18 Fotolia/Photocrew; S. 22: IS/Steve Lovegrove; S. 25: IS/Catherine Yeulet; S. 27: IS/LifesizeImages; S. 29: IS/Don Bayley; S. 30: IS/Alija; S. 31: IS/Angelika Schwarz; S. 32: Fotolia/Grecaud Paul; S. 34: IS/Ina Peters; S. 36: IS/Mr. Surakit Harntongkul; S. 185: Christiane Krüger, Hamburg; alle anderen Fotos: Dorothee Gödert, Frankfurt.

Abkürzung: IS = iStockphoto.com

Wichtiger Hinweis

Die in diesem Buch enthaltenen medizinischen Informationen sind kein Ersatz für eine ärztliche Diagnose und Behandlung. Der Verlag empfiehlt allen Patienten mit Krankheits- bzw. Schmerzsymptomen, sich an einen Arzt zu wenden. Das vorliegende Buch ist sorgfältig erarbeitet worden. Dennoch erfolgen alle Angaben ohne Gewähr. Weder Autoren noch Verlag übernehmen eine Haftung für eventuelle Nachteile oder Schäden, die aus den im Buch enthaltenen praktischen Hinweisen resultieren.